LA FUERZA DE LA VIDA

Tony Robbins
y Peter H. Diamandis, MD
con Robert Hariri, MD/PhD

La fuerza
de la vida

URANO

Argentina – Chile – Colombia – España
Estados Unidos – México – Perú – Uruguay

Título original: *Lifeforce*
Editor original: Simon & Schuster
Traducción: Pedro Manuel Manzano

1.ª edición Septiembre 2022

La información contenida en este libro no pretende sustituir el consejo del médico de cabecera
del lector ni de ningún otro profesional de la medicina. En asuntos que atañen a la salud, el
lector debe consultar a un profesional, especialmente si padece alguna dolencia, o antes de comenzar o interrumpir cualquier tratamiento médico, así como modificar la dosis de algún medicamento que esté tomando. El lector es responsable único de sus propias decisiones sobre el
cuidado de su salud. Ni el autor ni la editorial aceptan ninguna responsabilidad derivada de
cualquier efecto adverso que algún lector pueda alegar haber experimentado, ya sea de manera
directa o indirecta, a causa de la información contenida en este libro.

ISBN: 978-84-17694-77-7
E-ISBN: 978-84-19251-23-7
Depósito legal: B-13.182-2022

Fotocomposición: Ediciones Urano, S.A.U.

Impreso por: Rotativas de Estella – Polígono Industrial San Miguel Parcelas E7-E8
31132 Villatuerta (Navarra)

Impreso en España – *Printed in Spain*

Este libro está dedicado a aquellas almas que nunca se conformarán con nada menos que todo lo que pueden ser, hacer, compartir y dar en su vida. Más importante aún, al regalo más grande que Dios le ha dado a mi vida, mi esposa durante veintidós años, mi Sage, a mis hijos, a mis nietos y a mi extensa familia elegida, estoy más que agradecido con cada uno de vosotros.

—TONY ROBBINS—.

A mi padre, Harry P. Diamandis, MD, un querido y glorioso médico que llegó a los 89 años de edad. ¡Y a mi increíble mamá, Tula Diamandis, que a los 86 años sigue cada vez más fuerte! ¡Que llegue a los 100!

—PETER H. DIAMANDIS—.

Me gustaría dedicar mi contribución a este libro a mi familia —Alex, Jack, Haley y Maggie— con la esperanza de que nuestro trabajo en curso añada años saludables, incluso décadas, a las vidas de aquellos que hacen que nuestros esfuerzos sean significativos.

—DR. ROBERT HARIRI—.

DESCARGO DE RESPONSABILIDAD

Esta publicación contiene las opiniones e ideas de su(s) autor(es). Su objetivo es proporcionar material útil e informativo sobre los temas tratados en la publicación. Se vende con el entendimiento de que el autor y el editor no se dedican a prestar servicios médicos, de salud o cualquier otro tipo de servicios profesionales personales en el libro. El lector debe consultar a su médico u otro profesional competente antes de adoptar cualquiera de las sugerencias de este libro o sacar inferencias de él. Este libro tampoco pretende servir como base para ninguna decisión financiera ni como recomendación de una inversión específica ni como una oferta para vender o comprar ningún valor.

A lo largo de este libro, el/los autor/es puede/n mencionar varias empresas y entidades en las que el/los autor/es tiene/n un interés financiero, y dichos intereses se revelan cuando esas entidades se mencionan por primera vez.

El autor y el editor renuncian específicamente a toda responsabilidad por cualquier carga, pérdida o riesgo, personal o de otro tipo, en el que se incurra como consecuencia, directa o indirecta, de la utilización y la aplicación de cualquiera de los contenidos de este libro.

JUNTA ASESORA DE LA FUERZA DE VIDA

Nos gustaría dar las gracias a los once miembros de nuestro consejo asesor por su apoyo a este libro. Son líderes en sus respectivos campos, y estamos agradecidos por toda su colaboración.

- **Dean Ornish, MD:** presidente y fundador del Instituto de Investigación de Medicina Preventiva; profesor clínico de la Facultad de Medicina de la Universidad de California, San Francisco; autor de *Reversing Heart Disease* y *UnDo It!*
- **David Sinclair, PhD:** profesor de Genética en la Escuela de Medicina de Harvard; codirector del Centro Paul F. Glenn para la Biología de la Investigación del Envejecimiento de Harvard; autor del éxito de ventas del *New York Times Lifespan: Why We Age—and Why We Don't Have To.*
- **George Church, PhD:** profesor de Genética en la Escuela de Medicina de Harvard; profesor de Ciencias y Tecnología de la Salud en Harvard y en el MIT; y miembro fundador del Wyss Institute for Biologically Inspired Engineering.
- **Deepak Srivastava, MD:** presidente, Gladstone Institutes; profesor del Departamento de Pediatría y Departamento de Bioquímica y Biofísica de la Facultad de Medicina de la Universidad de California, San Francisco.
- **Eric Verdin, MD:** presidente y director ejecutivo del Buck Institute; profesor asociado, de la Facultad de Medicina de la Universidad de California, San Francisco; miembro de la Asociación Americana para el Avance de la Ciencia.

- **Jennifer Garrison, PhD:** profesora asistente en el Buck Institute y fundadora del Consorcio Global para la Longevidad e Igualdad Reproductiva; profesor asistente de Farmacología Celular Molecular, Universidad de California, Facultad de Medicina de San Francisco.
- **Carolyn DeLucia, MD, FACOG:** obstetra/ginecóloga practicante durante más de 30 años y experta en terapia alternativa. Pionera en la vanguardia de los tratamientos de bienestar sexual no invasivos.
- **Rudy Tanzi, PhD:** profesor de Neurología, Universidad de Harvard; director de la Unidad de Investigación de Genética y Envejecimiento del Hospital General de Massachusetts; vicedirector de Neurología y codirector del Centro McCance para la Salud Cerebral.
- **Rhonda Patrick, PhD:** científica y educadora publicada, creadora de FoundMyFitness. Sus áreas de especialización incluyen investigación sobre el envejecimiento (realizada en el Salk Institute), el papel de la genética y la epigenética en el estado de salud, los beneficios de exponer el cuerpo a factores estresantes horméticos y la importancia de la atención plena, la reducción del estrés y el sueño.
- **Héctor Lopez, MD:** cofundador de JUVN3 Holdings, LLC; socio fundador y director médico de Supplement Safety Solutions, LLC y del Centro de Aplicación de las Ciencias de la Salud, LLC; CEO de Ortho-Nutra y NutriMed Solutions.
- **Matthew Walker, PhD:** profesor de Neurociencia en la Universidad de California, Berkeley; científico del sueño en Google; autor de *Why We Sleep: Unlocking the Power of Sleep and Dreams*.

ÍNDICE

SECCIÓN 3 LO QUE PUEDES HACER AHORA

SECCIÓN 4 ABORDAR LAS 6 PRINCIPALES ASESINAS

SECCIÓN 5 LONGEVIDAD, MENTALIDAD Y REALIZACIÓN

PRÓLOGO

¡Felicidades por elegir este libro! Estamos encantados de acompañarte en un viaje lleno de avances científicos, muchos de los cuales puedes aplicar hoy para mejorar inmediatamente la calidad y quizá el tiempo de tu vida.

Esto es solo una muestra de lo que aprenderás en las siguientes páginas:

CÓMO OBTENER ENERGÍA PURA, FUERZA Y RENDIMIENTO MÁXIMO

- Aprende a aumentar inmediatamente tu energía aprovechando el poder de un compuesto natural en tu cuerpo que impulsa la energía a nivel celular.
- Descubre los cuatro ingredientes de la vitalidad que un profesor de genética de renombre mundial ha utilizado para revertir 20 años su edad biológica.
- Aumenta tu fuerza y masa muscular, incrementa tu metabolismo y desarrolla tu densidad ósea hasta en un 14 % con un entrenamiento de 10 minutos científicamente probado (¡una vez a la semana!).
- Aprende a utilizar el tercer pilar de la salud: una de las cosas más sencillas que puedes hacer para aumentar tu concentración diaria, mejorar tu estado de ánimo y experimentar una mayor vitalidad sin cafeína ni otros estimulantes.
- Prepara tu cuerpo para un rendimiento máximo mediante el uso de los últimos dispositivos portátiles y aparatos que te brindan datos personalizados de actividad física, sueño y recuperación las 24 horas del día, los 7 días de la semana.

CÓMO ACELERAR LA CURACIÓN, LA REGENERACIÓN Y LA LONGEVIDAD (SIN CIRUGÍA)

- Cómo las células madre han ayudado a las personas a recuperar el uso de brazos y piernas después de accidentes cerebrovasculares o médulas espinales cortadas, a recuperarse de lesiones como ligamentos desgarrados y a llevar a niños con leucemia a la remisión.
- Una nueva terapia genética que ha demostrado restaurar la vista con solo dos inyecciones.
- Una nueva inyección que está salvando cientos de vidas ayudando a quienes sufren de ansiedad y/o trastorno de estrés postraumático TEPT.
- Tres nuevos avances científicos poderosos y efectivos para eliminar el dolor de espalda.
- Una cirugía cerebral sin incisión que utiliza ultrasonidos para aliviar significativamente los síntomas de Parkinson en minutos, y cuya utilización ahora se está probando para bloquear los patrones adictivos en el cerebro.
- Una molécula innovadora que podría eliminar la osteoartritis mediante el crecimiento de cartílago nuevo y prístino en doce meses, con una sola inyección.
- Las tecnologías exponenciales como la inteligencia artificial, la CRISPR y la terapia genética se están utilizando para desentrañar el misterio del envejecimiento, cómo retrasarlo, detenerlo y tal vez incluso revertirlo.

PÉRDIDA DE PESO SALUDABLE Y REMEDIOS ANTIEDAD INNOVADORES

- Dos soluciones aprobadas por la FDA (Food and Drug Administration, es decir, la Administración de Alimentos y Medicamentos norteamericana) que ayudan a controlar el apetito, una de las cuales ha logrado una pérdida de peso promedio de 10 kilos.

- Tratamientos para el cabello accesibles y asequibles que pueden aumentar el crecimiento, el brillo y el volumen del cabello hasta en un 60 % sin productos químicos agresivos ni efectos secundarios incómodos.
- Nuevos remedios antienvejecimiento personalizados específicamente para tu piel teniendo en cuenta tu ADN, estilo de vida y factores ambientales para que puedas tener una piel radiante sin importar la edad.
- Una forma de eliminar la grasa para siempre con una tecnología no invasiva que te ayuda a perder grasa y reafirma la piel (sin cirugía ni cicatrices).
- Los bloques de construcción que tu cuerpo produce naturalmente que pueden darte Botox sin agujas, además de una nueva cabellera.

NUEVAS FORMAS DE ENFRENTARSE A LOS PRINCIPALES ASESINOS

- **Cáncer:** cómo ganar la guerra contra el cáncer con las alternativas más prometedoras a la quimioterapia y la radiación y un análisis de sangre revolucionario que puede detectar más de 50 tipos de cáncer antes de que aparezcan los síntomas.
- **Enfermedad cardíaca:** una nueva prueba de inteligencia artificial aprobada por la FDA que puede predecir enfermedades cardíacas con una anticipación de cinco a diez años y proporcionar una hoja de ruta para ayudar a prevenirlas.
- **Diabetes:** el medicamento que cuesta unos pocos céntimos por dosis que trata y ayuda a prevenir de manera segura la diabetes tipo 2 y puede protegerte contra el cáncer, las enfermedades cardíacas y el Alzheimer.
- **Alzheimer:** una empresa que está aplicando la tecnología de edición de genes CRISPR para aliviar los síntomas del Alzheimer, como la ansiedad y la depresión.

- **Accidente cerebrovascular:** cómo los cascos de realidad virtual, los sensores de alta tecnología y los videojuegos mejoran la destreza y la movilidad de los supervivientes de un accidente cerebrovascular.

... y mucho más.

INTRODUCCIÓN
RAY KURZWEIL

Ray Kurzweil es uno de los principales inventores y pensadores futuristas del mundo, con un historial de treinta años de predicciones precisas. Kurzweil fue seleccionado como uno de los principales empresarios por la revista Inc., que lo describió como el «heredero legítimo de Thomas Edison». Fue galardonado con la Medalla Nacional de Tecnología e Innovación, por logros pioneros e innovadores en informática, como el reconocimiento de voz, que han superado muchas barreras y han enriquecido la vida de las personas discapacitadas y de todos los estadounidenses.

Tengo una lista muy corta de personas a las que casi siempre digo que sí cuando me piden algo. Tony Robbins y Peter Diamandis encabezan esa lista. Por eso, cuando me pidieron que escribiera este prólogo, no dudé. Tony y Peter comparten mi creencia de que el poder de las ideas humanas puede cambiar el mundo, incluido el tiempo que vivimos. Independientemente de los dilemas a los que nos enfrentemos (problemas comerciales, problemas de salud, dificultades en las relaciones, los grandes desafíos sociales y culturales de nuestro tiempo…), existe una idea que nos permite prevalecer. Podemos y debemos encontrar esa idea. Y cuando la encontramos, necesitamos implementarlo. *La fuerza de la vida* te ayudará a encontrar esas respuestas. Abarca las innovaciones, los inventos y las tecnologías más importantes que están transformando la salud y la medicina en la actualidad.

Estamos en la cúspide de profundos avances médicos a medida que la inteligencia artificial comienza a desvelar los misterios de nuestros cuerpos y cerebros. Sin embargo, muchos profesionales de la salud convencionales todavía están atrapados en el viejo paradigma y no practican la medicina como una tecnología de la información. Esto significa que cada uno de nosotros tiene que tomar el control de su propia atención médica. He tenido alguna experiencia con eso. Déjame que te lo explique.

Mi padre tuvo un ataque al corazón cuando yo tenía 15 años de edad y murió de una enfermedad cardíaca cuando yo tenía 22 (él tenía 58) en 1970. Tenía confianza en mi capacidad para resolver los problemas que se me presentaban y me di cuenta de que probablemente había heredado una genética proclive a las enfermedades cardíacas, así que puse este desafío de salud en mi lista de tareas pendientes a largo plazo. En 1983, cuando tenía 35 años, me diagnosticaron diabetes tipo 2. El tratamiento convencional empeoró las cosas (haciéndome subir de peso, lo que exacerbó la diabetes), así que decidí que había llegado el momento de incluir estos problemas personales de salud en los primeros puestos de mi lista de tareas pendientes. Me sumergí en la literatura médica y de la salud, se me ocurrió mi propio enfoque relacionado con la nutrición, el estilo de vida y los suplementos y, finalmente, eliminé cualquier indicio de mi diabetes en 1988. Escribí un libro de salud superventas sobre la experiencia, *The 10% Solution for a Health Life*, y desde entonces he escrito otros dos libros de salud galardonados, *Fantastic Voyage* (2004) y *TRANSCEND: Nine Steps to Living Well Forever* (2009).

Mientras pasaba por esta revelación de salud personal, también estaba ocupado trabajando en dos inventos: el primer teclado musical capaz de reproducir con precisión los sonidos de un piano de cola y otros instrumentos orquestales y el primer sistema de reconocimiento de voz de gran vocabulario comercializado. Hoy, un descendiente de esa tecnología es Siri, de Apple, que reconoce la voz. Como inventor, me di cuenta de que la clave del éxito era el tiempo. La mayoría de las invenciones e inventores fallan no porque no puedan hacer funcionar sus dispositivos, sino porque el momento no es el correcto. Entonces, a principios de la década de 1980, me convertí en un ferviente estudiante de las tendencias tecnológicas, y rastreé la capacidad y el rendimiento de la informática, y descubrí que la tecnología avanzaba exponencialmente. En aquel momento fue una idea radical porque puso nuestra intuición, el hecho de pensar linealmente, a la cabeza.

Fue alrededor de 1995 cuando comencé a ver el crecimiento exponencial de la tecnología aplicada al Proyecto Genoma, que había comenzado en 1990. A los siete años y medio del proyecto, se había recopilado el 1 % del genoma, lo que provocó que las primeras críticas dijeran que a ese paso tardarían setecientos años en terminar. Mi respuesta fue que el proyecto estaba bien programado y que el 1 % está a solo siete duplicaciones del 100 %. Y, de hecho, el proyecto continuó duplicándose cada año y se completó siete años después. La misma tasa de progreso exponencial ha continuado desde que finalizó el Proyecto Genoma. Descifrar ese primer genoma costó más de 2.700 millones de dólares. Hoy cuesta menos de 600 dólares. Y todos los demás aspectos de lo que llamamos *biotecnología*: comprender el genoma, modelarlo, simularlo y, lo que es más importante, reprogramarlo, está progresando exponencialmente.

Ahora tenemos la capacidad de prevenir, tratar y (pronto) curar enfermedades con biotecnología, guiados por inteligencia artificial. Estamos comenzando a reprogramar nuestra biología de la misma manera que reprogramamos nuestras computadoras. Tomemos, por ejemplo, la vacuna «turbocargada» de la gripe creada por investigadores de la Universidad de Flinders en Australia. Utilizaron un simulador de biología para crear billones de compuestos químicos y luego utilizaron otro simulador para ver qué compuestos serían útiles como medicamentos inmunoestimulantes contra la enfermedad. Ahora tienen una vacuna de la gripe óptima que se está probando en humanos.

El goteo de aplicaciones biotecnológicas clínicas actuales se convertirá en una inundación a finales de la década de 2020. En los últimos tres años hemos llegado a un punto de inflexión en el poder computacional de la inteligencia artificial para simular, probar y resolver rápidamente problemas bioquímicos. La cantidad de cómputo dedicada a entrenar los mejores modelos de ordenador desde 2012 se ha duplicado cada tres meses y medio. Eso es un aumento de 300.000 veces en los últimos nueve años. Esto ha abierto la puerta para que la IA encuentre soluciones médicas en una fracción del tiempo que tardan los humanos. Eventualmente, nuestra confianza en estas simulaciones impulsadas por la IA crecerá y aceptaremos sus resultados como suficientes sin pasar meses probándolas en humanos. Pronto podremos simular trillones de posibles soluciones para cada problema de salud y probarlas por completo en horas o días.

Esto nos llevará a la década de 2030, cuando los nanobots médicos (ordenadores del tamaño de células sanguíneas) entrarán en nuestros cuerpos para combatir enfermedades desde nuestro sistema nervioso y viajarán a nuestro cerebro a través de los capilares donde proporcionarán comunicación inalámbrica entre nuestra neocorteza y la nube. Las ideas y las innovaciones ya no estarán limitadas por el tamaño de nuestros cráneos. Serán libres para crecer exponencialmente en la nube, expandiendo la inteligencia mil millones. Pero me estoy adelantando.

La cuestión es que debemos hacer todo lo que podamos hoy para estar lo más saludables posible, durante el mayor tiempo posible, para beneficiarnos de la fusión que se acerca rápidamente de la IA y la medicina. Ahora es el momento de hacer el máximo uso de los últimos conocimientos médicos para ayudar a eliminar nuestra posibilidad de enfermar y ralentizar drásticamente el proceso de envejecimiento.

Las herramientas para mejorar y extender nuestras vidas ya están en nuestras manos. Solo necesitamos el coraje de cuestionar suposiciones obsoletas que limitan nuestra capacidad para utilizarlas. Tony y Peter se rigen por esta filosofía y han escrito este libro para que tú también puedas hacerlo.

LA REVOLUCIÓN DE LA FUERZA DE LA VIDA

Únete a mí en un viaje para responder algunas de las preguntas más importantes de la vida y conviértete en el director ejecutivo de tu propia salud. Conoce cómo las células madre están impulsando la revolución de la medicina regenerativa, descubre lo último en herramientas de diagnóstico personalizadas, preventivas y predictivas que literalmente podrían salvarte la vida o la de un ser querido, y descubre los cuatro ingredientes vitales que el genetista de Harvard y experto en longevidad David Sinclair, PhD, ¡ha utilizado para revertir 20 años su edad biológica!

1

LA FUERZA DE LA VIDA: NUESTRO MAYOR DON

Conéctate con el poder supremo y vital de tu fuerza vital

«Una persona sana tiene mil deseos,
pero una persona enferma solo tiene uno».

—PROVERBIO INDIO—.

Paseo por la plaza de San Pedro, más allá de la inmensa cúpula del Vaticano, asombrado por la grandeza y la belleza de este magnífico escenario. Mientras subo los escalones de mármol blanco hacia el Salón del Vaticano, veo que todas las cabezas se vuelven repentinamente. Sigo su mirada y me doy cuenta de que un hombre mayor con una sonrisa benévola y una expresión humilde camina hacia mí. Lo miro directamente a los ojos cuando nos acercamos para estrecharnos la mano... y luego me doy cuenta de que es el Santo Padre, el papa.

He viajado al Vaticano para una reunión histórica con algunas de las mentes científicas más importantes del mundo. Se han congregado aquí para una conferencia organizada por el mismo papa Francisco. Me habían invitado a pronunciar el discurso final ante una sala llena de pioneros en medicina regenerativa, uno de los grandes honores de mi vida.

Durante tres fascinantes días, escuchamos a una serie de brillantes científicos, médicos y empresarios de la salud. Hablan con urgencia y pasión sobre las soluciones que están desarrollando para combatir enfermedades mortales y trastornos médicos devastadores. Comparten revelaciones alucinantes sobre nuevos métodos para restaurar el cuerpo a nivel celular y molecular: terapias que pueden revigorizar los músculos, las articulaciones y los vasos sanguíneos, revivir órganos dañados y vencer enfermedades que antes parecían incurables. Nos llevan a inmersiones profundas en los tratamientos con células madre, la terapia genética y otras innovaciones que cambian la vida y que amplifican la capacidad natural del cuerpo para repararse y renovarse. Como pronto descubrirás, muchos de estos avances son tan asombrosos que incluso una persona no religiosa los describiría como ¡milagrosos!

Como líder espiritual de 1.300 millones de católicos en todo el mundo, el papa Francisco quiere fomentar estos milagros científicos por el bien de toda la humanidad. En su discurso de bienvenida, nos dice lo feliz que está de habernos reunido procedentes «de diferentes culturas, sociedades y religiones» para cumplir nuestra misión compartida de ayudar a «los que sufren» e intercambiar conocimientos «en beneficio de todos».

El hecho de que el mismo papa esté al frente de este evento histórico nos dice hasta dónde ha avanzado la medicina regenerativa. Habla del enorme potencial de estos enfoques pioneros para eliminar el sufrimiento, restaurar nuestra salud y mejorar nuestro bienestar.

En Roma tuvimos un asiento de primera fila para ver el impacto de esos increíbles avances. Conocimos a un joven de 15 años al que se le había dado menos de una posibilidad entre tres de sobrevivir a la leucemia, y ahora, más de diez años después, gozaba de perfecta salud gracias a un novedoso tratamiento con células madre. Escuchamos historias de personas con cáncer avanzado que habían agotado sus opciones con la quimioterapia y la radiación y habían sido enviados a sus casas para morir. Pero no se dieron por vencidas. Probaron algunos de los sorprendentes tratamientos nuevos sobre los que leerás aquí, y dos años más tarde no solo habían sobrevivido, ¡sino prosperado!

He escrito este libro para ayudarte a entender de qué trata todo este entusiasmo. Quiero capacitarte para que aproveches al máximo esta revolución en el diagnóstico, la biotecnología y la medicina regenerativa. Ya ha cambiado mi vida de maneras que nunca podría haber imaginado. Está transformando la atención médica de arriba abajo. Promete expandir nuestra fuerza y vitalidad y potencialmente cuánto tiempo podemos vivir. Quiero que estés entre los primeros en beneficiarte de estos descubrimientos científicos, porque sé por experiencia propia cuán drásticamente pueden mejorar la calidad de tu vida. De hecho, el conocimiento práctico que estoy a punto de compartir contigo en estas páginas podría salvarte la vida, o la vida de alguien a quien amas.

El objetivo de este libro es brindarte la información más reciente sobre las asombrosas herramientas y terapias que están disponibles ahora mismo, y otras que pronto podrían ser aprobadas por la FDA. Estas innovaciones te permitirán resolver muchos de los problemas de salud más comunes antes de que escapen a tu control. Imagina poder encontrar el cáncer en la etapa cero, cuando es supremamente tratable y, en última instancia, curable. ¿No sería inapreciable comprender tus factores de riesgo genéticos y algunas de las herramientas disponibles que podrían reducir o evitar que esos riesgos se hagan realidad? Piensa en la capacidad de poder cambiar tu estilo de vida para evitar problemas degenerativos como enfermedades cardíacas y diabetes. ¿Sabías que una empresa está en ensayos de fase 3 con una herramienta que podría curar la artritis para ayudarte a regenerar cartílago fresco como el de un adolescente? Muchos de estos desarrollos son tan asombrosos que parece que vayan a llegar en veinte o treinta años. De hecho, *¡muchos ya se están llevando a cabo ahora mismo!*

La velocidad de la revolución biotecnológica y sanitaria se está acelerando en progresión geométrica por dos razones. La primera es una entrada masiva de capital. Si bien la COVID-19 ha traído devastación a muchas personas, también ha servido como un estímulo masivo para la inversión. A pesar de la pandemia, se ha invertido más capital de riesgo en 2020, incluido un récord de 80 mil millones de dólares solo en nuevas empresas de atención médica, que en cualquier otro momento de la historia. Hay más dinero que nunca para impulsar innovaciones médicas y biotecnológicas cada vez más audaces desde la investigación hasta el mercado.

La segunda razón es que la biología es ahora una tecnología de la información, lo que significa que el campo de la medicina está mejorando y abaratándose a gran velocidad.

Gracias a la tecnología, cada fase del tratamiento médico se está reinventando. En la parte delantera, los sensores y las redes están revolucionando los diagnósticos médicos. En la del medio, la robótica y la impresión 3D están reinventando los procedimientos médicos tradicionales. En segundo plano, la inteligencia artificial (IA), la genómica, la medicina celular, las terapias genéticas y la edición de genes están transformando los propios medicamentos.

En conjunto, la biotecnología está reconvirtiendo la atención de los enfermos en una atención médica genuina. Está cambiando la medicina del sistema único con el que todos crecimos a un modelo totalmente nuevo: medicina de precisión, proactiva, personalizada y con visión de futuro.

Esta progresión geométrica en la tecnología no solo está transformando la atención médica de pies a cabeza, sino que los costos se están desplomando, al igual que en otras áreas de la vida diaria. Por ejemplo: olvidamos cuánto costaban los teléfonos celulares. De hecho, tuve el primer modelo comercial en la década de 1980, un Motorola que me costó 3.995 dólares, el equivalente a más de 10.000 en la actualidad. ¡Medía más de 30 cm de largo y pesaba casi 1 kg! La batería se cargaba durante seis horas y solo te daba treinta minutos de tiempo de conversación. Hoy en día, puedes obtener el último iPhone de Apple de forma gratuita con la mayoría de los contratos de servicio telefónico, y tiene cien veces más poder de cómputo que el ordenador que llevó a los astronautas del Apolo 11 a la luna.

O piensa en esto: tu ordenador funciona con microchips: son el cerebro de la máquina. El primer microchip contenía 4.000 transistores que costaban un dólar cada uno. Los microchips de última generación de hoy en día cuentan con más de seis billones de transistores que cuestan una fracción infinitesimal de un céntimo. ¡Son 6.500 veces más rápidos y 4,2 millones de veces más baratos!

Nuestro acceso a la información, la educación y el entretenimiento también se ha expandido exponencialmente. Todos los días se suben a YouTube ochenta y dos años de videos nuevos, incluidos cursos completos de casi todas las universidades del mundo.

¿Cómo se relacionan estas tendencias con la atención médica? Bueno, considera lo siguiente: hace menos de veinticinco años, se tardó más de una década y costó 2,6 mil millones de dólares leer un genoma humano entero, el conjunto completo de instrucciones genéticas para el crecimiento y desarrollo de una persona. Hoy se hace por menos de 600 dólares y se completa de la noche a la mañana.

Ahora tenemos la tecnología para «escribir» en un genoma para curar la anemia de células falciformes y algunas formas de ceguera congénita. Las células madre pueden regenerar pulmones que alguna vez se pensó que estaban dañados sin posibilidad de reparación. Otros medicamentos «vivos», que utilizan células T mejoradas o células asesinas naturales (NK, por sus siglas en inglés, de *natural killer*), pueden potenciar nuestro sistema inmunológico. Hoy en día existen suplementos de venta libre de calidad farmacéutica que pueden restaurar o mejorar nuestra energía y entusiasmo para lograr la mejor calidad de vida posible.

¿He captado tu atención? ¿Estás listo para acompañarme en esta aventura? De hecho, las innovaciones que acabo de mencionar son solo una pequeña parte de lo que encontrarás en los siguientes capítulos.

Pero antes de profundizar en las maravillas de la medicina regenerativa, antes de compartir más sobre estas fórmulas que cambian y salvan vidas, necesito contarte una historia. Necesito explicar lo que me llevó al Vaticano en primer lugar: lo que sucedió en mi propia vida para hacer que repensara todo lo que creía saber sobre la salud y el cuidado de la salud. Después de todo, si hace diez años alguien me hubiera dicho que me codearía con estas superestrellas científicas, ¡me habría reído!

Entonces, ¿cómo me convertí yo, entre todas las personas, en un evangelista de estos avances revolucionarios en medicina celular y molecular? ¿Cómo aprendí que nuestros cuerpos pueden autorrenovarse y autocurarse hasta el punto de que la ciencia ficción se está convirtiendo en un hecho científico?

En resumen, ¿cómo he terminado aquí contigo en este momento, preparándome para contarte todos estos notables avances tecnológicos, avances que estoy convencido de que pueden ayudarte a ti y a tus seres queridos a vivir mucho más saludables, por más tiempo, con más vitalidad, con más energía, y con vidas más alegres?

DEL DOLOR AL PODER

«No me juzgues por mis éxitos,
júzgame por las veces que me caí y volví a levantarme».

—NELSON MANDELA—.

Como todos nosotros, llegué a donde estoy hoy por una serie de decisiones. Algunas de ellas fueron conscientes y deliberadas. Pero cuando miro hacia atrás, creo sin duda en el elemento de la gracia, los momentos en que fui guiado hacia la respuesta correcta, cuando las circunstancias desafiantes reformaron mis creencias fundamentales y me dispusieron a aprovechar una oportunidad que lo cambió todo. Seguro que has vivido momentos como ese en tu vida. Sabes de qué estoy hablando, ese momento en que sucedió algo terrible, algo tan doloroso que nunca querrías volver a pasar por eso, o que alguien que te importa pasara por eso, pero después, te diste cuenta de que ese momento desafiante te hizo crecer. Hizo que te preocuparas más, produjo en ti un nivel diferente de impulso que te ayudó a mejorar la calidad de tu vida o la vida de tus seres queridos. Muchas de esas experiencias dolorosas son las que me prepararon para escribir este libro. La suma de los momentos más oscuros y difíciles me dio las ideas que estoy dispuesto a compartir contigo hoy, ideas que pueden mejorar tu salud, felicidad y vitalidad. Eso que puede hacer que la vida realmente valga la pena.

Todo comenzó con el regalo de crecer en un entorno difícil. No me malinterpretes. Había mucho amor en mi familia. Pero mi crianza también estuvo llena de violencia, caos, inseguridad y miedo. Mi mamá fue maravillosa en muchos sentidos, pero luchó contra las adicciones al alcohol y los medicamentos recetados. Muchas veces, estábamos demasiado arruinados para comprar comida o ropa. Estaba desesperado por obtener respuestas, desesperado por aprender algo que pudiera aliviar mi sufrimiento.

Desde que tengo memoria, también odiaba ver sufrir a los demás. Por eso he pasado más de cuatro décadas y media de mi vida trabajando para ayudar a millones de personas a descubrir las estrategias más efectivas para llegar desde donde están hasta donde realmente quieren estar. Para lograr sus sueños y más, para vivir una vida de significado y realización. Estoy obsesionado con ayudar a las personas a pasar del dolor al poder. Pero cuando estaba empezando, no tenía un solo modelo para el éxito o el logro. Entonces, ¿qué podía hacer? ¿A dónde podía acudir en busca de información e inspiración?

Me volví hacia los libros, mi gran escape. Descubrí que podía entrar en el mundo de la filosofía leyendo los ensayos de Ralph Waldo Emerson. Podía entrar en el mundo de la psicología leyendo *El hombre en busca de sentido* de Viktor Frankl. Así que asistí a un curso de lectura rápida y me puse la meta de leer un libro al día. Como habrás predicho, ¡resultó ser un poco exagerado! Pero tenía tanta hambre de conocimiento que leí más de 700 libros en siete años. ¡Corrí a través de ellos en una búsqueda insaciable para aprenderlo todo y cualquier cosa que pudiera ayudarme a mí o a cualquiera que me escuchara! En la escuela secundaria, me conocían como el Sr. Solución. Si tenías una pregunta, yo tenía una respuesta.

Cuando tenía diecisiete años y me mantenía trabajando como conserje, encontré mi primer momento de gracia. Conocí a Jim Rohn. Renombrado orador sobre desarrollo personal y filósofo empresarial, Jim fue el hombre que me ayudó a ver que, para que las cosas cambien, yo tengo que cambiar. Para que mi vida mejore, yo tengo que mejorar. Lamentar mi pasado no me llevaría a un futuro mejor. Quejarme de mis actuales circunstancias estresantes no ayudaría. Tampoco esperar a que mi suerte cambiara o pedirle un deseo a una estrella fugaz.

Lo que Jim me enseñó fue esto: si quieres tener éxito en cualquier cosa, ya sea construir un negocio enormemente rentable, construir una cartera de inversiones a prueba de tormentas o crear un estilo de vida saludable que te llene de energía ilimitada, debes estudiar a las personas que ya han alcanzado el resultado que buscas. En otras palabras, el éxito deja pistas. Si una persona ha tenido éxito sostenido en cualquier ambición a largo plazo, ya sea perder peso, hacer crecer un negocio, mantener una relación extraordinaria, entonces la suerte no tiene nada que ver con eso. Están haciendo algo diferente de lo que haces tú. Por lo tanto, debes comprender exactamente qué están haciendo de manera diferente y precisamente cómo han dominado las habilidades que necesitarás para replicar su éxito.

Jim hizo que comenzara a concentrarme en los pocos que hacen cosas en la vida, no solo en los muchos que hablan. Empecé a apreciar el valor de los modelos que conviene seguir, esas personas especiales que pueden ayudarte a identificar un enfoque probado en lugar de gastar toda tu energía en el ensayo y error. Si ya existe un carril expreso pavimentado hacia el poder, ¿por qué no seguirlo?

Pero recuerda, ¡yo era el Sr. Solución! Así que seguí leyendo vorazmente, seguí estudiando a las personas más exitosas en cada área que quería dominar, seguí aplicando sus estrategias comprobadas. En poco tiempo, había reunido suficientes respuestas para convertirme en *coach*. Comencé con sesiones individuales y construí pequeños seminarios y luego grupos de varios cientos de personas. En poco tiempo, ya trabajaba con medallistas de oro olímpicos, empresarios multimillonarios y algunos de los mejores artistas del mundo. Había encontrado mi vocación.

Era una vida hermosa. Tenía la oportunidad de compartir las ideas y estrategias que había aprendido y ayudar a otros a conectarse con su fuerza interior, coraje y propósito; y, lo más importante, para descubrir cómo obtener resultados cada vez más rápidos y satisfactorios. Pero la verdad es que yo era una persona diferente en aquel entonces de lo que soy hoy. En esos primeros años de mi carrera, aún no sabía cómo manejar la antigua reacción temerosa del cerebro de lucha o huida que existe dentro de todos nosotros. Supongo que también lo has experimentado: esos momentos en los que la incertidumbre te enloquece, estimula tu mente para inventar escenarios de desastres inverosímiles que te harían ganar una fortuna si escribieras películas para la televisión. Debo de haber visto muchas de esas películas, porque comencé a desarrollar una terrible sensación de presentimiento sobre mi futuro.

Racionalmente, podía ver que mi carrera no había despegado por pura suerte. Estaba trabajando 18 o 20 horas al día en una misión para servir. Pero un horrible pensamiento seguía invadiendo mi cerebro: ¿Qué pasaría si la razón por la que había tenido éxito tan rápido fuera porque estaba destinado a morir joven? Una vez que me permití pensar en esos miedos irracionales, mi mente siguió creando más y más. Como le he enseñado a la gente durante años: donde va el enfoque, fluye la energía. ¡Así que es mejor que dirijas tu enfoque!

¡Pero ese presentimiento era una locura! No era solo mi ansiedad por una muerte prematura, también me preocupaba que mi trágica muerte fuera lenta y agonizante. En lugar de ser atropellado por un camión y morir de manera instantánea, me imaginaba pudriéndome de dolor durante años por un cáncer. Incluso tuve pesadillas al respecto. Hasta que un día, mis pesadillas cobraron vida y un diagnóstico de cáncer puso mi mundo patas arriba de verdad.

Pero no fui yo quien recibió el diagnóstico.

Mi novia en ese momento, Liz, irrumpió en mi apartamento un día, sollozando de un modo incontrolable. «Mi madre tiene cáncer», me dijo. «Creen que le quedan nueve semanas de vida».

Lo sentí como un puñetazo en el estómago. Me dejó sin aliento. Adoraba a la madre de Liz, Ginny, y no podía creer lo que estaba escuchando. Luché por contener las lágrimas y le pregunté: «¿Cómo es posible?» Ginny había ido al médico con un gran bulto en la espalda, justo debajo del hombro. Ahora le decían que era canceroso y que también tenía un tumor en el útero. Es más, esos médicos habían decidido que ni siquiera valía la pena tratarla porque su cáncer había progresado más allá del punto de no retorno. Todo lo que podía hacer era poner sus asuntos en orden y enfrentarse con valentía a la perspectiva de morir a los cuarenta años de edad.

Esa terrible noticia me sacudió hasta la médula. Pero yo era alguien que nunca aceptaba el dolor, el sufrimiento o la derrota sin buscar una solución. Sabía que decenas de miles de personas habían vencido al cáncer después de escuchar que era incurable, y que muchas de ellas habían seguido alternativas no tradicionales a la radiación o a la quimioterapia. ¿Y si su éxito hubiera dejado pistas que pudieran ayudar a Ginny?

Así que me puse a trabajar y leí todo lo que pude encontrar sobre el cáncer. Encontré un libro breve de un ortodoncista de Kansas que había superado el cáncer de páncreas y acreditaba un programa nutricional que aparentemente había desintoxicado su sistema. Al mismo tiempo, revitalizó su cuerpo con enzimas pancreáticas concentradas. Era un enfoque controvertido y no lo recomendaría hoy porque ahora existen mejores opciones. Pero en aquel momento, Ginny no tenía nada que perder ni una alternativa prometedora. Así que abrazó ese enfoque experimental con la creencia inquebrantable de que la salvaría.

Aunque parezca increíble, en unos pocos días, comenzó a sentirse mejor. Después de algunas semanas, cuando su cuerpo comenzó a limpiarse, se sintió aún mejor. Después de dos meses y medio, el médico de Ginny quedó impactado por su mejora radical. Finalmente, la convenció de que se sometiera a una cirugía exploratoria, para poder ver qué estaba pasando. Cuando la abrieron, descubrieron que un tumor del tamaño de un puño se había reducido al tamaño de una uña. El médico quedó impresionado. Ginny explicó lo que había estado haciendo para curarse a sí misma, pero él no tenía demasiado interés en escucharla. No podía creer que su dieta y su forma de pensar pudieran haber tenido un efecto tan profundo. «No lo entiende», le dijo en ese típico tono condescendiente. «Esto es solo una remisión espontánea».

Hoy estoy feliz de decirles que Ginny está viva y bien a sus ochenta años de edad. ¡Más de cuarenta años después de que le dijeran que solo le quedaban nueve semanas de vida!

Esa experiencia me cambió para siempre. Hasta el día de hoy, no puedo explicar los mecanismos precisos que curaron el organismo de Ginny. Pero puedo decirte esto: la recuperación de Ginny fortaleció mi creencia fundamental de que casi siempre hay una respuesta, incluso en las situaciones más difíciles. Y me enseñó que necesitamos buscar esas respuestas con una mente abierta e inquisitiva, nunca aceptando sin cuestionar que los «expertos» tienen razón. Claro, hay momentos en los que el «estándar de atención» tradicional podría ser el mejor enfoque. Pero todos tenemos que pensar por nosotros mismos y hacer nuestra propia diligencia debida. No podemos subcontratar la supervisión de nuestra salud a nadie más, sin importar cuántos diplomas estén clavados en las paredes de sus consultas. No podemos confiar en que tienen todas las soluciones correctas. Asimismo, no podemos seguir ciegamente el ejemplo de la persona promedio. ¿Por qué lo harías, dado que la persona promedio no es particularmente saludable?

Ver cómo la vida de Ginny fue trastornada por el cáncer, y luego al revés, me mostró la simple verdad de que nada importa más que nuestra salud. Como puedes imaginar, me convenció de que cuidar mi cuerpo debía ser una prioridad. Algunas personas se comportan como si el trabajo o el dinero fueran más importantes que la salud. Piénsalo, hay multimillonarios que han sido diagnosticados con una dolorosa enfermedad crónica o terminal, y que lo darían todo para recuperar su bienestar físico.

Como explicaremos más adelante con mayor detalle, nuestras opciones de estilo de vida, especialmente la nutrición, el ejercicio, el sueño y la mentalidad, desempeñan un papel protagonista en la optimización de nuestra salud. Pequeños y simples cambios en estas áreas pueden tener una tremenda influencia en nuestra calidad de vida y en nuestro nivel de energía en el día a día. Así que decidí hacer todo lo posible para adoptar un estilo de vida saludable que ayudara a maximizar mi fuerza, mi vitalidad, mi disposición para crecer y compartir, y mi capacidad para vivir la vida al máximo.

Empecé a hacer ejercicio como un alma en pena. Me hice vegano en un momento en que no estaba exactamente de moda en Estados Unidos: ¡la patria de los bistecs gigantes, las costillas asadas, las hamburguesas con queso y el pollo frito! No te sorprenderá saber que ocasionalmente llevé las cosas demasiado lejos. Me esforcé tanto que hubo días en los que me resultaba difícil correr o incluso caminar sin dolor de espalda. Pero me volví inmensamente fuerte y rebosaba de energía. Sentí por primera vez que realmente me había conectado con mi propio poder, mi esencia, mi fuerza vital.

TU ESPECTACULAR CUERPO

«Debemos estar dispuestos a deshacernos de la vida que hemos planeado, para tener la vida que nos espera. La piel vieja tiene que ser mudada antes de que pueda venir la nueva».

—JOSEPH CAMPBELL—.

Cuando tú y yo nos sentimos llenos de energía y nuestros cuerpos funcionan sin problemas, tendemos a dar por sentada nuestra salud. Pero si te detienes y lo piensas por un momento, el cuerpo humano es la pieza de maquinaria más compleja, sofisticada e impresionante jamás inventada.

Basta con considerar los siguientes hechos:

- Tu milagroso cuerpo consta de alrededor de 30 billones de células humanas y produce 330 mil millones de células nuevas cada día.
- Nuestras células humanas son superadas en número por las células bacterianas en nuestro intestino. ¿Cuántas hay? ¡Alrededor de 39 billones!
- Tu cerebro contiene alrededor de 100 mil millones de neuronas, ¡la misma cantidad de estrellas de la Vía Láctea!
- ¿Qué pasa con el ojo humano? Bueno, contiene más de 2 millones de piezas móviles.
- Nuestros fémures son más fuertes que el cemento.
- Tu piel arroja aproximadamente 40.000 células por minuto, o 50 millones por día, y las reemplaza con células sanas sin que tú debas hacer nada.
- Los glóbulos rojos pueden recorrer todo nuestro cuerpo en menos de 20 segundos.
- Dispuestos de extremo a extremo, tus vasos sanguíneos se extenderían más de 96.000 kilómetros, o más del doble del ecuador de la Tierra.
- La información se desliza a través de las sinapsis de tu cerebro a 430 km/h, más rápido que la velocidad récord en la Indianapolis Motor Speedway.

Lo que es más, nos han dado todo ese increíble equipo de manera gratuita, lo que podría explicar por qué muchas personas no lo cuidan tan bien. Pero estaba decidido a aprovechar al máximo lo que me habían dado. Tenía que rendir al máximo. Mi misión de llevar a otros a nuevas alturas lo exigía.

A medida que he ampliado mi alcance en todo el mundo, viajo sin cesar. En un año típico, visito más de 100 ciudades en hasta 16 países diferentes. En el escenario, necesito mantener la atención de audiencias de 10.000 a 15.000 personas, o incluso 35.000 en un estadio, día tras día, en un tramo de cuatro a siete días en cada uno de mis programas. Fuera del escenario, entreno a campeones mundiales como Serena Williams y Conor McGregor, y equipos como el campeón de la NBA Golden State Warriors y los ganadores de la NHL Stanley Cup, los Washington Capitals. Estos atletas fenomenales esperan que yo, como ellos, opere en el borde exterior de lo que es humanamente posible. ¡No estoy seguro de que me escucharan si me estuviera tirado en el sofá durante todo el día, llenándome de galletas y patatas fritas! Así que convertí mi cuerpo en un vehículo de alto rendimiento con energía ilimitada.

Si vas a ayudar a crear grandes avances para las personas, lo primero que necesitas es energía, y una cantidad extraordinaria. Nadie puede realizar las acciones necesarias para romper los límites o los miedos sin un nivel supremo de fuerza y vitalidad. Mi trabajo es hacer que eso suceda sumergiéndome literalmente en la multitud, subiendo las escaleras del estadio corriendo y manteniendo a esas miles de personas ocupadas de 12 a 14 horas por día, día tras día, noche tras noche. Y una gran parte de eso es la energía que generamos juntos. Si alguna vez has asistido a uno de mis eventos, sabes a lo que me refiero. Es energía desenfrenada. Es energía explotando dentro y alrededor de ti y pulsando a través de tu mente y cuerpo. Es ese sentimiento de estar desatado, donde sabes que puedes hacer que todo sea posible. Te lanza a un estado mental máximo, un lugar donde te liberas para vivir, amar y actuar a un nivel completamente nuevo. Eso es lo que crea la transformación.

Para hacer todo eso, le hago demandas locas a mi cuerpo para generar la energía que impulsa esos cambios profundos. De hecho, hace unos años, una organización llamada Applied Science and Performance Institute se propuso medir el rendimiento de mi cuerpo durante estos eventos de alta intensidad. Me sujetaron al cuerpo un artilugio de 65.000 dólares y lo monitorizaron todo, desde la variabilidad de mi frecuencia cardíaca hasta la cantidad de ácido láctico que estaba acumulando. Examinaron mi sangre y saliva cada hora para medir mis niveles hormonales a lo largo del día. Nueve horas después, el dispositivo murió, ¡pero yo seguí funcionando durante tres horas más! No podían creer lo que vieron, así que me evaluaron en cuatro eventos separados, y cada vez obtuvieron los mismos resultados. Resultó que saltaba más de mil veces al día, un gran problema, como me explicaron los investigadores. Peso 120 kg, y cada aterrizaje multiplicaba la fuerza de mi peso corporal por cuatro. Eso son 480 kg de estrés por cada salto, y mil veces al día son 480.000 kg de estrés al día. Estaba quemando

11.300 calorías diarias, el equivalente a jugar dos partidos y medio de baloncesto de la NBA en un día o correr tres maratones.

Y luego lo repetía todo de nuevo al día siguiente. Y al siguiente, y al siguiente...

1 DÍA DE PODER DESATADO EN TONY

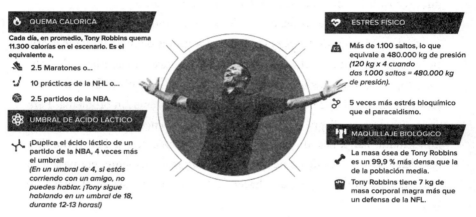

QUEMA CALÓRICA

Cada día, en promedio, Tony Robbins quema 11.300 calorías en el escenario. Es el equivalente a,

2.5 Maratones o...

10 prácticas de la NHL o...

2.5 partidos de la NBA.

UMBRAL DE ÁCIDO LÁCTICO

¡Duplica el ácido láctico de un partido de la NBA, 4 veces más el umbral!
(En un umbral de 4, si estás corriendo con un amigo, no puedes hablar. ¡Tony sigue hablando en un umbral de 18, durante 12-13 horas!)

ESTRÉS FÍSICO

Más de 1.100 saltos, lo que equivale a 480.000 kg de presión *(120 kg x 4 cuando das 1.000 saltos = 480.000 kg de presión).*

5 veces más estrés bioquímico que el paracaidismo.

MAQUILLAJE BIOLÓGICO

La masa ósea de Tony Robbins es un 99,9 % más densa que la de la población media.

Tony Robbins tiene 7 kg de masa corporal magra más que un defensa de la NFL.

El Applied Science & Performance Institute (ASPI) ha estudiado a los campeones de la Copa Stanley y de la Super Bowl, a los Navy Seals, a los medallistas de oro olímpicos y ha publicado cientos de estudios sobre la longevidad. La información anterior se basa en el estudio de Tony Robbins en 5 eventos durante 3 años.

No te digo esto para impresionarte. La cuestión es recalcarte lo importante que es para mí mantener mi cuerpo en condiciones óptimas absolutas. Es la razón por la que me he convertido en un *biohacker* a tiempo completo. Es por eso que constantemente busco nuevas herramientas para fortalecer y mejorar mi energía, vitalidad y resistencia.

En caso de que te lo estés preguntando, tampoco me he ralentizado con la edad. Hoy, a los 62 años, no solo me siento más fuerte. Puedo correr más rápido y levantar más peso que cuando tenía 25 años. Todo esto, gracias a un régimen de entrenamiento bien diseñado, tecnología punta, una dieta saludable y el poder de la medicina regenerativa.

Una vez más, no te estoy diciendo esto para presumir. Te lo digo porque quiero que sepas lo que es posible para ti también. Después de todo, mi objetivo al escribir este libro es ayudarte a liberar la energía pura, vibrante y turboalimentada de tu fuerza vital. ¿Qué mejor regalo podrías darte a ti mismo que la capacidad de optimizar tu vitalidad y tu fuerza para que duren e incluso aumenten con la edad? ¿Qué no darías por revertir el patrón estándar, ese que la mayoría de la gente acepta, de declive constante (o drástico)?

Pero no quiero darte una impresión equivocada. Como tú, no soy inmune a los problemas. ¡Ni de lejos! He pasado por períodos en los que mi salud e incluso mi vida estuvieron en grave peligro, momentos en los que mis creencias fueron puestas a prueba como nunca antes.

Una de estas pruebas llegó cuando tenía 31 años, una época en la que entrenaba a algunas de las personas más influyentes del planeta y me sentía en la cima del mundo. Un día, para renovar mi licencia de piloto de helicóptero, visité a un médico para un examen físico de rutina. Era tan consciente de mi salud que no se me ocurrió que podría tener un problema. Pero unos días después, llegué tarde a casa una noche y encontré un mensaje que mi asistente había pegado en mi puerta: «Su médico sigue llamando, dice que debe llamarlo, es una emergencia». Desafortunadamente, era pasada la medianoche. Todo lo que pude hacer fue dejar un mensaje en el buzón de voz.

¿Qué hace tu mente en una situación como esta? Bueno, la mía fue directa a: «Dios mío, después de todo lo que he hecho para mantenerme saludable, ¿es posible que tenga cáncer? Como muy bien y entreno como un loco, pero ¿podrían ser los químicos del ambiente? ¿Todos esos vuelos me han expuesto a demasiada radiación?». Cuando estás en un estado de incertidumbre, tu mente a veces se descarrila. Decidí evitar esos pensamientos, dejarlos ir y responder a la realidad tal como había llegado. En esa etapa de mi vida, había desarrollado una creencia central en la importancia de una mente valiente. Como dice el refrán, «Un cobarde muere mil muertes, una persona valiente solo una». Me ocuparía de lo que fuera por la mañana.

Al día siguiente, con una sensación de pavor que no había sentido en años, llamé al médico para averiguar qué pasaba. «Necesita cirugía», me dijo. «Tiene un tumor en el cerebro».

Estaba conmocionado y desconcertado. ¿Cómo podía saber eso a partir de un examen físico de rutina?

El médico, un tipo brusco que habría suspendido en la escuela de encanto, me dijo que había realizado algunos análisis de sangre adicionales porque pensaba que mi cuerpo contenía cantidades anormales de hormona del crecimiento. (Puesto que en mi segundo año de secundaria medía un metro setenta y cinco, crecí veinte centímetros en un año, y ahora mido dos metros y un centímetro de estatura y calzo zapatos talla 51, no era necesario que Sherlock Holmes hiciera esa deducción). Pero luego dio un paso más allá. Sospechaba que mi estirón adolescente, cuando crecí veinte centímetros en un año, era el resultado de un tumor en la glándula pituitaria en la base de mi cerebro. Me dijo que era una bomba de relojería dentro de mi cabeza.

Debía ir al día siguiente al sur de Francia para realizar uno de mis seminarios *Date with Destiny*. Pero el médico quería que me saltara el evento y me sometiera a una cirugía de emergencia. Obviamente no me conocía bien. ¡No iba a aceptar el primer diagnóstico y tomar una decisión rápida por miedo, mientras cancelaba un evento en el último minuto y decepcionaba a miles de personas! Así que volé a Francia, dicté el seminario y luego pasé unos días tratando de relajarme en Portofino, Italia. No funcionó. Mis viejos temores de enfermedad y mortalidad seguían inundándome. ¿Era eso finalmente? ¿Estaba condenado a morir joven después de todo?

Para superar mis miedos, pasé años entrenando y acondicionando mi mente y mi cuerpo para obtener una sensación constante de fortaleza y certeza. Esa es la única manera de prepararse para tomar medidas. Ahora, de la nada, había vuelto a la aterradora inseguridad de mi infancia, cuando nada me parecía estable.

No sabía si viviría o moriría. Pero a los pocos días, decidí que tenía que enfrentarme a la situación. Así que volé a casa y me hicieron un escáner cerebral. Recuerdo salir de la máquina de resonancia magnética, mirar la expresión sombría en el rostro del técnico de laboratorio y saber en ese momento que había visto algo siniestro. El médico revisó el escáner y confirmó que tenía un tumor hipofisario. Se había disparado fuera de control, empujando enormes cantidades de hormona de crecimiento a mi cuerpo y creando una condición llamada *gigantismo*. El tumor se había reducido un poco por sí solo y el médico no podía explicar cómo o por qué había sucedido. Pero todavía había suficiente allí para que él me instara a someterme a una cirugía inmediata. De lo contrario, advirtió, el tumor podría generar una sobreproducción desastrosa de hormonas y desencadenar una insuficiencia cardíaca o algún otro desenlace fatal.

Solo había un problema con el plan del doctor. Suponiendo que realmente sobreviviera a la operación, todavía había una alta probabilidad de que pudiera arruinar mi sistema endocrino, privándome para siempre de la energía que había hecho posible el trabajo de mi vida. Para mí, eso era absolutamente inaceptable. Como mínimo, necesitaría una segunda opinión antes de poder siquiera contemplar tal riesgo. Pero aquel médico era una de esas personas que se enfurecen ante cualquier desafío a su autoridad. Se negó a recomendarme a otro experto.

Como había aprendido del triunfo de Ginny sobre el cáncer, nadie tiene el monopolio de la sabiduría médica. No podía aceptar poner mi vida en manos de un solo médico sin investigar mis otras opciones. Localicé a un endocrinólogo de renombre mundial en Boston que volvió a escanear mi cerebro. Nunca olvidaré su amabilidad y compasión, todo lo contrario del primer médico. Me aseguró que la cirugía sería demasiado arriesgada y que no la necesitaba. En cambio, me sugirió que viajara a Suiza dos veces al año para recibir inyecciones de un fármaco experimental que evitaría que mi tumor creciera y reduciría el riesgo de problemas cardíacos. Cuando le pregunté acerca de sus efectos secundarios, dijo: «Bueno, para ser honesto, hay una gran pérdida de energía».

Y dije: «Simplemente no puedo hacer eso. No puedo cumplir la misión de mi vida siendo una persona con poca energía». Y añadí: «El otro médico dijo que tengo que operarme y ahora usted me dice que tengo que tomar medicamentos».

Y aquel hombre hermoso dijo con una sonrisa y un brillo en los ojos: «Tony, tiene razón. El carnicero quiere cortar carne. El panadero quiere hornear. El cirujano quiere abrir cuerpos. Yo soy endocrinólogo, así que quiero darle un fármaco. Pero ahí está la cuestión: tendremos más certeza si se toma el medicamento».

Y yo respondí: «Pero tampoco podemos estar seguros de todos los efectos secundarios de este medicamento. No hay señales de ningún problema actual con mi corazón, y obviamente he tenido esta condición desde que era adolescente. ¿Qué pasa si simplemente no hago nada?».

Y el médico dijo: «Bueno, si se hace la prueba regularmente, supongo que esa es una opción».

Durante los siguientes tres meses, me reuní con otros seis médicos. Uno de ellos presentó un caso convincente para no hacer nada, aparte de ir a chequeos regulares para asegurarme de que mi condición no se había deteriorado. Si bien estuvo de acuerdo en que mi torrente sanguíneo contenía enormes cantidades de hormona del crecimiento, señaló algo que todos los demás parecían haber pasado por alto: que mi condición no había causado ningún efecto negativo. Al contrario, dijo, mi reserva de hormona del crecimiento puede haber aumentado la capacidad de mi cuerpo para recuperarse del estrés extraordinario que mi trabajo le imponía. «Tienes un gran don», me dijo el doctor. «¡Conozco culturistas que tendrían que gastar 1.200 dólares al mes para obtener lo que tú obtienes gratis!».

Al final, seguí su consejo y decidí no operarme ni tomar medicamentos. ¿Cómo resultó eso? Mi decisión puede haberme salvado la vida. Seis meses después, la Administración de Medicamentos y Alimentos de los EE. UU prohibió el uso del medicamento que me habían recomendado, después de que los estudios revelaran que causaba cáncer. Y tres décadas más tarde, aunque todavía tengo ese tumor en la base de mi cerebro, aún no ha causado ningún problema. No me ha impedido vivir la vida más bendecida y mágica que pueda imaginar.

Todos estos médicos tenían buenas intenciones. Todos querían darme la certeza de que los medicamentos o la cirugía serían la solución. Pero la certeza tiene un precio cuando intentas obtenerla del exterior. Y ahora comprendía que el único poder verdadero de la certeza se encuentra dentro de nosotros mismos. Debía tomar una decisión. Si no sentía efectos negativos en mi vida, ¿por qué vivir con miedo? En última instancia, tu salud se reduce a tomar decisiones inteligentes, desarrollar buenos hábitos y tener una mentalidad fuerte. Y recuerda, las emociones pueden gobernar el cuerpo físico. Un estudio demostró que un arrebato de ira de cinco minutos puede afectar tu sistema inmunológico hasta cinco horas. Entonces, aprender a dominar tu mente es esencial para una calidad de vida extraordinaria y cantidades extraordinarias de energía. Exploraremos más a fondo el poder de la mentalidad y las estrategias para controlarla en los dos últimos capítulos de este libro.

Después de un tiempo, simplemente me di cuenta de que ya no valía la pena sentirme angustiado. Decidí que ya no viviría con miedo ni me limitaría de ninguna manera debido a alguna amenaza invisible dentro de mi cerebro. Por supuesto, todavía me hago pruebas con regularidad para asegurarme de que mi tumor no ha crecido y que mi corazón sigue funcionando perfectamente. Pero, mientras tanto, nada me impedirá vivir plenamente y sin miedo hasta el día de mi muerte.

CONVIÉRTETE EN EL DIRECTOR GENERAL DE TU PROPIA SALUD

«No seas tan abierto de mente que se te caiga el cerebro».

—G. K. CHESTERTON—.

Lidiar con un tumor cerebral reforzó mi creencia fundamental de que tú y yo debemos asumir toda la responsabilidad de las decisiones más importantes de nuestras vidas. Uno de los principios centrales que sustentan este libro es que debes funcionar como el director ejecutivo de tu propia salud. No podemos permitir que nadie más determine nuestro destino, sin importar cuán informados o cariñosos puedan ser. Los expertos deben ser nuestros entrenadores, pero no nuestros comandantes. Cuando se trata de tu familia, tu fe, tus finanzas o tu salud, solo tú puedes tomar las decisiones críticas. Porque al final, debes vivir con los resultados que se derivan de tus decisiones.

¿Qué significa eso en términos prácticos? Significa tomar el control de educarse a uno mismo sobre lo que funciona, para que puedas tomar decisiones inteligentes, informadas e independientes sobre cómo proteger y mejorar tu bienestar físico. Significa mantener una fuerte dosis de escepticismo saludable sobre cualquier cosa que escuches o leas, dado que una parte será errónea o dañina, o incluso letal. Y significa buscar segundas opiniones antes de tomar una decisión médica importante, ya que incluso los mejores médicos cometen errores, como tú y yo (¡muy ocasionalmente!) cometemos errores en nuestras propias áreas de especialización. ¿A dónde debes acudir para obtener una segunda opinión? Obviamente, no es una elección aleatoria. Debes buscar expertos cualificados con un historial demostrado para resolver tu problema específico.

Pero no te pido que confíes en mi palabra de que la opinión de un experto no es suficiente. Un estudio publicado en 2017 analizó los registros médicos de 286 pacientes cuyos proveedores de atención médica los derivaron a la Clínica Mayo para una segunda opinión. El informe encontró que el diagnóstico final fue «claramente diferente» del diagnóstico original el 21 % de las veces. ¡Sí, la segunda opinión contradijo la primera opinión en más de uno de cada cinco casos! Además, para dos de tres pacientes, se encontró que el diagnóstico final estaba «mejor definido/refinado» que el primero. ¡La primera y la segunda opinión fueron iguales en solo el 12 % de estos 286 casos!

Ahora, permíteme ser claro. No pretendo socavar tu fe en la profesión médica. Según mi experiencia, los médicos se encuentran entre las personas más dedicadas, diligentes y honorables que he conocido. ¿Qué podría ser más admirable que dedicar tu vida a ayudar y curar a otros? Pero el estudio de la Clínica Mayo confirma una lección que aprendí cuando todos mis especialistas de primer nivel no estuvieron de acuerdo sobre cómo manejar mi tumor: los médicos pueden estar sinceramente equivocados. ¿Cómo? Para empezar, nuestros cuerpos son infinitamente complejos y los datos médicos se pueden interpretar de muchas maneras diferentes. Los médicos también se ven desafiados por el hecho de que el suelo sigue moviéndose bajo sus pies. Gran parte de lo que aprendieron en la facultad de medicina se ha vuelto rápidamente obsoleto por la avalancha interminable de nuevas investigaciones, nuevas tecnologías y nuevas opciones de tratamiento.

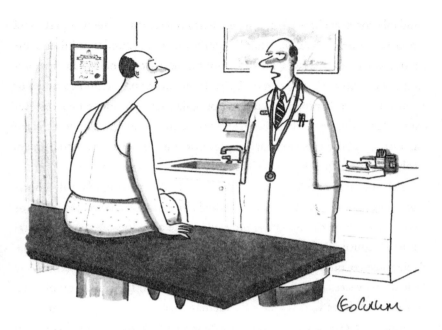

*«Esa es una segunda opinión. Al principio pensé que tenías
otra cosa».*

En 2017, la Escuela de Medicina de Harvard informó que la vida media del conocimiento médico era de 18 a 24 meses, ¡y predijo que se aproximaba a los 73 días para cuando estés leyendo esto! ¿Qué significa eso? ¡Significa que más de la mitad de todo lo que un médico aprendió en la escuela de medicina ya no es válido dentro de 18 a 24 meses! ¡Guau! ¿Te imaginas lo difícil que debe de ser mantenerse al día con todos esos cambios en medio de la presión constante de cuidar a los pacientes y sus problemas urgentes?

Tal vez una simple metáfora te ayude a apreciar por lo que pasan los médicos. Imagínate a ti mismo como médico, una persona que se dedica a salvar vidas con habilidad y empatía. ¡Estás caminando por la orilla de un río y de repente escuchas a alguien gritando! Ves que se están ahogando, así que sin pensar en tu propia seguridad, te sumerges en el río embravecido. Agarras a la persona que se está ahogando, nadas y la llevas a la orilla del río. Le das frenéticamente reanimación boca a boca hasta que balbucea y respira de nuevo: ¡has salvado la vida de esa persona! Pero luego escuchas a dos personas más gritando desde el agua. Estás cansado, pero saltas y las salvas a ambas. Y justo cuando has terminado de resucitar al segundo, escuchas a cuatro personas más gritando...

Esa es la situación de los médicos hoy en día. ¡Están tan ocupados salvando a la gente que no tienen tiempo ni energía para ir contra la corriente para ver quién arroja a toda esa gente al río!

Atul Gawande, cirujano del Brigham and Women's Hospital, profesor de la Escuela de Medicina de Harvard y ganador de una Beca Genius MacArthur, escribe con franqueza sobre las dificultades de practicar la medicina en su libro *Complications: A Surgeon's Notes on an Imperfect Science*. Gawande reconoce que todos los médicos cometen «errores terribles», incluidos los cirujanos más respetados: «Buscamos que la medicina sea un campo ordenado de conocimiento y procedimiento. Pero no lo es. Es una ciencia imperfecta, una empresa de conocimiento en constante cambio, información incierta, individuos falibles, y al mismo tiempo vive en el riesgo. Hay ciencia en lo que hacemos, sí, pero también hábito, intuición y, a veces, puras conjeturas».

«Durante las últimas dos décadas, la industria farmacéutica se ha alejado mucho de su elevado propósito original de descubrir y producir nuevos fármacos útiles. Ahora [es] principalmente una máquina de marketing para vender nuevos medicamentos de dudoso beneficio».

—MARCIA ANGELL, médica y autora estadounidense, 2004, primera mujer editora en jefe del *New England Journal of Medicine*—.

Finalmente, hay una razón más por la que tú y yo debemos estar bien informados y discernir acerca de nuestra atención médica. Como seguramente habrás visto en los titulares de los medios de comunicación, la industria farmacéutica tiene sus propios problemas. Hay muchas personas excelentes que trabajan en las compañías farmacéuticas y han desarrollado medicamentos que salvan innumerables vidas. Así que, por favor, no llegues a la conclusión errónea de que estoy en contra de la medicina ni de los medicamentos, todo lo contrario. Este libro está repleto de algunos de los mayores avances médicos disponibles en la actualidad. Aun así, no podemos ignorar el hecho de que los productos farmacéuticos constituyen un negocio muy lucrativo con más escándalos de los que le corresponde. Puede costar más de mil millones de dólares investigar, desarrollar y comercializar un fármaco exitoso. Así que no sorprende que algunas personas sin escrúpulos hayan utilizado la mentira y la manipulación para llenarse los bolsillos a expensas de pacientes como tú y como yo.

Uno de los escándalos del ámbito sanitario más notorios de los últimos años involucra a Purdue Pharma, que se promociona a sí misma como «pionera en el desarrollo de medicamentos para reducir el dolor, una de las principales causas del sufrimiento humano». Suena bastante noble, ¿no? Pero, en realidad, Purdue obtuvo enormes ganancias al comercializar agresivamente OxyContin, un infame analgésico adictivo que alimentó la furiosa epidemia de opioides en Estados Unidos. Purdue engañó intencionadamente a los médicos sobre el historial de seguridad de OxyContin, afirmando falsamente que menos del 1 % de los pacientes que tomaron el medicamento se volvieron adictos. Según los Centros para el Control y la Prevención de Enfermedades, entre 1999 y 2019, casi medio millón de estadounidenses murieron por sobredosis de opioides. Solo en 2020 murieron más de 93.000, un récord.

¿Te imaginas que los médicos que prescriben estos medicamentos seguían los consejos de las compañías farmacéuticas? Una vez más, los médicos no tienen tiempo para estudiar cada fármaco que sale al mercado. ¿Y puedes imaginarte el horror de los médicos tratando de aliviar el dolor de sus pacientes, solo para descubrir que su recomendación se había basado en información errónea y que habían llevado a algunos de esos pacientes a la adicción, o incluso a la muerte? Mientras tanto, Purdue acordó recientemente un acuerdo de 8,3 mil millones de dólares para resolver una serie de cargos penales y civiles, una pequeña fracción del costo multimillonario de la epidemia de opioides para la economía de los EE. UU., sin mencionar las vidas que fueron destruidas.

Para añadir una vileza más al desastre, los dueños de la compañía, la familia Sackler, acordaron su propio estado de bancarrota de 4,5 mil millones de dólares a cambio de un escudo legal de por vida, pero solo después de obtener más de 12 mil millones de dólares en ganancias con el OxyContin. En julio de 2021, Johnson & Johnson, un nombre familiar durante generaciones, y tres de los mayores distribuidores de medicamentos, nombres familiares también durante generaciones, llegaron a un acuerdo de 26 mil millones de dólares después de que numerosos estados amenazaran con llevarlos a los tribunales por minimizar la adicción a los opioides.

Muchas otras «grandes compañías farmacéuticas» se han visto también envueltas en controversias legales. Pfizer acordó pagar un récord entonces de 2,3 mil millones de dólares para resolver los cargos federales de mercado ilegal y peligroso de cuatro medicamentos diferentes. Los querellantes denunciaron a Questcor Pharmaceuticals y Mallinckrodt, la compañía que lo adquirió, por sobornar a los médicos para que hincharan las ventas de un medicamento por un trastorno convulsivo infantil. Durante 19 años, el precio del medicamento aumentó casi un 97.000 %, de 40 dólares por vial a 39.000 dólares. Si eso suena justo, intenta pedirles a tus clientes un aumento de precio del 97.000 % o, y si trabajas para otra persona, ¿por qué no pedirle a tu jefe un aumento del 97.000 %?

El escándalo del OxyContin puede ser el ejemplo más extremo de una compañía farmacéutica que antepone sus propios intereses financieros a la seguridad de sus clientes. Pero en realidad, toda la industria farmacéutica tiene un poderoso incentivo para hacernos comprar medicamentos que pueden o no ser adecuados para nosotros. Por eso somos bombardeados con tantos anuncios comerciales de medicamentos recetados cada vez que encendemos la televisión. Solo para darte una idea de cuánto dinero se gastan en persuadirnos para que elijamos un tratamiento en particular, considera esto: solo en 2019, se gastaron más de 500 millones de dólares en publicidad en los EE. UU. en Humira, un fármaco de gran éxito que se utiliza para tratar la artritis y otras condiciones inflamatorias.

No sé tú, pero a mí siempre me divierte lo saludables y hermosos que se ven todos en esos anuncios de televisión de medicamentos recetados. ¡Siempre están llenos de alegría mientras bailan, hacen girar un *hula-hoop* o le dan un coche nuevo y reluciente a su hija! La vida no podría ser mejor... hasta el final del anuncio, cuando te enteras de la larga lista de efectos secundarios potenciales y descubres que tu vejiga podría explotar o podrías dejar de respirar o que te crecieran un par de brazos extra.

No quiero sonar cínico. Pero hay tanto en juego cuando se trata de nuestra salud que no podemos permitirnos el lujo de ser consumidores ingenuos que aceptan sin cuestionar todo lo que se nos vende o recomienda. Sería como comprar una casa basada en la cotización poética de un corredor de bienes raíces, sin revisar el lugar ni pagar a un inspector para que la revise.

Debemos tener especial cuidado antes de tomar medidas extremas, ya sea un medicamento con efectos secundarios potencialmente graves o una operación de alto riesgo. En algunos casos, vale la pena considerar opciones menos agresivas o menos invasivas. Como pronto verás, una virtud de la medicina regenerativa es que es fundamentalmente diferente de las terapias convencionales de impacto contundente en las que confía la mayoría de las personas. La medicina regenerativa no solo trata tus síntomas. Su objetivo es revertir o curar el problema subyacente.

Es posible que no hubieras sabido nada sobre el poder de la medicina de precisión o sobre muchos de los avances regenerativos que hay en el núcleo de este libro si no fuera por un terrible accidente que amenazó con descarrilar mi forma de vida por completo cuando tenía 54 años y estaba comportándome más como un niño de 14 años, descendiendo una montaña en Sun Valley, Idaho, en mi tabla de *snowboard*. Salió terriblemente mal, y caí con una fuerza que me hizo temblar los huesos y me aniquiló el hombro.

Resultó que me había desgarrado el manguito rotador, el conjunto de tendones y músculos que conectan la parte superior del brazo con el hombro. A lo largo de los años, había lidiado con muchos dolores. Pero esto me dolía tan brutalmente que no sabía qué hacer conmigo mismo. ¡En una escala del uno al diez, le daría a este dolor una puntuación de 9,9! Mis nervios estaban en llamas. Me dolía incluso respirar hondo. Durante las siguientes dos noches, dormí un total de dos horas.

Me reuní con tres especialistas que me aconsejaron cirugía. Pero el proceso de recuperación sería lento y arduo, y podría estar fuera de juego durante seis meses o incluso más si las cosas no iban bien. Además, el pronóstico a largo plazo no era muy bueno. Podría someterme a la cirugía y comprometerme con meses de rehabilitación intensiva, solo para que mi hombro debilitado se rompiera nuevamente. Los médicos también advirtieron que mi brazo podría entumecerse hasta el punto en que no podría levantarlo por encima de mi hombro. ¿Cómo podría destrozar un escenario y energizar a decenas de miles de personas con mi brazo entumecido colgando a mi lado? ¡Sería como un boxeador profesional con un brazo atado a la espalda!

Debía haber una mejor respuesta, si tan solo buscaba lo suficiente para encontrarla. Así que me puse a toda marcha, e investigué todas las soluciones imaginables. Unos días después, conocí a un cirujano ortopédico que me dijo que la cirugía no era el mejor enfoque, y que había un dispositivo que podía aliviar mi dolor de inmediato y potencialmente ayudarme a sanar. En 24 horas, me hicieron ese tratamiento. Redujo mi dolor de un 9,9 a un 5, lo que significaba que al menos podía pensar coherentemente y volver a dormir por fin. En el capítulo «Vivir sin dolor», te contaré más acerca de esta tecnología llamada «terapia de campo electromagnético» (PEMF). Numerosos estudios han confirmado que puede acelerar la curación de los huesos hasta en un 50 %. Estoy seguro de que si estás lesionado o tienes un dolor intenso y necesitas un alivio poderoso, la PEMF también podría ser una excelente solución para ti.

Pero a pesar de que mi dolor ahora era soportable, todavía no era mi antiguo yo. Actuaba a toda velocidad en el escenario y de repente perdía toda la sensibilidad del brazo. O llevaba media jornada y todo parecía estar bien, cuando el dolor repentinamente me golpeaba como un martillo neumático. Existía, pero no vivía. Y no sabía que mi crisis de salud estaba a punto de cambiar de mal a peor.

Me reuní con otro médico, quien me examinó y me dio un veredicto devastador. Me miró a los ojos y declaró: «La vida como la conoces se acabó». Me mostró una imagen de mi columna vertebral y me explicó: «Tienes estenosis espinal extrema», un estrechamiento anormal del espacio dentro del canal espinal. No fue una sorpresa total, ya que sufría de fuertes dolores de espalda desde hacía casi una década. Pero el médico me advirtió que mi situación era tan grave que un golpe más en mi cuerpo podría dejarme tetrapléjico. Caerme con la tabla de *snowboard* nuevamente o un fuerte salto en el escenario podrían resultar catastróficos. Incluso salir a correr quedaría fuera de mis posibilidades.

Después de décadas de demandas físicas implacables, parecía que mi cuerpo empezaba a desmoronarse. Mi vida siempre había sido definida por mi energía y mi mente, por mi impulso constante de servir a las personas y actuar para ellas al máximo de mis capacidades. Pero ahora parecía que todo el edificio podía derrumbarse en cualquier momento.

No sé si alguna vez has tenido una experiencia como esta, un momento en el que tu vitalidad se haya visto comprometida. Un momento en el que tu energía haya empezado a esfumarse y hayas contemplado la posibilidad de un declive continuo. Si es así, puedes imaginar la incertidumbre y el miedo que sentí. Pero no estaba dispuesto a rendirme y aceptar que el daño era irreversible. Me negué a creer que mi destino estaba sellado. Así que hice lo que siempre he hecho: seguí buscando respuestas.

EL MILAGRO DEL REJUVENECIMIENTO

«Siempre debemos cambiar, renovarnos, rejuvenecernos; de lo contrario, nos anquilosamos».

—JOHANN WOLFGANG VON GOETHE—.

Por suerte, busqué el consejo de una de las personas más inteligentes, más conocedoras de la tecnología y más progresistas que conozco: mi querido amigo Peter Diamandis. Cuando era un niño, Peter soñaba con convertirse en astronauta. Pero sus padres querían que fuera médico. Entonces, después de graduarse en el MIT con una doble titulación en genética molecular e ingeniería aeroespacial, obtuvo su doctorado en Medicina en la Escuela de Medicina de Harvard.

Sin embargo, al final, Peter abrió su propio camino, desarrollando una deslumbrante amplitud y profundidad de experiencia. Entre sus muchos logros, es el fundador y presidente ejecutivo de la Fundación XPRIZE, que crea competencias que inspiran a los innovadores a lograr avances en el cuidado de la salud, la inteligencia artificial, el espacio y el medio ambiente. Su primer XPRIZE, el Ansari XPRIZE, redujo con éxito el riesgo y el costo de ir al espacio al incentivar la creación de una nave espacial tripulada fiable, reutilizable y financiada con fondos privados que hizo viables los viajes espaciales privados. Luego, Sir Richard Branson autorizó la tecnología para fundar Virgin Galactic y dar nacimiento a una nueva industria. Luego pasó a fundar o cofundar 24 empresas adicionales. Fue cofundador de un fondo de capital de riesgo que invierte en negocios a la vanguardia de la salud y la longevidad. También ha escrito tres libros superventas y ha sido nombrado uno de los «50 mayores líderes mundiales» por la revista *Fortune*. ¿Cuál es el hilo común en las pasiones de Peter? Su profunda creencia es que podemos aprovechar la tecnología para construir un mundo mejor, más saludable y más abundante.

Dada la experiencia única de mi amigo, nadie estaba mejor posicionado para guiarme hacia las soluciones médicas más avanzadas disponibles: las tecnologías de vanguardia que inicialmente son accesibles para el círculo relativamente pequeño de personas que realmente saben. Peter opera en el epicentro de ese círculo. No es solo porque sea un genio que entiende los últimos avances tecnológicos de adentro hacia afuera. Muchos de los más grandes innovadores del mundo se sienten atraídos por su calidez, entusiasmo y optimismo.

Cuando le pedí su guía, Peter me aconsejó que no me apresurara a operarme, sin importar cuántos médicos la hubieran presentado como mi única opción viable. En cambio, sugirió la terapia con células madre. Más específicamente, me recomendó que hablara con su querido amigo, el Dr. Bob Hariri. Me sorprendió al principio porque recordé haber oído que Bob era neurocirujano. «Es neurocirujano», confirmó Peter. «Pero también es uno de los principales expertos mundiales en células madre. No hay nadie mejor».

No me di cuenta en ese entonces, pero eso era un poco como querer aprender más sobre baloncesto y que me dijeran: «¿Por qué no te presento a mi amigo LeBron James? Él puede explicarte cómo se juega».

Solo para darte una breve instantánea: Bob Hariri, MD, PhD, es un neurocirujano superestrella y un científico biomédico de renombre mundial que fue pionero en el uso de células madre para tratar una amplia gama de enfermedades potencialmente mortales. Bob es una leyenda en el campo de la ciencia regenerativa porque fue el primero en derivar células madre curativas excepcionalmente potentes de la placenta humana, un avance revolucionario del que hablaremos más en el próximo capítulo. Bob posee más de 170 patentes emitidas y pendientes por sus descubrimientos. Y también es un emprendedor en serie y presidente y director ejecutivo de Celularity Inc., una compañía de biotecnología en etapa clínica que lidera la próxima evolución en medicina celular.

Bob me habló sobre los diferentes tipos de células madre y me explicó que no todas eran creadas iguales. En aquel entonces, el mercado de las terapias con células madre era como el Lejano Oeste, con muchos tratamientos dudosos promovidos por personas peligrosamente poco cualificadas. Bob me instruyó sobre qué evitar y dónde ir para recibir el mejor tratamiento. «Necesitas las células madre más fuertes, más jóvenes y más poderosas», me dijo. «Necesitas células madre de diez días que tengan la fuerza de la vida en ellas».

Unas semanas más tarde, tuve mi primer tratamiento con células madre. Te contaré la historia completa más adelante porque quiero que entiendas con precisión en qué consisten esas terapias regenerativas y cuán profundamente pueden ayudarte. Pero, por ahora, iré directo al grano: Peter y Bob me pusieron en un camino hacia la recuperación que no se parecía a nada que pudiera haber imaginado. Mi hombro destrozado se recuperó por completo en cuestión de días, sin cirugía. Mi brazo nunca se entumeció. Hasta el día de hoy, funciona perfectamente. Es como si nunca hubiera tenido ese accidente de *snowboard*.

Pero sucedió algo aún más sorprendente, algo que no habría creído posible si no me hubiera sucedido a mí. Unos días después de mi primer tratamiento, me levanté de la cama una mañana y me di cuenta de que el dolor punzante que había sentido en la espalda durante gran parte de los 14 años anteriores había desaparecido por completo. Era un milagro. Un absoluto milagro.

Y por eso, amigo mío, es por lo que estoy escribiendo este libro. La curación de mi propio cuerpo es lo que me trae hasta aquí hoy. En los últimos años, he realizado un viaje que me ha cambiado la vida. Por el camino, he experimentado de primera mano cómo este nuevo y valiente mundo de las tecnologías regenerativas está alterando radicalmente nuestra comprensión de lo que es posible en términos de nuestra salud, nuestra energía, nuestra fuerza y nuestra longevidad.

Mi recuperación comenzó con la terapia con células madre que acabo de mencionar. Pero me he dado cuenta de que esta revolución tecnológica abarca mucho más que las células madre. Quiero compartir contigo lo que he aprendido sobre las muchas herramientas de transformación que están disponibles ahora mismo para retrasar tu reloj biológico, rejuvenecer tu cuerpo y reconectarte con tu fuerza vital en todo su esplendor. Puedo prometerte lo siguiente: una vez que te comprometas a utilizar estas herramientas y descubras por ti mismo su impacto en tu salud y bienestar, tu vida nunca volverá a ser la misma.

Mi experiencia personal de rejuvenecimiento es lo que me trajo al Vaticano. Es lo que me llevó a conocer al Papa, a mezclarme con los principales científicos regenerativos del mundo. Dicho esto, no soy científico ni médico. A diferencia del Dr. Bob Hariri, no he pasado décadas trabajando duro en un laboratorio de investigación. ¡Ni siquiera sé si hacen batas de laboratorio lo suficientemente grandes para un tipo como yo! Así que cuando pensé por primera vez en escribir este libro, les pedí a Bob y a Peter que se unieran a mí. Me siento honrado de que aceptaran ser mis coautores y compartir su experiencia sin igual.

Los tres tenemos la bendición de estar en una etapa de nuestras vidas en la que nuestro enfoque principal es servir a los demás. Con eso en mente, donamos el 100 % de nuestras ganancias de este libro para marcar una diferencia en la vida de las personas. Primero, donamos 20 millones de comidas a Feeding America, una de las organizaciones más efectivas que conozco para ayudar a los más necesitados. De hecho, he donado todas mis ganancias de mis últimos tres libros y he hecho donaciones adicionales para impulsar el «Desafío de los mil millones de comidas». Estamos adelantados en el cronograma para proporcionar mil millones de comidas para 2025, y actualmente estamos en más de 850 millones de comidas hasta la fecha. El saldo de las ganancias de los autores de este libro se dona para apoyar a algunos de los más grandes líderes en investigación médica. Queremos apoyar a las mentes líderes del mundo en su lucha contra el cáncer, las enfermedades cardíacas, el Alzheimer y más. Y queremos promover la investigación de vanguardia por parte de algunos de los científicos destacados que conocerás en los siguientes capítulos. Estamos entusiasmados de participar en la aceleración de sus esfuerzos para salvar millones de vidas. Quiero que sepas que mientras lees este libro, buscando respuestas para mejorar tu propia vida, estás contribuyendo no solo a la investigación médica sino también a alimentar a los más necesitados durante estos tiempos económicos tan difíciles.

Al escribir este libro, también nos hemos basado en gran medida en la guía de varios expertos de nivel mundial que se han convertido en parte de nuestro consejo asesor de *La fuerza de la vida*. Nos han ayudado a orientarnos hacia los científicos, médicos, inventores y empresarios que hemos elegido destacar.

Nuestros asesores, por nombrar solo algunos de ellos, son:

- **Dean Ornish, MD,** profesor clínico de Medicina en la Universidad de California, San Francisco, y presidente y fundador del Instituto de Investigación de Medicina Preventiva, sin fines de lucro.
- **David Sinclair, PhD,** profesor de Genética en la Escuela de Medicina de Harvard y codirector del Centro Paul F. Glenn de Harvard para la Investigación Biológica del Envejecimiento.
- **George Church, PhD,** el legendario genetista e ingeniero molecular y profesor de Genética del Departamento Robert Winthrop en la Escuela de Medicina de Harvard.
- **Deepak Srivastava, MD,** presidente de los Institutos Gladstone y director del Centro de Células Madre Roddenberry de Gladstone.
- **Eric Verdin, MD,** presidente y director ejecutivo del Instituto Buck para la Investigación sobre el Envejecimiento.
- **Jennifer Garrison, PhD,** profesora asistente en el Instituto Buck y fundadora del Consorcio Global para la Longevidad e Igualdad Reproductiva.
- **Carolyn DeLucia, MD, FACOG:** practica obstetricia y ginecología desde hace más de 30 años y es experta en terapias alternativas.

Pionera a la vanguardia de los tratamientos de bienestar sexual no invasivos.

- **Rudy Tanzi, PhD:** profesor de Neurología, Universidad de Harvard; director de la Unidad de Investigación de Genética y Envejecimiento del Hospital General de Massachusetts; vicedirector de Neurología y codirector del Centro McCance para la Salud Cerebral.
- **Rhonda Patrick, PhD:** científica y educadora publicada, creadora de FoundMyFitness. Sus áreas de especialización incluyen la investigación sobre el envejecimiento (realizada en el Instituto Salk), el papel de la genética y la epigenética en el estado de salud, los beneficios de exponer el cuerpo a factores estresantes horméticos y la importancia de la atención plena, la reducción del estrés y el sueño.
- **Héctor Lopez, MD,** socio fundador y director médico de Supplement Safety Solutions, LLC y de The Center for Applied Health Sciences.
- **Matthew Walker, PhD,** profesor de Neurociencia en la Universidad de California, Berkeley, y una de las principales autoridades mundiales sobre el sueño.

En una reunión con algunos miembros de este ilustre grupo, bromeamos diciendo que si sumamos sus coeficientes intelectuales, ¡sería un total de más de un millón de puntos! Escucharás mucho más de ellos en los capítulos que siguen, porque todos ellos son participantes destacados en el mundo de la medicina regenerativa.

Pero la cuestión que quiero enfatizar es que el material de este libro no se basa en mis opiniones. Las respuestas no provienen de mí, porque no soy el experto aquí. Mi función es servirte actuando como tu motor de búsqueda inteligente. Te ayudaré a eliminar todo el ruido y te presentaré a los jugadores clave, los expertos más importantes: las personas innovadoras que realmente están creando los avances que necesitas conocer.

Puedes confiar en que te guiarán hacia algunas de las soluciones más efectivas para tu salud.

Es más o menos el mismo papel que interpreté en *Money: Master the Game,* el *bestseller* número 1 del *New York Times* que escribí sobre inversiones.

No soy un gurú del tema, pero tengo la suerte de tener acceso a algunos de los mayores inversores de la historia. Así que entrevisté a más de 50 gigantes en el campo, incluidos multimillonarios como Ray Dalio, Warren Buffett, Paul Tudor Jones y Carl Icahn. Compartí sus ideas más importantes, resumiéndolas en siete sencillos pasos hacia la libertad financiera. Como decía, el éxito deja pistas.

Esta vez, te llevaré conmigo a conocer a los maestros de un juego muy diferente: la revolución de la duración de la salud. Muchos de sus nombres pueden ser nuevos para ti. Pero, de nuevo, insisto, son lo mejor de lo mejor. Con su ayuda, te presentaremos las herramientas, tecnologías y estrategias más efectivas para restaurar tu energía y optimizar tu salud.

Muchas de estas soluciones ya están disponibles hoy en día, lo que significa que puedes actuar inmediatamente sobre la información que estamos a punto de compartir contigo. Pero el campo de la ciencia regenerativa avanza tan rápidamente que también destacaremos algunos de los avances más importantes que se avecinan, incluidas muchas terapias transformadoras que esperamos estén disponibles en los próximos uno, dos o tres años. De hecho, en este libro, te acompañaré en un viaje para conocer a algunos de los mayores expertos del mundo y compartir contigo información de más de 195 empresas que están a la vanguardia en la creación de estas soluciones innovadoras que cambian la vida. Creo tanto en muchos de estos avances que he realizado inversiones personales en 28 de ellos. Sin embargo, quiero que quede claro que ni Peter ni yo tenemos la intención de brindar, ni lo estamos brindando, asesoramiento de inversión. Además, la mayoría de estas empresas son privadas, no cotizan en bolsa de todos modos y están cerradas a la inversión del público en general. Algunas de estas innovaciones, que ya se encuentran en ensayos clínicos en humanos, son tan alucinantes que uno pensaría que aún faltan décadas para realizarse. De hecho, estarán aquí en un abrir y cerrar de ojos.

Como adelanto...

- Imagina una inyección de células madre que pueda curar un corazón dañado estimulando la generación de nuevas células del músculo cardíaco y el crecimiento de nuevos vasos sanguíneos.

- Imagina una inyección que pueda acelerar tu sistema inmunológico para disolver tumores sólidos y vencer cánceres considerados incurables durante mucho tiempo, o prevenir el Alzheimer o el Parkinson.

- Imagina impresoras 3D que puedan crear un suministro ilimitado de riñones nuevos que se necesitan desesperadamente a partir de las propias células madre de los pacientes trasplantados, garantizando que los órganos no serán rechazados.

- Imagina una loción tópica que pueda estimular tu cuero cabelludo y hacer crecer cabello nuevo, sin los efectos secundarios negativos tradicionales.

- Imagina una inyección única que pueda curar la osteoartritis mediante el crecimiento de cartílago nuevo y prístino en las rodillas o la espalda.

- Imagina una pistola rociadora de células madre que pueda curar quemaduras de segundo grado, sin un injerto de piel, en cuestión de días o semanas, en lugar de meses o años.

Estas son solo algunas de las innovaciones que revolucionarán el mundo y que ya están disponibles o en un proceso de rápido avance. Me emociona que leas acerca de estas nuevas y extraordinarias herramientas que prometen una regeneración prácticamente ilimitada. ¡Y te prometo una experiencia de asombro y emoción!

EL CAMINO POR DELANTE

«Cuando dejo ir lo que soy, me convierto en lo que podría ser».

—LAO TZU—.

Déjame hacerte una pregunta: ¿Qué te motivó a elegir este libro? Déjame adivinar:

- Te sientes muy bien y quieres seguir así durante muchos años más. Eres alguien que aprovecha al máximo cada oportunidad de vanguardia para mantener tu energía «alta», evitar enfermedades prevenibles y fortalecer tu sistema inmunológico.

- O tal vez eres un atleta que busca nuevas maneras de mejorar tu rendimiento y quieres seguir los pasos de personas como Tiger Woods, Rafael Nadal y Cristiano Ronaldo. Todos estos campeones han utilizado la medicina regenerativa para recuperarse sin cirugía de lesiones y volver al máximo rendimiento en semanas en lugar de meses.

- ¿O eres una persona en la cima de tu campo? Trabajas duro y has construido una vida que aprecias, pero últimamente te sientes agotado. Ahora estás listo para reavivar tu energía, recuperar el entusiasmo y alcanzar nuevas alturas.

- O tal vez, como yo, estabas circulando alegremente por el carril rápido, sintiéndote fantástico, hasta que de repente te topaste con un bache o un obstáculo monstruoso. Necesitas lo último que la ciencia tiene para ofrecer, la solución menos invasiva con las mejores probabilidades de un buen resultado.

- Y algunas personas buscan la longevidad, pero no solo quieren vivir más tiempo. Quieren una calidad de vida extraordinaria.

- Finalmente, tal vez estés buscando extender tu vida útil, para ver qué ciencia y terapia existen que algunos expertos creen que podrían agregar décadas saludables a tu vida, tal vez algún día en el futuro, haciendo que los 100 años sean los nuevos 60.

Si encajas en alguna de estas categorías, tal vez en más de una, ten la seguridad de que este libro es para ti. Sea cual sea tu edad, sea cual sea la etapa de la vida en la que te encuentres, sea cual sea tu condición física, encontrarás multitud de soluciones prácticas que te ayudarán a llegar a donde quieras ir.

Como probablemente ya puedes ver, este es un gran libro. Pero espero que sigas leyendo, porque también es un libro de respuestas a algunos de los mayores desafíos de la vida. Nuestro objetivo es ayudarte a alcanzar tus metas personales más ambiciosas y superar los obstáculos a los que tú o tus seres queridos podéis enfrentaros. Por cierto, es posible que no sepas esto, pero las estadísticas muestran que menos del 10 % de las personas lee más allá del primer capítulo de la mayoría de los libros. El simple hecho de que hayas elegido un libro de este tamaño y alcance dice mucho sobre tu compromiso con tu propia energía, vitalidad y fuerza. Obviamente, me gustaría verte leer este libro completo. Tiene información de un valor inestimable que se aplica a casi todos los aspectos de la salud y la vitalidad. El hecho de que hayas leído hasta aquí me dice que probablemente lo harás, y por eso te estoy agradecido, ¡y sé que tú también lo estarás! Pero para ayudarte a navegar por estas páginas, permíteme hacerte una visita guiada muy rápida del camino que tienes por delante. *La fuerza de la vida* se divide en cinco secciones:

SECCIÓN UNO: LA REVOLUCIÓN DE LA FUERZA DE LA VIDA

Esta sección explora la multitud de formas en que se puede producir más energía en tu cuerpo y sanar más rápidamente. Descubriremos por qué envejecemos y por qué los científicos ahora están comenzando a considerar que es posible que no necesitemos hacerlo. Después de este capítulo introductorio, nos sumergiremos en la materia prima de la vida, las células madre humanas, una terapia fundamental para el rejuvenecimiento. Luego le echaremos un vistazo a lo último en herramientas de diagnóstico personalizadas, preventivas y predictivas que, literalmente, podrían salvarte la vida, sin exagerar. A medida que leas, verás que esto es cierto. ¡No te pierdas este capítulo! También te mostraremos cómo unas pruebas simples para tu perfil hormonal pueden ayudarte a trazar el camino hacia la regeneración, produciendo más energía, fuerza e impulso que nunca. La sección concluirá con una nueva perspectiva de uno de los expertos en longevidad más respetados del mundo sobre la causa del envejecimiento y cómo podemos seguir su ejemplo para ralentizar e incluso hacer retroceder el tiempo de nuestros relojes biológicos. El mecanismo básico revelado por este brillante investigador de Harvard sienta las bases para muchas de las fenomenales herramientas y terapias de los capítulos posteriores.

SECCIÓN DOS: HÉROES DE LA REVOLUCIÓN DE LA MEDICINA REGENERATIVA

Examinaremos en profundidad algunas tecnologías que rompen con las convenciones y que están en proceso de cambiar la medicina tal como la conocemos, incluido un conjunto de herramientas de gran éxito que parece no tener comparación con nada conocido anteriormente. Te guiaremos para que conozcas a los héroes de este libro, los innovadores inconformistas que impulsan la medicina regenerativa desde la mesa del laboratorio hasta la cabecera del paciente. Son personas como Martine Rothblatt, quien creó una industria de reemplazo de órganos completamente nueva después de que su hija desarrollara una rara enfermedad pulmonar terminal; el Dr. Carl June, que ha estado a cargo de las células CAR-T, los fármacos vivos que han cambiado las tornas en los cánceres de la sangre y la médula ósea sin quimioterapia ni radiación; y el equipo de Biosplice, que está descifrando la piedra Rosetta para la comunicación de célula a célula y parece estar a punto de encontrar una cura para la osteoartritis. En el capítulo 5, «El milagro de la regeneración de órganos», aprenderás cómo la tecnología de impresión 3D que utiliza células madre ya ha ayudado a cientos de pacientes con vejigas e injertos de piel fabricados a máquina, y pronto podría resultar en que nadie muera mientras esperaba un corazón o un trasplante de riñón. Y en el capítulo 8, «Terapia genética y CRISPR: la cura para la enfermedad», exploraremos cómo las terapias genéticas y las técnicas de edición de genes reparan los corazones dañados, restauran la visión genéticamente deteriorada, eliminan la ansiedad relacionada con el Alzheimer y bloquean potencialmente el proceso de envejecimiento en sí mismo.

Algunas de estas terapias innovadoras ya están disponibles en este momento, otras aún están en proceso intensivo de aprobación de la FDA, desde la fase 1 (¿es seguro?) a la fase 2 (¿es efectivo?) y a la fase 3 (¿es efectivo a escala y mejor que lo que ya existe?). Pero no es necesario esperar en la fila para los avances futuros para tomar medidas y mejorar tu fuerza vital ahora. Aquí hay solo un ejemplo: una terapia ambulatoria no invasiva que utiliza ultrasonidos para aliviar el temblor incontrolable de la enfermedad de Parkinson en unas pocas horas… y parece que también puede significar una solución real para la adicción a los opiáceos.

SECCIÓN 3: LO QUE PUEDES HACER AHORA

Esta es una lectura obligada, porque compartiremos contigo una variedad de herramientas pragmáticas para expandir tu energía física y emocional. En «Tu farmacia de máxima vitalidad», te presentaremos varios suplementos rejuvenecedores ampliamente disponibles con sólidos perfiles de seguridad. Van desde «cambios genéticos» naturales como los péptidos hasta una píldora económica aprobada por la FDA que, según algunos científicos, puede proteger contra el cáncer y las enfermedades cardíacas. También compartiremos algunos componentes básicos para el bienestar de una persona: nutrición, ayuno, sueño y ejercicio. Te indicaremos nuestros dispositivos favoritos y dispositivos portátiles, que puedes utilizar para modificar tus hábitos, monitorizar tu progreso y evaluar qué funciona mejor para tu cuerpo único. Lo más importante es que te mostraremos las herramientas que hemos encontrado que pueden producir los resultados más poderosos en el menor tiempo posible.

Para llegar a los fundamentos básicos, te mostraremos una variedad de dietas, y lo que es más importante, sus principios subyacentes, que la ciencia demuestra que pueden aumentar tu vitalidad, mejorar tu salud y aumentar tu longevidad. Mostraremos cómo una buena noche de sueño afecta a todo, desde los niveles de testosterona hasta la regulación del azúcar en la sangre. Hablaremos de la importancia de la masa muscular en la configuración de tu salud. Revelaremos qué rutinas pueden darte el mayor beneficio para mejorar el rendimiento, incluido un entrenamiento semanal de diez minutos para aumentar la fuerza y la movilidad. (¡Y realmente te divertirás haciéndolo!). Incluso te explicaremos cómo rejuvenecer tu apariencia a través de la regeneración celular y otras tecnologías relacionadas con la belleza, para que puedas lucir tan joven y vibrante como te sientes, independientemente de tu edad biológica. Y recurriremos a dos expertos de nivel mundial para desentrañar las complejidades de la salud de la mujer y ayudarnos a comprender los factores más críticos para su calidad de vida.

SECCIÓN 4: ABORDAR LAS 6 PRINCIPALES ASESINAS

Abordaremos las mayores amenazas para la salud a las que nos enfrentamos la mayoría de nosotros y te brindaremos las mejores herramientas para la prevención y los tratamientos alternativos. Esos desafíos de salud incluyen:

1. Enfermedades del corazón.
2. Accidentes cerebrovasculares.
3. Cáncer.
4. El dolor crónico que acompaña a la inflamación y la enfermedad autoinmune.
5. Obesidad y diabetes.
6. Alzheimer y deterioro cognitivo.

Esta sección ampliará los capítulos anteriores para explorar cómo los últimos avances en terapia genética, tecnología de células madre, trasplantes de órganos y otras herramientas están proporcionando nuevas y poderosas armas en las guerras contra estos asesinos en masa. Una vez más, es posible que no elijas leer todos los capítulos de la sección 4 sobre enfermedades. Siéntete libre de elegir lo que es más importante para ti o para alguien cercano a ti.

SECCIÓN 5: LONGEVIDAD, MENTALIDAD Y REALIZACIÓN

Y finalmente, descubrirás que nuestro concepto de edad, nuestra noción de lo que significa ser «viejo» o «de mediana edad» está a punto de cambiar para siempre. Veremos esas tecnologías aceleradas como la inteligencia artificial, los sensores, las redes, la CRISPR y la terapia genética que están permitiendo una revolución de la longevidad. Comprenderemos por qué muchos de los científicos más respetados del mundo creen que los 80 pueden convertirse en los nuevos 50, y pronto los 100 en los nuevos 60. ¿Te imaginas lo que significará para ti «vivir joven» a medida que envejeces, retener o incluso aumentar tu vitalidad en una etapa de la vida en la que el declive era una vez la única opción?

Basándose en su conocimiento de tantas tecnologías diferentes que están dando sus frutos, Peter Diamandis espera vivir mucho más allá de la marca del siglo, ¡y yo no apostaría en su contra! Aun así, todos sabemos que vivir más tiempo puede ser una bendición mixta. Para una persona enferma, que sufre, la idea de alargar la vida varias décadas puede parecer más un castigo que un premio. El mayor regalo es la capacidad de rejuvenecer nuestro cuerpo: permanecer alegremente activo, productivo, completamente funcional, realizado, sin dolor y rebosante de energía hasta los setenta, ochenta, noventa y más allá. En otras palabras, lo que estoy buscando, y lo que deseo para ti, no es solo cantidad de vida, sino calidad de vida. Quiero más que una larga vida: quiero una larga vida útil.

¿Cuál es el secreto para enriquecer la calidad de tu vida? Aunque el bienestar físico no tiene precio, nada importa más que nuestra mentalidad y el poder de nuestra mente y emociones para sanar cada faceta de nuestro ser. Los dos capítulos finales te enseñarán el asombroso poder de los placebos, cómo nuestra mente puede sanar nuestros cuerpos y las decisiones más importantes que puedes tomar para cambiar la calidad de tu vida.

Por favor, hagas lo que hagas, asegúrate de leer los dos últimos capítulos, ya que pueden ser quizá los más importantes que leerás en todo este libro. ¿Por qué? Porque hagamos lo que hagamos con nuestros cuerpos, si no manejamos nuestras mentes y emociones, nunca experimentaremos la calidad de vida que realmente deseamos y merecemos. Te mostrarán el poder de la mente para sanar y, además, te guiarán para vivir en un hermoso estado que eleva tu mente, tu cuerpo y tu espíritu, permitiéndote conectarte más poderosamente que nunca con tu propia fuerza vital. Al liberarte del miedo, serás libre para vivir más, amar más, lograr más y compartir más, para experimentar en un nivel superior el asombroso milagro de estar vivo.

Entonces, ¿por qué no tomarse un momento ahora para crear un plan de juego? Fíjate una meta. Tal vez leas un capítulo al día, o dos a la semana, por lo que habrás completado este libro en aproximadamente doce semanas. O si te apasiona el tema como a mí, tal vez consumas el libro durante un fin de semana largo. Lo que puedo prometerte es que al final de este viaje, no solo sabrás más sobre los últimos avances y tecnologías para aumentar tu fuerza, vitalidad y poder, sino también cómo combatir enfermedades y prevenirlas. Tener esos conocimientos no solo te empoderará a ti mismo, sino también a tu familia o a cualquier otra persona que amas. Además, todos los capítulos que tienes por delante también brindan un pequeño resumen para que sepas qué esperar y qué promesas te aguardan.

¿Te suena como un camino que vale la pena recorrer? Te prometo una experiencia de asombro e inspiración mientras juntos descubrimos algunas de las herramientas más poderosas para transformar nuestras vidas. Que comience el viaje...

2

EL PODER DE LAS CÉLULAS MADRE

Kit de reparación de aprovechamiento de la naturaleza

«La revolución de la medicina regenerativa está con nosotros. Como el hierro y el acero para la revolución industrial, como el microchip para la revolución tecnológica, las células madre serán la fuerza impulsora de esta próxima revolución».

—CADE HILDRETH, fundador de BioInformant,
firma de investigación de la industria de células madre—.

En este capítulo recibirás información sobre las células madre, los componentes básicos de todos los tejidos y órganos del cuerpo. Sobre todo, compartiremos contigo los convincentes resultados clínicos que se generan a diario. Los primeros resultados están listos, y son nada menos que espectaculares. En este capítulo, aprenderás cómo:

- Atletas como Tiger Woods, Rafael Nadal y Cristiano Ronaldo han utilizado células madre para recuperarse de ligamentos desgarrados y dolor de espalda degenerativo, sin cirugía y, a menudo, en semanas en lugar de meses.
- Cinco pacientes con degeneración macular relacionada con la edad, una condición progresiva que comúnmente lleva a la ceguera, estabilizaron su vista.

- Un joven de California recuperó el uso de sus manos y brazos después de un accidente automovilístico que lo dejó paralizado del cuello para abajo, y ahora planea volver a caminar.
- Un niño de cuatro años superó las adversidades y venció la leucemia con la ayuda de células madre de su hermana recién nacida.
- Una adolescente dejó atrás la agonía de toda una vida de anemia de células falciformes.
- ¡Una mujer de 26 años que había estado inmovilizada por esclerosis múltiple ahora disfruta de las pistas de esquí!

En total, más de un millón de personas han visto sus vidas transformadas, o incluso rescatadas, por las células madre. Este capítulo es especial para mí porque soy una de esas personas. Para descubrir más sobre estos increíbles avances, quédate conmigo. Lo que aprenderás también podría cambiar tu vida.

«Al principio está la célula madre,
es el origen de la vida de un organismo».

—DR. STEWART SELL, inmunólogo que ha estudiado el vínculo
entre las células madre y el cáncer durante cincuenta años—.

Todavía tenía el dolor agudo en los nervios por el desgarro del manguito rotador cuando conocí al Dr. Bob Hariri, el cirujano, científico y empresario que es uno de los primeros pioneros en la biología de las células madre. Por alguna razón, me imaginaba a un tipo flaco, mayor y calvo con una bata de laboratorio. Bob era el mejor en lo que hacía, y supuse que sería reservado y tal vez un poco arrogante. ¿Alguna vez me equivoqué? Entró un tipo musculoso y carismático con una abundante cabellera y los modales más increíblemente cálidos y humildes. Bob no se anduvo con rodeos y procedió a brindarme la educación breve de mi vida, y de inmediato supe que seríamos grandes amigos. En ese momento llevaba veinte años de cruzada para traer las mejores y más seguras terapias con células madre al mercado masivo de EE. UU., para transformar la atención reactiva de los enfermos en una atención médica proactiva y de precisión. El Dr. Bob es ese raro individuo que ha decidido cambiar el mundo. Y aquí está el truco: tiene la inteligencia, el sentido común, la experiencia y la tenacidad de bulldog para lograrlo.

Sé que ha oído hablar de las células madre, el preciado derecho de nacimiento que se nos otorga a todos y cada uno de nosotros. Tienen dos superpoderes únicos. A diferencia de otras células, pueden dividirse y renovarse durante toda la vida. Además, como una llave maestra celular, pueden desbloquear una variedad casi ilimitada de poderes curativos. Pueden diferenciarse en cualquier tipo de célula que nuestro cuerpo necesite. Pueden reparar o reemplazar tejidos muy especiales de nuestra piel, huesos, músculos, sangre, retinas, hígado, corazón y cerebro. Además de todo lo demás, las células madre pueden fortalecer nuestro sistema inmunológico para ayudarnos a mantenernos sanos y fuertes.

En pocas palabras, las células madre son el kit de reparación del cuerpo. Proporcionan la materia prima, las señales moleculares y los factores de crecimiento que nos permiten evitar enfermedades, recuperarnos de lesiones y vivir nuestras vidas con energía óptima y al máximo rendimiento.

Al dirigirme a mi charla con el Dr. Bob, había hecho mis debidas diligencias. Sabía que la Administración de Medicamentos y Alimentos de Estados Unidos, el organismo regulador médico más estricto del mundo, había supervisado el uso de células madre para más de 80 enfermedades de la sangre y del sistema inmunitario, incluidas leucemias y linfomas. Sabía que más de un millón de personas se habían sometido a trasplantes de células madre en todo el mundo, con tasas de supervivencia sin enfermedad de más del 90 %. Cientos de miles más han superado con seguridad los ensayos clínicos para enfermedades autoinmunes, Alzheimer, Parkinson y muchas otras afecciones crónicas.

Conocí de primera mano a varias personas con problemas en las articulaciones que juraban por sus tratamientos con células madre «fuera de lo aprobado». Encontré varios pequeños estudios que sugerían que los beneficios eran reales. Pero cuando fui a ver a tres especialistas diferentes para tratarme el dolor masivo que me estaba causando mi manguito rotador desgarrado, todo lo que escuché fue un coro de negatividad.

«Las terapias con células madre no están probadas», me dijeron.

Insistieron en que las terapias con células madre no habían sido aprobadas para lo que me aquejaba.

«No vale la pena el riesgo», dijo uno. «Tiene una afección grave: ¡necesita cirugía inmediata, no promesas vacías!».

Tal vez te hayas topado alguna con comentarios similares de tus propios médicos. Es lo que les sucede a los pacientes que comienzan a buscar alternativas al «estándar de atención» oficial. Escuché a esos especialistas; eran inteligentes, personas de éxito, y estoy seguro de que querían lo mejor para mí. Pero no pude escapar de la persistente intuición de que mi solución no se encontraría en una mesa de operaciones. En un año promedio, subo al escenario en 115 ciudades de 12 a 16 países, algunos de ellos varias veces. Me tomo mis compromisos en serio. Meses de tiempo de inactividad en la rehabilitación de la cirugía simplemente no funcionarían en mi caso.

Para obtener la ayuda que necesitaba, tuve que viajar a otro país, a un lugar donde mi cuerpo pudiera curarse solo con algún estímulo natural. Admito que no estaba loco por mis opciones de células madre dentro de los Estados Unidos, donde las clínicas extraen células autólogas (una gran palabra para las células del propio cuerpo) del tejido adiposo (grasa) o de la médula ósea del propio paciente. Es un procedimiento doloroso e invasivo y, lo que es peor, los resultados no son fiables. En el mejor de los casos, pondría de nuevo en funcionamiento mis viejas células madre y esperaría a que hicieran el trabajo con un deseo y una oración. Después de semanas de investigación, pensé que había llegado a un callejón sin salida. Estaba mal, dolido y desanimado, hasta que conocí al Dr. Bob Hariri.

Bob fue directo al grano y me dijo que las células madre autólogas derivadas de la grasa tenían importantes limitaciones clínicas. Según explicó, nuestros tejidos y órganos pasan por un proceso continuo de restauración y renovación, un proceso impulsado de manera natural por nuestras células madre. Aquí está el truco: desde el momento en que nacemos, nuestra reserva de células madre comienza a secarse. Es un proceso llamado «agotamiento de células madre» y se cree que es una de las principales causas del envejecimiento. A medida que envejecemos, algunas de nuestras células madre se agotan. La mayoría se queda, pero pierde la capacidad de reparar o reemplazar nuestros tejidos dañados.

A medida que llegamos a los 25 o 30 años de edad, la tasa de descomposición comienza a acelerarse. A los 80 años, es posible que tengamos una milésima parte de la cantidad de células madre que teníamos cuando éramos bebés, y las pocas que nos quedan apenas jadean. Nuestros organismos, nuestras máquinas regenerativas naturales afinadas, comienzan a encontrarse con problemas que ya no pueden solucionar.

Bob es un comunicador con mucho talento, y me dijo: «Imagina tu cuerpo como una hermosa mansión. Cuando se construyó por primera vez, venía con un gran personal de mantenimiento y reparación que sabía exactamente qué hacer cuando algo salía mal. Solucionarían fugas en las tuberías o cortocircuitos en el cableado antes de que los pequeños problemas se convirtieran en grandes; ni siquiera tendrían que preguntar. Luego pasan los años y tu mansión envejece. Los miembros del personal se mueren, o están exhaustos, o seniles. Ya no pueden seguir el ritmo de las grietas en el techo, o el moho en el dormitorio principal. Peor aún, los materiales que necesitan para las reparaciones comienzan a agotarse y los que les quedan no son tan buenos como los originales. En algún momento la mansión se desmorona».

En ese momento yo tenía 56 años, y lo entendí perfectamente: mis células madre residentes envejecidas podrían no estar a la altura del trabajo de curar mi hombro. Bob puntualizó que en un mundo perfecto llamaríamos a la caballería de la fuente más abundante de células madre frescas: la placenta, después de un parto saludable.

La placenta es el órgano que protege a los fetos del daño y proporciona el oxígeno, los nutrientes y los factores de crecimiento que necesitan para prosperar, o lo que Peter llama «la propia impresora 3D de la naturaleza que fabrica al bebé». Como dice Bob: «Los seres humanos se encuentran en su mejor momento biológico al nacer; y todo va cuesta abajo a partir de ese momento». Congeladas a la edad cero, las células placentarias están en óptimas condiciones. Su ADN no está corrompido por virus o rayos UV, no está contaminado por alcohol o tabaco o la radiación cósmica que penetra en los aviones a gran altura. Son lo más parecido a un producto natural puro que existe. Lo mejor de todo es que provienen de la placenta natural de un recién nacido sano, lo que las hace abundantes y libres de problemas éticos en su uso.

Durante la capacitación quirúrgica de Bob en Cornell, estaba intrigado por la cirugía fetal realizada en el útero en un paciente por nacer con espina bífida, una enfermedad en la que la columna vertebral no se cierra por completo, dañando la médula espinal y provocando defectos de nacimiento incapacitantes. El cirujano abrió el útero de la madre embarazada, extrajo el feto, cosió su espalda para cubrir su columna vertebral y lo devolvió al útero. Meses después, tras el nacimiento, el Dr. Bob se sorprendió al encontrar un bebé próspero sin el menor rastro de cicatriz. Era como si la cirugía nunca se hubiera llevado a cabo. Y Bob se dio cuenta: si pudiéramos aprovechar ese poder regenerativo, podríamos literalmente reconstruirnos a nosotros mismos.

¿Sabías que nuestra especie tiene un potencial de X-Man que aún no se ha explorado por completo? En un artículo coescrito con el padrino de las células madre, Arnold Caplan, de la Universidad Case Western Reserve, Bob señaló que a los bebés e incluso a algunos niños pequeños les pueden crecer de nuevo las yemas de los dedos amputadas, siempre y cuando la herida no esté cosida. ¡Canalizan su «salamandra interior» para regenerar el tejido perdido!

¿Y qué tal esto como bonificación?: la placenta también actúa como un sistema de defensa para proteger al feto en desarrollo de una amplia gama de amenazas. El órgano contiene células inmunitarias anticancerígenas supercargadas... lo que puede ser una de las principales razones por las que es prácticamente inaudito que las madres embarazadas con cáncer se lo transmitan a sus bebés.

¿Ya estás convencido? Yo sí lo estaba. Pero entonces el Dr. Bob me dio las malas noticias: a pesar de su aparente historial de seguridad y eficacia dondequiera que se permitiera su uso, las células derivadas de la placenta aún no habían sido aprobadas como terapia ortopédica en los Estados Unidos. Como me explicó Bob, la FDA tiene la enorme responsabilidad de guiar y garantizar el uso seguro de estas terapias, y aún quedaba mucho trabajo por hacer. Mi remedio parecía tan cerca y, sin embargo, tan lejos. Fue realmente frustrante.

Afortunadamente para mí, Bob es un bulldog. Resuelve problemas antes del desayuno. Conocía una clínica en Panamá que tenía permiso para tratar pacientes con lo mejor después de las células placentarias: células madre de cordón umbilical de alta calidad. «Esto no es tejido fetal, no es nada de eso», enfatizó. Durante décadas, me dijo, los cordones umbilicales y las placentas de los bebés simplemente se desechaban después del nacimiento, a pesar de que eran «mucho más poderosos que sus propias células madre envejecidas». El Dr. Bob compartió conmigo historia tras historia de pacientes con todo tipo de resultados dramáticamente positivos después del tratamiento con estas células madre prístinas.

Me puse mi sombrero de consumidor e hice la siguiente pregunta obvia: ¿Cuánto cuesta? Me comuniqué con la clínica de Panamá y me enteré de que los tratamientos pueden variar desde 10.000 dólares hasta los 25.000. Las rodillas, los tobillos o los codos a menudo podían tratarse por tan solo 5.000 dólares, pero mi manguito rotador era una cuestión mucho más compleja.

Aunque confiaba explícitamente en Bob, tuve un momento de sorpresa: «Hasta veinticinco mil dólares, ¿es una broma?».

Pero como me recordó Bob, la cirugía de hombro puede costar tanto o más, y eso era antes de tener en cuenta los gastos de meses de rehabilitación y tiempo de recuperación. E incluso después de la cirugía, no había garantía de que volvería a donde estaba antes de lastimarme.

Aun así, dudaba. Entonces no tenía manera de saber que este tratamiento sería el trato más grande de mi vida. En ese momento, mi dolor de nervios era casi insoportable. Si movía el hombro solo un poco en el ángulo equivocado, era como una descarga eléctrica. Literalmente me dejaba sin aliento, el dolor era muy fuerte. Mi carrera estaba en juego. No podía permitirme un error. ¿Por qué debería escuchar a Bob y dirigirme a América Central cuando todos estos reconocidos especialistas me estaban dirigiendo en la dirección opuesta?

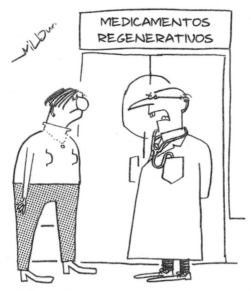

«Es verdad que esto le costará un brazo y
una pierna... pero le volverán a crecer».

Entonces hice lo que hago en estas situaciones. Evalúo la propuesta riesgo-recompensa. Si las células madre no funcionaran, ¿cuál sería mi peor escenario? Todavía podría recurrir a la cirugía. Pero si las células madre funcionaran, podría dejar de sentir dolor de inmediato y tener un hombro completamente funcional en un tiempo de recuperación mucho más corto. Entonces, ¿por qué no darles una oportunidad? No sé tú, pero si mi elección es entre una aguja y un cuchillo, ¡puedes darme la aguja siempre!

Sobre todo, confié en el Dr. Bob, un chico de Queens, de clase trabajadora, que encontró su vocación para convertirse en uno de los mejores neurocirujanos científicos del mundo, un innovador inigualable en microcirugía y luego padre de la medicina regenerativa. Es alguien que busca la sabiduría convencional para encontrar un camino alternativo al rejuvenecimiento. Un camino que no estaba pavimentado con productos químicos tóxicos, sino con células vivas, los componentes básicos originales de la vida.

A lo largo de los años, el Dr. Bob ha salvado muchas vidas. Pero cómo llegó a donde está hoy es una saga fascinante. Muestra cómo cualquiera de nosotros puede encontrar las respuestas de nuestra vida si nos mantenemos fieles a lo que nos impulsa: en el caso de Bob, su abrumador deseo de ayudar a las personas, curar su dolor y transformar el campo de la medicina regenerativa.

EL PODER DE LA SANGRE JOVEN

La gloriosa obsesión del Dr. Bob con el poder de las células madre comenzó a principios de la década de 1980, hace casi 40 años, cuando era estudiante de doctorado en Medicina en Nueva York, en Cornell. Para su disertación, quería hacer algo que realmente pudiera marcar la diferencia. Así que se centró en una de las principales causas de enfermedades cardíacas y ataques cardíacos, la principal causa de muerte en el mundo: el engrosamiento de las arterias conocido como aterosclerosis.

De acuerdo con la sabiduría convencional de la época, la aterosclerosis era causada por problemas metabólicos como la presión arterial alta y el colesterol. Pero Bob sospechaba que, en cambio, podría deberse a una inflamación relacionada con la edad. Después de aprender microcirugía por sí mismo, hizo algo que alteraría la historia de nuestra comprensión de las células madre. En esencia, intercambió vasos sanguíneos microscópicos de ratones jóvenes y los colocó en ratones más viejos, y viceversa.

Lo que sucedió a continuación fue asombroso. Primero, los ratones más viejos parecían volverse más jóvenes. El pelo se les volvió más grueso y más oscuro. Los músculos se les fortalecieron. Recorrían sus laberintos mucho más rápido. Mientras tanto, sucedió todo lo contrario con los ratones jóvenes que habían recibido los vasos sanguíneos de los ratones más viejos. Parecían más letárgicos. Iban cuesta abajo, comenzaron a deteriorarse.

Bob quería ver si podría haber factores en la «sangre joven» que pudieran ayudar a los animales mayores a sanar. Así que hizo una incisión en el tejido trasplantado en ambos grupos para medir la velocidad en que se repararía el daño.

Una vez más, observó algo asombroso. Los tejidos lesionados de los ratones más viejos se curaban rápidamente dentro de los animales más jóvenes, a un ritmo milagroso. De hecho, se curaban incluso más rápido que los vasos sanguíneos jóvenes que había puesto en los ratones más viejos. El Dr. Bob había hecho un descubrimiento extraordinario. Había logrado una hazaña de rejuvenecimiento que la mayoría creía imposible.

Aunque pasarían años antes de que Bob y otros demostraran que nuestras células madre se agotan y se debilitan con la edad, la semilla ya estaba plantada. Bob se dio cuenta de que la inflamación era «el lento segundero del reloj del envejecimiento. Siempre está dando vueltas, siempre sumando tiempo. Tu estado de inflamación hace circular los factores que erosionan tus órganos y tejidos, lo que daña tu reserva de células madre».

A partir de ese momento, Bob dijo: «Mi tesis acabó defendiendo que el envejecimiento era realmente un problema de células madre». Es más, los experimentos con ratones demostraron que se puede hacer retroceder el tiempo dentro de un organismo, que el tiempo se puede restar y sumar. Las células madre tenían el poder de reducir la inflamación, curar tejidos, restaurar órganos y recuperar la funcionalidad juvenil. ¿Cuál era el resultado? ¡Significaba que el envejecimiento era reversible! Fue entonces cuando Bob se dio cuenta de que las células madre inevitablemente se convertirían en una tecnología de salud disruptiva en una amplia gama de medicamentos. Todo lo que faltaba, dijo, era un producto «que un médico pudiera administrar como un fármaco o cualquier otro tratamiento». Pero Bob también sabía que el campo nunca prosperaría mientras dependiera de células madre embrionarias o fetales. Y pensó: «Tiene que haber una ratonera mejor».

EL PODER DE LA PLACENTA

«La placenta es un depósito de suministro de células madre».

—DR. BOB HARIRI—.

Unos años más tarde, la encontró. Cuando Bob llegó apresuradamente del trabajo para ver la ecografía del primer trimestre de su hija Alex, ella era del tamaño de un cacahuete, perfectamente normal. Lo que sorprendió a

Bob fue la placenta. Parecía gigantesca, mucho más grande de lo que esperaba y muy desproporcionada para la niña por nacer. Como a todos los antiguos estudiantes de Medicina, a Bob le habían enseñado que la placenta era una interfaz vascular entre la madre y el feto en desarrollo, una densa colección de vasos sanguíneos para canalizar nutrientes vitales y oxígeno, ni más ni menos. Pero si eso es todo, se preguntó, ¿no se desarrollaría la placenta al mismo ritmo que el feto que estaba alimentando? ¿Qué posible motivo podría haber para que la placenta creciera tanto tan pronto?

Bob probablemente no fue el primer científico médico en notar esa anomalía, pero probablemente fue el primero en investigarla obsesivamente y en comprender el valor biológico de la placenta. Él teorizó que estos órganos habían sido ignorados porque «se ven horriblemente extraños y ensangrentados. Tal vez ser cirujano traumatólogo y nada aprensivo hizo que fuera más fácil para mí apreciarlos».

Bob se formó como ingeniero antes de convertirse en médico. Los ingenieros saben que la forma sigue a la función. Ergo: la placenta tenía que ser más que una interfaz. Bob pensó que de alguna manera debía regir el desarrollo, controlando la tasa de crecimiento del bebé. Pero si es así, ¿por qué? ¿Y cómo?

Su cerebro de ingeniero seguía royendo el problema. Un día, colocó una placenta de un contenedor de desechos médicos y la llevó a su laboratorio: «La gente pensó que era un lunático». Cuando la perfundió con líquido y comenzó a desmontarla, «no parecía una interfaz vascular. Parecía un biorreactor. Es un órgano muy lobulillar con áreas densas de tejidos y una gran cantidad de células, y esas células se dividen, se propagan y se diferencian, y se abren camino desde el torrente sanguíneo de la placenta hasta el torrente sanguíneo del feto».

Fue entonces cuando «me di cuenta», dijo Bob, «de que tal vez la placenta era un depósito de suministro de células madre fetales. Y me ofendió que la gente desechara esos fantásticos órganos».

El resto es historia. Bob dejó Cornell y fundó Lifebank USA, que utilizó tecnología patentada para recolectar, analizar y conservar células madre de la sangre del cordón umbilical y la placenta en congeladores enfriados con nitrógeno. El servicio se ofrecía a los nuevos padres que querían «depositar» las células madre de su recién nacido, preservando el ADN original e incorrupto del niño y sus células madre pluripotentes. ¿Cuál era la cuestión? Esas células madre podrían usarse en el futuro para regenerar órganos o reparar daños. ¡Una especie de garantía para épocas difíciles!

Durante los siguientes veinte años, Bob se dedicó a la ciencia de las células madre. Su equipo de investigación, encabezado por Xiaokui Zhang, PhD, de la prestigiosa Universidad Rockefeller, y por Qian Ye, PhD, del Memorial Sloan Kettering, confirmó que la placenta producía una gran cantidad de células madre pluripotentes. ¿Qué significa pluripotente? Son células que pueden convertirse en casi cualquier tejido u órgano: piel o cerebro, corazón o huesos, pulmones, páncreas o vejiga. Por el contrario, las células madre de la sangre del cordón umbilical, extraídas de la sangre del cordón umbilical, solo pueden diferenciarse en distintos tipos de células sanguíneas.

En su estado indiferenciado, las células pluripotentes de la placenta contienen un conjunto completo de la información que se encuentra en nuestro ADN, y en condiciones listas para utilizar, como el disco de instalación maestro dentro de un ordenador portátil antiguo.

Como explica Bob: «Solías ejecutar el ordenador desde el disco de instalación, ¿verdad? Instalabas el software y luego guardabas el disco. Lo protegías de cualquier cosa que pudiera dañar el software, como fuentes de radiación electromagnética, por si lo necesitabas en el futuro. Y si el software de tu ordenador fallaba, simplemente podías formatearlo y reinstalarlo. Y quedaba como nuevo otra vez.

«Con las células madre placentarias, pensé que podría proteger el software biológico en el ADN congelándolo a muy baja temperatura. Entonces, cuando alguien lo necesite, podemos darle sus células madre con su genoma completo e incorrupto, el modelo para todas sus proteínas y enzimas, etc. Esa era mi teoría».

Una vez que nacen los bebés y se desecha el tejido de la placenta, no hay manera de recuperar esas células madre impecables, nuestros discos de instalación perfectos.

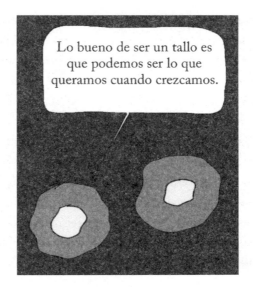

Bob nunca olvidará a una pareja a la que su médico de familia había disuadido de almacenar la sangre del cordón umbilical de su primogénito. Cuando su segundo hijo desarrolló leucemia y necesitaba desesperadamente un trasplante de células madre, la pareja volvió a él llorando. Se les había escapado de las manos una posible cura.

Peter Diamandis ha depositado las placentas de sus gemelos en Lifebank USA. Yo he hecho lo mismo con mi hija pequeña. Y hemos invertido en esta organización para hacer de esto la norma. Como dice Bob, «La ciencia siempre está evolucionando, con tremendas aplicaciones en reserva. Si tu bebé nació con un par de pulmones o riñones de repuesto, ¿por qué los desecharías al nacer?».

A diferencia de las células madre autólogas de nuestro propio tejido adiposo o de nuestra médula ósea, la utilización de células madre placentarias implica cero riesgos o molestias para las donantes. Se pueden estandarizar y poner a disposición a corto plazo como cualquier medicamento comercial. Se eliminan los gastos basados en los servicios, en las partidas que hacen que otras terapias tengan precios tan exorbitantes. Y una vez que los productos de células madre se fabriquen a gran escala, serán asequibles en todos los ámbitos.

Con aproximadamente 140 millones de nacimientos por año en todo el mundo, las células madre derivadas de la placenta podrían marcar el comienzo de un futuro de medicina regenerativa y de precisión democratizada. Podría estar disponible para todos, independientemente de su riqueza o ingresos. Una sola placenta aporta más de 100.000 dosis terapéuticas, exponencialmente más que los cordones umbilicales o cualquier otra fuente.

Bob tomó esta información y creó una *startup* llamada Anthrogenesis. Luego la fusionó con Celgene, la empresa de biotecnología más grande del mundo. Durante los siguientes siete años, mientras Bob dirigía la división de terapia celular de Celgene, descubrió más sobre el potencial de la medicina celular para tratar la diabetes, la enfermedad de Crohn, las heridas y quemaduras en la piel, ¡incluso los tumores sólidos malignos que han desconcertado a las mentes científicas de mayor talento! En 2017, Bob se asoció con Peter Diamandis para crear una nueva empresa, Celularity. Yo también invertí en la empresa, que ahora es una compañía que cotiza en bolsa en el NASDAQ. Esta «biorrefinería» establece el estándar para una serie de terapias listas para utilizar, desde células madre pluripotentes hasta células T modificadas y células asesinas naturales (NK).

Bob describió cómo «La celularidad ya está comenzando a cambiar el juego al tratar las leucemias y otros tipos de cáncer de la sangre con células asesinas naturales derivadas de la placenta». Una vez que se obtenga la aprobación de la FDA, la compañía tendrá la capacidad de ofrecer millones de tratamientos para una miríada de otros tipos de cáncer. ¡Qué cambio tan loco para la placenta, de basura médica a oro líquido curativo!

En cuanto a las células madre embrionarias, Bob las considera inadecuadas para aplicaciones clínicas amplias. Dejando a un lado las cuestiones éticas, él cree que las células placentarias son absolutamente superiores para el desarrollo de medicamentos: «Muchos óvulos fertilizados pueden llegar a un embrión en etapa de blastocisto, pero no ser lo suficientemente buenos para llevar un embarazo a término. Cuando se observan de cerca las líneas de células madre embrionarias, un gran número, hasta el 80 %, tiene anomalías cromosómicas graves. Estos defectos normalmente impedirían que un embarazo llegara a término, que es lo que sucede cuando a una mujer le "falta" un período. De buenas a primeras, el control de calidad de las células madre embrionarias es una pesadilla».

Y Bob continuó: «Yo diría que las células madre de una placenta, de un recién nacido sano, vienen con un certificado de *Good Housekeeping*: "Aprobado por la Madre Naturaleza"».

Diez años después de comenzar a trabajar con células madre derivadas de la placenta, Bob encontró su prueba de concepto para una nueva plataforma para desarrollar terapias regenerativas. Quentin Murray, un niño de cuatro años de Nueva Orleans, fue diagnosticado con leucemia linfoblástica aguda. Con su médula ósea que saturaba su sistema con glóbulos blancos inmaduros, las posibilidades de supervivencia de Quentin estaban por debajo del 30 %.

Por suerte, la madre del niño estaba embarazada de cinco meses de su segundo hijo, una niña. Cuando nació Jory, sus médicos enviaron rápidamente una muestra de sangre a Celgene para su análisis. La esperanza de Bob era tratar a Quentin con un enfoque doble: «Las células de la sangre del cordón reconstruirían su médula ósea. Además, creía que las células de la placenta aumentarían la potencia de las células de la sangre del cordón umbilical y posiblemente tendrían un efecto antitumoral».

Todos contuvieron la respiración. Las probabilidades de una coincidencia de sangre de cordón umbilical entre hermanos varones y mujeres eran de alrededor del 25 %, «un juego de dados genético», dice Bob. Esta vez funcionó. La placenta y la sangre del cordón umbilical de Jory se enviaron a Lifebank USA para su criopreservación. En marzo de 2008, después de que la FDA aprobara el procedimiento como un «uso compasivo» especial, Quentin se convirtió en el primer paciente de Estados Unidos en recibir un trasplante de donante que consistía en sangre del cordón umbilical y células de placenta.

El joven paciente salió adelante con gran éxito. De hecho, Quentin se recuperó tan rápido que el hospital lo dio de alta una semana antes que al típico receptor de un trasplante de sangre del cordón umbilical. Diez años después, compartió su experiencia en la conferencia del Vaticano. Fue una de las historias más conmovedoras y poderosas que se compartió esa semana.

Quentin todavía está en remisión hoy, un adolescente activo al que le encanta tocar el trombón y los videojuegos. La hermana pequeña Jory se atribuye el mérito de todo lo que hace. Después de todo, él no estaría aquí sin ella, ¡y sin las células madre que ella le dio!

EL MOTOR REGENERATIVO DE LA NATURALEZA DE LAS CÉLULAS MADRE

En mi primer día en Panamá, recibí mi primera infusión intravenosa de células madre de media hora sin dolor y tres inyecciones en el manguito rotador, y me sentí bien. Después del tratamiento del segundo día, tuve lo que a menudo se llama una «respuesta de citocinas». Sentí escalofríos y temblores, pero no tuve miedo. Me dijeron que era normal: «Tu cuerpo se está curando, solo descansa un poco». El temblor pasó después de unos veinte minutos. A la mañana siguiente, antes de mi tratamiento final, me desperté... y sucedió algo milagroso. Me puse de pie y por primera vez en 14 años, ¡no sentí nada! Ni dolor ni rigidez en la columna... Ni punzadas en mi hombro repentinamente flexible, ¡ni siquiera una sola!

Y aquí estaba la parte más asombrosa. Después de tantos años de agonía por mi estenosis espinal, ahora estaba erguido y fuerte sin un ápice de dolor en la espalda. Me sentía flexible y liberado, mejor que en décadas. ¿Conoces esa expresión, «me sentí como una persona nueva»? Sin exagerar, esa persona nueva era yo.

Seis años después, mi hombro sigue perfecto, con el rango completo de movimiento. No lo mimo: para ser honesto, ni siquiera pienso en ello. Tomé el camino menos transitado y nunca miré hacia atrás. Mi cuerpo se curó a sí mismo con los creadores de la naturaleza de pura fuerza vital: con células madre.

Cuando regresé a casa por primera vez, nadie podía creerlo, ni siquiera mi entrenador. «¿Cómo has podido curarte ese hombro tan rápido, sin cirugía?», me preguntó, y añadió: «¡Es alucinante!».

No mucho después, vi a un querido amigo mío, un empresario y productor de cine que también se había desgarrado el manguito rotador. Le informé del poder de las células madre y se quedó intrigado. Pero acudió a algunos de los mejores cirujanos de Los Ángeles, los que tratan a los atletas estrella, y le dijeron lo que mis especialistas me habían dicho a mí: «Las células madre nunca funcionarán, es una quimera».

Así que mi amigo fue a operarse. Me sentí muy triste y frustrado al verlo soportar aquella dolorosa experiencia y todo el tiempo posterior que invirtió en su rehabilitación. Desde entonces, he tenido más suerte persuadiendo a otras personas para que obtengan una segunda opinión y prueben con las células madre. Y también me ha encantado presenciar su curación milagrosa.

En mi caso, también recibí del tratamiento un dividendo inesperado. Durante aproximadamente un año trabajé con Tim Royer, PhD, uno de los mejores neuropsicólogos del mundo, alguien que es consultado por los mejores equipos de la NFL antes de elegir a su siguiente *quarterback* de la selección. Mide la capacidad cerebral actual de los atletas y proyecta lo que podrían lograr si se mejorara esa capacidad. Me ha ayudado a maximizar mi propia capacidad para permanecer «en la zona» para un desempeño máximo en mis eventos, en los negocios y en la vida.

El Dr. Royer ha archivado un historial de mis ondas cerebrales EEG. Después de que regresé de Panamá, me hizo la prueba de nuevo y me dijo: «¡Esto es una locura! Tu cerebro es ahora capaz de hacer cosas que he estado tratando de que haga durante meses de entrenamiento, ¡y lo está haciendo de manera instantánea y fácil! ¿Qué has hecho?».

Compartí con él mi experiencia con las células madre y me dijo: «Debo investigar el tema». Llamó al Dr. Bob Hariri y le dijo: «He de hablar contigo sobre Tony. No sé lo que ha estado haciendo, pero su desempeño cuantitativo ha mejorado de manera drástica. ¡Su cerebro parece veinte años más joven!».

Para resumir, la medicina regenerativa cambió mi vida, y tal vez también pueda cambiar la tuya. Mi experiencia no es inusual. Docenas de atletas de nivel mundial, incluidos Tiger Woods, Rafael Nadal, Alex Rodríguez y el difunto Kobe Bryant, han recurrido a las células madre para el dolor y las lesiones que amenazaban con dejarlos en fuera de juego.

La leyenda del golf Jack Nicklaus, perseguido por un dolor de espalda crónico desde que era un adolescente, eligió un tratamiento con células madre en Alemania en lugar de una cirugía de fusión espinal. Subió al escenario en la conferencia del Vaticano de la que te he hablado en el primer capítulo. La terapia fue tan bien, informó, que regresó a por una segunda para curarse el hombro. «Ahora puedo golpear una pelota de tenis y una pelota de golf sin lastimarme», dijo, sonando terriblemente alegre para un hombre de 78 años. «Me he convertido en un creyente». Escuché informes similares de corredores cotidianos, entusiastas del gimnasio y jugadores de ligas corporativas, ¡de personas como tú!

Después de mi milagrosa experiencia de sanación en Panamá y los asombrosos cambios en mi columna y hombro, me obsesioné con mostrar a otras personas lo que podían hacer las células madre. Pero sabía que todavía faltaba algo en la imagen: amplia disponibilidad. Entonces le pregunté a Bob: «¿Cómo vas a hacer llegar todo esto al público en general, para que puedan tener acceso a estas tecnologías increíbles?».

Unos meses más tarde, Bob regresó con una respuesta. Imaginó un lugar donde pudiéramos trabajar con todo tipo de personas para comprender y satisfacer sus necesidades: atletas y *biohackers* enfocados en el rendimiento, personas comunes que anhelan más energía o cualquiera que busque evitar un gran desafío de salud, o encontrar opciones de tratamiento no tradicionales si ese desafío ya ha llegado. Él y Peter decidieron formar una nueva compañía llamada Fountain Life. Reunieron diagnósticos avanzados (MRI, CT, genómica) junto con sus herramientas terapéuticas de vanguardia de Celularity con el liderazgo del Dr. William Kapp, un cirujano ortopédico de renombre con másteres en Inmunología y Genética. El Dr. Kapp tiene una pasión extraordinaria por curar a las personas y una capacidad excepcional para identificar la fuente real de cualquier problema. (¡Algunas personas llaman a esto sentido común, que tú y yo sabemos que es cualquier cosa menos común!). Después de construir nueve hospitales desde cero, decidió que había terminado con el negocio de atención de enfermos y estaba listo para brindar una atención médica más proactiva, predictiva y personalizada.

Juntos, los socios me pidieron que me uniera a ellos como cofundador. Nuestra nueva empresa ha abierto seis centros Fountain Life en los Estados Unidos y está en camino de expandirse hasta en nueve estados más y tres países del extranjero para finales de 2023.

Piensa en Fountain Life como en tu entrenador de salud personal, aquel que identifica los tratamientos más avanzados y efectivos disponibles en la actualidad y que se los ofrece a sus miembros. Si bien no dejarás de ser el director ejecutivo de tu propia salud, Fountain Life puede ayudarte a maximizar tu fuerza, energía y calidad de vida. Los exclusivos centros de acondicionamiento físico de la compañía incorporan un entrenamiento patentado de 30 minutos impulsado por inteligencia artificial para ayudarte a desarrollar masa muscular, un componente esencial de la vitalidad y la salud prolongada. Los clientes de Fountain Life van desde empresarios multimillonarios hasta mamás futbolistas, pasando por el equipo de fútbol americano profesional Pittsburgh Steelers al completo.

¿Dices que no vives cerca de un centro Fountain Life? Tengo buenas noticias para ti: no necesitas esperar para unirte a la revolución de la medicina regenerativa. Hemos creado una nueva aplicación, FountainOS, que puede evaluar tu verdadero estado de salud, obtener acceso a un conjunto de diagnósticos impulsado por IA y ayudarte a guiar tu viaje hacia una mejor salud. Tu médico puede incluso utilizarlo para coordinar algunas de las pruebas más avanzadas para ti. Encontrarás más información al respecto en nuestro tercer capítulo, cuyo tema central son los diagnósticos. Mientras tanto, puedes descargar la aplicación gratuita FountainOS en www.LifeForce.com, o simplemente utilizar tu teléfono para escanear el código QR a continuación.

¿Por qué me impliqué en Fountain Life? Porque había experimentado de primera mano los tremendos beneficios del diagnóstico avanzado y de la terapia celular y quería compartirlos con otras personas. Además, quería mantenerme a la vanguardia por mi propio bien y el de mi familia. Sobre todo, compartí la visión de mis cofundadores para ampliar la difusión de esas maravillosas terapias y hacerlas accesibles a millones de personas.

Peter, Bob, Bill Kapp y yo tenemos la misión de democratizar la medicina regenerativa y hacer que esté ampliamente disponible. Estamos aprovechando el impacto de muchos nuevos tratamientos innovadores, así como de las células madre alogenéticas, un término que básicamente significa que provienen de otra persona, no de ti. Con el tiempo, estamos decididos a encontrar una manera de reducir el costo de los medicamentos y tratamientos celulares listos para utilizar y de calidad farmacéutica en un 90 % o más. Eso nos haría que el tratamiento de un caso típico de osteoartritis costara cuatro o cinco mil dólares.

Todo se reduce a esto: Bob tuvo un sueño hermoso y audaz, y yo quise formar parte de él. Él imagina un mundo en el que todos podamos recargar nuestro motor regenerativo natural para controlar y contener las causas de muerte prematura y las enfermedades crónicas. Él quiere que los atletas puedan rendir a un nivel superior y que la gente común tenga un nivel de energía y una calidad de vida extraordinarios.

Es una visión tremendamente ambiciosa, no hay duda al respecto. Pero eso es algo que me encanta de Bob, de Peter y de Bill, y es lo que me hace sentir muy vivo. Nos implicamos en todo lo que hacemos. (Además de todo eso, todos somos pilotos. Hace años, Bob y Peter fundaron Rocket Racing League, el primer uso civil en el mundo de aviones personalizados, propulsados por cohetes, ¡solo por diversión!) En cualquier viaje que requiera navegación precisa y aceleración rápida, quiero a Bob, Peter y Bill a mi lado.

Además, me apasiona relacionarme con genios. En mi experiencia, algo se contagia cuando estás rodeado de gente tan brillante. ¡La proximidad es poder!

Así que ahora, antes de sumergirte en el panorama general de las células madre y su enorme promesa, permíteme que te pase directamente con el Dr. Bob Hariri, en sus propias palabras. ¡Bob, tu turno!

*   *   *

Gracias, Tony... Quiero dar algo de contexto a la historia que Tony acaba de compartir contigo. Tony Robbins es un atleta extremo. Con un cuerpo de más de dos metros de altura y 120 kilos de peso, asume demandas fisiológicas que no tienen precedentes para alguien de 20 o 30 años, y mucho menos para alguien de 62. No se puede limitar a un espécimen físico que sube al escenario y hace cosas que otros seres humanos no pueden igualar.

Después de que Tony se desgarró el manguito rotador y le diagnosticaron estenosis espinal, supe que las terapias convencionales para la enfermedad degenerativa de las articulaciones tenían pocas probabilidades de devolverlo al nivel que exige su estilo de vida. Y seamos realistas, una vez que reemplazas una articulación, has cruzado el Rubicón, es irreversible. Así que, para Tony, la terapia con células madre resultó ser una opción razonable. Si fallaba, siempre podía volver a la cirugía.

Pero no falló, y ahora tenemos una de las voces más fiables del mundo que se arriesgó para aprender cómo funcionan realmente las células madre. Como Tony experimentó los resultados en su propio cuerpo, puede hablar con verdadera autoridad. Como pocos, ha dedicado tiempo y esfuerzo para comprender el panorama de los expertos.

Formar Celularity fue el producto de dos décadas de esfuerzos para desarrollar medicamentos celulares y entregarlos con calidad y asequibilidad y a gran escala para una amplia gama de aplicaciones clínicas. Eso incluye las enfermedades autoinmunes, una de las diez principales causas de muerte entre las mujeres jóvenes y de mediana edad.

En inmunoterapia contra el cáncer, nuestro objetivo es «interrumpir los disruptores». Nuestro objetivo es hacer que lo que ahora son terapias de seis cifras sean asequibles y seguras para personas con capacidad adquisitiva media. Dentro de los próximos diez años, puedo imaginar una época en la que la terapia celular no cueste más que los productos biológicos actuales para las enfermedades inflamatorias o el cáncer, y con una seguridad y eficacia mucho mayores.

Alrededor del cambio de siglo, buscamos en la papelera y comenzamos a aislar células madre únicas de placentas posparto desechadas. Ahora ha llegado el momento de dar el siguiente paso, que las personas reconozcan la terapia celular como una opción práctica para sus problemas de salud. Ese es el desafío que tenemos por delante.

Tony, Peter y yo, junto con nuestro socio, el Dr. William Kapp, vemos que el futuro de la medicina celular es prácticamente ilimitado, desde curar el cáncer hasta reparar las articulaciones, el corazón o el cerebro. Ya sabemos cuán poderosas son estas herramientas. La gente está empezando a sentirse cómoda con el hecho de que están realmente a salvo. Los cuatro tenemos prisa, porque existe el imperativo moral de acelerar estos avances y ponerlos al alcance de todos. (¡Además, no nos estamos volviendo más jóvenes!).

Espero que tengamos la oportunidad de servirte a ti o a alguien a quien amas, ya sea para prevenir un problema grave o para estar ahí en el momento en que más ayuda necesites. Gracias.

*   *   *

Gracias, Bob.

Ahora déjame hacerte a ti una pregunta sencilla. ¿Alguna vez te has comprado un coche o un vestido y de repente lo ves por todas partes? Una vez que sabemos que algo es importante, hay una parte de nuestro cerebro que se vuelve hiperperceptiva para detectarlo dondequiera que surja. Una vez que comencé a seguir los avances de las células madre en los medios y en las revistas médicas, sentí que algo nuevo aparecía cada mes. Me di cuenta de que las células madre son la columna vertebral de la revolución de la medicina regenerativa actual, el material de los milagros cotidianos. Para captar toda tu atención, hemos recopilado solo algunos de los muchos desarrollos fascinantes que están transformando la medicina en este momento. Aquí hay ocho ejemplos que te dejarán boquiabierto:

1. En Stanford, los investigadores se sorprendieron cuando siete víctimas de accidentes cerebrovasculares mostraron una mejora espectacular en la función motora después de que les inyectaran células

madre directamente en el cerebro. Aún más sorprendente, todos ellos fueron tratados más de seis meses después de sus accidentes cerebrovasculares, el punto en el que el daño suele considerarse permanente. Un hombre de 71 años en silla de ruedas pudo volver a caminar repentinamente. En otro caso, más de dos años después del accidente cerebrovascular, una mujer de 39 años mejoró tanto que recuperó la confianza para casarse con su novio y quedarse embarazada.

2. Después de que su automóvil chocara contra un poste telefónico, Kris Boesen, de 20 años, quedó paralizado del cuello para abajo. Kris tenía lo que llaman una lesión de la médula espinal «crónica y completa», una pérdida total de la sensibilidad y de la función muscular. Luego entró en un ensayo de células madre en el Centro de Neuro-restauración de la Universidad del Sur de California. En dos semanas, Kris había recuperado la sensibilidad y la fuerza en sus brazos y manos. Después de tres meses, utilizaba sin parar su teléfono móvil, era capaz de comer solo, abrazaba a sus padres e incluso levantaba pesas. Kris dice que antes de su tratamiento «Solo existía, y ahora puedo vivir mi vida». Su siguiente objetivo es volver a caminar, lo cual no es tan descabellado como podría pensarse. En un estudio en Rutgers, 15 de 20 pacientes con lesiones similares caminaron 11 metros después del tratamiento con células madre del cordón umbilical y fisioterapia intensiva.

3. Leí sobre Jennifer Molson, de solo 26 años, que había perdido la sensibilidad desde el pecho hacia abajo debido a un caso brutalmente progresivo de esclerosis múltiple. Después de unirse a un ensayo experimental en Ottawa, Canadá, recibió un trasplante de células madre de médula ósea más quimioterapia. ¡Ahora esquía y navega en kayak como una campeona! El 70 % de la cohorte de su estudio estabilizó su condición, sin más deterioro. Son los primeros pacientes de esclerosis múltiple en encontrar un tratamiento eficaz sin medicamentos convencionales. «Tengo una segunda oportunidad en la vida», dice Jennifer.

4. Mientras tanto, en Londres, se implantaron células madre de un donante resistente al VIH en un hombre con VIH y linfoma de Hodgkin, y lograron la remisión de ambas afecciones. Se convirtió en la segunda persona en «vencer» el VIH con medicina celular. Si bien las terapias antirretrovirales son muy eficaces para tratar el VIH, las células madre podrían señalar el camino hacia la primera cura real.

5. Después de que un cardiólogo de 57 años sufriera un derrame cerebral hemorrágico masivo que le paralizó todo el lado derecho del cuerpo, la FDA otorgó al equipo de Bob Hariri en Celularity un permiso especial para tratarlo con células madre placentarias. El hombre se sentó durante una hora con su familia, vio la televisión y bromeó con ellos, sin apenas darse cuenta de la infusión intravenosa. Menos de tres semanas después, había recuperado más del 50 % de la función de su brazo derecho. Después de algunos tratamientos más, estaba lo suficientemente fuerte como para volver al trabajo. ¿Fue la terapia celular o un curso natural de recuperación? Todavía no lo sabemos con seguridad. «Pero lo que es indiscutible», dijo Bob, «es que el tratamiento fue bien tolerado y que abrió la puerta a estudios ahora en curso».

6. El Dr. Chadwick C. Prodromos MD es un cirujano ortopédico educado en Princeton, en la Johns Hopkins y en Harvard, reconocido internacionalmente por su trabajo pionero en la reconstrucción del ligamento cruzado anterior (LCA) y editor del libro de texto sobre el tema para los cirujanos ortopédicos. Su pasión por preservar las articulaciones en lugar de reemplazarlas lo llevó a convertirse en un líder mundial en la utilización de células madre para evitar el reemplazo de articulaciones por osteoartritis. Debido a las limitaciones de la FDA en los Estados Unidos, abrió un centro en la hermosa Antigua, porque el primer ministro, Gaston Browne, ha declarado que su objetivo es hacer de este hermoso destino la capital mundial de las células madre. Ahora, en este entorno, puede utilizar células cultivadas y puede evitar el reemplazo de articulaciones en la mayoría de los pacientes con artritis severa a los que

atiende, al mismo tiempo que nunca utiliza la destructiva cortisona y suspende todos los medicamentos analgésicos y antiinflamatorios. Con más de un millón de reemplazos de articulaciones realizados anualmente en los Estados Unidos, las implicaciones para la salud pública son asombrosas.

7. Investigadores de la Universidad de Osaka, en Japón, están cultivando parches de piel adulta para obtener células madre pluripotentes inducidas que pueden convertirse en partes del globo ocular humano, desde retinas hasta vítreos. El equipo trató a una mujer que casi había perdido la vista debido a una enfermedad en la córnea, la lámina transparente en la parte frontal del ojo. Se suponía que el daño sería «permanente». Un mes después, la visión de la mujer se había aclarado significativamente.

8. Y finalmente, aquí hay una historia que me conmovió hasta las lágrimas. Helen Obando, una joven de 16 años de Massachusetts, había sufrido toda su vida de anemia de células falciformes, el trastorno hereditario de la sangre que causa un dolor agonizante, además de enfermedades cardíacas y derrames cerebrales en niños de hasta tres años. Durante demasiado tiempo, los médicos no tenían nada parecido a una cura. Pero después de una infusión de sus propias células madre genéticamente modificadas, la médula ósea de Helen comenzó a producir glóbulos rojos de manera normal. Durante los meses que siguieron, los síntomas de Helen desaparecieron. Se unió al grupo de baile de su escuela, su gran pasión en la vida. En el chequeo que le realizaron a los seis meses en el Boston Children's Hospital, su recuento de hemoglobina era casi normal. El flagelo de la anemia falciforme había desaparecido. Esto es lo que encontré en la página de Facebook de Helen: «Este año ha sido uno de los más difíciles para mí». Pero ahora, continuaba, está a punto de «comenzar una nueva vida. Y será la mejor vida que he vivido nunca». ¿Quién podría decirlo mejor?

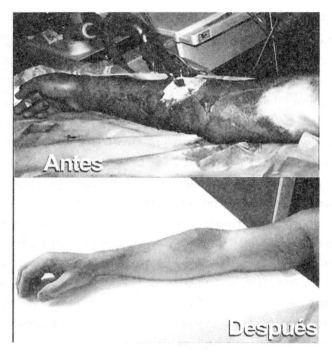

Mismo brazo después del tratamiento con pistola regeneradora de células madre.

Una pistola rociadora de células madre puede curar quemaduras graves en el órgano más grande de tu cuerpo: la piel. La pistola regeneradora de ReCell funciona esencialmente como una pistola de pintura, excepto que rocía las células de tu propia piel en la zona de piel dañada. Con cicatrices mínimas y apenas riesgo de infección, este procedimiento es ahora una alternativa experimental a los injertos de piel para quemaduras de segundo grado, y también tiene el potencial de tratar quemaduras de tercer grado, las más graves. ¡Visita www.youtube.com/watch?v=eXO_ApjKPaI para ver la diferencia!

Podría contarte docenas de estas historias sin siquiera arañar la superficie. Hay miles de ensayos clínicos en curso con células madre, para el Parkinson y el Alzheimer, para enfermedades cardíacas y dolencias hepáticas, para la diabetes tipo 2 y tipo 1… Si algo en tu cuerpo está «roto», las probabilidades de que un científico en algún lugar crea que las células madre pueden arreglarlo son más que decentes.

Paul Root Wolpe es un bioético de la Universidad de Emory, alguien cuyo trabajo es ser un escéptico. Nunca duda en criticar lo que él llama la «fetichización del progreso», la adoración incondicional de alguna idea nueva y brillante. Sin embargo, incluso Wolpe tuiteó recientemente que la investigación con células madre «está dando un giro y comenzando a ofrecer los tipos de curas que sus defensores imaginaron».

Suena como un *win-win* para todos, ¿no? ¿Podrían las células madre, los exosomas y otras terapias celulares ser la vía rápida hacia un futuro más saludable para la humanidad? Todo lo que está retrasando el progreso de estos fenomenales productos terapéuticos es el estancamiento que a menudo retrasa la aprobación por parte de la Administración de Medicamentos y Alimentos de los Estados Unidos. No me malinterpretes, los reguladores tienen un trabajo difícil. Las células vivas dinámicas son muy diferentes a los productos farmacéuticos tradicionales. La FDA está paralizada por herramientas y pautas obsoletas. También están caminando por el filo de la navaja entre proteger al público y fomentar la innovación. Y estoy seguro de que les preocuparon mucho titulares como estos:

«TESTIMONIOS DE YOUTUBE ATRAEN A PACIENTES A TURBIAS CLÍNICAS DE CÉLULAS MADRE» —*WIRED*—.

«LOS TRATAMIENTOS CON CÉLULAS MADRE FLORECEN CON POCAS PRUEBAS DE QUE FUNCIONEN» —*NEW YORK TIMES*—.

«LOS ESPECULADORES DE PLACENTAS» —*NEW YORKER*—.

Todos sabemos que la prensa a veces puede exagerar con la negatividad. Pero no estoy aquí para dispararle al mensajero. El hecho es que la industria de las células madre ha tenido algunos problemas reales. Más de mil clínicas no regladas se han establecido en los Estados Unidos, y Dios sabe cuántas más en el extranjero: es el Salvaje Oeste. Algunas son legítimas, administradas por profesionales médicos experimentados. Hacen todo lo posible para seguir las normas básicas de protocolos e higiene. Pero incluso algunas de estas instalaciones se quedan cortas en el seguimiento de los pacientes, el control de calidad y la estandarización de las dosis. Incluso las mejores a veces pueden prometer demasiado y no cumplir.

Pero la cosa se pone peor, mucho peor. Algunas organizaciones deshonestas navegan justo dentro de la línea de la FDA, o cuentan con que no las atrapen cuando la cruzan. Prometerán curar la demencia del abuelo o el autismo o la parálisis cerebral del joven Johnny. Afirmarán que harán que los ciegos vean y los cojos caminen, todo sin una investigación adecuada o un historial de resultados para demostrar un impacto real. A menudo, le dirán a la gente que están siendo reclutados para un «estudio» de investigación importante, sabiendo que hay muchos pacientes desesperados dispuestos a pagar por participar.

Hay lugares donde técnicos poco adiestrados preparan un guiso de células, a menudo extraídas de la grasa abdominal del paciente, y las reinyectan en lo que puede ser un ambiente no estéril. No esperarías que el pediatra de tu hijo fabrique su propia penicilina, ¿verdad? Sin embargo, muchos médicos especialistas en células madre te piden que confíes en ellos para hacer más o menos lo mismo.

Sin embargo, la mayoría de estos escenarios no son trágicos. El único daño causado es a la cuenta bancaria del cliente, la tarifa de 5.000 o 30.000 o 50.000 dólares por un procedimiento fallido que casi no tenía ninguna posibilidad desde el principio. Pero en un pequeño puñado de casos que han atraído mucha publicidad, el resultado ha sido una pesadilla. En San Diego, California, una clínica mezcló células madre con una vacuna contra la viruela para un tratamiento contra el cáncer, un tratamiento peligroso y no probado. En Florida, tres ancianas con degeneración macular se quedaron ciegas después de que les inyectaran células madre derivadas de tejido graso, en ambos ojos a la vez, una grave violación del protocolo quirúrgico. Además, los estudios preclínicos han relacionado las células madre embrionarias humanas con tumores benignos, llamados *teratomas*, en ratones.

Cosas aterradoras, sin duda. Pero como el Dr. Bob compartió conmigo a partir de sus décadas de experiencia clínica, «La medicina celular es segura y bien tolerada cuando se ajusta a las Buenas Prácticas de Manufactura Actuales (CGMP) de la FDA y cuando se administra como un IND (Investigational New Drug, o Nuevo Medicamento en Investigación) aprobado». «En comparación con los fármacos químicos tradicionales y los agentes biológicos», añade Bob, «la medicina celular tiene un excelente historial de seguridad tanto en el laboratorio como en la clínica».

El desastre de Florida fue un caso de negligencia atroz. Después de que inyectaran células fabricadas incorrectamente con un control de calidad deficiente, se cree que un contaminante químico terminó dañando las retinas de las mujeres, un tren descontrolado de consecuencias no deseadas. Pero como aclara Bob, si bien es teóricamente posible que las células madre desencadenen el crecimiento del tejido equivocado en el lugar equivocado, estos casos son extremadamente raros, y con estándares clínicos y controles de calidad estrictos, cualquier riesgo puede minimizarse. No tienes que creer en mi palabra al respecto. Como señala el Dr. Bob, la FDA obliga a las empresas a someterse a pruebas y estándares de calidad muy rigurosos. No hay absolutamente ningún dato que sugiera que las células madre de la placenta o la médula ósea sean una «fuente de ignición» para las neoplasias malignas. «Las células madre sanas de la fuente correcta no parecen aumentar el riesgo de cáncer», dice Bob. «De hecho, creemos que la terapia con células madre puede estimular nuestro sistema inmunológico y reducir el riesgo de cáncer».

¿Por qué las células madre son tan seguras? La respuesta corta es que no permanecen en el cuerpo por mucho tiempo. El tratamiento no es algo único y mágico que dure toda la vida. Si bien no he tenido problemas con mi hombro desde mi tratamiento en Panamá, aprecio los aumentos de energía, y la capacidad mejorada de mi cuerpo para rejuvenecer, de las células madre. Así que me he dado el beneficio de ajustes regulares, una simple infusión de células madre una o dos veces al año.

Gracias a la investigación de científicos pioneros como el Dr. Bob Hariri y el Dr. Arnold Caplan, sabemos que la mayoría de las células madre importadas se eliminan del cuerpo en unos pocos días, dejando atrás una pequeña reserva para unos pocos meses como máximo. Tienen su mayor impacto al secretar escuadrones de moléculas de señalización para energizar nuestras células existentes. Estas moléculas bioactivas son la salsa secreta de las células madre. Bloquean la muerte celular prematura y el tejido cicatricial. Estimulan el crecimiento de vasos sanguíneos frescos y ayudan a normalizar nuestra respuesta autoinmune. ¿Cuál es la línea de fondo? Las secreciones de células madre restauran nuestras células «viejas» a un estado más joven y de mayor funcionamiento.

Y como ha señalado el Dr. Caplan, las células madre alogenéticas (células madre sanas extraídas de un donante) «se han introducido en treinta mil a cincuenta mil personas en todo el mundo, y no tenemos conocimiento de ningún evento adverso». ¿Te parece una propuesta convincente? Para mí, fue ciertamente suficiente para seguir adelante con la intervención de células madre que cambió mi vida.

Pero seamos claros: en medicina no hay almuerzo gratis. Es como el mercado de valores, donde los *traders* más exitosos son los que buscan una relación riesgo-recompensa asimétrica. Quieren el menor riesgo posible con el mayor potencial alcista. Así es exactamente como debes sopesar tus decisiones sobre cualquier cosa que aprendas de cualquier experto en cualquier parte del mundo, incluyendo lo que leas en este libro. Es una parte esencial de nuestro viaje hacia una mayor calidad de vida y salud. Como señala la FDA, «Todos los tratamientos médicos tienen beneficios y riesgos». Esa es otra manera de decir que ningún tratamiento está completamente libre de riesgos.

La cirugía de espalda es un ejemplo drástico. En un estudio de datos de la Oficina de Compensación para Trabajadores de Ohio, más de 700 pacientes fueron diagnosticados con hernias discales o condiciones similares. Del grupo que se sometió a la cirugía de fusión espinal, solo el 26 % mejoró lo suficiente como para poder volver a trabajar, en comparación con el 67 % que mejoró lo suficiente sin someterse a la cirugía.

Lo creas o no, la aspirina tiene muchos riesgos, desde reacciones alérgicas hasta hemorragia gastrointestinal y accidentes cerebrovasculares. Lo mismo ocurre con los descongestionantes de venta libre. Y no hagas que Bob o algunos de los otros científicos médicos empiecen a hablar de las estatinas.

Hasta hace muy poco, el campo de las células madre estaba polarizado entre dos modelos asombrosos. Instituciones de élite como Stanford administraron sofisticados ensayos clínicos con tal vez unas pocas docenas de sujetos y gastos por paciente de seis cifras. Eso es genial para la ciencia pura, pero es un modelo de negocio insostenible. En el otro extremo estaban las clínicas de células madre del vecindario, cuyo interés en el seguimiento prácticamente termina en el momento en que pasas tu tarjeta de crédito. Cuando las personas prometen demasiado y no cumplen lo suficiente, lo último que quieren hacer es decirte cómo se están desempeñando realmente. ¿Quieres conocer la verdadera tragedia de la industria de las células madre? Son todos los datos perdidos de literalmente millones de pacientes con células madre, los llamados «turistas» que pasan por las puertas giratorias de esas clínicas, de los que nunca más se sabe nada de ellos.

Con una oportunidad tan grande de ayudar a tantas personas, nuestra nueva empresa de vida útil, Fountain Life, se ha propuesto crear un estándar incuestionable para la optimización de la vida útil, desde cero. Nuestra misión descansa sobre tres pilares:

- **El primero es el diagnóstico.** Al aprovechar la última tecnología, verás lo que sucede dentro de tu cuerpo mientras cualquier problema aún sea manejable, antes de que se convierta en un gran desafío. (Profundizaremos más sobre esto en el siguiente capítulo).
- **El segundo pilar tiene que ver con el rendimiento.** Si eres un atleta profesional, un adepto al entrenamiento diario o al ejercicio durante el fin de semana, Fountain Life puede guiarte hacia un plan práctico para convertirte en la mejor versión de ti tanto en lo que concierne al cuerpo como a la mente, ¡con la máxima vitalidad!
- **El tercer pilar es lo último en tratamientos regenerativos,** personalizados según tus objetivos de diagnóstico y rendimiento y cómo funcionan juntos. Estos incluyen el acceso a terapias con células madre, suplementos precursores de NAD+, tratamientos hormonales, exosomas placentarios, y más.

Uno de los objetivos transformadores de Fountain Life es llevar la medicina regenerativa, también conocida como medicina de precisión, a la corriente principal. ¿Cómo se hace? Nuestro plan en Fountain Life es recopilar datos sobre terapias con células madre en el marco de un ensayo de nuevo fármaco en investigación (IND, por sus siglas en inglés) aprobado por la FDA. Recopilaremos datos para revisión y validación de una Junta de Revisión Institucional (IRB) para enviarlos a la FDA como parte del proceso de aprobación de nuevas terapias biológicas.

Es el momento oportuno. La FDA se compromete a acelerar las terapias celulares legítimas a través de la Ley de Curas del Siglo 21. La agencia está decidida a acelerar los plazos de aprobación para afecciones graves o potencialmente mortales: fibrosis quística, distrofia muscular de Duchenne, enfermedad de Lou Gehrig y muchas más. Peter, Bob, el Dr. Kapp y yo estamos ansiosos por hacer todo lo posible para que esta nueva era suceda, para acelerar la trayectoria de la medicina regenerativa para todos los que la necesitan.

SI QUIERES ENCONTRAR UN TESORO, NECESITAS UN MAPA

«Debemos llevar las células madre desde el laboratorio al mercado y de ahí a la cabecera de la cama».

—ARNOLD CAPLAN, icono de la ciencia de las células madre—.

Para finales de esta década, Peter Diamandis predice que los tratamientos con células madre costarán «menos que el precio actual de un ordenador portátil. Para intervenciones relativamente pequeñas de rodillas y codos, los precios ya están cayendo a ese nivel. Eventualmente, estos tratamientos estarán disponibles en el consultorio de tu médico privado, con la mayor parte del precio cubierto por un seguro privado. Si eso suena poco probable, considera la historia del VIH/sida. No hace mucho tiempo era una sentencia de muerte. Ahora se maneja de forma rutinaria como una enfermedad crónica, un desarrollo que ha salvado millones de vidas.

Treinta años después de que su vida cambiara de rumbo al ver la ecografía de su hija, Bob todavía tiene grandes sueños. Está convencido de que estamos «a punto de aprovechar el poder de la célula viva para tratar todas las principales causas de mortalidad: las enfermedades degenerativas, el cáncer y las enfermedades autoinmunes».

Bob nunca me ha guiado mal y no tengo ninguna duda de que estamos en la cúspide de una nueva era emocionante en la medicina regenerativa. Pero una cosa me seguía molestando. ¿Cómo podrían las personas de este país y del mundo, personas como tú, los lectores de este libro, aprovechar al máximo estas terapias para mejorar la vida? ¿Cómo podrían averiguar lo que necesitaban y cuándo lo necesitaban? ¿Y cómo podrían protegerse mejor de los estragos del envejecimiento?

Bob y Peter me aclararon que el primer paso para evitar un problema de salud grave era el diagnóstico y la prevención tempranos. De hecho, según el Dr. Bob, los expertos dicen que vale la pena comenzar los tratamientos con células madre antes de que ocurra una crisis, por ejemplo, a los 45 o 50 años. Quieres matar al monstruo cuando es pequeño, no esperar hasta que se convierta en Godzilla. Por eso invertí con Peter y Bob hace algunos años en una empresa llamada Human Longevity Inc. (HLI), donde mis amigos se habían asociado con el biotecnólogo del salón de la fama Craig Venter para avanzar en el campo del diagnóstico médico, y por eso invertí también en Celularity. Inc.

En el próximo capítulo, te mostraremos algunas pruebas que puedes hacer tú mismo, no solo para rendir al máximo, sino también para detectar señales de advertencia tempranas de enfermedades cardíacas, cáncer y Alzheimer. También te indicaremos lo que puedes hacer ahora mismo para mejorar la calidad de tu salud al controlar los metales tóxicos que has acumulado en tu entorno. Estos venenos pueden afectar tu memoria, tu claridad mental y tu nivel general de energía. Lo más importante, compartiremos cómo puedes optimizar tus hormonas. A medida que llegamos a los 40 y 50 años, a veces incluso a los 30, podemos ver caídas significativas en nuestra vitalidad, fuerza física e impulsos sexuales. La buena noticia es que estas caídas son reversibles.

Todos sabemos que, si quieres encontrar el tesoro, necesitas un mapa. Para llegar a donde quieres ir, primero debes saber dónde estás. Y cuando se trata de tu salud, necesitas los mejores datos posibles para saber dónde te encuentras y hacia dónde te diriges, y qué necesitas cambiar si no te gustan las respuestas. Las tecnologías innovadoras que estamos a punto de compartir contigo pueden conducir a tratamientos tempranos que salven vidas o (toco madera) brindarte una tranquilidad que no tiene precio. Para obtener más información sobre esto, pasemos al siguiente capítulo y aprendamos cómo la ciencia más reciente sobre diagnóstico y prevención puede liberarte de algunos de los mayores temores relacionados con la salud y mostrarte las necesidades precisas de tu cuerpo para expandir tu salud, vitalidad y fuerza. Aprendamos el poder del diagnóstico...

3

EL PODER DEL DIAGNÓSTICO: AVANCES QUE PUEDEN SALVARTE LA VIDA

Los avances en las pruebas pueden ayudar a detectar enfermedades antes, lo que lleva a un tratamiento más temprano y a resultados mucho mejores

«Si no puedes medirlo, no puedes mejorarlo».

—PETER DRUCKER—.

Cuando te embarcas en un viaje, necesitas un plan. Necesitas saber de dónde partes, adónde vas y cómo vas a llegar allí. Necesitas un mapa. Tienes que establecer dónde estás y dónde quieres estar. Ya sea un viaje a un lugar real o un viaje hacia una mejor salud y vitalidad, conocer tu punto de partida es esencial para lograr tus objetivos. ¿Eres un teleadicto que quiere correr una maratón? ¿Estás deseando tener más energía para poder invertirla en tu negocio? ¿Eres una madre que hace malabarismos con el trabajo y el viaje compartido de tu hijo a la escuela y que necesita más energía para hacer todo lo posible? ¿O eres un atleta profesional que busca pasar al siguiente nivel? Conocer tu línea de base te ayudará a llegar a la meta.

En este capítulo, compartiré contigo la tecnología más nueva: cinco pruebas que son fundamentales para ayudarte a evaluar el estado de tu salud. Las tres primeras tratan de los asesinos más temidos y formidables de nuestra sociedad: las enfermedades del corazón, el cáncer y el Alzheimer.

102 • LA FUERZA DE LA VIDA

Los otros dos pueden ayudarte a alcanzar la máxima vitalidad a cualquier edad, ya tengas poco más de treinta años o hayas superado los ochenta, al ayudar a tu cuerpo a purgar las toxinas metálicas y a que tus hormonas maximicen su capacidad en lugar de ralentizarla.

Como humanos, estamos programados para ser optimistas sobre el estado de nuestros cuerpos. Suponemos que estamos relativamente sanos, que los 30 billones de células de nuestro cuerpo se comportan como deberían, que nuestros órganos, tejidos, hormonas y señales neuronales se ocupan de la tarea crítica de mantenernos vivos y bien. Sin embargo, todos hemos oído hablar de ese amigo que parecía sano y, sin embargo, murió de un derrame cerebral en la cancha de tenis o fue a urgencias con dolor de estómago solo para descubrir que tenía cáncer en etapa avanzada.

Entonces, ¿cómo nos aseguramos de mantenernos en la mejor forma física para poder vivir nuestras vidas al máximo? ¿Cómo nos aseguramos de que no haya ningún problema en nuestro cuerpo que requiera atención inmediata? Y si algo anda mal, ¿cómo podemos obtener una alerta temprana para tener la mejor oportunidad de solucionarlo?

La mayoría de las personas asume que su examen físico anual puede detectar cualquier problema. Aquí está el desafío: a pesar de lo bien capacitados y hábiles que son los médicos, el examen físico que realizan realmente no está configurado para que se sumerja en profundidad y detecte condiciones complejas. Con el debido respeto, dar golpecitos en la rodilla, mirar dentro de tus oídos y escuchar tu corazón ya se hacía en 1920... Sin duda es mejor que nada, pero es un poco análogo a optar por un ordenador tosco y antiguo que pesa 20 kilos más que los actuales y elegantes MacBook Air que inclinan la balanza a 1,2 kilos y tienen una velocidad de procesamiento ultrarrápida. Algo así como elegir conducir un Modelo T cuando hay un Bugatti, con las llaves puestas, a la vuelta de la esquina. Me emociona contarte lo que pueden considerar el equivalente médico del MacBook Air o del Bugatti: una nueva tecnología de diagnóstico sorprendente, algunas pruebas revolucionarias que están transformando nuestra capacidad para preservar nuestra salud y vitalidad.

¿Qué pasa si eres el tipo de persona que tiene miedo de descubrir lo que podría estar pasando debajo de tu piel? Si prefieres no saberlo, ¡sigue leyendo!

Es posible que cambies de opinión cuando descubras esta descripción general rápida de las nuevas y poderosas herramientas de diagnóstico. Estos diagnósticos pueden ayudarte a comprender lo que sucede dentro de tu cuerpo con precisión y alertarlo sobre cualquier problema con suficiente anticipación para que puedas tomar medidas rápidas y decisivas mientras el problema es pequeño y fácil de resolver. Puedes pensar en estas herramientas de diagnóstico como en la luz de control del motor. Escucharás sobre ellas aquí, en este libro, mucho antes de encontrarlas en la mayoría de los consultorios médicos.

¿Cómo puedo estar tan seguro? Bueno, un informe de 2003 del Instituto de Medicina en Washington D. C., estimó que el tiempo entre el descubrimiento y la adopción en la atención clínica puede promediar diecisiete años. No tenemos tiempo para eso. Si hay algo que quiero transmitirte en este libro, es que el conocimiento realmente es poder cuando se trata de tu salud. Si detectas problemas médicos en sus primeras etapas, son más fáciles de abordar y, a menudo, el problema puede eliminarse por completo.

Así que echemos un vistazo rápido a las pruebas de diagnóstico clave que están disponibles ahora para detectar enfermedades a tiempo y resolver problemas cuando sean más tratables. Para comprender la importancia de estas pruebas, dediquemos un segundo a ver las estadísticas de tres de las principales causas de muerte: enfermedades cardíacas, cáncer y Alzheimer.

- Hasta septiembre de 2021, 4,55 millones de personas en todo el mundo habían muerto por COVID-19. Pero el trágico número de muertes por esta pandemia palidece al lado de un asesino aún más formidable: la enfermedad cardiovascular. De hecho, cada año, 18 millones de personas sucumben a enfermedades cardiovasculares, incluido un estadounidense cada treinta y siete segundos. Pero ahora, una combinación de inteligencia artificial y tecnología de imágenes puede ayudar a determinar quién corre ese riesgo años antes de que ocurra un ataque cardíaco o un derrame cerebral y, lo que es más importante, mostrarle lo que puede hacer para prevenirlo.

- El cáncer es otro final, causa 9,5 millones de muertes en todo el mundo cada año. El cáncer es tan común que se espera que casi el 40 % de los estadounidenses reciban un diagnóstico en algún momento. Pero ahora, un nuevo y poderoso análisis de sangre puede detectar más de 50 tipos diferentes de cáncer en sus etapas más tempranas, cuando son más fáciles de tratar.

- La enfermedad de Alzheimer puede ser la más temida de todas, y por una buena razón. Uno de cada tres adultos mayores muere con un diagnóstico de Alzheimer u otro tipo de demencia. Pero ahora la inteligencia artificial puede determinar si tu cerebro muestra signos de Alzheimer, o si está limpio. Y el diagnóstico temprano es el primer paso para el desarrollo de un cuadro de terapias que comentaremos en el capítulo 22, «Enfermedad de Alzheimer: Erradicar a la bestia». Las pruebas que acabamos de mencionar ayudan a detectar enfermedades, pero es igualmente importante mantener las cosas funcionando sin problemas, para medir los niveles de rendimiento de la misma manera que utilizas los indicadores en el tablero de un automóvil para tener una idea de cómo está funcionando el motor. ¿Se han cambiado todos los líquidos cuando tocaba? ¿Las pastillas de freno están en buen estado? Del mismo modo, hay dos elementos que impactan masivamente en nuestra calidad de vida, pero que no se miden de manera rutinaria: los niveles de hormonas y metales pesados. Los niveles hormonales subóptimos representan la mayor causa solucionable de rendimiento reducido, falta de energía e incluso confusión mental. Los metales pesados pueden acumularse silenciosamente hasta niveles tóxicos en tu cuerpo y tener un impacto similar. Pero una serie de análisis de sangre rápidos y sencillos pueden ayudarte a saber cuál es tu posición y qué necesitas hacer para restaurar tu cuerpo a la condición óptima.

- El equilibrio hormonal es fundamental si quieres experimentar una energía y una vitalidad sexual óptimas. A medida que envejecemos, nuestros niveles hormonales disminuyen, pero ¿sabías que la testosterona y el estrógeno son fundamentales para la salud del corazón? Sí, mantienen tus arterias limpias. Si bien tendemos a pensar en la terapia de reemplazo hormonal (TRH) como la única solución para la caída en picado de los niveles hormonales, especialmente para las mujeres que pasan por la menopausia, la ciencia moderna ha descubierto que la optimización hormonal también puede ayudar a resolver problemas antes de que se escapen al control. Déjame ponerte un ejemplo. Considera que los niveles óptimos de testosterona para un hombre pueden oscilar entre 250 y alrededor de 1.000 ng/dl (nanogramos por decilitro). Aquí está el problema: nadie te dirá que busques un reemplazo hormonal si está ligeramente por encima del nivel base de 250, pero algunos hombres se sienten cansados, apáticos y pierden el impulso a menos que sus niveles estén entre 700 y 900 o más.

• Las pruebas para medir los niveles hormonales y su impacto en tu vida son esenciales para mantener la fuerza junto con niveles óptimos de rendimiento mental y físico.

• Además, considera el hecho de que nuestro medio ambiente, incluyendo los alimentos que comemos, está repleto de metales tóxicos como el cadmio, el plomo y el mercurio. Por ejemplo, yo pensaba que estaba haciendo lo correcto para mi cuerpo al comer mucho pescado, una forma saludable de proteína, pero no tenía ni idea de que el pescado que prefería, el atún y el pez espada, estaban llenos de mercurio.

• Fue solo después de que comencé a perder la memoria y a sentirme increíblemente exhausto cuando me hice un simple análisis de sangre que reveló que tenía un nivel escandalosamente alto de envenenamiento por mercurio. La mayoría de las personas ni siquiera consideran que una concentración peligrosamente alta de metales podría estar causándole falta de energía, problemas gastrointestinales y confusión mental. Pero este nivel amenazante es mucho más común de lo que imaginas. De hecho, cuando sugiero que las personas se hagan la prueba, casi un tercio finalmente me dice que tenían algún tipo de acumulación de metales tóxicos. Quiero asegurarme de que conozcas esa prueba, que puede alertarte sobre concentraciones peligrosas de metales en tu cuerpo. Y lo más importante, mostrarte qué hacer para limpiar y restaurar tu vitalidad natural y tu fuerza vital.

Estas nuevas pruebas de diagnóstico disponibles en la actualidad hacen que no necesitas sentarte y esperar a que la enfermedad se presente o a que el rendimiento disminuya. Puedes ser proactivo. Pero hay dos tipos de personas en este mundo: los que quieren armarse con información y los que encuentran el conocimiento aterrador.

Tengo que admitir que solía caer en la segunda categoría. ¿Qué pasa si encuentran algo pequeño y reaccionan de manera exagerada, haciendo una montaña de un grano de arena médico? Pero a medida que tuve más información y fui más consciente de la importancia de la detección temprana, terminé descubriendo problemas que habrían sido mucho más fáciles de abordar si los hubiera identificado antes. Me convertí en un guerrero de la información. Soy alguien que siente que cuanto más sé, mejor equipado estoy para tomar las mejores decisiones basadas en pruebas sólidas, no en especulaciones.

Es vital que te eduques. Meter la cabeza en un agujero en el suelo como los avestruces no es la respuesta. Ignorar un problema, o incluso no ser consciente de él en primer lugar, no significa que no exista. Pregúntate: ¿Preferiría conocer un problema desde el principio, cuando el tratamiento es efectivo, fácil y económico? ¿O mucho más tarde cuando tenga pocas opciones de tratamientos efectivos? Tienes el poder de tomar el asunto con tus propias manos y evitar o disminuir el impacto de estas enfermedades mientras aumentas tu vida útil. ¿Cómo? ¡Siendo curioso y estando informado!

En los próximos capítulos, recibirás información sobre la revolución de las células madre, los tratamientos con ultrasonidos, los órganos impresos en 3D y las terapias genéticas que pueden devolver la vista a los ciegos y curar enfermedades hereditarias. Estas innovaciones y muchas otras de las que oirás hablar son increíblemente emocionantes. Pero antes de llegar a ellas, debes tener una comprensión básica de tu salud. Y estas nuevas pruebas de diagnóstico están diseñadas para brindarte precisamente eso: claridad y verdad sobre tu línea de base normal y cómo se puede mejorar. Estamos hablando de la esencia de la calidad de vida: vitalidad, energía, entusiasmo y la capacidad de disfrutar la vida cuando tienes 30, 40, 50, 60, 70, 80 años y más.

Afortunadamente, estos nuevos diagnósticos son de fácil acceso y relativamente económicos en comparación con los costos y la inconveniencia en que se incurre si se detecta la enfermedad una vez que ha progresado significativamente. Si hay algo que es incuestionable cuando se trata de tu salud, es que la ignorancia no da la felicidad. La ignorancia significa dolor. La ignorancia es enfermedad. Y la ignorancia puede conducir a procedimientos innecesarios y evitables e incluso a la muerte. Así que, ¿estás abierto a descubrir las últimas herramientas disponibles para protegerte, ayudarte a maximizar tu potencial y aprovechar al máximo tu vida? Comencemos con las maneras en que puedes luchar contra el asesino número uno: las enfermedades del corazón.

DETECCIÓN DE ENFERMEDADES DEL CORAZÓN

«Una onza de prevención vale una libra de cura».

—BENJAMIN FRANKLIN—.

Cuando estaba en las últimas etapas de la escritura de este libro, recibí una llamada del Dr. Bill Kapp, director ejecutivo de Fountain Life, la extraordinaria empresa de diagnóstico y rendimiento que cofundé junto con mis coautores, Peter y Bob. Bill, un cirujano ortopédico formado con un máster en Inmunología y Genética, tiene la misión de renovar la medicina de «cuidado de enfermos» a «cuidado de bienestar», y para ello es proactivo y detecta enfermedades antes de que se propaguen. Se emocionó al hablarme sobre uno de los mayores avances en enfermedades cardiovasculares en la memoria reciente: la utilización de inteligencia artificial para leer un escáner cardíaco y diferenciar entre una placa segura y una peligrosa. Si se avecina un ataque cardíaco en tu futuro, dentro de tres, cinco o diez años, este nuevo enfoque guiado por IA para CCTA (angiografía coronaria por TC) llamado Cleerly puede detectar las señales de advertencia para que puedas tomar medidas de prevención. Fountain Life es una de las primeras organizaciones en tener acceso a esta increíble tecnología, y el Dr. Kapp estaba rebosante de entusiasmo. «Tony, tienes que venir a hacerte este escaneo», me dijo.

Para mí, era una obviedad. Me interesa todo acerca de la prevención como la clave para la longevidad. Tan pronto como el Dr. Kapp me habló de esta nueva exploración, mis pensamientos se dirigieron a mi suegro. Papá es uno de los seres humanos más trabajadores que puedas imaginar, dueño de un negocio autodidacta (ha estado en la industria maderera toda su vida) y un hombre con una integridad sin límites. Sin embargo, cuando comenzó a acercarse a los 80 años, noté una diferencia en él. Su actitud cambió y su energía también. Tuvo algunos problemas de salud, lo que no sorprende a su edad, y estaba preocupado por un posible ataque al corazón o un derrame cerebral. Al igual que con tantas personas a medida que envejecen, el miedo y la incertidumbre pueden comenzar a aparecer. Sé que cuando cumplí los 60, también reflexioné acerca de mi propia mortalidad, y a menudo me preguntaba: ¿Cuántos años me quedan?

Papá y yo nos subimos al avión juntos. Cuando llegamos al centro Fountain Life en Naples, Florida, el Dr. Kapp nos mostró cuadros y gráficos que ilustraban exactamente cómo la IA puede tomar una tomografía computarizada normal y amplificarla para que puedas ver a través de cada arteria y distinguir entre placas de colesterol calcificado, que son placas estables, poco probables de romperse y por lo tanto seguras, y no calcificadas, o blandas, inestables, que pueden significar malas noticias. Obtiene una puntuación que indica exactamente dónde se encuentra para que pueda saber qué cambios se debe hacer en términos de dieta, ejercicio y medicamentos para disminuir el riesgo de enfermedad cardíaca. Es realmente alucinante: la ciencia cardiovascular nunca ha tenido una prueba tan precisa.

Papá y yo tenemos una edad en la que es probable que tengamos algo de esa placa blanda, pero conocer el alcance nos permite aprovechar las estrategias para limpiarla y hacer que nuestro corazón sea más fuerte que nunca. Al final resultó que mi suegro leñador salió limpio como una patena. Cuando miró los escáneres y el médico le dijo que tenía una cantidad mínima de placa blanda, que se puede revertir fácilmente, se produjo un cambio en él. Decir que fue como si se activara en él un resorte es un cliché, pero eso es exactamente lo que vi que sucedió. Mis resultados también fueron geniales. De hecho, estoy en mejor forma que hace tres años, que es algo que descubrí después de que el Dr. Kapp comparara mi tomografía computarizada actual con mis tomografías anteriores que ahora habían sido analizadas con IA. ¡La tecnología es realmente asombrosa! Es la clave para optimizar nuestra salud y bienestar.

Este enfoque de CCTA guiado por IA reformuló por completo la mentalidad de papá, y la mía también. Fue increíblemente reconfortante y estimulante para nosotros ver esos excelentes resultados, y nos dio la confianza de que deberíamos continuar con nuestra dieta actual y nuestros regímenes de acondicionamiento físico, sin necesidad de intervenciones médicas. Pero había una ventaja añadida. Papá había comenzado a tener verdaderos problemas de cadera, lo que puede hacerte sentir viejo cuando tienes dolor todo el tiempo. Afortunadamente, Fountain Life no solo realiza una batería de pruebas de diagnóstico, también proporciona algunas de las terapias de revitalización y regeneración más avanzadas disponibles en la actualidad. Una de ellas es un procedimiento de diez minutos que cubriremos con más detalle en el capítulo 11, «Vivir sin dolor». Consiste en que un médico utiliza ultrasonidos para identificar el tejido conectivo endurecido y los nervios pinzados, y luego administra algunas inyecciones de solución salina y matriz placentaria, el último producto biológico de vanguardia aislado de la placenta, que libera los nervios pinzados y rejuvenece los tejidos blandos del cuerpo. ¡Después de solo diez minutos, papá caminaba tan suave como la seda!

Nunca olvidaré cuando volví al avión esa noche y papá me miró y me dijo: «Sabes, Tony, estas personas me han mostrado lo que es posible. Me muevo de manera completamente diferente, sin cirugía, mi corazón está en excelente forma. No sé si se puede llegar hasta los ciento diez o ciento veinte años de edad, pero... aunque solo viviera hasta los cien. ¡Son veinte años más! Eso es todo el tiempo que has estado casado con mi hija. ¡Es tanto como otra vida!».

La alegría que sentí al ver que papá tenía un futuro prometedor una vez más, sin importar cuánto tiempo viviera, y saber que experimentaría una mejor calidad de vida fue increíblemente gratificante. Ese futuro apremiante, y el impulso de energía que se deriva de tener certeza y tranquilidad al hacerse cargo de la propia salud, es exactamente la razón por la que escribí este capítulo.

Peter Diamandis describe un sentimiento similar después de pasar por su batería anual de pruebas de diagnóstico, las mismas pruebas descritas en este capítulo, y las mismas pruebas que también están disponibles para ti. «Llamo a este proceso "actualizarme digitalmente"», dice Peter. «¡Es increíble! Se obtienen más de 150 gigabytes de datos médicos analizados por IA e interpretados por un médico. No me pregunto cómo está mi cuerpo, sé exactamente cómo está. Si hay un pequeño desafío, puedo manejarlo de inmediato. ¡En mi prueba más reciente, descubrí que tenía la mejor salud que he tenido en los últimos cinco años! Me hizo sentir eufórica e increíblemente empoderado».

La prueba CCTA que papá y yo nos hicimos puede revelar con años de anticipación la probabilidad de sufrir un ataque al corazón y, lo que es más importante, qué hacer ahora mismo para evitar que eso suceda. Gracias a la inteligencia artificial, podemos encontrar problemas cuando son pequeños y ocuparnos de ellos antes de que crezcan y se vuelvan insuperables. Y como veremos más adelante en el libro, lo que ahora es el asesino número uno de la humanidad, la enfermedad cardíaca, se está volviendo cada vez más tratable. ¡Pero recuerda que las terapias son más efectivas cuando se implementan temprano!

Uno de los mayores beneficios de utilizar estos escaneos CCTA, creados por una empresa con sede en Nueva York llamada Cleerly, es que su tecnología sofisticada descifra los escaneos y los hace mucho más precisos y útiles. Por increíble que parezca, Cleerly puede distinguir entre placa segura y peligrosa antes de que ocurra un ataque al corazón. A menudo, los médicos que hacen todo lo posible para leer una tomografía computarizada tradicional tienen dificultades para notar la diferencia en algunos casos. De hecho, el director ejecutivo y fundador de Cleerly, James Min, cardiólogo, publicó datos en 2019 que encontraron que dos tercios de los pacientes enviados a un procedimiento de cateterismo invasivo para medir el flujo sanguíneo ni siquiera tenían una enfermedad cardíaca. Con esta técnica se reduce drásticamente la cantidad de procedimientos cardíacos innecesarios al determinar en primer lugar si son necesarios.

Si me hubiera hecho esta prueba antes, los médicos habrían podido distinguir entre mi placa dura y blanda, y habría tenido respuestas tres años antes, ¡y con mucha menos preocupación! Le estoy agradecido a mi médico de cabecera, el Dr. G de Nueva York, que se ha especializado en enfermedades cardiovasculares y que trajo la tecnología CCTA a nuestro equipo. Además, la aplicación de IA a los escaneos CCTA brinda resultados en solo unos minutos, en comparación con lo que pueden llegar a ser horas con el análisis manual.

Otra cosa genial de Cleerly es que no está dirigido a especialistas. En cambio, está destinado a los médicos de atención primaria como una manera de ayudarlos a interpretar mejor las imágenes, lo que les permite ayudar a guiar a los pacientes en el camino hacia una mejor salud sin tener que derivarlos a especialistas.

Así es exactamente como se desarrollaron las cosas con un paciente de Fountain Life, un inversionista de bienes raíces de casi cincuenta años que parecía ser la imagen de la salud. Había perdido con éxito más de trece kilos, había bajado la presión arterial y el colesterol, hacía mejores elecciones en cuanto a su alimentación y había estabilizado sus niveles hormonales. Con el tiempo, se convirtió en un hombre nuevo. Hacía ejercicio todos los días. Comía bien. Pero cuando solicitó un seguro de vida, su puntaje de calcio de 1.000 fue como una bandera roja gigante ondeando frente a un toro. La compañía de seguros lo rechazó.

Pero ¿sabes lo que pasó después? La prueba de Cleerly mostró que la compañía de seguros estaba completamente equivocada. El paciente no tenía signos de lesiones peligrosas blandas e inestables. Fountain Life escribió una carta a la compañía de seguros explicando que el análisis de Cleerly ofrece una nueva manera de ver las enfermedades del corazón que es mucho más precisa y exacta. Todos sabemos que a las compañías de seguros realmente no les gusta cambiar de opinión, pero en este caso lo hicieron. El hombre obtuvo el seguro de vida que necesitaba y la compañía de seguros conoció una forma completamente nueva y mucho más precisa de evaluar la salud del corazón. Pero lo que es más importante, el paciente se liberó del miedo y la incertidumbre de preguntarse cuándo podría ocurrir un ataque al corazón. De hecho, lo transformó y lo impresionó tanto que se convirtió en patrocinador financiero de Fountain Life, invirtiendo un millón de dólares en la empresa.

Eso es esencialmente lo mismo que experimentó papá. Otros médicos le habían dicho que podría necesitar pruebas invasivas, incluso algunos *stents*, pero Cleerly descubrió que la mayor parte de su placa estaba estable y no había de qué preocuparse. La placa estable no desencadena ataques cardíacos. La pequeña cantidad que era inestable podría convertirse en placa estable con la ayuda de algunos medicamentos nuevos. Papá llevaba meses preocupado por la salud de su corazón, pero los resultados inequívocos de

Cleerly le dieron una nueva oportunidad de vida. Y podría hacer lo mismo por ti y tus seres queridos.

Si deseas acceder a estos escaneos CCTA para ti o para un miembro de tu familia, debes saber que esta herramienta y otras tecnologías sofisticadas están ahora ampliamente disponibles. Compartimos ejemplos de Fountain Life para cada una de estas pruebas porque sé que están ahí disponibles, pero no quiero que tengas la impresión de que no puedes encontrarlos en ningún otro lado. ¿La advertencia? Solo los médicos que están a la vanguardia conocerán estas pruebas. Si tienes problemas para encontrar a alguien en un lugar que lo sepa todo sobre estos tratamientos, hemos creado una manera de que tu médico o tú personalmente podáis acceder a través de nuestra aplicación FountainOS. En esencia, es una ventanilla única para acceder a las últimas pruebas de diagnóstico. Nuevamente, algunos se pueden hacer desde casa o se pueden solicitar al médico. Así que ten en cuenta que aunque me apasiona Fountain Life, si no vives cerca de uno de nuestros centros, aún puedes aprovechar estas herramientas gracias a esta aplicación, que te ayudará a ti o a tu médico a hacerlo fácilmente y en tan solo minutos.

DIAGNÓSTICO PRECOZ DEL CÁNCER

«La conciencia es clave. Ante la falta de información, ninguno de nosotros sabe qué está pasando y qué podría estar poniendo en peligro nuestra salud».

—ERIN BROCKOVICH—.

El simple hecho de decir la palabra *cáncer* infunde miedo en los corazones de muchas personas. En 2020, la Sociedad Estadounidense del Cáncer predijo que la enfermedad se cobraría la vida de más de 600.000 personas. Eso es 1.600 personas por día solo en este país. ¿Las buenas noticias? Las muertes por cáncer en realidad están disminuyendo. De hecho, de 2014 a 2018, las tasas generales de mortalidad por cáncer disminuyeron aproximadamente un 2,1 % por año para las mujeres y un 2,3 % por año para los hombres. Desde

1991, cuando las muertes por cáncer se encontraban en su punto máximo, se han evitado casi tres millones de muertes. La amplia gama de tratamientos relacionados con el cáncer sobre los que leerás en los capítulos 8 y 19 brindan igualmente buenas noticias. Ya lo sabes, lo primero que puedes hacer para combatir y sobrevivir al cáncer es detectarlo a tiempo.

Así que las cosas ya iban en la dirección correcta incluso antes de que apareciera la revolucionaria prueba de la firma GRAIL. En el apartado sobre el cáncer que aparece más adelante en este libro, el capítulo 19, te contaré cada detalle de la dramática historia que sustenta el desarrollo de este revolucionario análisis de sangre que puede identificar el cáncer mucho antes de que aparezcan los síntomas, en sus primeras etapas antes de que los síntomas te lleven al médico. Pero baste decir que GRAIL tiene un objetivo muy claro: remodelar el panorama del diagnóstico del cáncer. GRAIL llegó a escena en la primavera de 2021, y Fountain Life es uno de los primeros lugares en ofrecer este increíble test, que forma parte de sus pruebas de referencia para todos los miembros. Antes de GRAIL, era posible detectar solo algunos tipos de cáncer, como el de mama, colon, cuello uterino, próstata y pulmón. Antes de GRAIL, solo podíamos detectar el 20 % de los cánceres, lo que significa que cuatro de cada cinco cánceres no se detectaban hasta que crecían y comenzaban a causar problemas. Ahora que la prueba de GRAIL está llegando al mercado, tiene el potencial de revisar completamente el campo del diagnóstico del cáncer.

Si bien el test de GRAIL puede buscar más de 50 tipos diferentes de cáncer con un simple análisis de sangre, como cualquier prueba, no es perfecto. No puede detectar todos los tipos de cáncer, especialmente el cáncer de cerebro o de riñón. Pero ahí es donde entra en juego el uso de la resonancia magnética de cuerpo completo. La IRM (imágenes por resonancia magnética) es una poderosa de imágenes que utiliza imanes, no radiación, para formar imágenes internas de alta resolución de tu cuerpo, imágenes que pueden encontrar cánceres de tumor sólido temprano dondequiera que estén al acecho. Juntos, el test de GRAIL y la MRI de cuerpo completo pueden detectar un espectro absoluto de cáncer en etapas muy tempranas. ¿Y sabes lo que eso significa, ¿verdad? Detección temprana equivale a tratamiento temprano, tratamientos menos invasivos y mejores tasas de supervivencia en general.

Reflexiona sobre esta estadística alucinante del Dr. Bill Kapp: utilizando las modernas herramientas de diagnóstico descritas en este capítulo, alrededor del 14 % de las personas evaluadas descubrirán que tienen una enfermedad procesable, lo que significa que una de cada siete personas que caminan por la calle tiene una enfermedad crítica que no conocen, ¡pero que podrían diagnosticar y tratar si solo tuvieran las herramientas!

Algunos médicos generales pueden cuestionar la sabiduría de hacer tantas pruebas. «Si sigues buscando», podrían señalar, «seguro que encuentras algo». ¡Esa es precisamente la idea! «Todos envejecemos y todos experimentamos desgaste», dice el Dr. Kapp. «Nuestra misión es mantenerte en una salud óptima y encontrar algo antes de que te atrape».

En otras palabras, la utilización de tecnología como la resonancia magnética de cuerpo completo de rutina para detectar cáncer u otros problemas, como aneurismas, es el pináculo de la medicina preventiva. Es el chequeo definitivo. He aquí por qué es tan críticamente importante, especialmente en lo que se refiere al cáncer: cuando el cáncer se detecta en la fase 4, la etapa más avanzada, el pronóstico es muy sombrío. Compáralo con encontrar cáncer en la fase 1, la etapa más temprana, cuando las tasas de supervivencia son extraordinariamente más altas. De hecho, un estudio extensivo de más de 100.000 pacientes examinó la detección temprana del cáncer. Ese estudio ha determinado que hay un 89 % de posibilidades de supervivencia en la detección en etapa temprana en comparación con un 21 % de posibilidades de supervivencia en la detección en etapa tardía. Básicamente, las posibilidades de una recuperación completa en la fase 1 son mucho mucho mejores que en la fase 4. Así que puedes ver cómo la posibilidad de recuperación realmente depende de la detección temprana.

Para ilustrar cuán innovador puede ser, permíteme compartir contigo la historia de un hombre de 60 años de edad que llegó a Fountain Life a instancias de su esposa, quien había oído hablar de los diagnósticos avanzados que se ofrecen a los miembros en la clínica. Este hombre, que trabaja en la industria de la tecnología, acababa de hacerse un examen físico. Trató de esquivar las súplicas de su esposa, diciéndole: «Estoy bien. Estoy genial. Mi médico dice que estoy sano como un caballo. No necesito ninguna prueba». Pero ella no se rindió, y ahora él se lo agradece.

Para hacerla feliz, este hombre vino a regañadientes a Fountain Life para hacerse un examen completo. Una resonancia magnética de cuerpo completo reveló algo impactante: cáncer de vejiga en etapa 1. Su médico de atención primaria no había cometido negligencia alguna, no había pasado por alto nada. De hecho, ese cáncer de vejiga en etapa temprana no se habría detectado por ningún otro medio que no fuera la resonancia magnética, que no es un procedimiento operativo estándar para un examen físico anual. Considera que en el análisis de orina de este hombre no se detectó sangre ni nada negativo. En esencia, no había ninguna razón para sospechar que un cáncer crecía en silencio en su interior. Pero como escuchó a su esposa, descubrió el problema temprano y se lanzó al tratamiento.

Además, el tratamiento para el cáncer de vejiga puede ser brutal: si el cáncer excava profundamente en la vejiga, a menudo se deberá extirpar toda la vejiga y el paciente terminará con una bolsa en el costado durante el resto de su vida donde se acumula la orina.

Pero el cáncer de vejiga en etapa temprana puede tratarse muy fácilmente con un procedimiento ambulatorio. Y eso es exactamente lo que sucedió. «Fue una cura completa y ahora solo necesita un seguimiento de rutina», dice el Dr. Kapp.

Lo que es particularmente único acerca de esta situación es que el médico de atención primaria de este hombre es un médico de retención,[1] exactamente el tipo de médico dedicado a la atención personalizada de quien se podría esperar que hiciera el tipo de análisis profundo que habría revelado esa enfermedad. Sin embargo, las imágenes de resonancia magnética de rutina no forman parte de este tipo de atención, ni de la mayoría de los demás cuidados preventivos. «Este hombre piensa que está recibiendo la mejor atención», dice el Dr. Kapp. «Pero yo sigo diciéndole a la gente: "La atención de retención es excelente, pero por lo general solo significa que estás en el primer puesto de la lista para la atención tradicional"».

---

1. En EE. UU., «medicina de retención» es una relación entre un paciente y un médico de atención primaria en la que el paciente paga una tarifa anual o retención. A cambio, los médicos aceptan brindar una mejor atención, incluido principalmente el compromiso de limitar la cantidad de visitas para garantizar el tiempo y la disponibilidad adecuados para cada paciente. *(N. del T.)*

Según el Instituto Nacional del Cáncer, existe un 89 % de posibilidades de supervivencia para la detección en etapa temprana en comparación con un 21 % de posibilidades de supervivencia con detección en etapa tardía.

La pura verdad es que la atención tradicional no es de vanguardia. No aprovecha de manera rutinaria las últimas y mejores innovaciones. Todos merecemos algo mejor. Todos merecemos la tecnología más innovadora para detectar el cáncer en sus etapas más tempranas para que podamos tener vidas mejores, más largas y más saludables. Nuevamente, si deseas realizarte esta prueba, hay muchos centros de resonancia magnética de cuerpo completo en todo el mundo, pero tú o tu médico también podéis acceder a ellos directamente a través de la aplicación FountainOS.

DETECCIÓN TEMPRANA DE ALZHEIMER Y DEMENCIA

«La demencia es nuestra enfermedad más temida,
más que las enfermedades cardíacas o el cáncer».

—DR. DAVID PERLMUTTER, neurólogo y autor cinco veces incluido en la lista de los más vendido del *New York Times*—.

Tengo una cifra increíble para compartir contigo sobre el envejecimiento y la demencia: en un momento dado, ¿creerías que seis millones de estadounidenses viven con la enfermedad de Alzheimer o un deterioro cognitivo leve, que puede ser un precursor de la enfermedad? La tasa de mortalidad se está disparando: de hecho, las muertes por Alzheimer aumentaron en un 145 % en las casi dos décadas entre 2000 y 2019, incluso cuando las muertes por otra de las principales causas, las enfermedades cardíacas, disminuyeron en un 7 %. El Instituto Nacional de Salud estima que, a medida que la población

envejece, las cifras aumentarán hasta los 15 millones para 2060. Las enfermedades cardíacas y los accidentes cerebrovasculares dan miedo. El cáncer da
miedo. Pero ¿el Alzheimer? Puede ser la más aterradora de todas las enfermedades del final de la vida debido a la forma en que roba nuestros recuerdos,
nuestras conexiones con los seres queridos y nuestra independencia, lo que
afecta enormemente a quienes amamos. Cualquiera que haya amado a alguien
con Alzheimer o demencia sabe lo brutal y deshumanizador que puede ser el
final.

El Dr. Kapp ha visto el temor con que la enfermedad de Alzheimer
ataca los corazones de las personas, incluido uno de sus amigos, un abogado
consumado que a los 50 años era un golfista semiprofesional que evaluaba
campos de golf para una popular revista de golf. Sus padres también eran
deportistas. Creció practicando varios deportes y manteniéndose activo junto con sus padres. A medida que crecían, su padre desarrolló la enfermedad
de Alzheimer, seguido rápidamente por su madre. Ambos fueron colocados
en el mismo centro de demencia, y el amigo del Dr. Kapp temía que su
destino fuera seguir sus pasos.

En el transcurso de una década, fue testigo de la decadencia y muerte de
sus padres, uno tras otro, absolutamente angustiado por su destino, y su temor era terminar de la misma manera y ser una carga para su familia hasta
que le llegara el final. En lugar de preguntarse qué le esperaba, decidió aprovechar la tecnología disponible en Fountain Life para realizar un sofisticado
mapeo de IA de una imagen de resonancia magnética de su cerebro. Esta
tecnología, de una empresa llamada Combinostics, utiliza la IA para analizar
el tejido cerebral. Mide 132 áreas del cerebro y aplica la IA para determinar
si muestra signos de un cerebro de Alzheimer o un cerebro de prealzheimer,
así como la enfermedad de Parkinson. Al mismo tiempo, también puede
medir el volumen de varias partes del cerebro, si aumentan o disminuyen y si
tiene alguna enfermedad vascular en el cerebro. Todos estos puntos de datos
tomados en conjunto brindan un análisis profundo al cerebro que revela anomalías o patrones de enfermedad que indican varios tipos de deterioro neurológico, incluida la demencia y el Alzheimer.

Además de las pruebas de Combinostics, el paciente del Dr. Kapp estaba tan preocupado que también se hizo las pruebas genéticas para evaluar

si era genéticamente susceptible a la enfermedad de Alzheimer. Estaba muy nervioso, como puede imaginarse, pero una vez que el Dr. Kapp le dio todos los resultados, se llenó de alegría. Afortunadamente para él, dio negativo en todos los aspectos. Inmediatamente, fue como si le hubieran quitado un enorme y abrumador peso de los hombros. Toda su perspectiva cambió, solo porque fue lo suficientemente valiente como para aprovechar las increíbles herramientas tecnológicas que ahora tenemos disponibles para detectar enfermedades en etapas tempranas.

Quizá te estés preguntando, ¿qué sucede si las pruebas proporcionan evidencia de que, de hecho, podría desarrollar la enfermedad de Alzheimer? Como veremos en el capítulo 22, «Enfermedad de Alzheimer: erradicar a la bestia», lo que una vez fue una enfermedad que significaba una muerte segura ahora tiene una serie de terapias impresionantes en ensayos clínicos de fase 3, así como tratamientos aprobados recientemente que parecen reducir de manera muy significativa la velocidad y el progreso de la enfermedad. A riesgo de sonar como un disco rayado, cuanto antes comiences el tratamiento, mejor funcionará y más tiempo permanecerás sin síntomas.

Permíteme compartir otra historia, sobre una mujer acomodada de unos 70 años de edad casada con un exdirector ejecutivo de una gran empresa de servicios financieros. Su familia, que se estaba preparando para trasladarla a un hogar de ancianos para pacientes con Alzheimer, la trajo a Fountain Life. Habían oído hablar de la tecnología Combinostics y decidieron que no estaría de más hacerle la prueba, solo para confirmar su diagnóstico. Bueno, los escaneos interpretados por IA mostraron que tenía cincuenta lesiones de materia blanca en su cerebro. Si bien eso era preocupante, no era Alzheimer; en cambio, ¡era la enfermedad de Lyme! Sí, has leído bien: ella no tenía Alzheimer, tenía una enfermedad tratable transmitida por las garrapatas. Esta mujer era de un pequeño pueblo en el noreste en el que abundan las garrapatas, pero nunca se le había hecho la prueba de la enfermedad de Lyme. A la mujer le recetaron antibióticos durante treinta días y se recuperó por completo. Tener acceso a la tecnología más avanzada la mantuvo fuera de un hogar de ancianos y eso cambió la trayectoria de toda su vida. Fue como un renacimiento.

El abogado cuyos padres habían muerto de Alzheimer experimentó un sentimiento similar. ¿Cómo lo celebró? Bueno, poco después de obtener sus resultados, salió y corrió un triatlón Ironman. «No es que estuviera en malas condiciones para empezar, pero tiene una vida renovada porque ahora sabe que su probabilidad de morir de Alzheimer es, en todo caso, extremadamente baja», dice el Dr. Kapp. ¿Su nuevo objetivo? Optimizar su salud en cada fase.

Peter, Bob y yo compartimos ese objetivo y es la razón por la que escribimos este libro. Y creemos que ese debe ser el objetivo de todos.

EL PODER DE LAS PRUEBAS DE SANGRE

«Todo en la vida... tiene que tener equilibrio».

—DONNA KARAN—.

Una de las herramientas más valiosas del arsenal de diagnóstico actual es la amplia gama de análisis de sangre modernos disponibles a través de empresas como Quest Diagnostics y Labcorp. Estas compañías han desarrollado medios precisos y de bajo costo para analizar e informar sobre más de 50 biomarcadores sanguíneos diferentes para ayudarte a ti y a tu médico a evaluar si tu organismo funciona dentro de los parámetros normales o no. ¿Qué analizan estos análisis de sangre? Todo, desde los niveles de nutrientes vitamínicos, los marcadores de insulina y glucosa y de colesterol, hasta marcadores inflamatorios, niveles hormonales y si hay presencia de metales pesados en el sistema.

Hablemos primero de las hormonas. Es un hecho de la vida: a medida que envejeces, tus niveles hormonales comienzan a fluctuar y disminuir. Por lo general, entre los 40 y los 50 años, a veces a mediados de los 30, la cantidad de hormonas que circulan por el cuerpo comienza a disminuir. Para algunas personas, los niveles caen rápidamente por un precipicio, y para algunas comienza tan pronto como a los 35. Eso es importante porque las hormonas son el principal impulsor de la energía, la vitalidad, la fuerza, la belleza, el poder y el enfoque. Cuando las hormonas caen en picado, estas características también lo hacen. Recibirás más información sobre esto en el próximo capítulo, pero es importante comprender que la evolución nunca diseñó el cuerpo humano para vivir más allá de los 40 años; de hecho, ¡hace solo 200 años, la esperanza de vida típica era de solo 35 años! Desde un punto de vista evolutivo, una vez que te reproducías y tenías hijos, ya no eras necesario. Después de esa edad, no importaba si te quedabas o no, y la evolución humana es lenta, por lo que no ha hecho un gran trabajo para mantener las hormonas en los niveles máximos de rendimiento para aquellos de nosotros que ahora vivimos hasta los 60, 70, 80 años y más allá.

Uno de los aspectos más pasados por alto de un chequeo de salud física tradicional es el perfil hormonal de una persona. Se presta más atención al azúcar en la sangre, al colesterol, a la hemoglobina y a la función renal que quizás a la parte más crítica del perfil de salud de cualquier persona: las hormonas sexuales. Las hormonas sexuales son mensajeros que no solo gobiernan la salud sexual, sino que también desempeñan un papel fundamental en muchas funciones fisiológicas, incluida la regulación del azúcar en la sangre, la inflamación, el estado neurológico, la salud cardíaca, la salud muscular y el metabolismo óseo.

No es ningún secreto que la salud general comienza a tener una tendencia a la baja para muchas personas alrededor de los 50 años, al igual que la disminución hormonal se vuelve más intensa para ambos sexos. Por supuesto, debido a la menopausia, las mujeres experimentan este declive incluso más rápido que los hombres; el desequilibrio hormonal en las mujeres puede conducir a una pérdida o aumento de peso no deseado, dependiendo de las fluctuaciones dentro de su organismo. En el capítulo 10, «Tu farmacia para una mejor vitalidad», profundizaremos en lo que tradicionalmente se llama terapia de reemplazo hormonal (TRH), pero lo que uno de nuestros asesores, el Dr. Héctor Lopez, llama *terapia de optimización hormonal* (HOT, por sus siglas en inglés, *hormone optimization therapy*), un enfoque que analiza de manera más holística el cuadro clínico completo. Las hormonas pueden tener un impacto tan importante en la salud que estas pruebas simples deben realizarse cada seis meses en las personas del grupo de edad afectado. Recuerda: ¡el equilibrio hormonal óptimo es fundamental para una vida saludable! ¡No tienes que aceptar la disminución de los niveles hormonales como un hecho inevitable de la vida! Las hormonas se pueden complementar a niveles óptimos con resultados que cambian la vida. Para los hombres, la testosterona es el factor más importante en la salud y el bienestar. No solo gobierna las características masculinas tradicionales, sino que es una importante hormona neurorreguladora.

Tomemos, por ejemplo, uno de los pacientes del Dr. Kapp: un hombre de 35 años con antecedentes de lesión cerebral traumática que había aumentado de peso, experimentaba una depresión profunda y parecía que no podía mantener un trabajo fijo. Varios médicos le habían diagnosticado depresión, pero los antidepresivos recetados tenían poco efecto. Cuando vino a ver al Dr. Kapp en Fountain Life, estaba al final de su aguante y en la vía rápida hacia el divorcio. ¡La prueba de sus hormonas reveló inmediatamente que su nivel de testosterona era 97 cuando debería haber sido 700! Reemplazar su testosterona lo llevó a dejar rápidamente los antidepresivos, perder peso, conseguir un trabajo estable y revitalizar su matrimonio. Las mujeres tienen sus propias necesidades hormonales únicas. Para las mujeres, la hormona más importante es el estrógeno, que, junto con la progesterona, les da sus características femeninas tradicionales. Afortunadamente para las mujeres, los obstetras y ginecólogos están más en sintonía con la salud hormonal, por lo que su perfil hormonal tiende a evaluarse con mayor frecuencia. Sin embargo, no es raro que pasen por alto un tratamiento hormonal eficaz, especialmente después de la menopausia.

Ese fue ciertamente el caso de una mujer de 70 años que vino a Fountain Life para hacerse la prueba. Cuando pasó por la menopausia a finales de los cuarenta, su obstetra-ginecólogo le había dicho que no tomara reemplazo hormonal debido al riesgo de cáncer de mama. Desafortunadamente, una exploración de sus arterias coronarias utilizando la prueba CCTA interpretada por IA de la que hablamos anteriormente en este capítulo, la que nos hicimos papá y yo, reveló una enfermedad arterial coronaria grave con una gran cantidad de placa inestable. La Dra. Kapp enfatizó que esto podría haberse evitado si ella simplemente hubiera recibido hormonas bioidénticas hace veinte años. Comparto todo esto contigo no para asustarte sino para educarte. Con la información correcta, podrás hacer las preguntas correctas para acceder a las pruebas hormonales correctas y optimizar tu salud y tu vida.

La salud de la mujer es tan importante, y hay tantos mitos como resultado de estudios obsoletos, que tenemos un capítulo completo en la sección tres dedicado a ella, que presenta a dos médicos extraordinariamente respetados: Jennifer Garrison, PhD, profesora asistente en el Instituto Buck en el Condado de Marin, California, y miembro del consejo asesor de nuestro libro, y a la Dra. Carolyn DeLucia, pionera en tratamientos de bienestar sexual no invasivos y obstetra/ginecóloga practicante durante casi treinta años.

Sé que esto es mucho que asimilar. Pero la conclusión es que no solo tienes el poder de ayudar a prevenir que la enfermedad eche raíces en tu cuerpo, sino que también tienes el poder de maximizar tu salud y vitalidad, a través de un puñado de pruebas que promueven tanto la salud como la esperanza de vida. En el próximo capítulo, conocerás a los científicos que realmente están revirtiendo el proceso de envejecimiento, ralentizándolo con el objetivo de detenerlo. Te presentaremos a un científico extraordinario de Harvard que está descifrando el código del envejecimiento, así como a otros investigadores que se han dado cuenta de que la edad es solo un número, una construcción social que no necesita definirse. En cambio, con energía, vitalidad y fuerza renovadas, te diremos cómo puedes definir la edad.

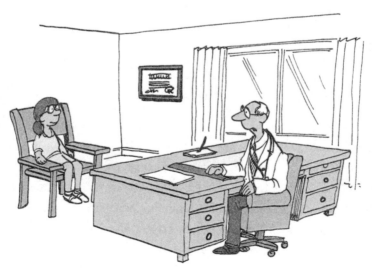

«Francamente, eres tan previsor que puedes ver el futuro de la atención médica».

Pruebas hormonales

Si sientes que has perdido parte de tu impulso o pasión o que te falta algo de la energía que solías canalizar hace cinco o diez años, las hormonas podrían ser las culpables. La buena noticia es que es fácil saberlo a través de simples análisis de sangre. Los hombres y las mujeres tienen muchas de las mismas hormonas, aunque en diferentes proporciones. Lograr el equilibrio hormonal adecuado puede ayudar a optimizar tu salud, por lo que es fundamental buscar un médico que esté bien versado en el tratamiento de la regulación hormonal. Asegúrate de que tu médico utilice solo hormonas bioidénticas cuidadosamente obtenidas para el tratamiento y que controle tu salud para detectar posibles efectos secundarios.

- Una evaluación básica de la salud hormonal masculina debe incluir: testosterona total, testosterona libre, dihidrotestosterona (DHT), estradiol (E2), globulina transportadora de hormonas sexuales (SHBG) y dehidroepiandrosterona (DHEA).
- Una evaluación básica de la salud hormonal femenina debe incluir: estradiol (E2), progesterona, testosterona, testosterona libre, SHBG y DHEA, como mínimo. También sería útil evaluar otros metabolitos de estrógeno.

Nuevamente, estas son pruebas que puedes hacer en tu hogar en coordinación con los médicos de un servicio de telemedicina. Hay muchas organizaciones que hacen esto, o si deseas trabajar con nuestra organización, puedes comunicarte con nosotros a través de nuestra aplicación.

La importancia de las pruebas de metales pesados

Ya que estamos en el tema de las pruebas, también quiero alentarte a que te hagas la prueba de metales pesados, dada una experiencia sorprendente que tuve hace varios años. En ese momento, como se describió anteriormente, me había desgarrado el manguito rotador del hombro derecho y realicé una serie de pruebas en mi cuerpo, incluido un análisis de sangre para detectar metales tóxicos. Después, el médico me pidió que lo llamara. Para mi asombro, me dijo que tenía niveles tan altos de mercurio en mi sistema que corría el riesgo de sufrir un paro cardíaco. «Señor Robbins, medimos el mercurio en una escala de cero a cinco», dijo. «Si usted es un tres, un cuatro o un cinco, corre peligro y debe extraerlo de su sistema nervioso. Lo máximo que he medido en un ser humano es setenta y cinco, y usted tiene ciento veintitrés».

Me quedé estupefacto. Luego, el médico me preguntó si había tenido algún problema últimamente con la pérdida de la memoria. «Sí», le dije. «Me ha sucedido en el escenario». Ni siquiera se lo había contado a mi esposa porque no quería preocuparla. El médico me dijo: «A muchas personas se les diagnostica erróneamente demencia cuando en realidad se trata de envenenamiento por mercurio». Luego me preguntó si también me había sentido inusualmente cansado. Respondí: «Creo que nunca me he sentido más exhausto en mi vida. Pensé que era solo debido a mi horario loco». Bueno, resultó que el agotamiento es otro síntoma del envenenamiento por mercurio, que interrumpe las mitocondrias en las células y hace que te sientas completamente agotado.

¿Cómo podía haberme pasado eso? Había sido increíblemente consciente de mi dieta. Utilizo la comida únicamente como combustible, no como entretenimiento, así que comía muchas ensaladas grandes y pescado todos los días. El atún y el pez espada eran mis favoritos y los comía prácticamente todos los días. De lo que no me había dado cuenta es de que el atún y el pez espada viven vidas inusualmente largas y consumen muchos peces más pequeños, por lo que acumulan niveles excepcionalmente altos de mercurio. En realidad, me estaba envenenando. También descubrí que, genéticamente, mi organismo no realiza bien la metilación, lo que simplemente significa que mi cuerpo no repara fácilmente mi ADN ni regula mis hormonas, y eso había agravado el problema. ¿Por qué te cuento esto? Porque es muy importante que te hagas una prueba de metales tóxicos. No es gran cosa, solo un simple análisis de sangre. La empresa que detectó mi envenenamiento por mercurio se llama Quicksilver Scientific. Afortunadamente, su fundador y director ejecutivo, Christopher Shade, PhD, me puso en un protocolo que gradualmente desintoxicó mi cuerpo. Si no me hubieran hecho la prueba y no hubiera seguido este programa de desintoxicación de mercurio, es muy probable que hoy no estuviera vivo. De hecho, diría que aproximadamente una de cada tres personas a las que recomiendo que se hagan la prueba tienen algún tipo de acumulación de metales tóxicos. Necesitas sacarlos de tu sistema, así que hazte el simple análisis de sangre.

Ahora, de nuevo, todo esto puede sonar un poco abrumador, pero en realidad, podría hacerte todas estas pruebas: la prueba CCTA para enfermedades cardíacas, la resonancia magnética y la prueba de GRAIL para el cáncer, y los análisis de sangre para metales y hormonas en unas pocas horas. La prueba de metales y la prueba de hormonas se pueden hacer incluso desde casa. O podrías decir, «Solo me preocupan las enfermedades cardíacas, déjame hacerme la prueba CCTA». Como te mostraremos, tu médico también puede ocuparse de que hagas esta prueba por tu cuenta o a través de la aplicación FountainOS. Así que no es mucho tiempo, pero realmente puede cambiar la calidad de tu vida, o incluso salvar tu vida o la vida de alguien a quien amas.

•••

UNA BONIFICACIÓN RÁPIDA: 5 PRUEBAS SENCILLAS QUE PUEDEN TENER UN IMPACTO DRÁSTICO EN TU VIDA

La medicina de precisión ha creado un conjunto completamente nuevo de capacidades de diagnóstico que pueden alterar radicalmente el curso de tu salud. Permíteme compartir rápidamente contigo cinco pruebas adicionales que yo y muchos de los clientes de Fountain Life nos hacemos regularmente. Tardan menos de diez minutos en total. Algunas incluso se pueden hacer desde la comodidad del hogar; solo tienes que enviarlas para su análisis.

1. La densidad ósea es de vital importancia para la salud y el bienestar a largo plazo. Una de cada dos mujeres mayores de 50 años se fracturará un hueso debido a la osteoporosis. Hay una prueba simple y no invasiva que mide la densidad mineral ósea, la fuerza ósea y el porcentaje de grasa corporal total y

masa muscular magra, lo que proporciona los datos necesarios para determinar si se recomienda el tratamiento de la osteoporosis para prevenir fracturas. Muchos atletas hacen esta prueba y yo también la he hecho. Se tarda solo tres minutos, con una radiación mínima involucrada. Se llama densitometría ósea + exploración metabólica de absorciometría dual de rayos X (DEXA) y es la prueba más avanzada para medir la osteoporosis.

2. **El poder del análisis del ADN.** El análisis completo del ADN, la secuenciación de tu genoma y el análisis de los resultados por los algoritmos de IA correctos pueden proporcionar información sobre tus riesgos genéticos para muchas afecciones de salud y tu estado de portador, que se refiere a los rasgos que pueden transmitirse a las generaciones futuras. A través de un simple hisopado de tu mejilla, puedes saber de antemano qué reacciones tendrás a ciertos medicamentos, comprender si tienes una mayor o menor propensión a ciertos tipos de cáncer u otras enfermedades, y también obtener información sobre tus rasgos físicos y cosas como la intolerancia alimentaria que pueden ayudarte a tomar decisiones de estilo de vida. Además, hoy en día, hay compañías que agregan todos los descubrimientos y correlaciones genómicos más recientes, y te enviarán (y también a tu médico) un boletín de noticias si se descubre algo nuevo sobre un gen que portas. ¿No es asombroso?

3. **Análisis de microbioma.** Es posible que sepas que tienes incluso más microorganismos (tu microbioma) viviendo en tu cuerpo que células. El avance más reciente en el mapeo del microbioma, llamado *ensayo microbiano GImap plus*, es una herramienta clínica innovadora que mide el ADN de la microbiota gastrointestinal a partir de una sola muestra de heces utilizando tecnología punta. Saber lo que sucede dentro de tu tracto digestivo es valiosísimo. Mejor aún, esta prueba se puede realizar en la comodidad del hogar. Si tienes problemas intestinales o sufres de falta de energía, es muy probable que tu microbioma esté

jugando un papel. Este análisis te dice lo que está pasando y te proporciona soluciones.

4. **Análisis de la piel Vital Health.** El análisis y las imágenes faciales utilizan inteligencia artificial para evaluar la salud y la edad de tu piel. Las imágenes por ordenador también permiten a los especialistas de Fountain Life simular los efectos que el daño solar y el envejecimiento tendrán en la apariencia de tu piel hasta los 80 años. Estos resultados ayudan a nuestro equipo a desarrollar un plan personalizado de rejuvenecimiento y antienvejecimiento de la piel para tratar y prevenir futuros daños. Encontrarás muchas de las soluciones en el capítulo 15, en nuestro apartado sobre la belleza, más adelante en el libro.

5. **¿Cuál es tu TruAge?** Como descubrirás más adelante en este libro, tienes una edad cronológica y una edad biológica. Algunos de nosotros envejecemos más rápido que nuestra edad cronológica y otros más lentamente. ¿No te gustaría saber cuál es tu posición? Esta sencilla prueba es el biomarcador número 1 para la duración de la salud y la vida útil. Mide los marcadores epigenéticos en tu ADN para determinar tu edad biológica efectiva y también proporciona un conjunto completo de métricas relacionadas con el envejecimiento, incluidas las medidas de longitud de los telómeros (la longitud de las pequeñas tapas protectoras en los extremos de tus cromosomas) y tu ritmo actual de envejecimiento. Me hice esta prueba el año pasado, a la edad cronológica de 61 años, pero mi cuerpo tenía solo 51 años, ¡muy alentador!

ASÍ QUE... ¿CUÁLES SON LOS SIGUIENTES PASOS?

Espero que te haya emocionado tanto como a mí el poder de estas nuevas tecnologías para ayudarnos a anticipar los desafíos, experimentar tranquilidad y maximizar nuestra energía física y potencial. De nuevo, si bien estamos muy orgullosos de lo que hacemos en Fountain Life y de nuestro equipo por brindar las herramientas más avanzadas y los avances terapéuticos regenerativos a nuestros clientes, tu médico puede acceder a estas pruebas por su cuenta o a través de nuestra aplicación; las diseñamos para que cualquier persona que utilice la aplicación pueda acceder al 90 % de las mismas tecnologías que se ofrecen en un centro Fountain Life, aunque no vivas cerca de uno.

Sin embargo, si tienes la suerte de vivir cerca de un centro Fountain Life, te invitamos a visitarnos y comprobarlo. Ahora mismo hay seis centros, en Florida, Nueva York y Pensilvania, con centros adicionales planificados para finales de 2023 en Dallas, Chicago, Los Ángeles, Dubái, India y Toronto.

Y si eres residente de San Diego o de San Francisco, tal vez desees visitar nuestra organización hermana, Health Nucleus, que forma parte de Human Longevity Inc. (HLI). HLI fue cofundada por Peter y Bob, junto con el pionero de la genómica Craig Venter. Yo también soy cliente e inversor. En Health Nucleus puedes acceder a muchas de las mismas tecnologías. De nuevo, no estás limitado a ir a Fountain Life para estas pruebas. Están disponibles a través de una extensa variedad de profesionales, y es posible que tu médico ya tenga acceso a ellas.

De hecho, en estos días, hay tantas herramientas digitales diseñadas para ayudarte a optimizar tu salud que puedes hacerlo desde tu hogar. Hoy en día hay de todo, desde un dispositivo del tamaño de una tarjeta de crédito llamado UHealth que puede medir el ritmo cardíaco, hasta Tyto, un kit de examen portátil del tamaño de la palma de la mano y una aplicación que permite realizar el propio examen médico guiado que el médico puede ver de manera remota en tiempo real. ¿Tienes dolor de garganta? La cámara de Tyto puede mirar claramente la parte profunda de tu garganta. Puedes leer acerca de estas tecnologías y muchas más en la sección de referencias al final del libro.

Nuestro objetivo en este libro es brindarte las herramientas para que seas el director ejecutivo de tu propia salud, con el apoyo de expertos, incluidos médicos y nutricionistas. El objetivo real es que la persona promedio obtenga acceso a más información sobre su salud de la que tendría acceso un médico tradicional.

Una de las mayores ventajas es tener una instantánea continua de tu salud con todos tus registros y progreso registrados. Es bueno poder comparar tu edad fisiológica con tu edad cronológica. ¡Incluso utilizamos tecnología de marcha deportiva para detectar cambios en tu forma de andar que pueden indicar problemas neurológicos, como conmoción cerebral, Parkinson y Alzheimer, con solo caminar diez pasos hacia delante y hacia atrás con tu teléfono!

Así que avancemos y descubramos todas las maneras en que puedes revertir tu edad fisiológica, reducir el riesgo de sufrir enfermedades crónicas y extender tu vida útil.

Entonces, ¿qué deberías hacer? Ten la tranquilidad de saber cuál es tu posición en los tres grandes (enfermedad cardíaca, cáncer y Alzheimer) y también aumenta tu energía, impulso y vitalidad a través de la optimización hormonal mediante un simple análisis de sangre. Si lo deseas, hazlo ahora mismo y prepárate para obtener las respuestas que necesitas.

Espero que este capítulo te haya mostrado lo lejos que ha llegado la tecnología y te haya convencido de no esperar hasta que sufras un revés. En realidad estaba terminando este capítulo cuando mi esposa me llamó después de viajar a Los Ángeles para visitar a una querida amiga nuestra y presentarle a nuestra bebé de cuatro meses. Hacia el final de la visita, se dio cuenta de que a nuestra amiga le pasaba algo. Cuando la presionamos, nuestra amiga reveló que a su amado esposo de 40 años le acababan de diagnosticar un tumor cerebral y le habían dicho que le quedaban seis meses de vida. Ambos lloramos porque queremos mucho a esa pareja, pero también es la razón por la que escribí este capítulo y estoy escribiendo este libro. De nuevo, recuerda, ¡la prevención y la captura temprana de un desafío lo es todo!

Solo recuerda, como un coche de carreras, muchos de nosotros tratamos de vivir nuestras vidas tan plenamente que nos esforzamos sin verificar cómo está nuestro motor. Pero incluso los conductores de coches de carrera tienen todo tipo de indicadores para saber qué sucede dentro del motor.

Por favor, date el regalo de saber lo que está pasando debajo del capó y haz que tus seres queridos sepan cuál es tu posición. Y una última vez, como un recordatorio ridículamente repetitivo: ¡los problemas son fáciles de resolver si se detectan cuando son pequeños! No esperes hasta que se conviertan en un desafío tan grande que anule tu capacidad para actuar.

Ahora pasemos a nuestro próximo capítulo, uno poderoso sobre una enfermedad a la que todos y cada uno de nosotros, sin importar cuán fuertes o sanos estemos, debemos enfrentarnos. Es lo que los científicos ahora llaman «la enfermedad del envejecimiento». Lo creas o no, ahora hay una nueva esperanza de que podamos vivir más y mejor, así que veamos cómo un científico de la longevidad de Harvard está comenzando a hacer retroceder nuestro reloj biológico…

··

SEGURO MÉDICO FOUNTAIN

Si eres dueño de una empresa que aseguras a tus empleados (el 63 % de las empresas de hoy en día en EE. UU. lo hacen), es posible que te interese conocer un plan de seguros para tus empleados que incluya todas estas últimas pruebas de diagnóstico. Para obtener más información, consulta el cuadro de desglose del seguro médico de Fountain al final de este libro.

··

4
RETROCEDER EL TIEMPO:
¿SERÁ CURABLE PRONTO EL ENVEJECIMIENTO?

La increíble historia del poder del epigenoma, las sirtuinas y las mitocondrias

«¿Qué pasaría si pudiéramos ser más jóvenes durante más tiempo? No años más, sino décadas más. ¿Qué pasaría si esos años finales no se vieran tan terriblemente diferentes a... los años que los precedieron? ¿Y si salvándonos a nosotros mismos también pudiéramos salvar al mundo?».

—DAVID SINCLAIR, *Lifespan: Why We Age—*
and Why We Don't Have To—.

Por primera vez en la historia de la humanidad, los científicos están descifrando el código para comprender por qué envejecemos y qué se puede hacer al respecto. En este capítulo obtendrás información sobre:

1. Lo que hace uno de los principales expertos en longevidad de Harvard para aumentar su energía y mantener su edad biológica veinte años más joven que su edad cronológica.

2. Qué se entiende por «teoría de la información del envejecimiento» y cómo esta teoría abre la posibilidad de ralentizar, detener o incluso revertir el proceso de envejecimiento.

3. Por qué tu ADN, tu genoma, no es tu destino y cómo puede modificarse tu epigenoma para evitar enfermedades degenerativas y cambiar la calidad de tu vida.

4. El papel de tus mitocondrias, el centro neurálgico de tus células, que brindan altos niveles de energía celular para impulsar cuerpo, mente y psique.

5. La intrincada danza de los genes de las sirtuinas, que sirven tanto para reparar el ADN como para regular el genoma, y podría ser la clave para la reversión de la edad.

6. Cómo un descubrimiento reciente sacudió el mundo de la longevidad, demostrando que un tratamiento de terapia genética fue capaz de «retroceder el tiempo» en ratones: revertir efectivamente su edad, restaurar la vista y regenerar su nervio óptico.

La gente suele decir que la edad es solo un número, pero para David Sinclair, son dos números. Tiene 53 y va a cumplir 33. Si eso te suena confuso, quédate conmigo, porque la explicación podría cambiar tu vida, o al menos tus expectativas de vida útil: la cantidad de años que permaneces sano, activo y completamente funcional en esta tierra.

David Sinclair, PhD, es una de las principales autoridades mundiales en rejuvenecimiento. Es profesor titular de genética en la Escuela de Medicina de Harvard. Dirige dos laboratorios de última generación sobre los mecanismos biológicos del envejecimiento, uno en Harvard y el otro en su Australia natal. Ha fundado casi una docena de nuevas empresas de biotecnología, ha escrito un libro que entró en la lista de los más vendidos del *New York Times* y ha patentado 35 inventos. Es el presidente de Life Biosciences, la nave nodriza de una familia de compañías de investigación y desarrollo de fármacos que luchan cuerpo a cuerpo contra el envejecimiento en todos los frentes. En caso de que aún no te haya impresionado, entró en la lista de la revista *Time* de «Las 100 personas más influyentes» del mundo.

Bastante notable, ¿no te parece? Pero hace unos años, cuando Peter Diamandis me dijo por primera vez que tenía que conocer a este «líder en el campo de la longevidad», admito que no estaba tan emocionado. «Espera un segundo, Peter», le dije. «No necesito vivir para siempre. ¿Qué impacto tendría esto en mi vida en este momento? Lo que me interesa es aumentar nuestra energía, fuerza, flexibilidad y vitalidad: nuestra calidad de vida hoy, no solo en el futuro». Pero Peter fue persistente. Me habló del gran avance de Sinclair, un estudio innovador para hacer retroceder nuestro reloj biológico. Y me explicó la alucinante «Teoría de la información del envejecimiento» del científico. Según Sinclair, la mayoría de las enfermedades crónicas o degenerativas, las que secuestran nuestra energía y degradan nuestra salud, no están integradas en nuestros genes. En realidad, son el resultado de una mala «información» que hace que nuestros genes se «enciendan» o «apaguen» en el momento equivocado o en los lugares equivocados del cuerpo. Es como un código corrupto en el disco duro de un ordenador, solo que a nivel molecular.

Desde 1995, cuando se unió al laboratorio de vanguardia de Leonard Guarente en el MIT y descubrieron conjuntamente una causa del envejecimiento en células de levadura, Sinclair ha luchado con el enigma de por qué decaemos físicamente con el tiempo. *Lifespan*, su primer libro, fue la culminación de décadas de avanzar dos pasos y retroceder uno, de interminables experimentos con gusanos, moscas, ratones y monos.

¿Y el resultado de toda esta incesante investigación? Sinclair concluyó que los nueve «sellos distintivos» clásicos del envejecimiento, desde células madre agotadas hasta proteínas enredadas y un metabolismo deteriorado, en realidad no causaban el proceso. En cambio, eran el resultado de daños en el ADN y de una regulación inadecuada de los genes. Encontró el mismo mecanismo operando «en todos los organismos del universo», desde la levadura y las bacterias hasta el *Homo sapiens*: «Envejecer, simplemente, es una pérdida de información». Esa es otra manera de decir que el envejecimiento es entropía, el desorden que resulta de datos faltantes o corruptos. ¡Es como un programa de ordenador que ha dañado líneas de código y también ha olvidado dónde se encuentra el código principal! La capacidad de tus células para hacer lo que se supone que deben hacer simplemente no está a la altura.

¿Puedo darte el titular? Las opciones ambientales y de estilo de vida realmente importan, incluso más de lo que la gente alguna vez pensó.

David Sinclair es un inconformista con carné, un maestro de la disrupción. Es el unicornio de los unicornios, un pensador verdaderamente original, la criatura más rara de esta tierra. Se ha destacado en tres ideas revolucionarias:

- **Principio # 1:** El envejecimiento es una enfermedad, lo que significa que no es inevitable ni aceptable.

- **Principio # 2:** El envejecimiento es una sola enfermedad con muchas manifestaciones, desde enfermedades cardíacas hasta cáncer, diabetes y trastornos autoinmunitarios.

- **Principio # 3:** El envejecimiento es tratable e incluso reversible.

Tómate un momento para digerir esas tres oraciones. Piensa en sus implicaciones. Considera la posible recompensa a medida que Silicon Valley invierta decenas de miles de millones de dólares e innumerables *petabytes* de IA para combatir enfermedades degenerativas y restaurar nuestra fuerza vital. Para ser claros, no todos los científicos están de acuerdo con Sinclair en todos los puntos. Está trabajando en un campo muy joven, donde los argumentos son apasionados y el consenso aún está surgiendo. Pero si su Teoría de la Información da con algo (y varios cerebritos con nivel Nobel creen que sí), las ideas que compartiremos en este capítulo podrían cambiarlo todo para ti y tus seres queridos. Podrían abrir la puerta a un nuevo tú. ¡Ser saludable, vital y fuerte a casi cualquier edad!

Estoy orgulloso de tener a David Sinclair en nuestro Consejo Asesor de *La fuerza de la vida*. Me siento privilegiado de apoyar su increíble, transformadora y pragmática investigación para mejorar la calidad de vida de los seres humanos en todo el planeta. Y tengo el honor de presentártelo en este capítulo. ¡Sigue leyendo y prepárate para sorprenderte, animarte e inspirarte!

LA RECETA DE REJUVENECIMIENTO DE DAVID SINCLAIR

Como puedes imaginar, Sinclair tiene suficiente energía como para agotar a dos o tres personas normales. Pero cuando lo conoces, su energía dinámica es brillante, imponente, insaciable. Tiene un rostro infantil, un intelecto de mercurio y un travieso sentido del humor. En un sentido muy real, es la encarnación de la juventud. ¿Cómo puedo saberlo? Bueno, la edad cronológica de Sinclair, la que figura en su certificado de nacimiento, es 53. Pero su edad biológica, según los biomarcadores en su sangre que cuentan la historia, es alrededor de dos décadas más joven. Y para que conste, es nuestra edad biológica la que importa. Es el número que mejor predice nuestras perspectivas de vivir otros treinta o cincuenta años vibrantes o más. La ciencia demuestra que no todos envejecemos al mismo ritmo. Mira mi amigo Tom Brady, un hombre que acaba de ganar su séptima Super Bowl a la tierna edad de 43 años. ¡Tom ahora tiene más victorias de la Super Bowl que cualquier otro equipo de la NFL! Si estás buscando mantener ese tipo de rendimiento máximo en cualquier competencia en la que te encuentres, ya sea en los negocios o en la vida, sigue leyendo.

Entonces, ¿cómo lo hizo Sinclair? ¿Cómo logró este ingenioso truco para volverse tan sano como una persona típica casi veinte años menor que él? ¿Tuvo suerte y ganó la lotería genética? ¿O hay algo que él sabe y que tú y yo debemos entender para que podamos seguir su ejemplo?

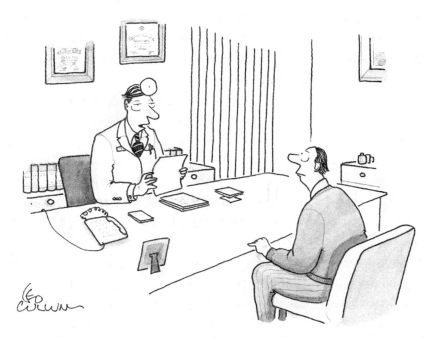

«Tiene cincuenta y siete años. Me gustaría bajar eso un poco».

Resulta que Sinclair ha aprovechado su conocimiento enciclopédico de la ciencia de la longevidad para tomar algunas decisiones de estilo de vida de alto impacto y mejorar enormemente sus perspectivas de una vida larga y saludable. En primer lugar, es inteligente con lo que come: es especialmente cuidadoso limitando la carne roja y evita casi todo el azúcar. En segundo lugar, se limita a una comida al día (cena), una forma de restricción calórica que muchos consideran una de las medidas más inteligentes y saludables que se pueden tomar. En tercer lugar, modera su consumo de alcohol. Cuarto, se esfuerza por dormir ocho horas cada noche. Quinto, hace ejercicio al menos tres días a la semana.

Como veremos en la sección tres, los cambios de estilo de vida que pueden afectar a tu vida, movimientos simples como estos, tienen un impacto enorme en tu salud, energía, vigor y longevidad. Lo mejor de todo es que son fáciles de entender y de replicar. ¡No es necesario ser un gurú de la longevidad de Harvard para decidir que probablemente no sea prudente atiborrarse de azúcar!

Pero la verdad es que el estilo de vida de Sinclair es saludable pero no tan excepcional. Aunque es un gran creyente en los beneficios del ejercicio, admitirá con total libertad que no es exactamente un fanático del gimnasio. Es más, no fue exactamente bendecido con genes fabulosos. Su árbol genealógico tiene mucha diabetes, muertes prematuras y discapacidades.

Entonces, ¿cuál es el secreto de Sinclair? En parte, al menos, es un pequeño puñado de suplementos de vitalidad y medicamentos simples tomados la mayoría de los días durante los últimos cinco años.

Los marcadores de inflamación y azúcar en la sangre de Sinclair solían ser altos, pero han bajado a niveles sanos. Su padre, Andrew, de 83 años, también toma estos suplementos de rejuvenecimiento, lo que puede ayudar a explicar por qué ya no sufre molestias, dolores o déficits de memoria. Rebosante de energía, Andrew camina de tres a seis a siete kilómetros al día, levanta más peso que su hijo en el gimnasio y pasa el tiempo libre escalando montañas y caminando por el Serengueti en África. «En comparación con hace diez años, es una persona diferente», dice Sinclair. «Física y mentalmente es más activo en ambos aspectos». En caso de que te lo estés preguntando, el régimen de Sinclair no es nada especialmente exótico.

Toma un cóctel de vitaminas, D_3 y K_2, un avance simple que cambia la vida y que muy pocas personas conocen. Se ha demostrado científicamente que la D_3 fortalece nuestros huesos, equilibra nuestras hormonas y fortalece nuestro sistema inmunológico, un beneficio fundamental a medida que envejecemos y nuestra respuesta inmunológica se debilita. Según un estudio de la Clínica Mayo, estudios recientes han encontrado que las personas con deficiencias de vitamina D tenían muchas más probabilidades de dar positivo en la prueba del virus que causa la COVID-19, y de experimentar insuficiencia respiratoria aguda o la muerte después de infectarse. En Escocia, el gobierno llegó a dar suplementos gratuitos de vitamina D a las poblaciones vulnerables que se habían aislado en interiores y recibiendo luz solar limitada.

Mientras tanto, la vitamina K_2 en realidad evita que nuestras arterias se obstruyan con placas de calcio, una de las principales causas de ataque cardíaco. (Y si deseas detectar una enfermedad cardíaca asintomática antes de que te cause un gran problema, y has leído nuestro capítulo anterior, ya conoces una nueva tomografía computarizada coronaria no invasiva desarrollada por una empresa nueva llamada Cleerly, que utiliza IA para predecir el riesgo de posibles bloqueos).

Además, Sinclair agrega un gramo de resveratrol a su yogur matutino (para una máxima absorción): es un potente antioxidante, que se encuentra en las uvas y el vino tinto, que puede proteger nuestro cerebro y corazón. Como sabrás, el resveratrol estuvo de moda durante un período de tiempo, hasta que algunos estudios demostraron que, sin grasa, la absorción de resveratrol era de cinco a diez veces menor. Según Sinclair, el consumo con yogur (u otra fuente de grasa) es fundamental. Toma un gramo de metformina, el tratamiento de primera línea para la diabetes tipo 2 que podría tener un impacto de gran alcance, incluso si no eres diabético. Al aumentar nuestra sensibilidad a la insulina y, por lo tanto, reducir nuestra glucosa en la sangre, Sinclair cree que este fármaco maravilloso común y corriente es una mina de oro para la salud. Te daremos más información sobre la metformina en el capítulo 10, «Tu farmacia para una mejor vitalidad», y sobre un estudio reciente que indica que puede proteger contra todo, desde el cáncer hasta las enfermedades cardíacas y la demencia.

Por último, pero no menos importante, Sinclair toma un gramo de un suplemento de venta libre llamado NMN (mononucleótido de nicotinamida), al que volveremos en breve una y otra vez con más detalle en el capítulo 10. Generado naturalmente por el cuerpo, este compuesto se convierte en una molécula llamada NAD+, que juega un papel fundamental en la regulación y energización de nuestras células. El problema es que generamos cada vez menos NAD+ a medida que envejecemos, que es donde entra en juego la suplementación con NMN. Si buscas en Google o en Amazon, encontrarás al menos una docena de marcas diferentes que venden lo que dicen ser NMN, con precios que van desde 24 dólares a los 95 dólares por 60 pastillas. El desafío es que muchos de estos suplementos, de hecho, no contienen NMN real cuando se analizan en el laboratorio. Y en muchos casos, lo que contienen no es una forma estable de la molécula y puede degradarse en menos de 60 días. En el capítulo 10, compartiremos contigo lo que creemos que son opciones seguras para que las consideres. Puedes comprar algo similar *online* por 50 dólares al mes, probablemente menos de lo que estás pagando por tu wifi, pero debes tener cuidado con su fuente. Sinclair apuesta por los estudios tempranos que dicen que la píldora es segura. Además de su padre, su hermano también la toma; también los perros de la familia.

Pero antes de que saques la tarjeta de crédito, permíteme agregar una advertencia. Varios precursores de la NAD+ han brindado beneficios notables para la salud de los animales. Pero aún no podemos estar seguros de dichos beneficios, o riesgos, para los seres humanos. El mismo Sinclair advierte que ninguna molécula mágica puede resolver todos nuestros males. Y él sabe mejor que nadie que la evidencia anecdótica no reemplaza los ensayos clínicos rigurosos, controlados y de doble ciego.

Aun así... según algunos de los científicos más respetados del mundo, las recompensas podrían ser asombrosas. Si la hipótesis de Sinclair se confirma, los suplementos que ha elegido, o algo parecido, podrían retrasar los estragos del tiempo y cambiar el curso de la historia humana. Podríamos dejar de envejecer en seco, o incluso recuperar la energía que dábamos por sentada cuando éramos veinteañeros. Las implicaciones son épicas. Como escribió Sinclair en su libro más vendido,

Lifespan: «¿Qué pasaría si no tuviéramos que preocuparnos de que el reloj corre? ¿Y si te dijera que pronto, muy pronto, de hecho, no lo haremos?».

Es una proposición extrema, sin duda. Lo entenderé si te resulta difícil de tragar, sin juego de palabras. Pero como pronto descubrirás, el futuro pintado por *Lifespan* no es una fantasía descabellada. Estamos llegando rápidamente a un punto de inflexión en el conocimiento y la tecnología. Estamos al borde de grandes avances que podrían expandir drásticamente nuestra energía y extender nuestra salud y nuestra esperanza de vida. La ciencia está a la vuelta de la esquina; en muchos casos, ya es una realidad práctica en este momento. El cóctel de suplementos de rejuvenecimiento de Sinclair es solo una de una multitud de tecnologías con un enorme potencial para impulsarnos a un mundo nuevo y brillante de vidas más largas, saludables, dinámicas y productivas.

KLOTHO: UN GEN QUE PUEDE SER DESBLOQUEADO PARA AUMENTAR LA VIDA ÚTIL

Aquí hay otro potente rejuvenecedor en camino: una enzima humana natural llamada *klotho*. De acuerdo con una compañía con sede en San Diego llamada Klotho Therapeutics, los niveles más altos del gen *klotho* humano pueden vincularse con tasas de supervivencia drásticamente más altas en las personas mayores. Aunque los datos preclínicos en animales no son una garantía, lo que sabemos hasta ahora es intrigante. Cuando el gen *klotho* de un ratón fue «eliminado», su vida útil se redujo en un 80%. Pero cuando el gen fue manipulado para «encenderse» a un nivel más alto, el ratón vivió un 30% más que los ratones normales... una bonificación de longevidad equivalente a más de veinte años humanos. Y dado que la proteína idéntica se encuentra en todo el reino animal, los científicos creen que hay razones para ser optimistas sobre la posibilidad de que las personas también se beneficiarán.

Como nos explicó el CEO y fundador de Klotho Therapeutics, Jim Plante, la historia del *klotho* es muy parecida a la historia de la NAD+. A medida que nuestros cuerpos envejecen, desarrollamos deficiencias de este crítico antiinflamatorio. Su compañía ha desarrollado una píldora de molécula pequeña que promete «desbloquear» el gen *klotho*, restaurar su «información» a niveles juveniles y detener la enfermedad degenerativa en su camino. Su primer ensayo clínico en humanos estará dirigido a enfermedades agudas del riñón, donde las concentraciones de *klotho* son más altas. Pero también planean abordar el cáncer, las enfermedades cardíacas, la diabetes y la fragilidad. Y dado que el *klotho* penetra la barrera hematoencefálica, son optimistas acerca de la posibilidad de que podría ayudar a prevenir la demencia. Ya se ha establecido que una cantidad saludable de *klotho* está asociada a un mayor volumen cerebral y una mejor memoria y otras funciones cognitivas.

•••

Antes de volver a la NAD+, quiero hablar de algo más fundamental. Centrémonos por un momento en lo que a los científicos les gusta llamar «primeros principios», los preceptos que pueden guiarnos para resolver los acertijos más básicos de la existencia. Si la calidad de nuestras vidas y el estado de nuestra salud están definidos por nuestra energía, nuestra vitalidad o fuerza vital... entonces, ¿qué podría ser más fundamental que esta pregunta crítica: ¿Qué genera la energía de nuestro cuerpo?

¿Qué alimenta a los 30 billones de células de nuestro cuerpo? Aún más importante, ¿cómo y por qué perdemos energía con el tiempo? ¿Por qué tantos jóvenes son víctimas de enfermedades generalmente asociadas a los ancianos, como diabetes, cáncer y enfermedades del corazón? Y lo más importante: ¿cómo podemos restaurar nuestra fuerza vital a su punto álgido juvenil y mantener nuestra energía a lo largo de una vida larga y exuberante, hasta una vejez madura y activa?

Aquí hay una pista: las respuestas más poderosas se pueden encontrar en los elementos más pequeños de la vida.

CONOCE TUS MITOCONDRIAS: TUS GENERADORES DE ENERGÍA

«Lo que los indios llaman prana *y los chinos llaman* ch'i, *los cristianos lo llaman gracia o Espíritu Santo, y los secularistas podrían llamarlo vitalidad o simplemente fuerza vital. Cada célula de tu cuerpo debe tener un suministro fresco de energía cada día para prosperar».*

—CAROLINE MYSS, *Why People Don't Heal and How They Can—*.

Desde hace tiempo entiendo que nuestra calidad de vida está determinada por nuestras emociones. Si tienes mil millones de dólares, pero estás enfadado todo el tiempo, tu vida es enfado. Si tienes unos hijos maravillosos, pero estás preocupada todo el tiempo, tu vida es preocupación. Pero las emociones no existen de manera aislada. Están fuertemente influenciadas por tu fisiología, sobre todo por tu energía. La baja energía tiende a traer emociones negativas. ¿Cómo te sientes después de una o dos noches de mal sueño? Ese es un estado de baja energía. La otra cara de la moneda es que la energía alta genera emociones positivas. Piensa en cómo te sientes cuando estás descansado y tranquilo: mucho más esperanzado y confiado, ¿verdad?

Aquí está el quid de la cuestión: tu energía está determinada por el universo que hay dentro de ti: tus aproximadamente 30 billones de células vivas, las unidades fundamentales de cada tejido, órgano y sistema de tu cuerpo. Por sumar dos y dos, nuestra calidad de vida es la calidad de vida de nuestras células: esa es la idea central. Cuando nuestras células están sanas y fuertes, estamos completamente vivos. Cuando nuestras células están en equilibrio, o lo que los científicos llaman «homeostasis», nuestra vida emocional también estará equilibrada. Y como verás, necesitamos altos niveles de energía celular para prosperar en cuerpo, mente y psique.

Todos conocemos a personas que parecen tener metabolismos «rápidos» o «lentos». De hecho, nuestros cuerpos son impulsados por múltiples vías metabólicas. Al cambiar una sustancia química por otra, lo regulan todo, desde nuestras hormonas hasta nuestro ciclo de sueño y nuestro sistema inmunológico. Pero el metabolismo en el que la mayoría de nosotros pensamos primero, y el fundamental para este capítulo, es el metabolismo de la glucosa, las reacciones químicas que convierten los carbohidratos y los azúcares en energía. Esto sucede dentro de nuestras mitocondrias, los diminutos altos hornos de la célula que nos mantienen vibrantes a lo largo de nuestros días. ¡Son nada menos que nuestros generadores de fuerza vital! Peter Diamandis tiene un par de gemelos de diez años de edad. Desbordan buen humor: ¡están turboalimentados! Sus mitocondrias están en pleno funcionamiento todo el tiempo. Como señaló un estudio financiado por los Institutos Nacionales de la Salud, «Quizá ninguna estructura [la mitocondria] está tan íntima y simultáneamente conectada tanto con la energía de la juventud como con el declive de la vejez».

Las mitocondrias crean el combustible que alimenta todas y cada una de las células de nuestro cuerpo. Viven en el citoplasma, el mar salado entre la membrana externa de una célula y su núcleo. Su mayor trabajo es importar nutrientes, descomponerlos y convertirlos en moléculas complejas llamadas ATP, los paquetes de baterías de las células.

Necesitamos ATP para ejercitar un músculo, sentir calor o frío, digerir nutrientes, eliminar desechos como el dióxido de carbono, ¡básicamente, para que nuestro cuerpo haga cualquier cosa! Cuanto más alto esté el animal en la escala evolutiva, más energía (y, por lo tanto, más ATP) necesita para sobrevivir. Si sus mitocondrias no hacen su trabajo, no hay ATP, y sin ATP, ¡no hay vida! Nuestra especie puede aguantar tres semanas sin alimento. Podemos pasar tres días más o menos sin agua. Pero tan solo tres minutos sin oxígeno pueden dañar el cerebro, porque se necesita oxígeno para «quemar» la glucosa en nuestras mitocondrias y producir ATP. (Otro dato «divertido»: el cianuro es tan letal porque se dirige a las mitocondrias y les impide utilizar oxígeno o fabricar ATP. Una pequeña cantidad, menos de una gota, ¡puede matar a una persona de tamaño mediano en 30 segundos!).

Para David Sinclair, las mitocondrias son el Código Da Vinci de las células, el lugar donde es más probable que se encuentren los secretos de la vida, la vitalidad, la decadencia y la muerte, si tan solo pudiéramos descifrarlos. En la investigación en curso de su equipo sobre lo que promueve la salud y la longevidad, «nosotros somos imparciales», dice. «Pedimos a las células y a los animales que nos digan qué es importante en el envejecimiento, y seguimos siendo arrastrados de regreso a las mitocondrias».

LA EDAD: LA CAUSA FUNDAMENTAL DE TODAS LAS ENFERMEDADES

«La vejez no es una batalla; la vejez es una masacre».

—PHILIP ROTH, legendario novelista estadounidense—.

Tanto si tememos 20 años, como si tenemos 40 o 60, envejecemos a cada momento, todos los días. Y no solo tú y yo. A medida que las personas viven cada vez más, el mundo entero envejece y la tendencia se acelera. En 1800, la esperanza de vida media mundial era de unos 30 años. Para 2019, gracias a los antibióticos y las vacunas y una mejor higiene, además de una fuerte caída en la mortalidad infantil, el promedio mundial se había disparado a 73, y mucho más que eso en las naciones occidentales como los Estados Unidos, con sistemas de salud sólidos y sanitarios modernos.

Para 2050, el segmento de la población mundial mayor de 60 años (mi nueva cohorte) será casi el doble de lo que es hoy: más de 2 mil millones de personas, casi una de cada cinco almas en la Tierra. Afortunadamente, puedo decirte que nuestras vidas más largas también serán más activas, más dinámicas y más sanas que nunca si nos alineamos con muchos de los principios compartidos por los expertos en las páginas siguientes.

Incluso con una caída estadística reciente de sobredosis de opioides, suicidio y problemas hepáticos crónicos (las llamadas enfermedades de la desesperación que se afianzaron más con los confinamientos provocados por la COVID-19), la persona típica en los Estados Unidos ahora vive hasta los 79 años. Una vez llegamos a los 65, las estadísticas muestran que podemos esperar otros 19 años, en promedio. Una persona sana de 80 años, libre de una enfermedad terminal, tiene buenas posibilidades de durar otra década o más, hasta los 90 años o más.

Pero mientras nuestra cantidad de vida ha aumentado significativamente, nuestra calidad de vida colectiva está, por el momento, estancada en una zona neutral. Aunque hemos logrado grandes avances contra las infecciones virales y bacterianas, más de 1,7 millones de estadounidenses mueren al año a causa de enfermedades crónicas. En general, más de dos de cada tres muertes provienen de uno o más de las seis grandes: enfermedad cardíaca, cáncer, accidente cerebrovascular, enfermedad pulmonar obstructiva crónica, diabetes y Alzheimer. Las abordaremos todas, y los últimos tratamientos innovadores y herramientas de prevención, en la sección 4 de este libro.

Aquí surge una pregunta: ¿Cuál es el mayor factor de riesgo para estas condiciones devastadoras? ¿Fumar? ¿Demasiadas copas nocturnas? ¿Muchos refrescos con una ración doble de papas fritas de McDonald's?

La respuesta es, ninguna de las anteriores.

El mayor factor de riesgo, con diferencia, es el envejecimiento. Mientras que fumar aumenta cinco veces el riesgo de cáncer, según Sinclair, el envejecimiento lo eleva quinientas veces. (Tiene sentido cuando lo piensas. ¿Cuántos niños de 12 años conoces con arterias endurecidas o cáncer de pulmón?). El envejecimiento en sí mismo es la madre de prácticamente todas las enfermedades, incluidas la mayoría de las enfermedades infecciosas. Si bien los hogares de ancianos informaron solo el 4 % de los casos de coronavirus en los Estados Unidos (a mediados de 2021), representaron el 31 % del total de muertes. Según los Centros para el Control y la Prevención de Enfermedades, el grupo demográfico de 85 años o más tenía 630 veces más probabilidades de morir de COVID que las personas de 20 años, muchas de las cuales tenían el virus sin ningún síntoma. ¿Por qué la gran diferencia? Las personas mayores tenían afecciones subyacentes letales, como enfermedades cardíacas o diabetes, o lo que los médicos llaman «comorbilidades», enfermedades vinculadas de manera abrumadora al envejecimiento.

Cada vez más científicos destacados están ahora de acuerdo con Sinclair sobre esta cuestión, aunque el *establishment* médico todavía trata de ponerse al día. En 2018, la Organización Mundial de la Salud finalmente incluyó la «enfermedad relacionada con el envejecimiento» en su manual de codificación internacional, un paso a regañadientes en la dirección correcta. Y escucha esto: el Instituto Nacional sobre el Envejecimiento, el único centro de investigación federal de los Estados Unidos para la atención médica preventiva, en sustitución de la atención reactiva de los enfermos, recibe solo el 7,5 % del financiamiento total de los Institutos Nacionales de la Salud.

«Si invirtiéramos tanto dinero en el envejecimiento como en las enfermedades», argumenta Sinclair, «ya tendríamos muchos medicamentos [aprobados]». Sabremos que hemos dado la vuelta a la esquina, dice Sinclair, cuando los medicamentos antienvejecimiento se prescriban con tanta libertad como en la actualidad las estatinas.

ENTONCES, ¿QUÉ ES EL ENVEJECIMIENTO?

«Sin energía, la vida se extinguiría instantáneamente
y el tejido celular colapsaría».

—ALBERT SZENT-GYÖRGYI, bioquímico y Premio Nobel—.

Pero, ¿a qué nos referimos exactamente con «envejecimiento»? Resulta que las canas, los olvidos, las cataratas y la pérdida de la audición son solo las ramificaciones posteriores obvias. El síndrome del envejecimiento en sí se arraiga temprano, a mediados de los veinte, y opera de manera invisible durante mucho tiempo. Es como *Jaws*, el tiburón asesino, que se desliza silenciosamente bajo la superficie, hasta que un día ataca.

En la mediana edad, nuestras células se han vuelto más grandes y más gordas. Sus membranas son menos permeables, lo que dificulta la entrada de oxígeno o la expulsión de productos de desecho. Se dividen más lentamente, adelgazan nuestros diminutos vasos sanguíneos y encogen nuestros músculos. Y se vuelven más rígidas, y eso significa malas noticias para nuestras articulaciones, circulación y vías respiratorias.

Así como el hueso de la rodilla se conecta con el hueso del muslo, los cambios en los tejidos conducen a cambios en los órganos, especialmente en el corazón, los pulmones y los riñones, que pierden gradualmente su funcionalidad. Al principio, es posible que no nos demos cuenta de que hemos superado nuestro pico: como una torre de oficinas bien construida, nuestros órganos están diseñados con una redundancia espectacular. Un corazón de 20 años puede bombear diez veces más sangre de la que necesita el cuerpo. Pero cuando llegamos a los 30, estamos perdiendo parte de esa reserva cada año. (¡Hay una razón por la cual las personas dejan de hacer carreras con sus hijos en la mediana edad!). Nuestros niveles de hormonas y células madre también caen por un precipicio entre los 30 y los 40 años de edad. ¿Por qué? Porque no fuimos diseñados por la evolución para vivir más de 35 años. Una vez que procreamos y mantenemos la especie, nuestro trabajo aquí se considera terminado. ¿Los resultados demasiado típicos? Todas las temidas características del envejecimiento, desde enfermedades crónicas y demencia hasta «síndromes geriátricos» como fragilidad y caídas.

El envejecimiento también es un problema enormemente complejo, con innumerables partes móviles. Así que es una tarea difícil llegar al fondo del asunto. «Envejecer no es algo que va mal», dice Leonard Guarente, PhD, el pionero en la investigación de la longevidad que le dio a Sinclair su entrada en el campo. «Son muchas cosas las que van mal al mismo tiempo [y] se refuerzan mutuamente en su declive». O como Tad Friend observó memorablemente en el *New Yorker*: «Resolver el envejecimiento no es solo un misterio, sino un cómo y un dónde y un por qué».

Bastante preciso. Pero el libro que tienes en las manos trata sobre soluciones reales comprobadas que puedes utilizar hoy, así como también de herramientas futuristas que están surgiendo rápidamente. Hay algunos detectives científicos realmente inteligentes que buscan pistas y se acercan cada día más a la fuente de nuestros problemas físicos. No hace falta decir que David Sinclair es uno de los mejores detectives. Se le ocurrió una idea que es audaz, provocativa y elegante, todo a la vez. ¿Estás listo? Sinclair está convencido de que el envejecimiento resulta de información perdida o distorsionada. Él cree que la fuente de nuestros problemas posteriores en la vida es un fallo en la comunicación y regulación celular, ni más ni menos.

Nuestro código genético es algo milagroso. Nuestra «información» original es el libro de instrucciones que desarrolla un romance microscópico entre el esperma y el óvulo en un recién nacido de tres kilos y medio con miles de millones de células, ¡todo en el período de nueve meses! Este manual, nuestro genoma, dirige las células madre genéticamente idénticas del organismo para transformarse en células nerviosas, células cardíacas, células musculares o células de la piel. En la mayoría de los casos, todo sale funcionando a la perfección. Todos los sistemas de un bebé funcionan, como un Tesla nuevo en garantía.

Pero con el tiempo, suceden cosas malas. Somos bombardeados por la radiación, el estrés y las toxinas ambientales. Sufrimos de dietas basura y no suficiente ejercicio real. Nuestra salud física y emocional se descuida profundamente. Hay una razón por la que la tasa de cáncer en los Estados Unidos se mantiene obstinadamente alta, a pesar de todo lo que hemos aprendido sobre la prevención... o por la que la diabetes infantil sigue aumentando cada año.

Pero esta es nuestra promesa: podemos permanecer libres de enfermedades durante casi toda nuestra vida. Podemos escribir un nuevo final para nuestras historias biológicas, y también un nuevo medio.

Si la Teoría de la Información del Envejecimiento de Sinclair es acertada, y somos capaces de reiniciar nuestro genoma y corregir esas instrucciones maestras a su estado prístino, ¡el momento en que mantendremos la juventud a lo largo de nuestras vidas puede no estar tan lejos! Dejaremos de envejecer en cualquier sentido que importe. Biológicamente hablando, mejoraremos. Más vivaces y potentes. Más incansables y enérgicos. ¡Más robustos y vivos!

EL SANTO GRIAL

«Lo que tenemos aquí... es una falta de comunicación».

—EL ALCAIDE en *La leyenda del indomable*—.

Comencemos con un poco de historia. Hay tres palabras que quiero ayudarte a entender. Suenan a términos científicos, pero contribuyen en gran medida a comprender el proceso de envejecimiento y, lo que es más importante, a cambiar el nivel de energía que experimentas incluso hoy. Esos tres términos son «genoma», «epigenoma» y «sirtuinas».

¿Cuál es tu genoma? Cada célula de tu cuerpo tiene un conjunto de instrucciones idéntico de 3.200 millones de letras de tu madre y 3.200 millones de letras de tu padre. Estas letras forman tu ADN y se conocen como tu genoma. Tu genoma codifica unas 30.000 proteínas que son las enzimas y los componentes básicos de la vida. ¡Las proteínas que codifica tu genoma al nacer son las mismas que codifica cuando tienes 80 años!

Entonces, si es cierto que tu genoma no cambia a lo largo de tu vida, y tienes básicamente el mismo genoma a los 80 que cuando tenías 20, ¿por qué no estás igual que cuando tenías 20?

Ahí es donde entra tu epigenoma. Tu epigenoma (donde el prefijo *epi* significa «encima», «sobre») es el software celular que controla tu ADN, tu genoma. Le dice a cada célula qué genes debe activar y qué genes debe desactivar. Es así como células con ADN idéntico pueden tener funciones muy diferentes, por eso una célula se convierte en músculo y otra en neurona. Mientras que tu genoma es un conjunto de instrucciones, como las teclas de un piano, cada una de las cuales hace una nota, tu epigenoma es como el pianista que decide qué teclas deben tocarse y en qué momento exacto durante un concierto. en el ámbito biológico, el epigenoma está formado por compuestos químicos y proteínas que se adhieren al ADN y dirigen cuáles de tus 30.000 genes se activan o desactivan a lo largo de tu vida.

Cuando se trata de nuestra salud, de la vida útil y de cómo el cuerpo y la mente funcionan cada día, nuestros genes y ADN no son nuestro destino. El epigenoma, que controla la expresión genética, es el principal mecanismo que decide nuestro destino. Permíteme decirlo de nuevo, porque muchas personas están hipnotizadas para creer lo contrario: nuestros genes no son nuestro destino. Créeme, porque sé lo que digo. Escucha lo que nos dijo David Sinclair: «Si observas los estudios de gemelos en miles de personas, llegas a la conclusión de que solo el 20 % de nuestra salud en la vejez y nuestra vida útil está determinada genéticamente, lo cual es algo asombroso».

¿Qué representa el otro 80 %? El epigenoma. Entre biólogos y genetistas, el tema ya no está en seria disputa: el *joystick* epigenético que controla cómo funciona el genoma es más poderoso que el propio código genético.

Es importante destacar que se han identificado varios factores del estilo de vida que se cree que modifican poderosamente los patrones epigenéticos, como la dieta, la obesidad, la actividad física, el tabaquismo, el consumo de alcohol, los contaminantes ambientales, el estrés psicológico y el trabajo en turnos nocturnos.

En este punto, hemos hablado sobre cómo el envejecimiento es la mala regulación de tu epigenoma: tener los genes incorrectos activados o desactivados a medida que envejecemos. Los errores en nuestro epigenoma se acumulan a lo largo de la vida. A medida que envejecemos, nuestro ADN celular se ve constantemente desafiado por factores que inducen daños, como el humo, la radiación y las toxinas del medio ambiente. Aquí es donde nuestro tercer ingrediente de por qué envejecemos, las sirtuinas, juega un papel fundamental. Las sirtuinas son un conjunto de siete genes reguladores que tienen dos funciones diferentes y competitivas en sus células. La primera, gobiernan el epigenoma, «activando los genes correctos en el momento correcto y en la célula correcta, aumentando la actividad mitocondrial, reduciendo la inflamación y protegiendo los telómeros». Y la segunda, tienen otra función primordial al dirigir la reparación del ADN.

A medida que envejecemos, la necesidad de reparar el ADN aumenta debido al daño acumulado. Tiene sentido, ¿verdad? A los 20 años solo hemos tenido una pequeña exposición a las toxinas ambientales, pero a los 60 años, hemos tenido una exposición tres veces mayor, y debido a que el daño del ADN se acumula, la necesidad de reparación aumenta constantemente. Como tal, nuestras sirtuinas se sobrecargan y responden frenéticamente a una alarma de incendio tras otra. A medida que se dispersan demasiado, se distraen de su segundo trabajo crítico de regular el epigenoma, decidiendo qué genes deben activarse y cuáles deben desactivarse.

¿El resultado de la doble afectación? A medida que envejecemos y acumulamos más y más daños en el ADN, nuestra capacidad para reparar los daños al mismo tiempo se vuelve cada vez más dificultosa. Desde sistemas de órganos completos hasta células individuales, nuestros organismos se desregulan. El ruido epigenético se acumula. Los genes que no tienen por qué estar encendidos se encienden constantemente y viceversa. ¡Es un caos epigenético!

En pocas palabras, esa es la dinámica del envejecimiento a nivel molecular: la tensión entre la regulación genética y la reparación genética, y cómo pagamos el precio cuando nuestras sirtuinas se ven abrumadas.

Esto nos lleva a otra pregunta importante, cuya respuesta puede combatir la enfermedad del envejecimiento humano: ¿Cómo podemos revivir y sobrecargar nuestras sirtuinas?

¿Cómo ayudar a las sirtuinas? ¿Respuesta? La NAD+

Gracias en gran parte a Sinclair, ahora sabemos que nuestras sirtuinas no pueden hacer gran cosa, incluida la reparación de nuestro ADN, sin una gran cantidad de NAD+, una molécula que es fundamental para alimentar todo el sistema de sirtuinas. Por lo tanto, es aleccionador saber que perdemos aproximadamente la mitad de nuestras NAD+ a los 50 años... justo en el momento en que las necesitamos más que nunca para funcionar con la máxima eficiencia. Nuestras sirtuinas no solo tienen más y más trabajo que hacer a medida que envejecemos, ¡sino que no tienen suficiente combustible NAD+ para hacer su trabajo!

¿Te parece una historia sombría? De hecho, es todo lo contrario. En primer lugar, como veremos en la sección 3, en el capítulo 10, «Tu farmacia para una mejor vitalidad», hay algo que puedes hacer para ayudar a tus sirtuinas y aumentar tus niveles de NAD+. En segundo lugar, si te has quedado conmigo hasta ahora, deberías estar entusiasmado con este cambio reciente en el pensamiento científico. Porque a diferencia de las mutaciones en nuestro genoma, el envejecimiento epigenético es predecible, reproducible y, según ensayos clínicos recientes, posiblemente reversible.

Piénsalo, sin exagerar, Sinclair está hablando del Santo Grial: ¡la fuente de la juventud! Una vez que descubrimos cómo restaurar nuestro epigenoma a una edad anterior, todo cambia. Las enfermedades «incurables», desde la diabetes hasta el Parkinson y la degeneración macular, se convertirán en errores en el proceso de envejecimiento en lugar de características estándar. Serán reparables o incluso prevenibles. Una vez que descifremos ese código, la humanidad se liberará de las enfermedades relacionadas con la edad.

«Imagina que tienes un tratamiento para una enfermedad cardíaca», dice Sinclair, «pero como efecto secundario también estarías protegido contra el Alzheimer, el cáncer y la fragilidad».

Ahora, hagamos una pausa por un momento y hagamos un balance. Porque debo admitir que te hemos sumergido en lo más profundo de esta piscina científica. Es mucho para digerir de una sola vez. Así que, respira hondo. Estira tus extremidades. Cómete un par de dónuts glaseados (no, olvídalo). Y ahora que te sientes renovado, déjame decirte a qué se suma todo esto. Es tan profundamente importante como simple y directo. Aquí, en resumen, está el gran mensaje de este capítulo: el envejecimiento no está programado en nuestro programa biológico. A diferencia de la muerte y los impuestos, no es inevitable.

Y si quieres más pruebas, déjame presentarte a algunos de nuestros amigos de cuatro patas.

NMN Y RATONES MUSCULARES

Ahora se acepta generalmente que el encogimiento y la muerte de nuestros microcapilares, nuestros vasos sanguíneos más pequeños, es un aspecto primario del envejecimiento. A medida que disminuye el flujo sanguíneo, los tejidos y los órganos reciben menos oxígeno. Los productos de desecho se acumulan. Las heridas sanan más lentamente. Perdemos hueso (osteoporosis) y sobre todo masa muscular. Esto ayuda a explicar por qué el rendimiento físico alcanza su punto máximo en la mayoría de las personas a los veinte años, y por qué los atletas profesionales generalmente se ven obligados a abandonar el campo a los cuarenta.

Sabemos que los entrenamientos regulares pueden ayudar a evitar este deterioro. Los músculos ejercitados liberan proteínas estimulantes del crecimiento que le indican a nuestras células endoteliales (las células que recubren nuestros vasos sanguíneos) que formen nuevos capilares. Pero sin suficientes sirtuinas activas en el vecindario, dice Sinclair, «es como si estas células se hubieran vuelto sordas a las señales que los músculos les envían». Una vez más, se pierde información crítica.

En su búsqueda por comprender mejor lo que estaba sucediendo, Sinclair llevó a cabo un experimento extraordinario. Su equipo de Harvard administró NMN (mononucleótido de nicotinamida), la molécula precursora que se convierte en NAD+ dentro de nuestras células, a ratones de veinte meses (equivalente a un ser humano de 60 o 70 años). ¿Y sabes lo que pasó? Los animales resultaron revitalizados. Formaron vasos sanguíneos nuevos y más densamente interconectados. Sus mitocondrias también revivieron. Y con más flujo de sangre y oxígeno, sus músculos se hicieron más grandes y más fuertes. La transformación fue bastante asombrosa. En dos meses, los animales revitalizados corrían un 60 % más que un grupo de control no tratado. Se volvieron tan vigorosos como los ratones con la mitad de edad. Según todas las medidas que importaban, ¡volvían a ser jóvenes! Por eso Sinclair y su suegro toman un gramo de NMN todas las mañanas como suplemento.

....

LAS FUERZAS ESPECIALES DE ESTADOS UNIDOS PRUEBA UN PROPULSOR NAD+

Cuando se trata de impulsar las NAD+, puede haber un nuevo juego en la ciudad en los próximos dos o tres años y se conoce con el nombre en clave de MIB-626. La MIB-626 es una molécula patentada fabricada sintéticamente que es similar, pero no idéntica, al NMN. Está siendo desarrollado y probado por una empresa llamada Metrobiotech en la que Peter y yo hemos invertido. Históricamente, cuando se mide, la mayor cantidad de NMN que ha podido aumentar los niveles de NAD+ intracelularmente ha sido del 40 %, pero estudios recientes en humanos muestran que catorce días de dosificación con MIB-626 pueden aumentar los niveles de NAD+ hasta en un 200 a 300 %.

«Hemos descubierto una manera de revertir el envejecimiento vascular al aumentar la presencia de moléculas naturales en el cuerpo que aumentan la respuesta fisiológica al ejercicio», dijo el investigador principal del estudio, David Sinclair.

Cuando se evaluó en ratones, los investigadores alimentaron con 400 mg/kg de NMN por día a ratones de 20 meses de edad, una edad comparable a los 70 años en las personas. Después de dos meses, los ratones habían aumentado el flujo sanguíneo muscular, mejorado el rendimiento físico y la resistencia, y los ratones viejos se habían vuelto tan fuertes como los ratones jóvenes. Un ratón adolescente correrá aproximadamente un kilómetro en línea recta en una caminadora. Le das este compuesto a un ratón adulto (equivalente a 70 años), que no es tan musculoso, durante treinta días, y podrá correr entre dos y tres kilómetros.

En lugar de seguir la ruta de los suplementos (que no requiere ensayos de la FDA), Metrobiotech busca la aprobación de la FDA y se encuentra en los primeros ensayos de fase 1 y fase 2 utilizando MIB-626 para una amplia variedad de indicaciones, que van desde una mayor resistencia muscular y neurogeneración, a tratar la insuficiencia renal relacionada con la COVID e incluso la insuficiencia cardíaca.

Quizá lo más interesante es que, en julio de 2021, se filtró que el Comando de Operaciones Especiales de Estados Unidos (SO-COM, por sus siglas en inglés) ha «completado estudios preclínicos de seguridad y dosificación en previsión de seguimiento de pruebas de rendimiento» utilizando la molécula MIB-626 de Metrobiotech. «Si los estudios preclínicos y los ensayos clínicos se confirman, los beneficios resultantes incluyen un mejor rendimiento humano, como una mayor resistencia y una recuperación más rápida de las lesiones», dijo el comandante de la Armada Timothy A. Hawkins, portavoz de SOCOM.

Si todo va bien con los ensayos clínicos, se espera que la MIB-626 obtenga la aprobación regulatoria como nuevo fármaco, disponible para todos nosotros a finales de 2023.

LA MÁQUINA DEL TIEMPO EPIGENÉTICA

«Nuestro estudio muestra que es posible que el envejecimiento no tenga que proceder en una sola dirección... Con una modulación cuidadosa, el envejecimiento podría revertirse».

—JUAN CARLOS IZPISUA BELMONTE,
innovador biólogo de células madre, Instituto Salk—.

Sinclair está más entusiasmado estos días con el potencial de la reprogramación celular para alterar nuestro epigenoma y mantenernos más sanos durante más tiempo. En 2006, un investigador japonés llamado Shinya Yamanaka hizo un gran descubrimiento, por el que recibió el Premio Nobel y que cambió el curso de la medicina y la biología humanas. Demostró que un conjunto de cuatro genes podía transformar células adultas comunes en células madre de edad cero. Estas células madre manipuladas, conocidas por los científicos como «células madre pluripotentes inducidas», tenían la capacidad mágica de reparar o reemplazar el tejido lesionado en cualquier parte del cuerpo. Al hacer retroceder las células en el tiempo, se podrían eliminar décadas de erosiones epigenéticas.

Diez años después, Juan Carlos Izpisua Belmonte, del Instituto Salk, activó los cuatro «factores Yamanaka» en ratones prematuramente envejecidos. El primer enfoque de Belmonte creó resultados espectaculares, pero algunos de los ratones murieron. Luego modificó su enfoque y condujo con éxito a sus células al «rejuvenecimiento molecular». Así es. Izpisua Belmonte logró la asombrosa hazaña de refrescar las mitocondrias menguantes de los animales y, por lo tanto, aumentó la esperanza de vida de los ratones en un 30 %. «Fue un experimento loco», dice Sinclair, «y probablemente obtendrá el Premio Nobel por ello». De hecho, Sinclair predice que este trabajo se convertirá en uno de los artículos de referencia del siglo XXI.

En 2019, el laboratorio de Harvard de Sinclair, apoyado en los hombros de Izpisua Belmonte y todo el campo de las sirtuinas, activó tres de los cuatro factores de Yamanaka en ratones ciegos por glaucoma relacionado con la edad. En los mamíferos adultos, no se sabe que las células del sistema nervioso central, que incluye el nervio óptico, se regeneren. Una vez que se ha perdido la visión por glaucoma, nunca ha habido una manera de recuperarla... pero tal vez ahora la haya. A los ratones REVIVER de Sinclair (*RecoVery of Information Via Epigenetic Reprogramming*) se les restauró la vista, «el primer tratamiento para revertir la pérdida de visión en un modelo de glaucoma». Y lo que es mejor, ninguno de los ratones murió.

Luego, el equipo de Sinclair pasó a la prueba de fuego de su teoría de la información del envejecimiento. Utilizando el «reloj epigenético» estándar de oro inventado por Steve Horvath de la UCLA, midieron un cambio químico llamado *metilación* a lo largo del genoma del ratón. Horvath compara la metilación con el óxido en un automóvil: cuanto más tienes, más viejo eres biológicamente y menos años te quedan.

Entonces, ¿qué encontró Sinclair? Después de activar los tres factores de Yamanaka, sus ratones REVIVER mostraron menos metilación. De hecho, se hicieron más jóvenes y pudieron ver: ¡el glaucoma había desaparecido! La desmetilación hizo que las neuronas viejas se comportaran como células nerviosas jóvenes y juguetonas. Sinclair llamó a Horvath y le dijo: «Adivina, Steve, tu reloj no es solo un reloj. ¡En realidad controla el tiempo!». (Si tienes curiosidad por conocer tu propio nivel de metilación y tu edad biológica epigenética, el equipo de Sinclair pronto comercializará una prueba basada en un frotis de interior de la mejilla rápido e indoloro. Promete un tiempo de respuesta de solo unos días y tiene un costo de solo un dólar).

Para ser claros, muchas terapias prometedoras se han estrellado y quemado en el abismo entre los estudios en animales y los ensayos clínicos en humanos. Aun así, los resultados de REVIVER emocionaron al mundo científico. Tal vez podríamos devolver nuestro epigenoma a su estado juvenil. Si es así, ¡las implicaciones son impresionantes! Una vez que podamos reprogramar de manera segura nuestros relojes biológicos y hacerlos retroceder, ¿qué nos impedirá devolver a los pacientes al punto en que estaban antes de que sufrieran un derrame cerebral, se fracturaran la columna vertebral o formaran su primera célula de cáncer de páncreas? «El cuerpo sanaría», dice Sinclair, «como si fuera muy joven, incluso neonatal». ¡Todo lo que tenemos que hacer es dar un paseo en la máquina del tiempo epigenética!

«Hacer frente al envejecimiento no es un acto egoísta.
Es probablemente el acto más generoso que podía ofrecerle al planeta».

—DAVID SINCLAIR—.

Si bien el camino hacia un epigenoma saludable y mitocondrias abundantes puede en última instancia ser allanado por suplementos como el NMN, el estilo de vida también juega un papel protagónico. Cuanto más envejecemos, más importantes se vuelven nuestros hábitos personales. Como explicaremos en capítulos posteriores, la restricción calórica, una condición imitada por las NAD+, es una pieza fundamental del rompecabezas. También lo es el ejercicio regular.

«Por eso ahora me preocupo por mi salud», dice Sinclair. «Pensé que podríamos afectarlo solo un poco, pero no. Realmente tenemos nuestra longevidad en nuestras manos». Espero que te lo tomes en serio, porque podría ser la lección más importante de todo este libro.

Lo último que querría hacer, dice Sinclair, «es mantener a la gente enferma por más tiempo». Su objetivo no es solo ayudarnos a ti y a mí a vivir hasta los noventa y más allá, sino llegar allí vibrantes e intactos, listos para el *rock and roll*. Eso es lo que queremos decir con expandir nuestra vida útil: ¡seguir sintiéndonos jóvenes hasta nuestros últimos días! En ensayos preclínicos, informa Sinclair, los ratones que recibieron NMN (el precursor de la NAD+) «no contraen enfermedades del corazón, cáncer, Alzheimer, hasta un 20 % más tarde en su vida. Y eso es un 20 % más de juventud, no solo un 20 % más de vida». Cuando los ratones superviejos finalmente se ven afectados por una enfermedad crónica, no se padecen largas agonías. Por el contrario, mueren más abruptamente. Estos hallazgos están en línea con la investigación de Nir Barzilai, asesor médico jefe de Life Biosciences. En un estudio de 700 personas mayores de 100 años, encontró un fenómeno inesperado: «Al final de su vida, están enfermos por un tiempo muy corto».

Un «dividendo de longevidad» se traduce en menos y más breves estadías en el hospital y en facturas médicas mucho más pequeñas. Durante sus últimos dos años de vida, según los Centros para el Control de Enfermedades, los centenarios acumulan solo un tercio de los gastos de atención médica de las personas que mueren más jóvenes. Si pudiéramos retrasar la aparición típica de enfermedades crónicas, digamos a partir de los 60 años hasta los 90 años: solo en Estados Unidos se ahorrarían miles de millones de dólares al año. Lo más importante de todo es que millones y millones de personas llevarían vidas más sanas, felices y socialmente útiles.

Al principio de su carrera, cuando David Sinclair se llamó a sí mismo «un rebelde de la ciencia», su celo toco al *establishment* por el lado equivocado. Incluso hoy, nos dice, su equipo sigue trabajando «a contracorriente, porque aquí pensamos diferente sobre los problemas. Lo que descubrimos es contraintuitivo. Y a veces tardamos veinte años en llegar a las respuestas de las preguntas que nos hacemos».

¿Quizás has oído hablar de la gran revelación sobre las tres etapas de todas las verdades? Así es como funciona:

1. Primero, son ridiculizadas.
2. Después se oponen a ellas ferozmente.
3. Y finalmente se aceptan como evidentes.

En la siguiente sección de este libro, conocerás a una serie de genios científicos que han creado avances extraordinarios siguiendo este mismo camino. De hecho, es posible que tú mismo comiences a leer estos capítulos como uno de los que dudan. «No me lo creo», puedes decirte a ti mismo. O: «¿Cómo puede ser esto posible?». Pero te animo a que mantengas el rumbo y sigas leyendo. Porque los resultados son reales.

En muchos sentidos, Sinclair tiene mucho en común con nuestro primer grupo de héroes. Todos hemos oído hablar de personas que mueren en la lista de espera para trasplantes de órganos. Pero no tiene por qué ser así, gracias a los científicos pioneros que están reescribiendo la historia. Pasemos ahora a la ciencia revolucionaria que puede sonar como ciencia ficción pero que ya se realiza con éxito hoy en día, mientras hablamos: la regeneración de nuevos órganos de reemplazo.

¡Ahora pasa la página y abróchate el cinturón!

HÉROES DE LA REVOLUCIÓN DE LA MEDICINA REGENERATIVA

Aprende cinco de las herramientas más poderosas para la curación, transformación y regeneración del cuerpo humano, y escucha las inspiradoras historias de los héroes que las crearon. Estas herramientas y descubrimientos son la base de muchos tratamientos que leerás en este libro, incluidos...

- El milagro de la regeneración de órganos.

- La poderosa célula CAR-T: una cura revolucionaria para la leucemia.

- La cirugía cerebral sin incisión: el impacto de los ultrasonidos focalizados para curar los síntomas del Parkinson e incluso la adicción a los opiáceos.

- La terapia genética y el poder de la CRISPR: una cura potencial para la enfermedad.

- El maravilloso camino de la WNT: ¿La última fuente de la juventud? Obtén información sobre una molécula innovadora en los ensayos de fase 3 que, literalmente, podría regenerar todos tus tendones en menos de 12 meses, eliminando la osteoartritis. Conoce también algunas de las alternativas de tratamiento contra el cáncer más novedosas a la quimioterapia, la radiación y la cirugía tradicionales.

5

EL MILAGRO DE LA REGENERACIÓN DE ÓRGANOS

«Si mantenemos coches, aviones y edificios para siempre con un mantenimiento continuo y una cantidad ilimitada de repuestos, ¿por qué no podemos crear un suministro ilimitado de órganos trasplantables para que las personas vivan indefinidamente?».

—MARTINE ROTHBLATT, creadora de SiriusXM Radio y directora ejecutiva de United Therapeutics—.

La próxima década será conocida por muchos avances drásticos en la salud, pero pocos serán más sorprendentes o impactantes que este: es posible que pronto cada uno de nosotros tenga acceso a un conjunto de órganos de repuesto. Hoy en día, el tiempo de espera del trasplante puede ser de años, lo que para muchas personas podría ser nunca. Pero ¿y si las personas no tuvieran que esperar a que alguien muera antes de poder tener un riñón, un corazón o un hígado sanos? En este capítulo, verás cómo cinco científicos y empresarios brillantes están asumiendo este gigantesco desafío mientras hablamos. Estos son solo algunos de sus impresionantes avances:

- Los pulmones «muertos» y dañados ahora se pueden restaurar y conservar en buenas condiciones hasta durante veintidós horas, tiempo suficiente para que se puedan trasplantar, con una tasa de éxito del 100 %.

- Otra plataforma basada en células madre (órganos impresos en 3D, una tecnología de hace veinte años) está avanzando rápidamente desde la piel y las vejigas hasta órganos sólidos como corazones, riñones y pulmones. El resultado final, proyectado antes del final de esta década, será un suministro ilimitado de trasplantes bajo demanda, seguros y asequibles, con el producto terminado disponible dentro de un mes a partir de la realización del pedido.

- Los cerdos genéticamente modificados y «humanizados» podrían proporcionar más que suficientes órganos listos para utilizar para todos los que están en las listas de trasplantes, sin riesgo de contaminación viral o una respuesta inmunológica que ponga en peligro la vida. ¡Los trasplantes podrían incluso ser más fuertes y resistentes que nuestros órganos originales!

- Otra plataforma más de regeneración de órganos está reconstruyendo pulmones desde cero mediante la combinación de un andamio de colágeno de cerdo con las propias células madre del futuro receptor. Con una combinación perfecta de ADN entre el paciente y el tejido regenerado, no hay posibilidad de rechazo y no se necesitan medicamentos inmunosupresores de por vida.

- Nuestros ganglios linfáticos se pueden convertir en biorreactores para fabricar «miniórganos» para apoyar o reemplazar los originales enfermos.

- Los «riñones cíborg» bajo pedido, andamios sintéticos infundidos con células madre, pueden generar orina normal y están destinados a ser probados en pacientes humanos para 2023.

- Además, a medida que leas esto, aprenderás los principios que han guiado a estos científicos inspiradores a crear avances en áreas donde la tarea parecía imposible. A medida que leas, observa los patrones que utilizan para crear estos avances porque pueden modelar tus creencias y acciones para resolver tus propios desafíos o alcanzar metas que inicialmente podrían parecerte imposibles.

Sé que todo esto suena a ciencia ficción, pero el Dr. Anthony Atala de la Universidad de Wake Forest lleva utilizando células madre para hacer crecer vejigas humanas impresas en 3D durante casi veinte años, y hoy en día hay personas cuyas vidas se han salvado y transformado gracias a su trabajo. La mayor parte de lo que leerás en este capítulo llegará al público entre finales de 2022 y 2025. Así que, comencemos el viaje...

De todas las personas brillantes que traspasaron esta frontera, una se destaca: Martine Rothblatt, presidenta, directora ejecutiva y fundadora de United Therapeutics, o UT. La calidad y el alcance del pensamiento de Martine, la profundidad de su curiosidad, la pasión de su ejecución: simplemente llega a un nivel diferente al de cualquier otra persona. Se ha hecho amiga mía y es amiga íntima de Peter Diamandis desde hace más de treinta años. Cuando Peter y yo la visitamos recientemente para hacerle una entrevista, lo que aprendí me dejó asombrado. Sigue leyendo y apuesto a que te sentirás de la misma manera.

United Therapeutics está cambiando el juego con una multitud de opciones para trasplantes de órganos de vida o muerte. Para cualquier otra persona, eso solo sería el trabajo de una vida impresionante. Pero para Martine, es solo la última de una larga serie de misiones que desafían las probabilidades. Hace años, imaginó una manera de conectar al mundo entero con lo mejor en noticias y música, sin importar cuán remoto pueda ser el oyente. ¿El resultado? Una radio satelital, ahora conocida como SiriusXM. Luego, como abogada sin antecedentes farmacéuticos, Martine impulsó el descubrimiento de medicamentos «huérfanos» para salvar la vida de su propia hija y de las miles de otras personas con enfermedades que alguna vez fueron terminales. Es autora, abogada, piloto de helicóptero y revolucionaria verde. Tiene el cerebro de un ingeniero y el alma de un filósofo, y ¿qué podría ser más hermoso que eso? Después de vivir la primera mitad de su vida como hombre, Martine se convirtió en la directora ejecutiva mejor pagada de los Estados Unidos y la primera directora ejecutiva abiertamente transgénero de una empresa pública. Parafraseando el viejo eslogan de *Star Trek*, ella va a donde nadie ha ido antes.

Permíteme compartir contigo un poco de la asombrosa historia personal de Martine y luego te explicaré con mayor profundidad los avances que está logrando en el campo de los trasplantes de órganos. ¿Por qué saber más sobre ella? He aquí por qué: hay momentos en que todos nos enfrentamos a desafíos aparentemente insuperables. La mayoría de nosotros acepta estos desafíos como parte de la vida y hacemos todo lo posible para manejar nuestros problemas o sufrimientos. Pero luego están las personas que crean soluciones y las traen al mundo, para ayudar a los demás. Martine es una de esas. Mientras lees las siguientes páginas, te pediría que pienses en los principios que sigue ella para atacar y resolver los problemas más difíciles. Porque, como ya se señaló, estos mismos principios funcionarán para ti en cualquier área de tu vida, incluida tu salud.

Y para ello no tienes que creer en mi palabra. *Forbes* colocó a Martine en su lista de las «100 mejores mentes comerciales vivas», justo al lado de Bezos, Buffett y Bono. Como exclamó la revista *Inc.*: «¡Está traspasando límites por todas partes!» O, como dijo el legendario futurista Ray Kurzweil, Martine tiene «un historial perfecto» en convertir sus visiones en realidad.

Es extremadamente raro encontrar a alguien tan consistentemente inspirador en una franja tan amplia del esfuerzo humano. Y quiero descubrir qué los motiva. Aquí hay dos cosas que puedo decirte sobre Martine. En primer lugar, no conoce el miedo, y mucho menos el miedo a equivocarse. «La persona que no comete errores está cometiendo el mayor error», dice, «porque simplemente se queda quieto y no hace nada». En segundo lugar, es una obsesiva en serie. Y a todos les encanta cuando Martine se obsesiona, porque significa que la vida en esta tierra está a punto de cambiar para mejor. Como me dijo en el Vaticano, «los mayores problemas del mundo son las mayores oportunidades».

Volviendo a la época en que Martine todavía era Martin Rothblatt, ya era la emperadora de lo que Peter Diamandis llama «propósitos masivamente transformadores». Desde muy pequeña se dio cuenta de que no era una locura pensar que podías hacer algo que nunca antes se había hecho. Como siempre he enseñado, si deseas nuevas respuestas, debes formular nuevas preguntas, y formularlas con la certeza de que necesitan una respuesta. Martine encarna ese principio a la perfección. En cada paso que ha dado ha sido descartada por aquellos que «saben». Pero ella nos muestra que no importa lo que nadie te diga, no importa cuántos obstáculos se interpongan en tu camino, sigues esforzándote hasta llegar a tu destino. Vas a toda velocidad. Liquidas la duda. No vacilas.

Mejor que cualquiera que haya conocido, Martine rechaza lo que yo llamo «la tiranía del cómo». Cuando la mayoría de las personas tienen un sueño o una meta, se emocionan hasta que comienzan a pensar en cómo lo van a lograr. Como todavía no saben cómo hacerlo, se desmoralizan. Pierden la sensación de certeza que requieren los avances. Pronto dejan de intentarlo, se dan por vencidos. Pero Martine nunca se desanima por la logística. Cuando algo importante está en juego, decide que encontrará la solución, incluso si todos los detalles de ingeniería y la logística no están listos para hacerlo funcionar. ¿Eso también tiene sentido para ti? Espero que sí. Porque no importa cuál sea tu ambición, es ese tipo de determinación y persistencia absoluta lo que impulsa el éxito.

¿Qué es lo que obsesiona a Martine estos días? ¿Qué la impulsa en cada momento de vida y a cada respiración? Un mundo de «órganos bajo pedido», en el que nadie necesitará morir por la falta de un pulmón, un hígado, un riñón o un corazón que funcione. La certeza de Martine nunca flaquea. «La persistencia es omnipotencia», dice ella. «Si no te rindes, tendrás éxito».

La regeneración de órganos es un campo fascinante: es literalmente ciencia ficción materializada. Pero antes de profundizar en ello, quiero contarte un poco más acerca de la persona cuya determinación de avance centímetro a centímetro está haciendo que suceda hoy, en tiempo real.

«La verdad y la tecnología triunfarán sobre la tontería y la burocracia».

—RENE ANSELMO, fundador de PanAmSat, la primera empresa privada internacional de comunicaciones por satélite de los Estados Unidos—.

Martine creció dándose un festín con la ciencia ficción de Arthur C. Clarke, el padrino de las comunicaciones por satélite. En la década de 1970, cuando era un joven aventurero de 19 años que estaba dándose un descanso de la universidad, viajó a las Seychelles, las islas frente al este de África donde la NASA había instalado una estación de rastreo para misiones en el espacio profundo. Después de escalar una montaña para echar un vistazo a la antena gigantesca, tuvo una epifanía en toda regla: «Fue como si hubiéramos entrado en el futuro». Comenzó a irse «a la cama cada noche diciendo que, aunque fuera lo último que hiciera en toda mi vida, conectaría el mundo con satélites».

Avancemos unos años. Martine obtuvo sus títulos en Derecho y máster en Administración de Empresas por la UCLA, con especialización en leyes y finanzas espaciales. Se unió a Gerard K. O'Neill, el visionario profesor de física de Princeton, como directora ejecutiva de Geostar, un sistema de rastreo vehicular, una versión temprana del GPS actual. La gran idea de Martine fue que las mismas señales que rastreaban camiones y aviones también podían transmitir sonido. Había pasado demasiadas horas en caminos rurales buscando en vano una cadena de radio que emitiera jazz. O, aún más frustrante, que una se desvaneciera en una zona muerta justo cuando sonaba uno de sus artistas favoritos. Entonces se le ocurrió: ¿por qué no podían usarse los satélites para transmitir radio? ¿Por qué los oyentes de todo el mundo no podían acceder a cientos de canales nítidos desde cualquier lugar desde donde pudieran ver el cielo? ¿Por qué la gente de Omaha o Reno no debería recibir la misma programación que damos por sentada en Nueva York, D. C. o San Francisco?

Martine es una ingeniera de corazón: «Si no puedes hacerlo o construirlo, no estoy tan interesada en ello». Hizo los cálculos y supo que su idea podía funcionar. A medida que los satélites fueran cada vez más grandes y potentes, podrían transmitir una señal a «una pequeña placa incrustada en el techo de un automóvil». Esa fue la génesis de Sirius Satellite Radio, ahora SiriusXM. En nuestra entrevista, Martine dejó claro cómo esta visión cumplía con sus tres criterios para un evento profundamente transformador a gran escala:

1. El objetivo, en este caso un servicio mundial de radio por satélite, podría lograrse de manera realista en una década.
2. Tenía el potencial de transformar la sociedad: «Mi idea era transmitir docenas de canales de contenido que las personas no pueden obtener de otra manera en todas las ciudades y pueblos de Norteamérica, ¡y superar 10 veces el límite!».
3. Era algo que «probablemente el 99 % de la población pensaba que era imposible».

No fue fácil, nunca lo es cuando estás haciendo algo original. Martine se topó con escépticos a cada paso. Primero fueron los expertos que insistieron en que las señales de radio satelital nunca podrían llegar a una pequeña antena plana desde más de 32.000 kilómetros de la superficie de la Tierra, no si tenían que atravesar árboles o sortear edificios altos. (Recuerda, esto fue antes de los teléfonos celulares o del Internet comercial). Luego estaban los escépticos que decían que la Comisión Federal de Comunicaciones nunca asignaría sus valiosas frecuencias a un sistema satelital no probado. (Eso incluía a la Asociación Nacional de Locutores, el *lobby* de la radio terrestre. Estaban aterrorizados por la nueva competencia y querían monopolizar las frecuencias para sus dispositivos electrónicos de recopilación de noticias). Pero Sirius superó la tecnología. En 1997, siete años después de que Martine fundara la empresa, recibió su licencia de la FCC. Aun así, los detractores no habían desaparecido. No había ningún mercado para la radio por suscripción, dijeron. ¿Quién pagaría por música, noticias y deportes cuando podría obtener AM o FM gratis?

Pero resultó que mucha gente estaba lista para pagar, especialmente después de que Howard Stern incorporase su programa. Hoy, SiriusXM cuenta con más de 30 millones de suscriptores. Tal como Martine compartió conmigo en uno de mis seminarios *Business Mastery*, ha conocido a cientos de personas de todos los ámbitos de la vida, de todos los rincones del país, que dicen que su creación «les ayuda a superar todos y cada uno de los días». Ha sido abrazada por mujeres en los lugares más aislados que ahora pueden conectarse a medios de conversación conmovedores y una mezcla heterogénea de géneros musicales. Gracias a los cursos académicos transmitidos por aire, su tecnología pionera permitió que los jóvenes de la India fueran aceptados en las mejores universidades. (Extendió SiriusXM a África y Asia a través de empresas relacionadas y satélites adicionales). Martine siempre se complace al escuchar estas historias. Pero no le sorprendió el éxito de SiriusXM, porque sabía cuánta potencia e impulso puede generar un evento de esa magnitud. Como ella me dijo, «Puedes construir la realidad que deseas cuando tienes tu propósito de transformación masiva. Sabes que vas a ganar antes de que realmente ganes».

«Lo hermoso de la mente humana es que es como un ordenador cuántico.
Puede absorber tanta información y luego colapsar en una solución de
inmediato».

—MARTINE ROTHBLATT—.

Sirius aún estaba despegando cuando su creador lanzó otra transformación, una personal. Porque Martin aún no era Martine. Todavía era Martin Rothblatt, aunque durante mucho tiempo se había sentido en desacuerdo con su etiqueta como hombre. Había reprimido su lado femenino: «Era supersensible a no querer que se rieran de mí, a no querer que me intimidaran, a no querer perder a todos mis amigos». Solo Bina, su esposa y alma gemela, sabía la verdad. Antes de cambiar su nombre y género, Martine consultó a cada uno de sus cuatro hijos. Le dio a cada uno el poder de veto; si no querían que ella hiciera la transición, ella no la haría. Los cuatro apoyaron su elección. Jenesis, de tan solo siete años, le llegó al corazón: «Amo a mi papá y ella me ama a mí».

Fue en ese momento cuando Martine y Bina notaron que algo le pasaba a su hija menor. En un viaje de esquí familiar a Telluride, Colorado, la energía de Jenesis decayó y sus labios se pusieron azules. De vuelta a casa, tuvo que ser llevada en brazos a su dormitorio. Fueron a médico tras médico, y nadie les pudo decir qué iba mal. En el Centro Médico Nacional Infantil de Washington D. C., descubrieron que Jenesis padecía una enfermedad rara y muy peligrosa: hipertensión arterial pulmonar. Un estrechamiento de las arterias en sus pulmones estaba restringiendo el flujo de sangre, forzando a su corazón a bombear con más fuerza de lo normal. Su cuerpo estaba falto de oxígeno. Durante los siguientes dos años, les dijeron los médicos, el músculo cardíaco de su hija se debilitaría. Pronto fallaría.

Martine nunca olvidará ese día: «Le dije al médico: "Seguramente debe de haber una cura"». Pero no la había. «Seguramente debe de haber un tratamiento». No había ninguno, al menos ninguno que fuera seguro y fiable. El médico principal, un especialista en la cúspide de su profesión, les dijo: «Todos los niños que he visto con esta enfermedad han muerto». Jenesis tenía diez años y tal vez le quedaran tres más de vida, cinco si tenía suerte. Por supuesto, la agregarían a la lista de trasplantes de pulmón. Pero había tan pocos órganos disponibles, especialmente para niños, que sus posibilidades eran entre escasas y nulas.

Martine estaba devastada, pero lejos de sentirse derrotada. Porque ese fue el día en que puso en marcha su siguiente evento de consecuencias masivas, su siguiente *viaje a la luna*, para rescatar a su hija. Para entonces, conocía el atributo más crítico para cualquier emprendedor de éxito: inmersión total y obsesión de una sola mente. Había absorbido cómo «ser capaz de mover esa lente de enfoque en tu cámara, y todo lo demás se vuelve borroso y solo te enfocas en lo que tienes que hacer. Debía salvar a Jenesis. Nada más importaba».

Martine renunció como CEO de Sirius. Dejó atrás la gran ambición y los logros de su vida por algo más urgente. Vendió una parte de sus acciones de Sirius, estableció una fundación y financió a diez médicos destacados para encontrar una cura para la hipertensión pulmonar. Seis meses después, ninguno de ellos había hecho mella. Jenesis se caía y se desmayaba, pasaba más noches en el hospital que fuera de él. A Martine se le acabó la paciencia. Tenía que haber una solución, y ella misma la encontraría. Tenemos la suerte de vivir en una época en la que cualquiera puede convertirse en un experto en casi cualquier tema, siempre que sepa leer y esté dispuesto a esforzarse. Martine decidió convertirse en experta en hipertensión pulmonar. «Era el equivalente intelectual», dice, «a la madre que levanta un Volkswagen para salvar a su hijo atrapado debajo de una rueda».

Con Jenesis a cuestas, Martine caminó hasta las bibliotecas del Centro Médico Nacional Infantil y los Institutos Nacionales de Salud. Leyó biología, fisiología, anatomía, bioquímica, un libro tras otro. Cuanto más aprendía, más segura se sentía que de alguna manera encontraría un modo de tratar esta enfermedad intratable.

«Somos afortunados de vivir en una época en la que cualquiera puede convertirse en un experto en casi cualquier tema, siempre que sepa leer y esté dispuesto a esforzarse».

Una vez más, los escépticos aparecieron con fuerza. Martine no tenía formación en la materia, le recordaron los mejores profesionales. Si existiera un medicamento eficaz, ¿no lo habrían encontrado ya los verdaderos científicos? E incluso si de alguna manera tropezaba con algo, la hipertensión pulmonar era tan rara que nadie invertiría en ella. ¿De dónde vendrían las ganancias? ¿Quién convertiría una solución científica en un producto comercial?

Afortunadamente, Martine tiene una teoría que la mantuvo a flote: cuando haces algo grande y audaz, se necesitan 99 *noes* para llegar al *sí*. Y necesitas acoger y abrazar esos *noes*, porque cada uno de ellos está un paso más cerca de ese *sí*. Como dice ella: «Si crees en lo que haces, solo tienes que ser persistente». Después de meses de investigación, encontró oro en un lugar inesperado: un artículo en una revista poco conocida sobre un fármaco desarrollado para tratar la insuficiencia cardíaca. El medicamento había sido un fracaso total. Pero tenía un efecto secundario intrigante. Reducía la presión arterial entre el corazón y los pulmones, pero en ningún otro lugar, que resultó ser exactamente lo que Martine estaba buscando. Acudió al desarrollador, Glaxo Wellcome (ahora GlaxoSmithKline), y le pidió comprar su misteriosa molécula. Tres veces le cerraron la puerta en la cara. El fármaco se había probado exclusivamente en la insuficiencia cardíaca congestiva y Glaxo no creía que funcionara en la hipertensión pulmonar. Además, no estaban dispuestos a licenciar un medicamento fallido a alguien que no fuera científico. Finalmente, solo les quedaba una pequeña cantidad del medicamento, pasada su fecha de caducidad. Un tratamiento que posiblemente salvó la vida de Jenesis estaba abandonado en un congelador, y ahí es donde se quedaría.

Un gran montón de *noes*, en resumen. Ahí es donde otro de los dichos favoritos de Martine resultó útil: «Identifica los pasillos de la indiferencia y recórrelos como el infierno». ¿Necesitaba credenciales? Está bien, ella las conseguiría. Reclutó un equipo de médicos para echar abajo los impedimentos y gradualmente desgastó a Glaxo. Acordaron licenciar los derechos mundiales del medicamento por 25.000 dólares y el 10 % de los ingresos que generase, que supusieron que serían cero. Cuando cerraron el trato, le entregaron a Martine una pequeña cantidad de polvo en una bolsa Ziploc, con una receta patentada que dejó perplejas a las primeras docenas de químicos que consultó. Pero como ya sabes, Martine no acepta un no por respuesta. Buscó a un farmacólogo jubilado, James Crow, quien pensó que podría hacerlo funcionar. En 1996, menos de dos años después del diagnóstico de Jenesis, fundaron United Therapeutics. Seis años después de eso, cuando Martine obtuvo su doctorado en Ética Médica, tenían un medicamento aprobado por la FDA llamado Remodulin que «demostró que todos los detractores estaban equivocados», dice ella. El lanzamiento a la luna había aterrizado.

Remodulin no era un medicamento perfecto. Tenía una vida media corta y los pacientes tenían que utilizar una bomba de infusión voluminosa durante todo el día. Pero ayudó a muchos de ellos a mantenerse con vida, incluida la hija de Martine. United Therapeutics luego desarrolló una versión inhalable y luego una píldora, Orenitram («Martine Ro» escrito al revés). Jenesis ahora tiene 36 años y vive una vida plena como directora digital y de telepresencia de United Therapeutics.

Mientras tanto, el «polvo sin valor» que Martine autorizó por 25.000 dólares ahora genera más de 1.500 millones de dólares al año en ingresos. Los ensayos clínicos han demostrado que reduce la morbilidad y la mortalidad por hipertensión pulmonar. En definitiva, ha cambiado radicalmente el panorama de esta temida enfermedad. Antes de que United Therapeutics pusiera a disposición este innovador fármaco, solo dos mil personas con hipertensión pulmonar vivían en todo Estados Unidos, y la tasa de mortalidad era así de alta. Hoy, gracias a este nuevo tratamiento, más de 50.000 personas sobrellevan la enfermedad, la gran mayoría disfrutando de una vida normal. Si no pueden pagar el precio del medicamento, United Therapeutics lo proporciona de manera gratuita. Como dice Martine, «Es un estadio completo de personas que viven, no mueren, con hipertensión pulmonar. Gente hermosa que tuvo hijos, se postuló para alcalde, se convirtió en campeona de *snowboard*, lo que sea».

Toda una historia de éxito, ¿verdad? Podrías llamarla un final feliz, excepto que Martine no estaba ni cerca de terminar. El conjunto de medicamentos de UT desaceleró la progresión de la hipertensión pulmonar, pero no la detuvo. Para algunos, como Jenesis, los resultados fueron espectaculares; para otros, incluidos algunos de los amigos cercanos de su hija, solo hubo un breve respiro antes del final. Incluso hoy, tres mil estadounidenses mueren de hipertensión pulmonar cada año. Para ellos, y para cualquier persona con otras enfermedades pulmonares en etapa terminal, como enfisema o EPOC, no existe una cura farmacéutica.

Pero hay una solución. Todo lo que necesitó fue otro lanzamiento a la luna.

PULMONES DE REEMPLAZO

«Nuestro miedo más profundo no es que seamos inadecuados. Nuestro miedo más profundo es que somos poderosos más allá de toda medida... Tu pequeñez no le sirve al mundo... A medida que nos liberamos de nuestro propio miedo, nuestra presencia automáticamente libera otros».

—MARIANNE WILLIAMSON—.

Actualmente, un millón de personas en los Estados Unidos tienen una enfermedad de órgano en etapa terminal. Más de cien mil están en lista de espera para trasplantes, principalmente de riñón y corazón. Muchos miles mueren cada año antes de que aparezcan sus nombres en la lista. A medida que la humanidad vive más y los automóviles se vuelven más seguros, lo que reduce la cantidad de órganos de donantes después de los accidentes de tránsito, la escasez se vuelve cada vez más aguda. Incluso con seis de cada diez adultos estadounidenses registrados como donantes de órganos, la demanda supera con creces la oferta. Es especialmente grave para las personas con enfermedad pulmonar en etapa terminal, que se cobra un cuarto de millón de vidas cada año. En 2019, hubo un total de 2.714 trasplantes de pulmón. Las posibilidades de que una persona que necesitaba un pulmón lo consiguiera eran apenas del 1 %.

Esas probabilidades no tenían sentido para Martine. Lanzó el guante en su charla TED de 2015: Si mantenemos coches, aviones y edificios en funcionamiento para siempre con un mantenimiento continuo y un almacenamiento ilimitado de piezas, «¿por qué no podemos crear un suministro ilimitado de órganos trasplantables para que las personas vivan indefinidamente?». Después de todo, no tiras el coche a la basura cuando pinchas un neumático. No derribas tu casa cuando necesitas un techo nuevo. Si miles de millones de personas han fabricado órganos de manera natural «desde tiempos inmemoriales, sin mencionar a todos los individuos del reino animal, ¿por qué no podemos hacerlo nosotros también?». El concepto de órganos sintéticos no viola ninguna ley conocida de la física. En el fondo, pensó Martine, se trata simplemente de un problema de ingeniería más.

Los pulmones son piezas anatómicas frágiles y complejas. Cuando muere un donante registrado, la gran mayoría de los pulmones son descartados por enfermedades infecciosas o degenerativas. Entre los pocos que pasan el visto bueno, el 80 % se llena de mucosidad y otros fluidos, arruinados por el proceso de la muerte. Al igual que las placentas rescatadas por Bob Hariri, ¡estos preciosos regalos de la vida estaban siendo arrojados a la basura!

Pero Martine tenía otra estrategia para aumentar la cantidad de pulmones sanos disponibles para trasplante. Basándose en el trabajo del Dr. Shaf Keshavjee, cirujano del Hospital General de Toronto, United Therapeutics estableció la primera instalación de restauración pulmonar centralizada del mundo en Silver Spring, Maryland. Comenzaron a tomar órganos «muertos» que habían sido rechazados para trasplante debido a su mal estado, y a bombear en ellos soluciones especiales para revivirlos bajo una cúpula de vidrio que actuaba como un «cuerpo» artificial, donde podían durar hasta veintidós horas. Se expulsaban los fluidos tóxicos y bacterias. Los desgarros eran reparados. Una vez que se estabilizaba un pulmón, un broncoscopio enviaba videos en tiempo real a cirujanos de los Estados Unidos. Si el órgano cumplía con sus estándares, se empaquetaba en frío y se entregaba para el trasplante. En todos los casos en los que un cirujano aceptó remotamente un pulmón, según Martine, los pacientes salieron del hospital.

«He conocido a estas personas», dice ella. «Están enormemente agradecidas. Me llevan a su garaje lleno de tanques de oxígeno y me dicen: "Ya no los necesito"».

Esta técnica, «perfusión pulmonar ex vivo» o EVLP (por sus siglas en inglés, de *ex vivo lung perfusion*) se había probado antes, pero nunca a la escala de United Therapeutics y su subsidiaria Lung Bioengineering PBC. Hasta la fecha, el centro de Maryland, una segunda sucursal de UT en el campus de la Clínica Mayo en Jacksonville, Florida, e instalaciones similares en otros lugares, han salvado a muchos cientos de pacientes. Una de ellas es Heather Leverington, cinco veces campeona nacional universitaria de lanzamiento de peso. En 2010, después de un ataque de lupus, comenzó a necesitar oxígeno para pasar el día. Dos años más tarde, en un vuelo a España con su esposo, se desmayó. El diagnóstico: hipertensión pulmonar. «Tuvo un caso muy muy agresivo y pasó por alto nuestros medicamentos», dijo Martine. «No fueron capaces de frenar la enfermedad». Cuando todavía era una mujer joven de unos 30 años, la perspectiva de Heather parecía sombría.

En 2016, a punto de perder la esperanza, Heather recibió una llamada de un hospital de Pittsburgh: ¿Estaría dispuesta a unirse a un ensayo clínico de United Therapeutics y probar un trasplante con pulmones EVLP? No tuvieron que preguntárselo dos veces. Después de que el equipo de UT reviviera un par de pulmones compatibles de un donante de 28 años, la cirugía de doce horas de Heather fue un éxito rotundo. Un año después, Heather ganó la medalla de oro en lanzamiento de peso en los Juegos de Trasplantados de Estados Unidos. Poco después, se quedó embarazada y dio a luz a un bebé sano, lo que generalmente no es posible para las personas con hipertensión pulmonar. Su enfermedad fue curada efectivamente.

XENOTRASPLANTE: ÓRGANOS DISPONIBLES

«Nunca dudes de que un pequeño grupo de ciudadanos reflexivos y comprometidos puede cambiar el mundo. De hecho, es lo que siempre ocurre».

—MARGARET MEAD—.

Uno de los grandes impedimentos para cualquier viaje a la luna —para cualquier evento de consecuencias masivas— es que los seres humanos no están programados para objetivos a muy largo plazo. Martine hace realidad su magia convirtiendo los lanzamientos a la luna en una serie de «lanzamientos en Tierra»: hitos tangibles, prácticos y de un tamaño que se pueden alcanzar en aproximadamente un año. Ella fragmenta las cosas. «Luego apilo cuidadosamente estos subproyectos de un año», dice, «y al final de los diez años tenemos algo que parece milagroso». Para el lanzamiento a la luna de UT para crear un suministro ilimitado de órganos trasplantables, el EVLP fue su primer lanzamiento en Tierra, pero de ninguna manera su acto final. Cuanto más desafiante es una tecnología, dice Martine, «más cuidadosa debe ser para cubrir tus apuestas». Es como diversificar una cartera de riqueza entre varias clases de activos. Para máxima seguridad, es mejor repartir los huevos en más de una canasta.

United Therapeutics ha puesto a trabajar a *equipos tigre*[2] en al menos cuatro plataformas diferentes para la regeneración de órganos. Estos grupos compiten entre sí y al mismo tiempo cooperan hacia la meta más grande. Una frustración con el EVLP es que los órganos no siempre llegan a los pacientes a tiempo, después de un terrible accidente automovilístico, por ejemplo, o después de que un soldado estadounidense en un campo de batalla pise una mina. El proceso depende de que otras personas mueran de muerte repentina e inoportuna. No es fiable, por decir lo menos. Y Martine se preguntó: ¿por qué no podemos construir órganos listos para utilizar, para estar preparados con una hora de anticipación?

Una solución puede encontrarse en el humilde cerdo, en un «xenotrasplante» entre especies. Por una casualidad de la naturaleza, los órganos de un cerdo adulto están cerca del tamaño y la forma de sus equivalentes humanos. (Los chimpancés podrían estar aún más cerca, pero son una especie protegida). En el caso de las válvulas cardíacas, donde un ajuste preciso es de suma importancia, los donantes porcinos (los cerdos) ya se utilizan para pacientes humanos. Los estadounidenses se comen alrededor de 130 millones de cerdos al año. Solo el 1 % de ese total cubriría con creces toda la demanda de órganos de reemplazo del país. Pero hay una trampa: el rechazo agresivo e hiperagudo. A las pocas horas, si no minutos, de un xenotrasplante, los órganos de cerdo «provocan una respuesta inmunitaria masiva y destructiva en los humanos, mucho más que un órgano de otra persona».

Para Martine, el problema era una oportunidad emocionante: ¿por qué la ingeniería genética no podía eliminar las proteínas porcinas que desencadenan el rechazo? ¿Por qué no humanizar al cerdo? Se asoció con Craig Venter, el maestro de la secuenciación genómica, e invirtió en la investigación sobre la edición de genomas de cerdos con CRISPR, una tecnología

---

2. Un documento de 1964 titulado «Program Management in Design and Development» (Gestión de programas en diseño y desarrollo) utilizó el término «equipos tigre» y lo definió como «un equipo de especialistas técnicos no domesticados y desinhibidos, seleccionados por su experiencia, energía e imaginación, y asignados para rastrear implacablemente todas las posibles fuentes de falla en un subsistema o simulación de una nave espacial».

relativamente nueva pero probada, que la revista *Time* llama «con mucho, el conjunto más preciso de herramientas moleculares para cortar, pegar, copiar y mover genes» (aprenderás más sobre el poder de la CRISPR y la terapia genética en el capítulo 9). La asociación descubrió que un «cerdo de diez genes», un animal con solo diez genes problemáticos eliminados o reemplazados por ADN humano, podría significar la solución. Como dijo Martine a su charla TED, eso no fue ciencia espacial. Fue «ingeniería sencilla», tomando un gen cada vez, no muy diferente a su enfoque paso a paso en el lanzamiento de un satélite de comunicaciones.

Los cerdos se modifican en una subsidiaria de UT con sede en Virginia llamada Revivicor, una spin-off de la compañía británica que hizo la oveja Dolly, el primer clon de mamífero. En 2017, la empresa de Martine acordó financiar programas universitarios de xenotrasplante de corazones, riñones y pulmones de cerdo. En poco tiempo, en ensayos preclínicos, los babuinos receptores estaban estableciendo récords de supervivencia; para 2018, en la Universidad de Múnich, duraban más de seis meses. La aprobación de la FDA para ensayos en humanos puede no estar muy lejos. En la Universidad de Alabama en Birmingham, los investigadores esperan trasplantar riñones de cerdo a humanos adultos y corazones de cerdo a niños recién nacidos con dificultades, aunque solo sea para ganarles más tiempo antes de que los órganos humanos estén disponibles. «Tenemos un Chevy», dice Devin Eckhoff, el exdirector del programa innovador de la UAB. «Incluso podemos tener un BMW ahora. ¿Esperamos a un Ferrari? Hay un momento en el que solo quieres probarlo». Martine tiene como objetivo iniciar ensayos clínicos para xenorriñones para 2023 («Sé que la gente a la que estoy tratando de salvar necesita riñones»), y para xenocorazones para 2025. Confía en que los trasplantes de órganos porcinos para pacientes humanos serán una realidad aprobada por la FDA antes de que finalice la década de 2020: «Lo que la mayoría de la gente pensaba que era imposible, ahora se dan cuenta de que es inevitable».

Si te preguntas lo rápido que puede suceder esto, te daré una pista. Mientras estaba realizando la edición final de este capítulo, recibí un mensaje de texto de Martine. «Tony, como prometí en tu evento "Máster en Negocios" en Palm Beach…». Y añadía un enlace a dos informes. Uno de *ABC News* y el otro del *New York Times* reportando una noticia de última hora de la primera vez que un riñón de cerdo había sido trasplantado a un ser humano sin desencadenar un rechazo inmediato, y que de hecho parecía un riñón normal al día siguiente. El procedimiento se realizó en el NYU Langone Health en la ciudad de Nueva York y es el fruto del trabajo de Martine desarrollado por United Therapeutics. Este experimento ha superado otro obstáculo más en el camino de la escasez de trasplantes de órganos, y los investigadores ya están pensando en las implicaciones en otros sistemas de órganos como la piel y las válvulas cardíacas.

Gracias al trabajo de eGenesis, una ambiciosa puesta en marcha surgida del laboratorio de Harvard del legendario genetista y nuestro asesor de *La fuerza de la vida*, George Church, PhD, la aprobación de la FDA ya no parece una posibilidad tan remota. El cofundador de la empresa, Luhan Yang, ideó una manera de realizar sesenta y dos ediciones genéticas simultáneas en el genoma del cerdo, lo suficiente como para eliminar todos los virus que normalmente residen en el genoma y posiblemente podrían infectar a las personas después de un trasplante. La compañía probó recientemente sus órganos de cerdo libres de virus en primates en el Massachusetts General con resultados impresionantes. Los primates sobrevivieron durante nueve meses después del trasplante, con un camino claro para llegar a más de un año. Otros científicos superestrellas están atacando el problema desde otros ángulos. En el Instituto Salk de California, bajo la dirección de Juan Carlos Izpisua Belmonte, los investigadores están trabajando para cultivar órganos humanos dentro de cerdos a través de células madre humanas. Según James Markmann, jefe de cirugía de trasplantes de Mass General, «Todos ven que estamos en un punto de inflexión». Como señaló *Atlantic*:

Los trasplantes rutinarios de cerdos a humanos podrían realmente transformar la atención médica más allá de simplemente aumentar el suministro. Los órganos pasarían de ser un producto del azar —alguien joven y saludable muriendo inesperadamente— al producto de un proceso de fabricación estandarizado...

Los trasplantes de órganos ya no tendrían que ser cirugías de emergencia, que requieren aviones para entregar órganos y equipos quirúrgicos para trabajar a cualquier hora. Los órganos de los cerdos se pueden recolectar según un cronograma y las cirugías se pueden planificar para horas exactas durante el día. Un paciente que ingresa con insuficiencia renal podría recibir un riñón al día siguiente, eliminando la necesidad de grandes centros de diálisis. Las camas de la UCI de los hospitales ya no serán ocupadas por pacientes que esperan un trasplante de corazón.

Al igual que Martine, la compañía del Dr. Church, eGenesis, también está trabajando para resolver la crisis de escasez de órganos con órganos de cerdo modificados. eGenesis se centra primero en los riñones y en las células de los islotes pancreáticos, aunque el corazón, los pulmones y el hígado no se quedarán atrás. Pero Church está listo para llevar esta revolución un paso más allá. «Buscamos crear órganos mejorados, producir algo que sea mejor que lo que tenemos en el cuerpo», dice. El Dr. Church imagina órganos que pueden defenderse de infecciones bacterianas o virales, o el deterioro del envejecimiento. «Algunas personas pueden tener problemas con este tipo de "ingeniería" humana. Pero si eso significa tener pulmones tan fuertes como los de Michael Phelps, o un corazón como el de Usain Bolt, ¿por qué no?».

«Estamos haciendo que los cerdos sean más parecidos a los humanos desde un punto de vista molecular, haciéndolos inmunotolerantes y eliminando los retrovirus [internos] en los cerdos», dice Church. «Los llamamos "Pig 3.0", y ya hemos producido dos mil de estos animales para ensayos preclínicos de trasplante de órganos en primates. Hasta el momento, los primates que reciben los órganos de donantes sobreviven más de trescientos días en el Hospital General de Massachusetts. Con suerte, no pasará mucho tiempo antes de que cambiemos de los primates a los ensayos clínicos en humanos.»

Aunque Martine comparte el creciente entusiasmo por los xenotrasplantes, también realiza ensayos preclínicos. Con opciones paralelas. Incluso después de humanizar un órgano de cerdo, señala, puede provocar los mismos problemas de rechazo a largo plazo que los trasplantes de personas. En otras palabras, los receptores aún necesitarían medicamentos inmunosupresores durante el resto de sus vidas. Más allá de algunos efectos secundarios desagradables, estos medicamentos pueden abrir la puerta a infecciones o cáncer. Para escenarios de etapa final que no son de emergencia, donde los pacientes tienen un año o más para encontrar un reemplazo que les salve la vida, United Therapeutics está trabajando en una tercera plataforma: construir órganos desde cero utilizando las propias células madre del paciente para la regeneración de tejidos.

Así es como funciona. Comienzan con los pulmones de un cerdo donante y extraen todas las células vivas. Lo que queda es el marco estructural, un andamio de colágeno, el componente básico de proteínas para la mayoría de los tejidos y órganos humanos. Lo hermoso del colágeno, sin importar su origen, es que no es reactivo: no provoca respuesta inmunitaria ni rechazo. A continuación, el andamio se recelulariza con miles de millones de células de tipo pulmonar humano o con las propias células madre pluripotentes inducidas del receptor, o iPSC, que tal vez recuerdes del capítulo 2. Derivada de células de piel adulta, una iPSC se reprograma para imitar una célula madre embrionaria. Luego sigue las instrucciones para convertirse en cualquier tipo de tejido que se necesite.

O, como explica Martine, «puede hacer retroceder el tiempo para que se convierta en una célula madre, y luego puede hacerlo retroceder específicamente para que sea una célula cardíaca o una célula alveolar para el pulmón». Dado que el órgano de reemplazo coincidiría con el ADN del receptor, no se necesitarían inmunosupresores. La última vez que revisamos la línea de ensamblaje de UT estaba produciendo 500 estructuras de pulmón humanizados por año.

El enfoque iPSC es un gran paso hacia la medicina regenerativa personalizada. Pero en el panorama general de Martine, es solo un lanzamiento en Tierra. Su última oportunidad en la luna involucra órganos «bajo pedido» que serán diseñados a medida de principio a fin. Fácilmente escalable, la tecnología hará obsoletos los trasplantes convencionales.

ÓRGANOS IMPRESOS EN 3D

«Si eres un creador, tienes que crear algo hasta que lo rompas,
y luego tienes que crearlo hasta que sea mejor, hasta que sea impecable.
Y luego debes hacer millones de ellos».

—MARTINE ROTHBLATT—.

Las primeras prótesis impresas en 3D aparecieron en 2010. Desde entonces, los científicos han creado piel bioimpresa en 3D para víctimas de quemaduras. Han creado retinas funcionales, la parte de nuestros ojos que capta toda la información visual. Han fabricado oídos biónicos que pueden captar sonidos fuera del rango del oído humano normal. En el Wake Forest Institute for Regenerative Medicine, el investigador e ingeniero de tejidos pionero, el Dr. Anthony Atala, ha estado utilizando células madre para imprimir en 3D vejigas humanas y salvar vidas durante casi veinte años. Ahora lidera la investigación para bioimprimir tejidos y órganos complejos, desde un cartílago hasta los riñones. Todo se hace con máquinas no muy diferentes a la impresora de inyección de tinta de la oficina o de tu casa, excepto que son del tamaño de un refrigerador. Aunque Atala y otros anteriormente hicieron un trabajo similar a mano, los tejidos y órganos bioimpresos en 3D son un gran avance en cuanto a asequibilidad, consistencia y precisión.

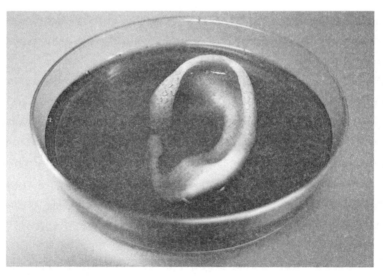

El Dr. Atala ha utilizado células madre para hacer crecer una oreja humana impresa en 3D para un soldado herido para reemplazarle la que perdió en una explosión).

La frontera final para la bioimpresión 3D, los desafíos más difíciles de todos, son los órganos sólidos como corazones, riñones, hígados y pulmones.

Tienen densas concentraciones de células (240 mil millones solo en el hígado), una enorme complejidad estructural y requisitos muy altos de oxígeno y suministro de sangre. El marco de tiempo para este logro generalmente se estima en décadas. Pero Martine tiene prisa, como siempre. En asociación con la empresa de impresión 3D líder en el mundo, 3D Systems, United Therapeutics está buscando la aprobación de la FDA para 2028.

Los órganos bioimpresos de UT comienzan con un andamio derivado de hojas de tabaco, modificado genéticamente para expresar colágeno humano. No hay productos animales involucrados. La impresora establece una «biotinta» de células madre pluripotentes inducidas, capa por capa, con un gel portador que permite que las células se propaguen y crezcan. (De alguna manera, cada célula sabe exactamente adónde ir). Como dijo Pedro Mendoza, director de bioimpresión de 3D Systems, a la *MIT Technology Review*: «Cuando ves la complejidad del pulmón, lo que hace la naturaleza desde la concepción hasta el nacimiento... No hay manera de mecanizar eso o moldearlo. La impresión 3D es la única forma que tenemos de crear esa geometría».

La tecnología es todavía un trabajo en progreso. Por el momento, la bioimpresora puede manejar detalles anatómicos de hasta seis micrones, aproximadamente una cuarta parte del ancho de un cabello humano, o el tamaño de los vasos sanguíneos más pequeños del pulmón. Eso es un gran avance, pero el pulmón contiene otras estructuras tan pequeñas como un micrómetro o incluso menos. El órgano tiene veintitrés ramas descendentes. La impresora de UT ha dominado dieciséis hasta ahora. Pero Martine no tiene dudas de que lo lograrán: «Tenemos un enfoque de ingeniería disciplinado. Cada año, hemos duplicado el número de sucursales». Una vez que se resuelven los problemas del «cómo», un pulmón o un corazón listos para utilizar pueden crecer más rápido de lo que podrías suponer: cuarenta y ocho horas para imprimir el andamio, menos de un mes para el producto terminado. Y la belleza de los órganos bioimpresos, señala Martine, es que pueden adaptarse a personas de todas las edades, tamaños y formas: «Si se trata de un niño pequeño, o incluso de un recién nacido, podemos imprimir un pulmón perfecto».

Podrías pensar que es un lanzamiento a la luna lo suficientemente audaz como para coronar una carrera. Pero Martine ve el mundo a través de una lente más amplia que la mayoría. Como le dijo a una audiencia de emprendedores en mi evento en Palm Beach: «No importa cuánto bien hagamos para salvar la vida de las personas, si todo el planeta está enfermo debido al sobrecalentamiento y la contaminación excesiva, todo el mundo se hundirá». La aviación contribuye hasta en un 5 % al calentamiento global, y ese número va en aumento. En una sola semana, United Therapeutics podría necesitar ocho viajes en un Learjet para entregar cuatro trasplantes EVLP. A medida que el negocio seguía creciendo a miles de órganos fabricados, Martine vio que se volvería insostenible desde el punto de vista ambiental. Así que modificó su declaración de misión: «Crear un suministro ilimitado de órganos trasplantables y que se entreguen con aviones sin emisiones de carbono». Su idea es utilizar una flota de entrega de aviones verticales eléctricos, o EVA, híbridos de avión y helicóptero que funcionan con energía eléctrica limpia. Si eso te suena tremendamente futurista, únete al club. Al igual que Martine, yo también tengo la licencia de piloto de helicóptero, y pensé que no había manera de que algo así pudiera suceder pronto.

Me equivoqué.

Martine reunió a otro equipo de tigres e inició una colaboración con Tier 1 Engineering en el sur de California. ¡En menos de doce meses, con menos de 2 millones de dólares, crearon el primer helicóptero eléctrico del mundo! Para 2017, el Robinson R44 reacondicionado de Martine había establecido un récord Guinness mundial por el vuelo más lejano, más alto y más pesado de una máquina de aire eVTOL (despegue y aterrizaje vertical eléctrico).

United Therapeutics se está asociando para construir mil de estas maravillas a batería «Wings of Life». Utilizarán tomas de recarga rápida en hospitales de todo el país. Además de su pequeña huella de carbono, los EVA emiten menos de una décima parte del ruido que un helicóptero estándar. Aunque por ahora se pondrán a prueba, el plan a más largo plazo, sujeto a la aprobación de la FAA, es para EVA autónomos con un alcance de 400 kilómetros. Si bien esto puede sonar exagerado, Martine señala que la tecnología ya existe. De hecho, sus EVA de tecnología Beta ahora recorren más de 185 kilómetros al día en vuelos de prueba sobre Nueva Inglaterra. Y, cuando este libro iba a imprimirse, el vuelo de prueba de concepto tuvo lugar en septiembre de 2021, utilizando un pequeño dron multicóptero para transferir pulmones de donantes del Toronto Western Hospital al Toronto General Hospital.

En septiembre de 2018, el día del equinoccio de otoño, Martine bautizó Unisphere, la sede de Maryland recién reconstruida de 1,43 hectáreas. Alimentado, calentado y enfriado por tecnologías sostenibles, principalmente solar y geotérmica, es el edificio con huella de carbono cero más grande del mundo. «Hice todos los cálculos», dice Martine. «Sabía que era práctico». Una de sus invitadas era una mujer joven con un interés especial en la empresa. Un mes antes había ganado dos medallas de oro y una de plata en los Juegos de Trasplantados de América, solo dos años después de su doble trasplante de pulmón EVLP. «Me dio escalofríos», dijo Heather Leverington. «Ver dónde sucedió todo y pensar que una parte de mí había estado allí antes fue realmente un poco surrealista».

¿Qué le espera a Martine? Aquí hay otra cosa asombrosa sobre ella: no importa cuán ocupada y apasionada pueda estar en el momento, siempre tiene uno o dos lanzamientos a la luna disponibles. Últimamente le ha intrigado la idea de replicar digitalmente la forma de vida humana para probar nuevos medicamentos a gran velocidad. United Therapeutics puso su dinero donde están sus ideas y estableció CLIMB (Computational Lab for In Silico Molecular Biology; el Laboratorio Computacional para Biología Molecular). Donde ahora se tarda diez años en completar un ensayo clínico típico, «nuestro objetivo es hacer diez ensayos clínicos en un día», dice Martine. «Con acceso a una base de datos genómica masiva, podríamos probar una versión digital de una molécula en millones de genomas humanos en un día y obtener un perfil de seguridad mucho mejor que el que podríamos obtener en un ensayo clínico con unos pocos miles de personas».

A juzgar por el historial de Martine, no se trata de si CLIMB logrará su audaz objetivo. Es solo una cuestión de cuándo.

LIGENESIS: GANGLIOS LINFÁTICOS PARA CRIAR ÓRGANOS

«Estamos utilizando el sistema linfático natural del cuerpo que evolucionó para ayudarnos a combatir las infecciones, y estamos aprovechando toda esa brillante biología para hacer crecer estos órganos ectópicos [fuera del organismo]».

—MICHAEL HUFFORD, cofundador y director ejecutivo de LyGenesis—.

Si bien Martine Rothblatt y George Church y Anthony Atala han acaparado justificadamente muchos de los titulares, quiero hablarte de otras tres empresas heroicas que son extraordinariamente prometedoras para entregar una generación de órganos de reemplazo a lo largo de esta década.

Empecemos con la *startup* llamada LyGenesis. Nos llega de la Universidad de Pittsburgh, donde Eric Lagasse, PhD, el fundador y director científico de la compañía, pasó una década aprendiendo a reutilizar los ganglios linfáticos de un paciente. Ha descubierto que estas fábricas celulares tienen la capacidad de hacer crecer miniórganos para apoyar o reemplazar un órgano enfermo.

El cuerpo humano contiene alrededor de 600 ganglios linfáticos, también conocidos como glándulas linfáticas. ¿Qué es un ganglio linfático? Es un órgano pequeño que nuestro sistema inmunitario utiliza para fabricar células T y combatir infecciones al atrapar bacterias o virus. Por eso tus ganglios linfáticos pueden hincharse cuando tienes un resfriado. Necesitan crecer para fabricar más células inmunitarias.

La gran idea de Eric Lagasse fue convertir los ganglios linfáticos en biorreactores. Si se inyectan o injertan células hepáticas en un ganglio linfático, crecerán y se multiplicarán hasta formar un minihígado funcional que podría salvar vidas. Como nos explicó el director general de LyGenesis, Michael Hufford, la compañía ahora está iniciando un ensayo clínico de fase 2 en humanos con minihígados en pacientes con enfermedad hepática en etapa terminal. El proceso comienza con una ecografía para injertar un puñado de células de hígado de un donante en algunos de los ganglios linfáticos del paciente. En unas pocas semanas, los ganglios comienzan a filtrar las toxinas de la sangre. Con el tiempo, eso se convierte en minihígados completos. LyGenesis se dirige a tres grupos de pacientes. En las personas con insuficiencia orgánica parcial, los miniórganos y el hígado original unirían sus fuerzas en un acuerdo de trabajo compartido permanente. Los pacientes más cercanos al fracaso total confiarían en los miniórganos para ganar tiempo hasta que llegaran sus trasplantes. Un grupo más pequeño, principalmente niños, necesitaría solo una pequeña cantidad de masa hepática donada para corregir una deficiencia enzimática congénita.

«La belleza de esta plataforma es que es de bajo riesgo y bajo costo», explica Hufford. «Los ensayos con animales no muestran efectos adversos graves. También es supereficiente: un solo órgano de un donante puede suministrar células para hasta setenta y cinco pacientes. Da esperanza a miles de pacientes que ahora se consideran desalentados». En la actualidad, nueve de cada diez personas con enfermedad hepática están demasiado enfermas incluso para entrar en la lista de trasplantes. Pero la mayoría pueden manejar un procedimiento ambulatorio de treinta minutos que requiere solo una sedación leve.

¿Qué sigue para LyGenesis? Están trabajando con otros órganos en animales, incluido un minipáncreas y un miniriñón. Desde el punto de vista de la salud, el más emocionante de todos es un minitimo, que podría hacernos biológicamente jóvenes nuevamente al reiniciar nuestro sistema inmunológico envejecido.

RIÑONES EN CRECIMIENTO

Luego está IVIVA Medical, que tiene como objetivo desarrollar riñones artificiales, el órgano con mayor demanda con diferencia, como una solución para la enfermedad renal en etapa terminal (ESRD, por sus siglas en inglés), una condición que afecta a más de 500.000 pacientes en los EE.UU. Si bien muchos continúan con la diálisis a largo plazo, el único tratamiento definitivo es un trasplante de riñón, para el que la oferta no se acerca a la demanda. Para abordar esta escasez de órganos de donantes, IVIVA está aprovechando la convergencia de la ingeniería de tejidos, la fabricación en 3D y la biología de células madre. La compañía fue fundada por el Dr. Harald Ott, un cirujano torácico del Massachusetts General, más conocido por su trabajo en la regeneración de órganos completos.

En el pasado, el Dr. Ott perfeccionó un método para extraer las células del órgano de un cadáver y luego infundir el andamio que quedaba con células madre progenitoras frescas, que pueden diferenciarse en una variedad de órganos. Hasta la fecha, su tecnología se ha aplicado con éxito a la regeneración del corazón, el hígado, los pulmones, los riñones y el páncreas. Pero para las personas que necesitan desesperadamente un trasplante, el gran inconveniente es el tiempo: la demora en encontrar un órgano bien conservado de un donante recién fallecido y luego la espera de que las células madre hagan su magia. El Dr. Ott creó IVIVA para eliminar el primero de estos cuellos de botella al diseñar un dispositivo para fabricar un andamio. Las células madre se adhieren al andamio sintético y crean una especie de riñón cíborg. A medida que la sangre fluye a través de esta máquina biológica (mitad biología, mitad tecnología), genera orina normal. IVIVA ahora está dirigido por Brock Reeve, director del Instituto de Células Madre de Harvard, y apunta hacia un ensayo clínico en humanos en 2023. Peter y yo nos convertimos en inversores a través de BOLD Capital Partners.

DEAN KAMEN Y EL INSTITUTO DE FABRICACIÓN REGENERATIVA AVANZADA

Nuestro último héroe de regeneración de órganos es el legendario inventor e ingeniero Dean Kamen. Antes de describir su trabajo en esta área, quiero asegurarme de que comprendes la amplitud de los logros de Kamen. Quizá sea mejor conocido como el fundador de la competencia mundial de robótica para escuelas secundarias, FIRST (*For Inspiration and Recognition of Science and Technology*, es decir: «Para la inspiración y el reconocimiento de la ciencia y la tecnología»), el creador de iBOT (una silla de ruedas futurista), el *segway* y la primera bomba de infusión portátil. Kamen posee más de mil patentes y el presidente Bill Clinton le otorgó la Medalla Nacional de Tecnología.

En los últimos días de la administración Obama, Kamen fue llamado a la Casa Blanca y se le propuso un desafío. Como recuerda, en la reunión el miembro principal del personal le dijo: «Se está realizando un trabajo increíble en cientos de laboratorios en todo Estados Unidos. Tenemos el potencial para cultivar células pancreáticas, neuronas, células cardíacas y más, pero nadie está integrando todo ello. Queremos financiar una organización que reúna toda esta ciencia para crear una industria completamente nueva y fabricar órganos humanos de reemplazo a gran escala».

El desafío vino acompañado de una subvención de 80 millones de dólares del Departamento de Defensa de Estados Unidos y una misión de cinco años para demostrar algo que funcionara. El primer paso de Kamen fue fundar una organización sin fines de lucro para ayudarlo a sacar esta tecnología innovadora de la placa de Petri a la fábrica. Lo llamó Instituto de Fabricación Regenerativa Avanzada (ARMI, por sus siglas en inglés, Advanced Regenerative Manufacturing Institute). ¿Su declaración de intenciones? Construir una infraestructura industrial «capaz de fabricar órganos humanos de reemplazo, desde cero, en el menor tiempo posible».

Hoy, ARMI tiene más de 170 organizaciones miembros, que van desde las mejores facultades de medicina y compañías farmacéuticas hasta operadores de sistemas de control de fabricación industrial.

Justo antes de que la COVID-19 golpeara a los Estados Unidos, Kamen y sus ingenieros habían completado su primera máquina prototipo, de unos seis metros de largo. Así es como Dean describe su primera demostración: «En un extremo del sistema introducimos un vial de células madre pluripotentes inducidas (iPSC) congeladas, y luego no volvemos a tocarlo durante veintidós días. Al final de esas tres semanas, del otro extremo de este sistema completamente sellado sale un segmento de tres pulgadas de largo de hueso y ligamento recién desarrollados». El tejido fabricado es de la calidad suficiente para reparar un tobillo o una rodilla reales. Pero los segmentos de huesos y ligamentos son solo un indicio de lo que es posible.

Entonces, ¿dónde quiere Dean llevar el sistema ARMI a continuación? El próximo paso, dice, «es pasar de iPSC a un corazón pediátrico en miniatura, completamente funcional y latiendo, en solo cuarenta días». Se dimensionarán para trasplantes potenciales en bebés y niños pequeños. Este trabajo cobró un impulso significativo recientemente cuando Doris Anita Taylor, PhD, una poderosa investigadora en medicina regenerativa para corazones de reemplazo, anunció que trasladará todo su laboratorio de Houston, Texas, a las instalaciones de ARMI en New Hampshire. (Leerás más sobre su increíble trabajo sobre «corazones fantasma» en el capítulo 17, «Cómo reparar un corazón roto»). El objetivo de ARMI ahora es fabricar corazones pediátricos a pleno funcionamiento disponibles para ensayos clínicos para 2024.

Al igual que Martine Rothblatt, Dean Kamen tiene un historial espectacular de hacer posible lo imposible de manera rutinaria. Así que, cuando dice: «Dentro de esta década será factible fabricar órganos humanos de reemplazo desde cero», le creo.

Apenas puedo imaginar algo más emocionante que tener acceso a un conjunto de órganos de repuesto, listos y esperando el momento en que las partes de nuestro cuerpo finalmente se desgasten. Pero a pesar de lo emocionante que puede ser ese futuro a corto plazo, en el próximo capítulo conocerás a una de las luminarias líderes del mundo en inmunoterapia, un campo que implementa la ingeniería genética para armar nuestras propias células T humildes y convertirlas en torpedos destructores de tumores. Es un hombre que lo perdió casi todo: su financiación, su equipo, la persona que más amaba en el mundo, pero de alguna manera encontró el coraje y la resistencia para mantener el rumbo. Me inspiro en su ejemplo; creo que te sentirás de la misma manera.

¡Permítenos compartir contigo la historia interna de este increíble avance del héroe científico que lideró el cambio para hacerlo realidad! Aprendamos sobre la poderosa célula CAR-T…

6

LA PODEROSA CÉLULA CAR-T: UNA CURA AVANZADA PARA LA LEUCEMIA

«En lugar de luchar contra el cáncer desde afuera,
cada vez nos estamos volcando más hacia adentro».
—ILANA YURKIEWICZ, oncóloga de la Universidad de Stanford—.

De todas las enfermedades que a uno le encantaría evitar, con la posible excepción del Alzheimer, la que empieza por C es probablemente la más temida. Cáncer. La guerra contra ella se ha librado durante décadas, con solo un progreso menor. ¿Sabías que todos nosotros, a lo largo de nuestra vida, vamos acumulando mutaciones que conducen a células precancerosas? A medida que estamos expuestos a factores como toxinas, exposición al sol, humo de segunda mano y dietas poco saludables, las mutaciones precancerosas se acumulan en nuestras células. Cuando estamos sanos y somos jóvenes, nuestro sistema inmunológico destruye estas células y tu ADN dañado antes de que ocurra algún deterioro. Pero a medida que envejecemos, nuestro sistema inmunitario se debilita y puede verse abrumado, un término que se conoce como *inmunoagotamiento* y, en última instancia, puede no detectar el cáncer en su aparición más temprana. Es entonces cuando estas células precancerosas siguen creciendo y dividiéndose hasta que se convierten en tumores malignos de perfil completo. En ese momento es cuando comienza el verdadero problema.

Ya te he comentado que el cáncer era mi miedo más profundo cuando era niño. Luego, más adelante en la vida, me enfrenté a él varias veces: una vez por la madre de mi novia, otras tres veces por otras personas queridas para mí. Uno era un miembro valioso de mi equipo; otro era un socio comercial; una tercera era la esposa del presidente de mi empresa pedagógica durante mucho tiempo. En cada caso, los vi consumirse, de manera lenta pero imparable, y sobre todo dolorosamente.

Si alguna vez has estado cerca de alguien a quien se le ha diagnosticado un cáncer de la sangre como la leucemia, entonces comprendes cómo estos pacientes son atacados dos veces: primero por la enfermedad y luego por las terapias. A veces es difícil decir cuál es más devastadora. Si bien la quimioterapia y la radioterapia pueden salvar vidas, también pueden tener efectos secundarios graves: daño cardíaco, daño hepático, daño nervioso e incluso cánceres posteriores que aparecen años más tarde. Entonces, después de perder a tres amigos por el enfoque del «estándar de atención», me di cuenta de que necesitábamos desesperadamente nuevas alternativas a las soluciones médicas del siglo xx.

A una de mis queridas amigas, Siri Lindley, le diagnosticaron una forma rara de leucemia y solo le dieron un 10 % de probabilidades de supervivencia. Y sobrevivió. ¿Por qué? Primero, probó un tratamiento innovador en combinación con células madre. En segundo lugar, Siri es un alma única y siempre ha tenido la mentalidad de que nadie la vencerá. Es una mujer que decidió convertirse en la competidora número uno en el deporte del triatlón, ¡en un momento en que ni siquiera sabía nadar! Desató su increíble voluntad de convertirse en campeona del mundo de triatlón. Utilizó esa misma determinación para combatir la leucemia. Un año después, a pesar de la predicción de los médicos de solo un 10 % de probabilidades de vivir, Siri está libre de cáncer hoy y ¡acaba de correr su primera carrera de 10 km después de la enfermedad!

Así que este capítulo trata sobre cómo se libra la guerra contra el cáncer de la sangre con las últimas armas tecnológicas, ¡sobre tratamientos prometedores que están listos para empezar a funcionar para todo el mundo! Hablaremos más sobre cómo la mentalidad afecta a tu bioquímica y tu salud en el capítulo final de este libro. Pero si alguna vez te has enfrentado al cáncer, o si alguien a quien amas se está enfrentando ahora, leer este capítulo es imprescindible. Comencemos con la historia del héroe que creó uno de los avances más prometedores, el Dr. Carl June. Estás a punto de recibir información sobre:

- Cómo la inmunoterapia estimula nuestro sistema inmunitario natural con medicamentos hechos de células inmunitarias vivas en lugar de medicamentos químicos, una bienvenida alternativa a la quimioterapia y otras intervenciones tradicionales contra el cáncer.
- Cómo Carl June superó la tragedia personal y las legiones de escépticos para idear lo que en realidad podría ser una cura original para algunos de los cánceres de la sangre más comunes y mortales.
- Cómo a través de la estimulación natural de tu propio sistema inmunológico puedes prevenir y posiblemente curar algunos de los cánceres más temidos.

TRATAMIENTO CON CAR-T DEL PRIMER PACIENTE

«Mi carrera ha sido completamente impredecible».

—DR. CARL JUNE—.

Era el verano de 2010 y el Dr. Carl June estaba desesperado. Dos semanas antes, June y sus colegas de la Universidad de Pensilvania habían tratado a un paciente con cáncer con algo que nunca antes se había probado: infusiones de los propios glóbulos blancos del hombre, con una característica nueva. El laboratorio de June en Filadelfia había reprogramado genéticamente estas células T en una fuerza de ataque guiada con precisión antitumoral, un conjunto de misiles de crucero celulares, por así decirlo.

Si todo iba bien, su sujeto, considerado terminal, encontraría un salvavidas. Además, el experimento podría abrir un frente revolucionario en la guerra contra el cáncer. June creía que podría salvar a innumerables personas con enfermedades malignas en la sangre y en la médula ósea, personas para quienes todo lo demás había fallado.

Las células inmunitarias alteradas eran imparables en una placa de Petri. Habían acumulado curas milagrosas en ratones. Pero el paciente uno de June, un oficial penitenciario jubilado de Nueva Jersey llamado Bill Ludwig, no estaba muy bien. Poco después de su tercera, y última, infusión para la leucemia linfocítica crónica (LLC), Ludwig tuvo fiebre baja y su presión arterial se desplomó. Durante los siguientes cinco días, empeoró constantemente. Parecía que tuviera la madre de todos los males: violentos escalofríos, sudores, náuseas, diarrea. La temperatura central de Ludwig subió a 41 grados. (Las enfermeras tiraron sus termómetros, debían de estar rotos, ¿no?). Aunque el paciente mostraba todas las características de una infección aguda, sus escaneos y cultivos resultaron negativos, sin virus ni bacterias. Sin embargo, siguió enfermando y debilitándose. Sus riñones comenzaron a fallar. Su corazón y sus pulmones estaban al límite.

Más adelante, June se daría cuenta de que Ludwig había sido golpeado por una respuesta inflamatoria sistémica masiva. La crisis fue desencadenada por lo que inicialmente era algo bueno: una masacre de las células leucémicas del paciente por parte de su sistema inmunológico. Cuando las células T inmunitarias entran en combate mortal, inundan el cuerpo con sustancias químicas inflamatorias llamadas *citocinas*. El daño colateral era prueba de que el tratamiento de Ludwig estaba funcionando: una característica, no un error. Este efecto secundario «en el objetivo» ahora tiene un nombre: *síndrome de liberación de citocinas*. En casos severos, como el de Ludwig, se llama *tormenta de citocinas*, una condición potencialmente letal que se hizo muy conocida en la pandemia de la COVID-19. Pero en ese momento, admite June, su equipo «ni siquiera sabía lo que era».

Ludwig había pensado durante mucho tiempo que su cáncer eventualmente lo mataría; ahora parecía que el juicio de June podría cumplirse. La crisis llegó a su punto crítico una tarde, después de que la esposa del paciente, Darla, se fuera a casa. «Tiene que volver», le dijo solemnemente un médico por teléfono. «Bill no verá el amanecer».

«Es solo cuestión de tiempo antes de que la terapia basada en células reemplace a la quimioterapia de dosis alta como tratamiento de primera línea para prácticamente todos los cánceres de la sangre».

—CARL JUNE—.

En la ciencia médica, como en cualquier ámbito de la vida, hay muy pocas ideas verdaderamente nuevas bajo el sol. Pero la terapia de células CAR-T es completamente original. Es un híbrido audaz de terapia genética, en la que los científicos editan el ADN de una célula para eliminar un defecto o insertar un gen útil, e inmunoterapia, que cura al estimular las propias defensas naturales del paciente: el intrincado sistema inmunológico que nos protege contra las enfermedades. Las células CAR-T son lo último en medicina personalizada. Son un «medicamento vivo» elaborado a partir de los propios tejidos del paciente y posiblemente el tratamiento contra el cáncer más complejo que se haya inventado hasta ahora.

Y aquí hay una cosa segura: la terapia no sería tan avanzada como lo es hoy sin el compromiso intrépido y el ingenio inconformista de Carl June.

June es el tipo de científico que se involucra emocionalmente con sus pacientes. Pero cuando se trató de Bill Ludwig, tenía mucho más en juego que el destino de un sujeto de 65 años. Hoy conocemos a Carl June como una estrella del rock de la medicina celular, una de las «100 personas más influyentes del mundo» según la revista *Time*. Pero no fue hace tanto tiempo cuando la inmunoterapia era la hijastra fea de la ciencia del cáncer. Al igual que el Dr. Michel Sadelain en el Memorial Sloan Kettering y otros pioneros de las células CAR-T, June fue mayormente desestimado por el *establishment* médico e ignorado por el sector privado. Se vio obligado a depender de pequeñas organizaciones sin fines de lucro para la financiación. A raíz del baño de sangre del mercado de valores de 2008, esas fundaciones aún tenían que recuperarse del brutal golpe a sus dotaciones. Recortaron gastos. El pozo se estaba secando.

El campo todavía se estaba recuperando de la muerte de Jesse Gelsinger una década antes, en un ensayo en otro laboratorio de Penn. Vigoroso graduado de secundaria de 18 años de edad con una rara enfermedad metabólica genética, Gelsinger había sido declarado con muerte cerebral cuatro días después de un tratamiento de transferencia de genes. La FDA señaló irregularidades y el gobierno y la universidad pagaron un acuerdo de más de 1 millón de dólares. *The Washington Post* lo llamó «el último de una serie de contratiempos para un enfoque prometedor que hasta ahora no ha logrado ofrecer su primera cura». El ensayo no tuvo nada que ver con las células CAR-T, pero frenó la ciencia de cabecera en la ingeniería genética durante mucho mucho tiempo.

En 2009, June y sus colegas publicaron datos preclínicos en ratones de laboratorio que demostraron la promesa de la terapia contra el cáncer con células CAR-T. La FDA dio su bendición para probarlo en pacientes humanos. Pero los ensayos clínicos son caros. El Instituto Nacional del Cáncer, una división de los Institutos Nacionales de Salud, rechazó tres solicitudes de financiación. Consideraron que la terapia con CAR-T era una búsqueda desesperada, una quimera.

Dijeron: «La inmunoterapia contra el cáncer no ha funcionado en cien años», recordó June. Lo cual era cierto. En 1891, un cirujano de Nueva York llamado William Coley inyectó la bacteria estreptococo a un paciente con cáncer inoperable en un intento de acelerar el sistema inmunológico del hombre y reducir su tumor. El método funcionó la primera vez, pero no en otros pacientes. Con el tiempo, el enfoque inmunitario del cáncer dio paso a la quimioterapia y la radioterapia de haz externo. Después de la tragedia de Jesse Gelsinger, toda la idea puso nerviosos a los inversores. «Ninguna de las grandes farmacéuticas aceptó», dijo June. «Dijeron que no era nada que se pudiera comercializar». Desde el punto de vista del marketing, probablemente no ayudó que June utilizara una forma del virus del VIH para llevar el nuevo código genético a las células inmunitarias del paciente. Era un VIH castrado e inofensivo, pero aun así.

June hervía de frustración. Tenía una herramienta radical y estaba seguro de que podría funcionar, pero nadie parecía escucharle. Hubo días en los que estuvo tentado de abandonar la terapia CAR-T. Podría encontrar mejores maneras de cultivar células inmunitarias en placas y roedores, una investigación que tardaría muchos años en ayudar a pacientes reales, si es que alguna vez lo hacía: «Simplemente es bastante fácil obtener fondos para la ciencia básica».

Pero cada vez que June se sentía preparado para darse por vencido, recordaba a su esposa, Cindy June, a quien le habían diagnosticado cáncer de ovario en 1996. Creó una vacuna para ayudarla, pero los efectos no duraron. Sabía que una empresa llamada Medarex estaba desarrollando ipilimumab, un medicamento de anticuerpos que impide que las células cancerosas supriman los ataques inmunitarios. (Era una versión temprana de la terapia de «bloqueo del punto de control inmunitario» inventada por el Premio Nobel Jim Allison, como exploraremos en el capítulo 19, «Cómo ganar la guerra contra el cáncer»). June intentó sin éxito que el medicamento estuviera disponible para Cindy para «uso compasivo», un último programa de terapias que aún no ha sido aprobado por la FDA. Cindy murió en 2001 a los 46 años, dejando atrás a su esposo y tres hijos. Diez años más tarde, cuando ipilimumab finalmente obtuvo la aprobación, June confió en que su tragedia personal «me diera un verdadero impulso para hacer que algo sucediera clínicamente, lo cual es mucho más difícil que la investigación en ratones». Y así continuó su trabajo para encontrar una manera de movilizar las células inmunitarias vivas contra el cáncer. Para June, aquello era personal.

Para cuando Bill Ludwig apareció en la puerta del profesor June, su laboratorio se estaba quedando sin fuelle. El año anterior, June había despedido a la mayor parte de su equipo, un punto bajo en una carrera distinguida. Le quedaba su último millón de dólares de Alliance for Cancer Gene Therapy, una pequeña organización filantrópica.

Había planeado su prueba en humanos para catorce sujetos, pero solo podía permitirse tres, solo tres oportunidades para mostrarle al mundo que sus células de misiles guiados podían funcionar. Ahora el paciente uno estaba contra las cuerdas. Si sucedía lo peor, el ensayo podría tener que cerrarse. June sabía que nunca tendría otra oportunidad. El trabajo de su vida colgaba de un hilo que parecía deshilacharse con cada pico fraccionario de la fiebre galopante de Ludwig.

Pero si June estaba desesperado, tenía compañía. Porque el paciente de cáncer Bill Ludwig sabía que la terapia basada en células no probada del científico era su última y mejor esperanza.

«Podría funcionar o podría no funcionar.
Pero eso es lo único que me quedaba».

—BILL LUDWIG—.

La CLL es la leucemia más común en adultos. Descompone las células B del cuerpo, los glóbulos blancos que producen anticuerpos para atrapar sustancias extrañas y marcarlas para su destrucción. Una vez que el cáncer los coloniza, estos guardias de seguridad celular comienzan a holgazanear en el trabajo. Peor aún, las células B rebeldes se multiplican sin control. Se filtran en el torrente sanguíneo y en la médula ósea, desplazando a los glóbulos rojos, a los glóbulos blancos sanos y a las plaquetas que necesitamos para que la sangre se coagule. Cuando la leucemia no se controla, los pacientes pueden morir de hemorragia interna o infecciones desenfrenadas.

La quimioterapia por lo general funciona con la CLL: la tasa de supervivencia a cinco años supera el 80%. Bill Ludwig ya había pasado por numerosas rondas de quimioterapia, además de un ensayo clínico en el NIH que casi lo mata. Ninguno de los tratamientos funcionó. Los médicos llaman a estos pacientes *refractarios* o que no responden, y con la CLL su pronóstico es desalentador. Ludwig se quedó con su última opción aprobada por la FDA: un trasplante de médula ósea, en el que se pide a las células madre de un donante que hagan maravillas. Los trasplantes de médula son procedimientos de alto riesgo. Cuando Ludwig descubrió que existía un 50% de probabilidades de que las células importadas atacaran sus propios órganos y posiblemente lo mataran, pasó. Las probabilidades no eran lo suficientemente buenas.

Pero cuando Ludwig se enteró de la prueba de células CAR-T de June, no dudó. Había oído hablar bien de Penn Medicine, el hospital de June, una institución de enseñanza con médicos de primer nivel. En ese momento, con su recuento anormal de glóbulos blancos subiendo por las nubes, pensó que tenía poco que perder.

EL PODER DE TUS CÉLULAS T

Las células T son la infantería del sistema inmunitario, su línea de defensa esencial contra los extraños. Desde sus bases en la sangre o en los ganglios linfáticos, las células T «auxiliares» coreografían nuestra respuesta inmunitaria. Las T «asesinas» encuentran y matan infecciones o, potencialmente, tumores. Algunas células T están equipadas con un recuerdo de invasiones pasadas, un sistema de alerta que se transmite cuando se dividen. Así es como las vacunas contra el sarampión o la varicela protegen a las personas de por vida. Sensibilizan al sistema inmunológico para que salte sobre el mismo microbio si alguna vez vuelve a mostrar el rostro.

Durante eones de evolución, las células T han sido entrenadas para buscar y destruir cualquier parte extraña (o patógeno) que pueda ser tóxica para el cuerpo. Encabezando la lista de los más buscados están las células con ADN o ARN extraño, como virus o bacterias. Una de las razones por las que las curas del cáncer son tan difíciles de alcanzar es que las células tumorales pasan desapercibidas como una invasión de ladrones de cuerpos. Se parecen mucho a las células normales, al menos desde el punto de vista de las células T comunes. (Después de todo, comparten el ADN idéntico del paciente, dan o reciben algunas mutaciones). Para eliminar de manera fiable las células cancerosas, las células T necesitan olfatearlas, para reconocer sus proteínas o antígenos característicos, de una manera predecible. Necesitan un dispositivo superpoderoso, una forma de romper el camuflaje de las células tumorales, algo así como gafas de visión nocturna infrarrojas, solo que a escala molecular.

Unas semanas antes de la primera infusión de Bill Ludwig, el laboratorio de June le extrajo sangre, centrifugó sus células T y las mezcló con el virus de la inmunodeficiencia humana desactivado, un procedimiento que el propio June había perfeccionado para garantizar su seguridad. Se le pediría al VIH que hiciera lo que el VIH hace mejor que casi cualquier otra cosa en la naturaleza: penetrar las células inmunitarias humanas. Pero en lugar de atacar el sistema inmunológico de Ludwig, estos virus en particular fueron programados para ayudarlo a defenderse. Una vez que encontraran el genoma de una célula T, se abrirían paso dentro y descargarían su valiosa carga. Era un fragmento de ADN personalizado, el conjunto de instrucciones para fabricar proteínas que detectan marcadores de superficie en células cancerosas específicas, en este caso, las células de la leucemia de Ludwig.

El «CAR« en las células CAR-T significa «receptor de antígeno quimérico», por sus siglas en inglés. Es un homenaje a la quimera, el monstruo de tres cabezas que respira de nuevo en la mitología griega: en parte león, en parte cabra, en parte serpiente. Las CAR-T son en parte sabueso, en parte «máquina de garra» (el juego *arcade*) y en parte asesino a sueldo, todo en un paquete miniaturizado. La pieza manipulada genéticamente, los «receptores», son antenas moleculares exquisitamente sensibles. Después de que las células modificadas se infundieran nuevamente en el cuerpo de Ludwig, cambiaron el juego. Los marcadores de sus células B malignas se destacaban como banderas en la limusina de un diplomático. Las CAR-T se unieron a ellas como velcro y se mantuvieron firmes, como anticuerpos turboalimentados. A medida que las células T se acoplaban, terminaban eficientemente con sus objetivos. June se enorgullece de llamar a sus CAR-T «asesinas en serie». Una sola célula inmune fortificada puede matar más de mil células tumorales.

¡Ludwig casi muere después del procedimiento, cuando sus células T mejoradas descompusieron tres kilos de tumor en cuestión de semanas!

Una vez que se inicia la batalla, puede ser una guerra muy corta. ¡Ludwig casi muere después del procedimiento, cuando sus células T mejoradas descompusieron tres kilos de tumor en cuestión de semanas! Cuando las células cancerosas muertas se acumulan más rápido de lo que los riñones pueden eliminarlas, el resultado puede ser un estofado de potasio, fósforo y ácido úrico, entre otros ingredientes desagradables, que pone en peligro la vida.

Y luego Ludwig se estabilizó. Los fluidos intravenosos y los esteroides frenaron su furioso sistema inmunológico. Su tormenta de citocinas se desvió hacia el mar y se acabó. Después de cuatro días en el hospital, el paciente de June se fue a casa con su esposa, Darla.

Un mes después del tratamiento, su oncólogo ordenó una biopsia. ¡Volvió limpio! Ludwig no tenía leucemia detectable en su médula ósea, ni una sola célula B mala. Nada. ¡Nada! La lectura era tan improbable que el oncólogo estaba seguro de que los técnicos se habían perdido algo. Tres días después, solicitó una segunda biopsia.

Esa también salió limpia.

Los análisis de sangre posteriores trajeron más buenas noticias. Las células T modificadas genéticamente se habían metido en la médula ósea de Ludwig y seguían proliferando, como los conejos. ¡Desde una perspectiva genética, Ludwig era literalmente un hombre nuevo! En una excepción a la regla habitual, las células CAR-T parecían funcionar incluso mejor en las personas que en los ratones.

Animado, June repitió el procedimiento con sus otros dos sujetos. Al igual que Ludwig, habían sido considerados causas perdidas. Uno de ellos coincidió con la remisión total de Ludwig. El otro mostró una mejora significativa. ¡Éxito!

Cuantitativamente hablando, no fue una gran prueba. Pero aunque el laboratorio de June estaba a punto de quebrar, estaba sentado en un gran avance médico: la primera terapia basada en genes para vencer el cáncer en un sujeto humano. Se reunió para tomar un café con el coinvestigador principal del estudio, David Porter, y decidió redoblar sus esfuerzos. Escribirían un artículo formal sobre su ensayo con Ludwig, un solo paciente, con breves menciones de los otros dos. Los científicos sabían que se saldrían de la convención. La comunidad de investigación del cáncer tiende a ver datos tan escasos con recelo, y a cualquier persona lo suficientemente arrogante como para anunciarlos como un fanfarrón.

Un mes después del tratamiento, su oncólogo ordenó una biopsia. ¡Volvió limpio! Ludwig no tenía leucemia detectable en su médula ósea, ni una sola célula B mala. Nada. ¡Nada!

Pero no esta vez. El artículo del equipo de June, publicado en 2011 en el prestigioso *New England Journal of Medicine*, fue una sensación. Unos breves extractos te darán una idea. Dejando a un lado el lenguaje seco, casi puedes imaginar a los autores dando una vuelta de victoria bien merecida. De repente, los escépticos se quedaron muy callados. ¡Hablando de reivindicación!

La remisión continuaba 10 meses después del tratamiento. Genéticamente [...] las células modificadas estaban presentes en altos niveles en la médula ósea durante al menos 6 meses después de la infusión [...] Fue inesperado que la dosis muy baja de células T del receptor de antígeno quimérico que infundimos diera como resultado una respuesta antitumoral clínicamente evidente [...]

A diferencia de la terapia mediada por anticuerpos, las células T modificadas con receptor de antígeno quimérico tienen el potencial de replicarse *in vivo* [dentro del cuerpo], y la persistencia a largo plazo podría conducir a un control tumoral sostenido.

La «persistencia» de las células CAR-T, su capacidad de vivir indefinidamente, era algo que ni siquiera June se atrevía a soñar que fuera posible. Según el formulario de consentimiento del ensayo, se esperaba que las células modificadas duraran seis semanas como máximo. Una gran cantidad de datos mostró que los pacientes rechazarán los medicamentos biológicos que contienen moléculas de otra especie. Dado que un anticuerpo de ratón era una pequeña parte de las células CAR-T que se le dieron a Ludwig, June asumió que los días de las células estaban contados. «Me equivoqué», dijo recientemente entre risas. «Era como dos hombres armados que se encuentran en el Salvaje Oeste. Básicamente, las células CAR-T dispararon primero y mataron a las células «necesarias para rechazarlas». «Eso es en aproximadamente las tres cuartas partes de los pacientes», agregó. «Alrededor de una cuarta parte rechaza las células CAR-T. Es un ejemplo de tolerancia inmunológica adquirida y fue completamente inesperado».

EL TRATAMIENTO MILAGROSO DE EMILY, DE CINCO AÑOS DE EDAD

«El Dr. June es mi héroe. ¡Salvó a mi familia!».

—EMILY WHITEHEAD—.

En 2010, cuando tenía cinco años, a Emily Whitehead le diagnosticaron leucemia linfoblástica aguda o LLA. Se consideraba el «mejor» cáncer infantil, según dijeron los médicos a sus padres, con una tasa de curación de hasta el 90 %. Pero al igual que Ludwig, Emily era una paciente «refractaria», una a la que los tratamientos estándar no podían ayudar. Soportó dos rondas brutales de quimioterapia. Su sistema inmunológico estaba hecho jirones. Desarrolló una enfermedad carnívora en las piernas y casi tuvieron que amputárselas. Y luego volvió su cáncer.

Para febrero de 2012, con las células de leucemia de Emily duplicándose día a día, su estado era grave. Estaba demasiado enferma para soportar un trasplante de médula. Creyendo que el final estaba cerca, su oncólogo recomendó cuidados paliativos y desaconsejó a la familia que la inscribieran en el ensayo clínico de June para la LLA en el Children's Hospital of Philadelphia (CHOP). Por supuesto, la intención del doctor era positiva; quería evitarle a Emily más dolor y decepción. Pero sus padres no estaban dispuestos a darse por vencidos, y Emily tampoco. Así que acamparon en la casa de una tía cerca del hospital y se armaron de valor para el viaje más aterrador de sus vidas. Su hija de pelo desgreñado y dientes separados sería la primera paciente pediátrica del mundo en someterse a una terapia de células CAR-T.

Al igual que Ludwig, Emily no tuvo ningún problema con la infusión en sí. Se relajó mientras las células inmunitarias supercargadas corrían por su torrente sanguíneo. Pero dos noches después, su temperatura subió. Su presión arterial se derrumbó. Entró en insuficiencia respiratoria, un caso completo de síndrome de liberación de citocinas. El nivel de interleucina-6 de Emily, el enemigo público número uno para los pacientes con células CAR-T, era casi mil veces superior al normal. Un médico le dijo a su padre que tenía una posibilidad entre mil de pasar la noche.

La UCI pediátrica colocó a Emily en un ventilador y la indujo al coma. June leyó los resultados del laboratorio y supo lo que significaban. «Pensamos que iba a morir», dijo. «Escribí un correo electrónico al rector de la universidad, diciéndole que el primer niño con el tratamiento estaba a punto de morir. Temía que el ensayo terminara». Otros hospitales que realizan ensayos similares podrían verse presionados a seguir su ejemplo. No se sabía cuánto tiempo podría retrasarse la terapia de células CAR-T.

Antes de que June pudiera presionar «Enviar» en su correo electrónico, tuvo una idea. Su propia hija tenía artritis reumatoide juvenil, una enfermedad autoinmune. Recientemente había recibido ayuda del tocilizumab, un fármaco «biológico» que funciona como un anticuerpo y bloquea la interleucina-6. (Más recientemente, ha ayudado a algunos pacientes a superar la inflamación relacionada con la COVID-19). Fue solo una corazonada, pero June se la jugó. La suerte estaba con ellos; el Children's Hospital tenía tocilizumab a mano. Emily recibió su primera dosis a las ocho de la tarde… y salió de su espiral de muerte. Salió de su coma de dos semanas en su séptimo cumpleaños, toda sonrisas. Nadie allí podía recordar a una niña tan enferma que hubiera mejorado tanto tan rápidamente.

Ocho días después, June se sintió complacido, pero no sorprendido, al leer el informe de la biopsia. Emily parecía estar libre de cáncer. Seis meses después, las pruebas confirmaron que no quedaba ni una sola célula de leucemia en su médula ósea. Para entonces, había regresado a la escuela, al fútbol y a pasear a su perro, a la vida normal de una niña. Como le dijo a la revista *Time*: «Yo era una niña divertida y enérgica. Luego pasé dos años en un hospital recibiendo tratamiento contra el cáncer, pero no me estaba funcionando. El Dr. June me salvó la vida y tuvo un gran impacto en mi familia. Sin él, no estaría aquí hoy escribiendo esto, y mis padres y yo no estaríamos ayudando a otros niños a vencer el cáncer».

EL SIGUIENTE PASO

«Es difícil describir a alguien que básicamente te salvó la vida. Perdió a la persona que amaba, y años después volvió a la carga y me salvó a mí».

—BILL LUDWIG—.

A medida que los medios recogían su historia en todo el mundo, Emily se convirtió en la modelo de la terapia de células CAR-T. El artículo bomba de June ya había llamado la atención de Novartis, el gigante farmacéutico con sede en Suiza. La compañía estaba a punto de perder la protección de una patente, y hacer un agujero de 3 mil millones de dólares en su balance general, el Gleevec, su fármaco de quimioterapia, su caballo de guerra. «Tenían la espalda contra la pared», dijo June. Siempre había necesitado un participante, y ahora lo había encontrado.

Novartis obtuvo la licencia de la tecnología de células CAR-T de June, incluidos sus métodos de producción y recetas de dosificación. En 2014, para acelerar el desarrollo, la FDA designó las CAR-T como una «terapia innovadora». En 2015, en colaboración con los investigadores de June y CHOP, Novartis lanzó Eliana, un ensayo de fase II con setenta y nueve niños y adultos jóvenes con leucemia linfoblástica aguda. El sujeto promedio llegó con un total de tres quimioterapias fallidas o trasplantes de médula ósea. Era un grupo con resultados de historial pésimos. Dos años más tarde, los resultados fueron los siguientes: el 83 % de los sujetos mostró una remisión completa: «remisión temprana, profunda y duradera», dijo el Dr. Stephan Grupp, director del Programa Frontera de Inmunoterapia contra el Cáncer de CHOP. «Nunca antes habíamos visto algo así, y creo que esta terapia puede convertirse en el nuevo estándar de atención para esta población de pacientes».

La FDA estuvo de acuerdo. El 30 de agosto de 2017, después de una votación unánime de un comité asesor exuberante («cambio potencial de paradigma»), la agencia dio luz verde a las células T modificadas de June para la LLA: su primera aprobación para una terapia de transferencia de genes basada en células. El nombre de la marca Novartis es Kymriah, que hace referencia a «quimera». En 2018, la FDA lo aprobó para tratar varios tipos de linfoma no Hodgkin. (Se unió a Yescarta, un producto similar de Kite Pharma). Según algunos ensayos prometedores, puede que no pase mucho tiempo antes de que la CLL, la leucemia que lanzó el estudio piloto fundamental de June, se agregue a la lista de resultados.

En total, las terapias de células CAR-T aprobadas se pueden encontrar hoy en más de cien hospitales de los Estados Unidos.

Al cierre de esta edición, Bill Ludwig tiene 75 años, está absorto en sus viajes y pasatiempos, y adora a una joven nieta que tal vez nunca hubiera conocido. Emily Whitehead tiene 16 años y recientemente corrió sus primeros 5 kilómetros para recaudar más de 5.000 dólares para la carrera de la lucha contra el cáncer infantil. Tiene un caso leve de asma, un recuerdo de su experiencia cercana a la muerte, pero se niega a dejar que eso la frene: «Me gustó ver la línea de meta y cruzarla corriendo». Desde que Emily abrió el camino con las células CAR-T, más de 500 niños de once países han sido tratados, la gran mayoría con éxito.

En total, las terapias de células CAR-T aprobadas se pueden encontrar hoy en más de cien hospitales de los Estados Unidos.

Casi una década después de sus ensayos fundamentales, tanto Emily como Bill tenían células CAR-T patrullando su torrente sanguíneo, alerta contra las traicioneras células B, listas para desplegarse en cualquier momento: una vacuna viva. (Dado que las CAR-T también matan las células B sanas, los pacientes reciben infusiones regulares de inmunoglobulina, un suero de anticuerpos combinados, para mantener su sistema inmunológico a la altura). Las neoplasias malignas son bestias impredecibles, y la mayoría de los médicos evitan la palabra «cura». Se cubren las espaldas con términos como *supervivencia libre de enfermedades* o *libre de cáncer*. Pero sobre los jóvenes que superaron el ensayo de

Novartis Elania, June cree que «la mayoría de ellos probablemente estén curados».

Carl June es nuestro héroe de la ciencia del cáncer porque perseveró. No importa cuán sombrías fueran las circunstancias, nunca perdió su convicción o sentido de urgencia. Luchó contra los contratiempos en el laboratorio y la clínica, algunos de ellos francamente aterradores. Luchó contra un complejo industrial del cáncer con aversión al riesgo. Durante muchos años fue una voz solitaria en el desierto de la inmunoterapia. Pero mantuvo la fe. Su audaz búsqueda ha dado esperanza a miles de pacientes con cáncer. A personas que no tenían otro lugar a donde acudir.

En la primavera de 2018, cuando asistí a la conferencia «Unite to Cure» del Vaticano, la noche se volvió realmente emotiva cuando el ícono del rock Peter Gabriel dedicó su actuación a las personas que ayudaban a su esposa Meabh, de 47 años, a combatir una forma agresiva de linfoma de noHodgkin. Era la primera vez que hablaba públicamente sobre la enfermedad de Meabh (los tumores del tamaño de un melón, la quimioterapia fallida) y cómo las células CAR-T le hacían «mucho bien». No había muchos ojos secos en la sala cuando les agradeció a los científicos allí reunidos que hubieran salvado a «la mujer que amo».

Peter también habló de la necesidad de hacer que este tratamiento que salva vidas esté disponible para personas de medios ordinarios. La medicina celular individualizada es costosa, incluso cuando se utiliza una sola vez. La tarifa estándar para el Kymriah es de 475.000 dólares, aproximadamente el costo de un trasplante de riñón. La buena noticia: en 2019, dos años después de la aprobación de la FDA, Medicare presentó un plan de cobertura para la terapia de células CAR-T. Algunas aseguradoras privadas también están a bordo. June predice que es solo cuestión de tiempo antes de que la terapia basada en células reemplace a la quimioterapia de dosis alta como el tratamiento de primera línea para prácticamente todos los cánceres de la sangre. Y como dice Caron Jacobson, directora del programa de terapia celular en el Dana-Farber Cancer Institute, nada de esto podría haber sucedido «sin la sabiduría, la creatividad y la visión del Dr. June».

No estoy aquí para decirte que la terapia de células CAR-T es una panacea. Los riesgos no son broma. Un puñado de pacientes ha muerto por edema cerebral, una inflamación del cerebro. Más comunes son los efectos secundarios neurológicos «fuera del objetivo», desde dolor de cabeza y confusión hasta delirio y convulsiones, generalmente temporales, pero en algunos casos problemas a largo plazo.

Aunque el tratamiento ha mostrado un éxito espectacular contra la leucemia pediátrica de Emily Whitehead, no todos los sujetos prosperan. Para los pacientes que se someten a la terapia de células CAR-T, como cualquier otra terapia contra el cáncer, el elefante en la habitación es la posibilidad de una recaída. De acuerdo con los datos de la investigación, mientras que una mayoría sana de los pacientes sensibles con el tipo de leucemia de Emily permanecen libres de síntomas durante años, el cáncer puede regresar en uno de tres casos o más. ¿Por qué pasa esto? Una teoría es que las células tumorales pueden volverse resistentes a las CAR-T al desprenderse de sus moléculas marcadoras de superficie. (Al igual que las cucarachas, los cánceres sobresalen en la adaptación para sobrevivir). Sin marcadores a los que apuntar, las células T modificadas fluyen sin rumbo a través de la sangre, casi ciegas a las células B malignas. Otra posibilidad es que algunos pacientes carezcan de suficientes células T de «memoria», las que preparan el sistema inmunitario para llamar a las B rebeldes. (Novartis ofrece un reembolso completo para los pacientes que no muestran respuesta después de un mes).

Si bien las células CAR-T son abrumadoramente efectivas contra los cánceres líquidos como las leucemias, aún tienen que demostrar ser de mucha ayuda contra los tumores sólidos, que representan el 90 % de las muertes por cáncer en los Estados Unidos: cánceres de pulmón, mama, colon y próstata, entre otros órganos. Los objetivos de las células T son menos accesibles en los tumores sólidos porque están escondidos dentro de las células problemáticas. Incluso cuando las CAR-T llegan allí, se enfrentan a un entorno hostil, con poco oxígeno y alto contenido de ácido que puede debilitarlas o matarlas antes de que puedan hacer su trabajo. Para esos cánceres de tumores sólidos, existen nuevas terapias innovadoras que compartiremos contigo en el capítulo 19, «Cómo ganar la guerra contra el cáncer», que están a la altura del desafío.

Carl June no se desanima. Él y otros científicos están probando las CAR-T en cáncer de hueso, melanoma, sarcoma y glioblastoma. En este momento, hay más de seiscientos ensayos clínicos en curso sobre células CAR-T, todos ellos descendientes espirituales de los primeros experimentos en la cuerda floja de June. El trabajo promete avanzar rápidamente, cree June, y las CAR-T pueden ser solo el comienzo. «Las células T son solo una parte del sistema inmunológico», dice. «Veremos células asesinas naturales diseñadas, células dendríticas, células madre...».

«En cuanto a la inmunooncología», dice June, «estamos al final del principio. Finalmente tenemos la herramienta preparada para hablar de curar el cáncer». Espero que esta historia del poder de las células CAR-T esté grabada en lo más profundo de tu cerebro. Si a alguien a quien amas alguna vez se le diagnostica leucemia, puedes regresar a este capítulo, así como al capítulo 19, para obtener algunos recursos adicionales que puedes considerar. Podrías salvar la vida de alguien.

Ahora pasemos a descubrir algo que puede parecer ciencia ficción, pero que ya se ha utilizado para tratar a más de 5.000 personas que sufren de Parkinson y temblores esenciales: cirugía cerebral sin incisión y aprovechamiento del poder de los ultrasonidos focalizados.

7

CIRUGÍA CEREBRAL SIN INCISIÓN: EL IMPACTO DE LOS ULTRASONIDOS FOCALIZADOS

«Me siento como una persona nueva. He recuperado mi independencia... Puedo hacer cualquier cosa y todo lo que quiero hacer de nuevo».

—KIMBERLY SPLETTER, paciente de Parkinson—.

En este capítulo, recibirás información acerca de una herramienta innovadora para la cirugía cerebral sin incisión. Suena a ciencia ficción, pero en este capítulo compartiremos contigo...

- Cómo más de 5.000 pacientes de Parkinson y temblores esenciales en todo el mundo han encontrado un alivio significativo con la terapia de ultrasonidos focalizados de Insightec.
- Cómo esta terapia no tóxica es aprobada por la FDA para el tratamiento del tejido prostático.
- Una forma de destruir los fibromas uterinos, una fuente de dolor y sangrado menstrual abundante para millones de mujeres, sin dañar los órganos adyacentes.
- Alivio comprobado del dolor en casos de cáncer de hueso metastásico donde la radiación no es una opción. Al destruir el tejido nervioso

en la capa externa del hueso, se puede aliviar el sufrimiento de los pacientes y reducir la necesidad de medicamentos que empañan el cerebro.

• Se están realizando ensayos de la FDA para utilizar un enfoque similar para administrar quimioterapias al cerebro y nuevos medicamentos de vanguardia que, de otro modo, serían bloqueados por una barrera cerebral evolutiva. Si los estudios dan resultado, los médicos tendrán una nueva herramienta para combatir los cánceres cerebrales letales, la depresión e incluso la ballena blanca de las enfermedades del sistema nervioso central: el Alzheimer.

• Una prueba preliminar prometedora para calmar una estructura en el cerebro relacionada con la ansiedad y la adicción. Un objetivo es detener las sobredosis de opioides, que han matado a casi 70.000 personas en los Estados Unidos en 2020.

UN TRATAMIENTO PROBADO
PARA EL PARKINSON

Cuando le dijeron a Kimberly Spletter, a los 40 años, que tenía la enfermedad de Parkinson, se sorprendió y quedó devastada. Había visto a pacientes mayores de Parkinson que ya no podían caminar, «así que pensé que iba a perder toda mi movilidad».

Entonces sus temores se cumplieron. En el transcurso de algunos años, Kimberly perdió la capacidad de correr, montar en bicicleta y caminar. Los dedos de sus pies se curvaban espasmódicamente. Su pierna izquierda rebotaba como si tuviera mente propia. Cuando intentaba cruzar las piernas para que se detuviera, su pierna izquierda se hiperextendía y se bloqueaba. El dolor era intenso. Kimberly tomaba quince o más pastillas al día y seguía empeorando. Habiendo sido siempre una persona activa y atlética, ahora tenía problemas para vestirse sola. Llegó a un punto bajo en una boda, cuando «mi padre se acercó y me pidió que bailara con él, y no pude levantarme de la silla porque me estaban dando unos calambres muy fuertes en la espalda y en un pie. Ese es el sueño de toda niña, bailar con su padre, y yo no pude cumplirlo». Kimberly comenzaba a vivir su peor pesadilla: estar atada a una silla de ruedas. La situación parecía sombría... hasta que se enteró de un nuevo tratamiento no invasivo para los trastornos del cerebro.

Según la Parkinson's Foundation, casi un millón de personas viven con Parkinson solo en los Estados Unidos, y 60.000 más son diagnosticadas cada año. Es una enfermedad cerebral brutal que ataca principalmente el sistema motor. Los signos reveladores incluyen rigidez, movimientos terriblemente lentos y, en al menos uno de cada cuatro pacientes, sacudidas y temblores incontrolables. El Parkinson es causado por la pérdida de neuronas que fabrican dopamina, un mensajero químico natural que controla los movimientos de nuestros músculos. La dopamina también ayuda a regular nuestros patrones de sueño, nuestra memoria, nuestro apetito y nuestro estado de ánimo y autocontrol. Baste decir que cuando no tenemos la suficiente, nos enfrentamos a un problema realmente difícil y complejo.

No ha habido cura para el Parkinson y las opciones de tratamiento han sido limitadas. La terapia de primera línea, la levodopa, obtuvo la aprobación de la FDA en 1970, lo que te dice todo lo que necesitas saber sobre la falta de progreso médico durante el último medio siglo. Los investigadores con los que hemos hablado dicen que la levodopa es, en el mejor de los casos, un fármaco defectuoso y, a menudo, provoca temblores y movimientos anormales propios. Y si eso no fuera lo suficientemente desalentador, sus beneficios contra los temblores tienden a desvanecerse con el tiempo. Para la mitad de los pacientes de Parkinson, en realidad no funciona en absoluto.

Hasta hace muy poco, la única alternativa establecida era la estimulación cerebral profunda, que puede que no suene tan mal hasta que descubras cómo te estimulan. Los cirujanos perforan un agujero en tu cráneo para implantarte un electrodo, que se conecta a un generador similar a un marcapasos implantado en tu pecho. Las complicaciones van desde infecciones hasta hemorragias cerebrales; digamos que la cirugía cerebral abierta no es para todos. Como mucha gente, Kimberly estaba esperando algo que pudiera ayudarla sin efectos secundarios tan aterradores.

Finalmente lo encontró: ultrasonidos focalizados u ondas sonoras de alta energía guiadas con precisión por resonancias magnéticas. Se inscribió en un ensayo clínico para evaluar la tecnología para tratar los síntomas motores del

Parkinson. Después de veinte años de investigación, desarrollo y experiencia clínica por parte de una compañía israelí de dispositivos médicos llamada Insightec, la FDA aprobó los ultrasonidos focalizados para tratar el temblor esencial en 2016 y el Parkinson con temblor dominante en 2019. Ha aliviado estos síntomas para la gran mayoría de pacientes: sin incisiones, sin anestesia general, casi sin riesgo de infección y con un dolor mínimo.

Los cirujanos están dejando a un lado sus bisturíes por un teclado y un ratón. Los resultados son instantáneos. Los pacientes regresan a casa, generalmente el mismo día, sin siquiera ver el interior de una sala de operaciones. Recuperan la capacidad de enviar mensajes de texto en sus teléfonos y cortar la comida... o volver a pintar retratos o tocar la guitarra. ¡Están recuperando sus vidas con un solo procedimiento ambulatorio de dos a tres horas de duración!

Si su sorprendente éxito con la enfermedad de Parkinson fuera todo lo que el equipo de Insightec tenía para mostrar, se habrían ganado su lugar en este libro y algo más. ¿Cuál es el resultado final? Si Insightec puede mantener su reciente racha ganadora, millones de casos «sin esperanza» dejarán de serlo.

LLEGAR A LA FUENTE CON ULTRASONIDOS DE PRECISIÓN

«Los ultrasonidos focalizados son realmente una tecnología revolucionaria que nos permite realizar una neurocirugía funcional sin ningún riesgo... de electrodos o hardware implantados».

—DR. REES COSGROVE, pionero de los ultrasonidos enfocados y director de epilepsia y neurocirugía funcional del Brigham and Women's Hospital de Boston—.

Unos días antes del tratamiento de Kimberly, se le realizó una tomografía computarizada para medir el grosor y la densidad de su cráneo y confirmar que era apta para los ultrasonidos focalizados. El día del procedimiento, cuando llegó en silla de ruedas al Centro Médico de la Universidad de Maryland, le afeitaron la cabeza; con la tecnología existente, el cabello puede diluir o desviar las ondas de sonido (Insightec ya está trabajando en un nuevo enfoque que no requerirá afeitarse la cabeza). Luego le colocaron un casco de ultrasonido en forma de halo de un millón de dólares. Después de introducir al paciente en un escáner de resonancia magnética, el cirujano aplicó la primera de una serie de «sonicaciones», o lo que Kimberly llamó *zaps*, más de mil ondas de sonido que convergieron en un lugar profundo en el centro de su cerebro. Es la misma tecnología básica utilizada para las ecografías de embarazos, pero mucho más enfocada y poderosa. Piensa en una lupa que concentra la energía del sol para encender un fuego de campamento, excepto que los rayos de energía acústica sustituyen a la luz del sol.

El dispositivo de Insightec apuntó las ondas de sonido a una parte del tálamo de Kimberly que funciona mal, una parte del cerebro que gobierna el control motor. A medida que el cirujano intensificó gradualmente los ultrasonidos, el tejido «ruidoso» se calentó a unos 54 grados Celsius. Esa es la temperatura mínima requerida para interrumpir los circuitos que causan los movimientos involuntarios y las sacudidas.

Los científicos aislaron la fuente del temblor relacionado con el Parkinson hace dos o tres décadas. «Siempre supimos que ese era el problema», dice el Dr. Arjun Desai, MD, director de innovación estratégica de Insightec. «Simplemente nunca habíamos tenido una manera elegante de llegar a eso sin abrir la cabeza o administrar radiación». El dispositivo revolucionario de Insightec, desarrollado por algunos de los mismos científicos que crearon el sistema de defensa antiaérea Cúpula de Hierro de Israel, puede apuntar ondas sonoras a objetivos del tamaño de la punta de un lápiz. «El avance tecnológico fundamental», dice Desai, «es nuestra capacidad para apuntar a una pequeña región submilimétrica, para que podamos evitar áreas del cerebro que controlan el habla y otras funciones». ¡Es lo último en medicina personalizada y de precisión!

Después de cada descarga, seguida de una ronda de pruebas neurológicas, Kimberly podía sentir que «se volvía cada vez más fuerte». Experimentaba una sensación de calor y un poco de náuseas, pero nada más. Los temblores y el dolor estaban retrocediendo en tiempo real. Después del *zap* número catorce, su neurólogo, el Dr. Paul Fishman, le preguntó: «Si pudieras quedarte donde estás ahora, ¿dirías que tu tratamiento ha sido un éxito?».

Kimberly dijo: «Sí, absolutamente».

El médico dijo: «¡Entonces hemos terminado!». El director del ensayo clínico le dijo que se levantara y caminara, «Y pensé, "puedo caminar"», recuerda Kimberly. «Sabía que podía». Se puso de pie. Sostenida ligeramente por la mano del director, más por seguridad que por apoyo físico, cruzó lentamente la habitación sin tambalearse. Pronto estaba caminando normalmente: su mal de Parkinson había desaparecido.

Dos años más tarde, Kimberly completó un paseo en bicicleta de 80 kilómetros a lo largo de la costa de Maine, en una acción para recaudar fondos para apoyar a la Fundación Michael J. Fox. Ella le hacía de niñera tres días a la semana a su nieto de tres años y, lo que es aún más impresionante, no tenía ninguna dificultad para hacerlo. Aparte de algunos dolores de cabeza leves y movimientos involuntarios menores en su lado derecho no tratado, permaneció casi sin síntomas durante dos años. Después de eso, desafortunadamente, algunos de sus síntomas de Parkinson comenzaron a reaparecer. Pero como dijo Kimberly, los ultrasonidos focalizados «me han dado una nueva oportunidad de vida y la aprovecho todos los días».

En un ensayo clínico, los pacientes mostraron una mejora promedio del 62 % en su «puntuación de temblor» tres meses después del procedimiento. Los efectos secundarios relacionados con el tratamiento fueron en su mayoría leves y temporales; el más común fue entumecimiento y hormigueo. Basándose en los hallazgos clínicos de los últimos dos años, el Dr. Desai estima que hasta el 80 % de los pacientes de Parkinson muestran un alivio «sustancial» de su temblor.

Seamos claros en una cosa: la enfermedad de Parkinson es progresiva y degenerativa, y los ultrasonidos focalizados no pueden curarla. No aborda los problemas del habla relacionados con enfermedades, los trastornos del estado de ánimo o el deterioro cognitivo. Y dado que la terapia es tan nueva, todavía no hay garantía de que el temblor o los síntomas motores de una persona no regresen años después. Pero para los aproximadamente 680.000 pacientes con Parkinson, los ultrasonidos enfocados pueden hacer retroceder el reloj y restaurar la función crítica. Además de aliviar los temblores, la misma terapia puede dirigirse a otra parte del cerebro que desencadena movimientos lentos y rígidos, otros dos síntomas comunes del

Parkinson. Los médicos ya lo están utilizando comercialmente en Japón, según el Dr. Desai. El impacto potencial es monumental.

TRATAMIENTO DE LOS TEMBLORES ESENCIALES

Hace unos veinte años, Karl Wiedamann, un ingeniero retirado de Florida y nadador competitivo sénior de clase mundial que había obtenido tres récords mundiales en su categoría de edad, comenzó a tener problemas para llenar sus cheques. Su letra clara se volvió ondulada. Luego notó que le temblaba la mano cuando se servía su taza de café matutino. Acudió a un neurólogo, quien le hizo pruebas para descartar condiciones como Parkinson o esclerosis múltiple o algún trauma cerebral no detectado. La buena noticia, dijo el médico, era que Wiedamann no tenía nada de lo anterior. La noticia no tan buena fue que tenía una condición llamada *temblor esencial*. Y probablemente empeoraría.

El temblor esencial es el más común de todos los trastornos del movimiento y afecta a alrededor de 10 millones de personas en los Estados Unidos. El expresidente Bill Clinton y la jueza jubilada de la Corte Suprema Sandra Day O'Connor lo tienen. También lo tuvo la difunta Katharine Hepburn. Sin embargo, de alguna manera, el temblor esencial tiende a pasarse por alto en términos de conciencia pública y financiación para la investigación. Muchos profesionales médicos lo consideran un «síndrome», una colección de síntomas que se superponen, en lugar de una enfermedad completa. Algunos incluso lo llaman «temblor benigno», pero su impacto en la vida diaria de una persona no tiene nada de benigno. El temblor esencial puede convertir las tareas más básicas en montañas empinadas e irregulares que escalar. Aunque es más común y típicamente más grave en las personas mayores, también afecta a los jóvenes y a las personas de mediana edad. Puede descarrilar carreras y hacer que las personas se sientan avergonzadas, aisladas y deprimidas. Para un nadador competitivo como Karl Wiedamann, amenazaba con robarle la vida que amaba. «Algo había que hacer», dijo, «así que fui a buscar respuestas».

Durante un tiempo, Karl mantuvo a raya sus temblores con un medicamento recetado llamado primidona, un medicamento anticonvulsivo que no interferiría con su entrenamiento intensivo de natación. Pero luego la primidona reaccionó con otro medicamento y tuvo que suspenderse la toma. El temblor empeoró. Las actividades simples que Karl alguna vez dio por sentadas (abotonarse la camisa, atarse los cordones de los zapatos) se convirtieron en frustraciones diarias. Un tazón de sopa no era un entrante. Cuando la estimulación cerebral profunda apareció en escena, Karl lo comprobó. Cuando se enteró de la perforación, dijo «gracias, pero no», esperaría algo menos invasivo. Luego llegó el triste día en que Karl dejó la natación competitiva; le preocupaba caerse de los bloques de salida antes de que comenzara la carrera. Su futuro parecía sombrío.

Después de que los ultrasonidos focalizados obtuvieran la aprobación de la FDA para tratar el temblor esencial, en 2016, Karl contactó con el Dr. Travis Tierney, un neurocirujano que entonces trabajaba en Sperling Medical Group en Delray Beach, Florida. (Es uno de las tres docenas de centros médicos de Estados Unidos, incluida la Clínica Mayo, Stanford y Penn Medicine, que colaboran con Insightec para ofrecer esta extraordinaria innovación). Al igual que Kimberly, Karl se sometió a una serie de ondas de sonido guiadas por resonancia magnética para quemar una pequeña parte de su tálamo. «Es un baile muy delicado el que hace el cirujano», dijo. «Va tras un punto en tu cerebro que es aproximadamente del tamaño de un guisante, sin tener que entrar físicamente en tu cráneo». Después de cada sonicación, se le pidió a Karl que trazara una espiral en una libreta de papel. En el transcurso de tres horas, su dibujo mejoró de puntas irregulares a una curva suave y ondulante. Segundos después de que concluyera el tratamiento, pudo escribir su nombre de manera legible por primera vez en quince años.

Hoy, Karl está de vuelta en la piscina, entrenando a tope para establecer nuevos récords mundiales de braza en el grupo de edad de 80 a 84 años. Puede abotonarse la camisa sin pensárselo dos veces, servirse una copa de vino sin derramar una gota. Los amigos que presenciaron sus viejas luchas están asombrados. Si no supiera que tenía temblor esencial, bueno, no tendría forma de saberlo. Los ultrasonidos focalizados, dice, «me devolvieron la vida».

El caso de Karl es drástico pero no excepcional. Según el Dr. Desai, más de 5.000 pacientes con Parkinson y temblores esenciales en todo el mundo han encontrado un alivio significativo con la terapia de ultrasonidos de Insightec. Los datos de ensayos clínicos muestran que el temblor del paciente promedio había mejorado en un 69 % un año después del procedimiento, un 75 % después de dos años y un 76 % después de tres años. Como lo explica el Dr. Desai, «Estas personas mejoran con el tiempo. Su cerebro comienza a funcionar de nuevo como solía hacerlo antes: hay neuroplasticidad. La gente está mejorando porque están en acción de nuevo». Los últimos números muestran mejoras duraderas durante al menos cinco años.

Según el protocolo aprobado por la FDA, los pacientes son tratados en el lado del cerebro que controla su mano dominante, por ejemplo, el lado izquierdo para los diestros. Insightec está realizando un estudio para tratar el otro lado también, después de permitir que el cerebro sane al menos nueve meses. Los primeros retornos son prometedores. Los pacientes obtienen el mismo impacto positivo en su segunda ronda en el lado opuesto.

¿Quieres más buenas noticias? En los Estados Unidos, los ultrasonidos focalizados ahora están cubierto por Medicare en todo el país, junto con los planes Aetna y Blue Cross Blue Shield en más de treinta estados. Dada la eficacia comprobada de la terapia y la rentabilidad, se espera que otras aseguradoras privadas hagan lo mismo. Lo cual tiene sentido: esta tecnología mejora la calidad de vida de los pacientes y reduce el costo de su atención.

EL PODER DE LOS ULTRASONIDOS FOCALIZADOS Y SU IMPACTO EN LOS CÁNCERES CEREBRALES

«Descubrimos que podemos abrir con seguridad la barrera hematoencefálica. Es rápido, reversible y no vemos ningún efecto adverso importante».

—DR. NIR LIPSMAN, director del Centro Harquail de Neuromodulación, Centro de Ciencias de la Salud Sunnybrook, en Toronto—.

En 2018, Paul Hudspith, ingeniero y violonchelista a tiempo parcial en Toronto, se despertó en medio de la noche con el peor dolor de cabeza de su vida. Rápidamente se dio cuenta de que el Tylenol no serviría de nada y se fue al hospital. Los médicos encontraron un gran tumor que sangraba en el lado derecho de su cerebro. Después de la cirugía, le dieron a Paul y a su esposa la aterradora noticia. Tenía glioblastoma, un cáncer cerebral hiperagresivo e incurable. La cirugía y la radiación podían ralentizarlo, pero era casi imposible eliminar todas las células cancerosas. El tiempo de supervivencia típico oscilaba entre doce y dieciocho meses después del diagnóstico.

«Simplemente no veía un camino», recuerda Paul. Su mente estaba inundada de pensamientos oscuros: ¿vería a sus dos hijos graduarse? ¿Viviría para ser abuelo? ¿Y qué pasaría con todos los planes que había hecho con su esposa Francine? Paul sabía que la baraja estaba en su contra debido a la barrera hematoencefálica, una densa capa de células dentro de los diminutos vasos sanguíneos que recubren el cerebro. La barrera evolucionó para proteger al cerebro humano de infecciones en el torrente sanguíneo, lo que hace muy bien.

El problema es que también impide que los medicamentos de molécula pequeña y grande y otros fármacos hagan su trabajo. (Las moléculas de gran tamaño, como la nueva generación de anticuerpos monoclonales, tienen aún menos posibilidades de atravesarla). Con los glioblastomas, el estándar de atención de primera línea es la radiación más un medicamento de quimioterapia llamado temozolomida, que puede retrasar el crecimiento y la propagación de las células cancerosas. Pero en condiciones normales, señaló el Dr. Graeme Woodworth, neurocirujano de la Facultad de Medicina de la Universidad de Maryland, «la quimioterapia actúa un poco, pero no mucho». La eficacia del medicamento se ve gravemente obstaculizada. Como resultado, solo el 10 % de los pacientes con glioblastoma persisten durante cinco años.

Ahí es donde entra en juego la última tecnología de Insightec. En lugar de utilizar ultrasonidos focalizados para el calor, los médicos combinan ondas de sonido de baja frecuencia con una inyección que envía burbujas microscópicas al torrente sanguíneo. A medida que la energía acústica pulsa a través del casco del paciente, hace que las burbujas vibren y reboten. La conmoción molecular separa las células, creando una abertura temporal en la barrera hematoencefálica. La brecha dura de seis a doce horas, tiempo suficiente para infundir el medicamento deseado. Según el Dr. Desai, la hipótesis es que los ultrasonidos focalizados pueden aumentar la cantidad de temozolomida que realmente se administra a un tumor con un factor significativo.

Paul Hudspith fue uno de los primeros pacientes en inscribirse en un estudio clínico de fase 2 de esta técnica en el Centro de Ciencias de la Salud Sunnybrook en Toronto. Como dijo su neurocirujano, el Dr. Nir Lipsman: «Las personas que se ofrecen como voluntarias para ser las primeras en cualquier tipo de ensayo de fase inicial tienen algo realmente único. Tienen una especie de espíritu pionero, pero también son tremendamente altruistas y desinteresadas». O como dijo otro miembro del cuarteto de cuerdas de Paul: «Él siempre piensa primero en los demás».

Paul superó el procedimiento con gran éxito. Repitió el proceso de ultrasonido enfocado en rondas posteriores de quimioterapia. Durante tres años después de su operación inicial, superó las probabilidades. Sus escáneres cerebrales estaban limpios y había regresado a su trabajo, tocaba el violonchelo y vivía su vida. Para ayudar a recaudar fondos para el Centro de Ciencias del Cerebro Garry Hurvitz de Sunnybrook, Paul habló con otros participantes potenciales del ensayo clínico y compartió su viaje. Nunca dejó de pensar en los demás.

Lamentablemente, en agosto de 2021, Paul perdió la batalla contra el glioblastoma. Pero durante esos valiosos años después de su tratamiento con ultrasonidos focalizados, ganó tiempo de calidad con su familia y amigos. Y Paul hizo del descubrimiento científico una parte de su legado. En su recuerdo, la familia de Paul ha pedido que las donaciones en su memoria se destinen a apoyar la investigación de ultrasonidos focalizados para el glioblastoma.

Aunque todavía estamos en los primeros días de esta tecnología, puede resultar que la temozolomida, y otros medicamentos, sean más efectivos de lo que se cree. Por ejemplo: hay un anticuerpo monoclonal llamado Herceptin que ha demostrado ser muy eficaz en el tratamiento de una clase de cánceres de mama primarios. Pero cuando los pacientes desarrollan metástasis cerebrales de este tipo de cáncer de mama, el Herceptin falla. ¿El ultrasonido focalizado y las microburbujas podrían marcar la diferencia?

Mientras tanto, Insightec ha colaborado con varios centros médicos para abrir la barrera hematoencefálica más de trescientas veces en más de cien pacientes de ensayos clínicos, sin eventos importantes de seguridad. La compañía planea presentar esta técnica a la FDA para ayudar a romper las barreras para tratar el cáncer de cerebro, el Parkinson y la enfermedad de Alzheimer.

Con los casos de Alzheimer, el problema es más global que local. El objetivo también es diferente. Insightec se dirige al hipocampo, la sede de la memoria. Lo fascinante es que la placa asociada con la demencia parece romperse y disminuir donde se debilita la barrera hematoencefálica, incluso sin agregar un medicamento para combatir la enfermedad. (Como verás en el capítulo 22, la enfermedad de Alzheimer es el cementerio de los medicamentos fallidos, y los científicos aún no se han puesto de acuerdo sobre su causa). El Dr. Desai sugiere que simplemente desbloquear la barrera «da más acceso al sistema inmunitario para entrar, reconocer la placa, y destruirla». Una vez que Insightec obtenga el permiso para abrir toda la barrera, el Dr. Desai puede imaginar un futuro en el que los pacientes de Alzheimer se hagan un «corte de pelo» por ultrasonidos cada uno o dos meses «para mantener la carga de placa baja y estable y evitar una progresión grave de la enfermedad». Pero la búsqueda final de Insightec no es un paciente estabilizado. Es una cura absoluta: para el cáncer, el Alzheimer, el Parkinson, la ELA, la depresión y cualquier otro trastorno cerebral que puedas nombrar. A medida que los ultrasonidos focalizados ganen aceptación como una tecnología segura y fiable, será un campo de pruebas valiosísimo como un vehículo de administración de medicamentos que anteriormente se quedaron cortos, o para otros que ahora están en desarrollo. El plan, dice el Dr. Desai, es llevarlos «a los lugares correctos en el momento correcto de una manera realmente significativa. Piensa en ello como en el Uber para la terapia de medicamentos en el cerebro».

Finalmente, la última frontera para Insightec es la adicción a los opioides. Encontraron una parte del cerebro que contribuye a la ansiedad y la adicción, y que se enciende cuando se expone a las drogas. Se inició un ensayo clínico con ultrasonido de baja frecuencia en el Instituto de Neurociencia Rockefeller de la Universidad de West Virginia. El primer participante fue un hombre de 39 años con un largo historial de abuso de sustancias con opioides recetados y heroína. Colocaron heroína frente a él y vieron a través de la resonancia magnética qué parte de su cerebro se encendía. Luego aplicaron ondas de ultrasonido focalizadas en el núcleo accumbens, una estructura clave del cerebro involucrada en la adicción y la ansiedad. Pasó por el procedimiento de manera segura y exitosa, demostrando que la misma parte del cerebro vinculada a la adicción ya no se encendía.

Aunque la evidencia todavía es en su mayoría anecdótica en esta etapa, los resultados preliminares han sido prometedores, razón por la cual el Instituto de Neurociencia Rockefeller de WVU está realizando este estudio para tratar de resolver uno de los problemas más desafiantes a los que se enfrenta nuestra sociedad.

Así que ahora sabes que hay una manera de someterse a una cirugía cerebral, sin una sola incisión. ¡Imagina lo que traerá el futuro! Nuestro próximo capítulo se sumerge en algunas soluciones increíbles que en realidad no solo pueden tratar sino eliminar enfermedades. Seguro que has oído hablar del poder de la CRISPR y de la terapia genética. Así que, demos el siguiente paso para comprender cómo nuestras vidas están a punto de cambiar radicalmente y cómo la curación puede hacerse permanente.

8

TERAPIA GENÉTICA Y CRISPR: LA CURA PARA LA ENFERMEDAD

La terapia genética y la CRISPR están cambiando la manera en que tratamos y curamos las enfermedades

«El poder de controlar el futuro genético de nuestra especie es impresionante y aterrador. Decidir cómo manejarlo puede ser el mayor desafío al que nos hayamos enfrentado. Espero, creo, que estaremos a la altura».

—JENNIFER DOUDNA, PHD, inventora de la CRISPR, Premio Nobel de Química 2020—.

Estoy seguro de que has oído hablar de los milagros de la terapia genética. Y hay personas que incluso podrían estar confundidas al respecto. Pero si hay algo que quiero que entiendas de este capítulo, es que la terapia genética es una oportunidad para que podamos eliminar literalmente la enfermedad, no tratarla sino curarla por completo. En este capítulo, te mostraremos que la terapia genética no es algo que ocurrirá veinte años en el futuro. Te mostraremos cómo se usa hoy en día y para qué se puede utilizar en el futuro cercano para marcar una diferencia en tu vida o en la vida de alguien que te importa.

En este capítulo, verás algunos ejemplos sorprendentes de las muchas formas en que esta capacidad de aprovechar la terapia genética y la edición de genes se está utilizando para crear tratamientos más efectivos.

Por ejemplo:

- ¿Te imaginas que pudieras curar la ceguera congénita de tu hijo con la simple inyección de un tratamiento CRISPR en la parte posterior de su ojo? Como descubrirás, eso está sucediendo hoy.
- Imagina utilizar la terapia genética para reprogramar células cardíacas dañadas (cicatrices) y convertirlas en células cardíacas sanas que laten.
- Aprenderás cómo los científicos que usan CRISPR restauraron la vista de un cantante adolescente de America's Got Talent, ayudándolo a superar su trastorno genético heredado.
- Leerás sobre una empresa que aplica la tecnología de edición de genes CRISPR para aliviar los síntomas del Alzheimer, así como la ansiedad y la depresión, y sobre un investigador que utiliza CRISPR para bloquear el proceso de envejecimiento.
- Aprenderás acerca de lo que los científicos llaman el gen del premio mayor, el gen que reduce drásticamente tu riesgo de padecer Alzheimer y puede mejorar significativamente tu longevidad.

Pero primero, déjame contarte una historia rápida que mi coautor Peter y su compañero de escritura Steven Kotler cubrieron en su reciente éxito de ventas *The Future Is Faster Than You Think*. La historia es un poderoso relato del milagro de la terapia genética y su capacidad para curar lo que antes era una sentencia de muerte.

La década de 1970 fue buena para John Travolta. Si bien el actor se abrió paso con un papel secundario en 1972, captó la atención del público en su papel protagonista en el programa de televisión de 1975 *Welcome Back, Kotter*. Pero fue interpretar al protagonista en la película para televisión *El chico de la burbuja de plástico*, ganadora de cuatro premios Emmy, lo que lo consolidó como una verdadera estrella en 1976.

La película se basó en la vida de David Vetter, un niño de Texas que sufría de «inmunodeficiencia combinada severa ligada al cromosoma X», una enfermedad genética que destruye el sistema inmunológico. Vivir con esta enfermedad requiere vivir dentro de una burbuja, una atmósfera autónoma que protege contra todos y cada uno de los gérmenes. Todo lo que pasa por la burbuja (agua, comida, ropa) primero debe esterilizarse. Para los pacientes con la enfermedad, el simple hecho de respirar aire normal puede ser fatal.

Aproximadamente cuatro años antes de que Travolta se metiera en aquella burbuja, un artículo en *Science* argumentó que una nueva forma de tratamiento podría ser prometedora para los pacientes con inmunodeficiencia combinada grave y otras enfermedades genéticas. Conocida como «terapia genética», la idea era inusual pero útil. Las enfermedades genéticas son causadas por mutaciones en el ADN, tu genoma, tu código para la vida, por lo que la solución era encontrar una manera de reemplazar ese ADN malo con un ADN bueno. O, en términos informáticos, depurar el sistema.

Pero ¿cómo poner ese buen ADN en su lugar?

Ahí es donde los virus entraron en juego. Estos parásitos microscópicos prosperan adhiriéndose a las células. Una vez allí, inyectan su propio material genético en el núcleo, lo que hace que el huésped reproduzca el ADN del virus, como una cadena de montaje secuestrada. La terapia genética se basa en este proceso, eliminando la parte del código de un virus que causa la enfermedad y reemplazándola con ADN bueno. Una vez que el virus inyecta el ADN bueno en la célula huésped, primero desaparecen los síntomas de la enfermedad y luego esta se cura.

Si bien la promesa de la terapia genética es enorme, la ciencia no fue fácil. Pasaron casi dos décadas hasta que llegaron los primeros tratamientos, que es cuando comenzaron los problemas. En 1999, un joven de 18 años llamado Jesse Gelsinger, con un raro trastorno metabólico, participó en un ensayo de medicamentos de terapia genética en la Universidad de Pensilvania. La enfermedad de Gelsinger no era letal. La combinación de una dieta extremadamente restrictiva y treinta y dos pastillas al día mantenía los síntomas bajo control. Pero la prueba tenía el potencial de curarlo por completo, así que se inscribió. Cuatro días después de recibir la inyección inicial, Gelsinger no se curó. Murió. La primera muerte registrada por terapia genética.

Ocurrieron más percances. No mucho después, en un ensayo de terapia genética en Francia destinado a tratar la enfermedad del niño burbuja, dos de los diez niños involucrados desarrollaron cáncer. Inmediatamente, la FDA suspendió todos los ensayos de terapia genética hasta nuevo aviso. El desplome de las puntocom en 2001 fue el golpe definitivo, ya que el dinero de la explosión de la Web había estado alimentando las nuevas empresas de terapia genética. Ese fue el pozo negro de la fase engañosa, del cual muchos estaban convencidos de que no habría escapatoria.

Pero llegaron noticias, en forma de más ciencia.

Aunque la terapia genética desapareció de la vista, la investigación continuó. Y continuó. Luego, el 18 de abril de 2019, volvió a aparecer con un anuncio asombroso: la enfermedad del niño burbuja se había curado. Diez bebés con la afección, nacidos, técnicamente, sin sistemas inmunológicos, habían sido tratados. No es que sus síntomas fueran mejores. No es que su enfermedad fuera llevadera. Es que se habían curado. Antes del tratamiento, no tenían sistemas inmunológicos; después del tratamiento, los tenían. La enfermedad había desaparecido. El ADN que faltaba, los genes que faltaban, se habían reinsertado astutamente en la médula ósea de esos diez bebés.

La biotecnología consiste en utilizar la biología como tecnología, y convierte los componentes fundamentales de la vida (nuestros genes, proteínas, células) en herramientas para moldear y mejorar la vida. En un sentido muy real, esta historia comienza con el cuerpo humano, que es una colección de 30 billones de células, cuya función determina nuestra salud. Cada una de estas células contiene 3.200 millones de letras de tu madre y 3.200 millones de letras de tu padre: este es tu ADN, tu genoma, el software que te codifica. Es tu color de cabello, color de ojos, altura, una parte importante de tu personalidad, propensión a las enfermedades, esperanza de vida, etc.

Hasta hace poco, ha sido difícil «leer» esas letras, y aún más difícil entender lo que hacen. El Proyecto Genoma Humano es una iniciativa de investigación que comenzó en 1990 con el objetivo de secuenciar, o identificar, todas las unidades químicas que componen el plan genético necesario para construir un ser humano. Se tardó trece años en completarlo y es uno de los mayores logros de la humanidad.

En ese momento, la meta parecía casi imposible, y algunos escépticos predijeron que los costos se dispararían, quizá incontrolablemente, hasta cientos de miles de millones de dólares. Pero como todos sabemos por la Ley de Moore, el progreso tecnológico es como una fuerza imparable de la naturaleza. Es una verdad aceptada en Silicon Valley que la tecnología tiende a volverse el doble de poderosa cada dieciocho meses, mientras que el precio se reduce a la mitad.

Una de las pocas personas que previó con certeza que la secuencia genómica se podía lograr fue mi querido amigo Ray Kurzweil, uno de los más grandes ingenieros e inventores de este siglo. Al saber cómo la tecnología aumenta el poder y reduce los costos, Ray no solo reconoció que el genoma completo podría secuenciarse en menos de trece años, sino que incluso predijo la línea de tiempo y el costo, estimando que costaría 2,7 mil millones de dólares.

Sin embargo, después de siete años y medio de intensa investigación científica, el equipo internacional pudo secuenciar solo el 1 % del genoma humano. Los escépticos señalaron el fracaso y dijeron que, a ese ritmo, tardaría setecientos años en completarse. Y, sin embargo, Ray Kurzweil sabía que el equipo iba exactamente por buen camino.

¿Cómo? Porque el 1 % son solo siete duplicaciones del 100 %, y se ha estado duplicando cada año. ¡Efectivamente, menos de seis años después, se logró milagrosamente esta hazaña de la humanidad, dentro del presupuesto y a tiempo! «No pensamos en estos términos exponenciales. Y ese crecimiento exponencial ha continuado desde el final del proyecto del genoma», dijo Kurzweil.

Desde entonces, el precio se ha desplomado, superando la Ley de Moore por un factor de tres. Hoy, lo que costó 2.700 millones de dólares y tardó trece años en ver la luz se puede hacer en unos pocos días y cuesta menos de 1.000 dólares. Es una caída tan asombrosa en el precio que es un poco como poder comprar un Tesla Model X... ¡por cinco centavos! De hecho, dentro de unos años, empresas como Illumina prometen hacer lo mismo en una hora y por solo 100 dólares.

¿Por qué es importante una secuenciación genómica más barata y más rápida? Porque nos da un mapa de cómo funcionan las células, para que podamos diseñar mejores intervenciones. Es un cambio de juego de atención médica. Dicho de otra manera, hay algunas formas principales de arreglar una célula. La terapia genética reemplaza el ADN defectuoso o faltante dentro de una célula, las técnicas de edición de genes como la CRISPR permiten reparar el ADN dentro de esa célula, y las terapias con células madre reemplazan esa célula por completo. Gracias a nuestros mapas cada vez más precisos, todas estas intervenciones ahora están llegando al mercado.

La mayor novedad de los últimos años es la CRISPR-Cas9, que se ha convertido en nuestra principal arma en la lucha contra las enfermedades genéticas. El descubrimiento y la aplicación de esta tecnología les valió a Jennifer Doudna y Emmanuelle Charpentier el Premio Nobel de Química 2020. «El galardón de este año premia la capacidad de reescribir el código de la vida», declaró Goran Hansson, secretario general de la Real Academia Sueca de Ciencias, cuando hizo el anuncio de su Premio Nobel. Teniendo en cuenta el amplio potencial de la CRISPR, era prácticamente un eufemismo.

Técnicamente, es una herramienta de ingeniería que nos permite identificar ubicaciones precisas en el código genético y luego editar ese ADN. ¿Quieres eliminar la cadena de ADN que produce la distrofia muscular? Sencillo. Solo apunta a ese punto en el genoma, libera CRISPR-Cas9 y recorta, recorta, recorta y problema resuelto. Una manera de verlo es como el equivalente genético de un programa de procesamiento de textos de confianza. La CRISPR permite a sus usuarios cortar un tramo de ADN y luego desactivar la secuencia afectada o reemplazarla por una nueva.

En este punto, es posible que estés haciéndote la misma pregunta que me hice yo: ¿cuál es la diferencia exacta entre la edición de genes CRISPR y la terapia genética? Suenan muy parecidas, ¿no? Aquí está el punto clave para distinguirlas. Mientras que la edición de genes CRISPR corrige un error tipográfico en el genoma existente, dejando el gen original con su error tipográfico corregido, por el contrario, la terapia genética inyecta una copia totalmente nueva de un gen completo en el núcleo de la célula. En algunas enfermedades, en las que falta por completo el gen correcto, la terapia genética agrega lo que no estaba allí. En otros casos, donde hay una copia incorrecta, la terapia genética puede agregar una copia correcta, lo que ayuda a compensar la enfermedad.

De hecho, más de 2.500 ensayos clínicos de terapia genética han sido aprobados, están en curso o ya se han completado, mientras hablamos.

Otro punto clave es que la CRISPR utiliza una proteína de edición descubierta en bacterias llamada CRISPR-Cas9 (por cierto, hay muchas proteínas Cas diferentes, la Cas9 es solo la más famosa) para encontrar el ADN errante y hacer la edición. La terapia genética, por otro lado, utiliza un virus especialmente modificado como un «vector» para entregar el gen nuevo y saludable en las células objetivo. Los virus actúan como camionetas de reparto biológico, llevando rápidamente una copia correcta del gen a los núcleos de las células que funcionan mal. Esto puede sonar complejo, pero el atractivo de la terapia genética se puede explicar de manera muy simple: es un tratamiento único que cura la enfermedad en lugar de una terapia que debe repetirse para el resto de tu vida. Una solución rápida en lugar de toda una vida de tomar pastillas o inyecciones. Una cura en lugar de un parche. Un parche puede suavizar las cosas, pero ¿una cura? Una cura puede remodelar completamente la vida entera de una persona.

No quiero que estas historias simplemente te asombren. Quiero que te den una nueva esperanza. ¿Y sabes cuál es la mejor parte? Intervenciones genéticas como estas no son posibilidades lejanas ni insólitas. De hecho, más de 2.500 ensayos clínicos de terapia genética han sido aprobados, están en progreso o ya se han completado mientras hablamos. En los próximos años, estas tecnologías genómicas transformadoras podrían cambiar o salvar tu vida, o la vida de tus seres queridos.

CURAR LA CEGUERA CON TERAPIA GÉNICA

«Una vez estuve perdido, pero ahora me he encontrado.
Era ciego, pero ahora veo».

—AMAZING GRACE, himno religioso—.

El Dr. Peter Marks es el director del Centro de Evaluación e Investigación Biológica de la FDA. Supervisar la rama de la agencia responsable de aprobar nuevos medicamentos, incluidas las terapias genéticas y las vacunas para amenazas como la COVID-19, es un trabajo muy importante. A finales de 2020, solo dos terapias genéticas habían obtenido la aprobación de la FDA. Pero más de mil solicitudes activas de medicamentos en investigación para terapias genéticas estaban pendientes en la agencia, una indicación de que esta tecnología ha llegado a un punto de inflexión importante. Pronto habrá terapias genéticas para decenas de enfermedades.

«Incluso durante los tiempos de la COVID-19, en la primera mitad de 2020, estábamos en camino de recibir tantas o más solicitudes de terapia genética como las que recibimos en 2019», dice Marks. «La terapia genética es la ola del futuro».

En última instancia, Marks espera que la revolución de la terapia genética abarque todo tipo de enfermedades, por ejemplo, la enfermedad de Alzheimer, varios tipos de cáncer e incluso el colesterol alto. Pero por ahora, las enfermedades raras son el objetivo principal. Cuando hablamos de enfermedades raras, puedes suponer que se trata de trastornos oscuros que afectan a un puñado de personas. Pero ¿te importaría aventurar cuántas personas tienen una enfermedad rara? Respuesta: 7.000 enfermedades raras afectan hasta 30 millones de estadounidenses. Eso es casi uno de cada diez estadounidenses afectados por una enfermedad «rara».

La mayoría de estas enfermedades tienen un componente genético. Además, menos del 10 % tiene un tratamiento aprobado por la FDA. Esa combinación (muchas personas enfermas, no muchas buenas opciones de tratamiento) significa que la categoría de enfermedades raras está lista para intervenciones innovadoras que involucran terapia genética y edición de genes. Zolgensma, la segunda terapia genética aprobada en los Estados Unidos, esencialmente cura la atrofia muscular espinal. La primera, Luxturna, está convirtiendo la noche en día: devuelve la vista a las personas con ceguera hereditaria. Para explicar por qué estoy tan entusiasmado con estos avances médicos, déjame contarte una historia.

En 2017, cuando Christian Guardino tenía 16 años, apareció en America's Got Talent. Derribó la casa con una interpretación conmovedora de la canción de Ed Sheeran *Let It Rain*. La actuación dejó sin palabras a Simon Cowell, ¡lo cual es toda una proeza! Otro juez, Howie Mandel, quedó tan impresionado que le otorgó el «Golden Buzzer» a Guardino, enviándolo automáticamente a la siguiente ronda. Guardino no podía creer lo que veía mientras miraba desde el escenario a los jueces famosos y al público extasiado. Él recuerda: «Como tuve una discapacidad visual durante tanto tiempo, poder ver a esos cuatro jueces sentados allí, observando mi actuación, fue increíble».

A la madre de Guardino le encanta contar la historia de cómo descubrió que su hijo tenía talento musical. Un día, cuando él tenía unos meses, ella le cantó escalas mientras chapoteaba en la bañera. Él las volvió a cantar en un tono perfecto, lo que la llevó a llamar a su madre y preguntarle: «¿Eso es normal?». Pero casi al mismo tiempo, la familia recibió noticias angustiosas. Guardino fue diagnosticado con amaurosis congénita de Leber (ACL), un raro trastorno ocular causado por mutaciones genéticas hereditarias.

En los años posteriores a su diagnóstico, tuvo varias colisiones dolorosas. Una vez, se estrelló contra un buzón mientras jugaba al fútbol; en otra ocasión, necesitó puntos de sutura después de estrellarse contra la mesa de la cocina. Simplemente no los había visto. Con el tiempo, su visión se oscureció, las sombras se alargaron y recurrió a la música como mecanismo de supervivencia. Tal vez no pudiera ver, pero al menos podía cantar.

Luego, en 2012, Guardino se enteró de algunos investigadores de vanguardia que estaban desarrollando una nueva terapia genética. Se unió a un ensayo clínico y recibió una inyección de Luxturna en cada ojo, con una semana de diferencia. «Ponen un gen en un virus seguro, y ese virus ayuda al gen a encontrar el lugar en mí donde hace falta la terapia», dice Guardino, proporcionando una descripción simple y precisa de cómo funciona la terapia genética. Eso fue en junio de 2013.

El día después de la primera inyección, se quitó el parche del ojo y miró al suelo. Para su asombro, vio formas de rombos en una alfombra que antes había pensado que no tenía ningún patrón. «Fue bastante loco», recuerda. Desde entonces, ha visto innumerables lugares increíbles. La luna. Las estrellas. Fuegos artificiales ardiendo en el cielo nocturno. «Funcionó», dice Guardino. «¡Vaya si funcionó!».

Después de recibir el Golden Buzzer en America's Got Talent, Guardino salía cuando Simon Cowell lo detuvo. Cowell acababa de escuchar la historia de fondo de Guardino de un productor. «Guau», dijo Cowell. «No has dejado que tu discapacidad te detuviera. No define quién eres». Para Guardino, ese intercambio fue uno de los puntos culminantes de toda la inolvidable experiencia: «Siempre pensé que ACL me definiría. Pero esa noche, no fue así. Simon escuchó mi voz y le gustó sin siquiera saber mi historia. Me hizo sentir increíble conmigo mismo».

Al final, Guardino quedó eliminado en semifinales. Pero sus apariciones en America's Got Talent lo llevaron a lanzar varios sencillos y actuar en todo el país. Todavía siente el nerviosismo previo al espectáculo, pero nada que se acerque a la presión que sintió antes de su actuación más importante hasta la fecha: testificar ante un comité asesor de la FDA sobre la necesidad de aprobar Luxturna. Recuerda haberle dicho al panel de científicos: «Es esto o nos quedamos ciegos». En 2017, la FDA votó por unanimidad para aprobar Luxturna, convirtiéndola en la primera terapia genética en recibir luz verde.

EL HÉROE QUE ENCONTRÓ UNA CURA PARA LA CEGUERA

«No había una hoja de ruta. Estábamos solos».

—DRA. KATHERINE HIGH, expresidenta de Spark Therapeutics—.

Una persona que se unió a Guardino en ese día histórico fue una científica pionera llamada Dra. Katherine High, quien fue en gran parte responsable de la capacidad de Guardino para ver la alfombra con dibujos de rombos y la luna en el cielo. «La ciencia cambiará para siempre gracias a lo que hizo Kathy», dice Guardino, con la voz cargada de emoción. «Ella cambió mi vida».

Para la Dra. High, ayudar a las personas a alcanzar su destino es una misión de por vida. «Las personas que nacen con defectos genéticos graves no tienen las mismas posibilidades que otras personas», dice. «Si podemos arreglar eso y nivelar el campo de juego, tienen la oportunidad de ser quienes estaban destinados a ser».

Las ambiciones científicas de High comenzaron temprano. Cuando cumplió diez años, Papá Noel le trajo un juego de química con instrucciones para realizar más de cien experimentos. Pasó muchas horas mezclando y jugando junto a su padre, que tenía grandes sueños para su hija. Eso fue a principios de la década de 1960, cuando no era común que una mujer ingresara en las ciencias, y mucho menos que se labrara un nombre. El padre de High quería que ella asistiera al MIT, se convirtiera en ingeniera aeronáutica y trabajara para la NASA. Ella eligió un camino diferente hacia la gloria científica, especializándose en Química en Harvard y luego matriculándose en la Facultad de Medicina de la Universidad de Carolina del Norte en Chapel Hill (UNC).

Después de una beca de investigación en hematología en Yale, la Dra. High regresó a la UNC y trabajó en la comprensión de la base molecular de la hemofilia. La UNC tenía una colonia de perros con hemofilia e intentó utilizar la terapia genética para corregir el mal funcionamiento de los genes de los caninos. Esos primeros esfuerzos fracasaron. Pero siguió centrándose en la hemofilia en el Children's Hospital of Philadelphia (CHOP).

En 1999, la Dra. High publicó un artículo histórico que mostraba que su equipo había logrado curar la hemofilia en un modelo canino usando terapia genética basada en vectores: virus que llevan el gen corregido al lugar del genoma que no funciona bien. Estos virus habían sido fabricados por una compañía de biotecnología de California que cerró en la década de 1990, junto con casi todas las demás empresas emergentes de terapia genética. En aquel entonces, la ciencia parecía prometedora, pero el momento no era el adecuado. La tecnología sonaba como ciencia ficción: ¡remotamente plausible pero un poco improbable!

¿La Dra. High parecía una persona que fuera a amilanarse? ¡De ninguna manera! Llamó al director ejecutivo del CHOP, uno de los hospitales pediátricos más prestigiosos del país, para que estableciera la producción de vectores para poder continuar con su investigación. «Pensé que diría que no porque nadie creía que la terapia genética funcionaría», dice High. «Pero para mi gran y eterna sorpresa, dijo que sí, con una condición». Dijo: «No puedes gastarte todo este dinero solo en la hemofilia. También deberás trabajar en otras enfermedades que afectan a los niños».

Por suerte, la Dra. High era amiga de un científico, llamado Dr. Jean Bennett, quien también había trabajado con perros. El Dr. Bennett, que estaba investigando una forma rara de ceguera hereditaria, tenía datos que indicaban que una terapia genética particular corregía la visión en los perros. Eso planteó una pregunta intrigante. ¿Podría desarrollarse su investigación para ayudar a los humanos con ciertas formas de ceguera hereditaria? En 2005, High y Bennett se unieron. En 2007, lanzaron un ensayo clínico. En 2012, pasaron a las pruebas de fase 3. En 2013, formaron Spark Therapeutics para llevar al mercado esta terapia, un gen que codifica una enzima que se encuentra solo en las células de la parte posterior del ojo.

La Dra. High se convirtió en la presidenta y directora de I+D de Spark, un tanto reacia, y dejó «el mejor trabajo del mundo» en el mundo académico para convertir este sueño en una realidad. «Pude reclutar a personas que no hubiera podido conseguir si no hubiera estado dispuesta a participar», dice. «Pasé gran parte de mi carrera académica tratando de hacer avanzar la terapia genética, y este fue el punto en el que tuve que decir, si esto es lo que se necesita, eso es lo que voy a hacer».

Ha sido un camino largo y sinuoso desde aquellos primeros días de trabajar con perros con hemofilia. Pero la persistencia de la Dra. High ha valido la pena espectacularmente. El premio al final del camino fue Luxturna, un producto de terapia genética que ahora se usa para tratar a pacientes con una enfermedad retiniana hereditaria causada por mutaciones en ambas copias de su gen RPE65. Cuando ese gen no funciona correctamente, los resultados pueden variar desde la pérdida progresiva de la visión hasta la ceguera total. Algunos bebés son diagnosticados cuando sus padres notan que no siguen objetos con los ojos, otros se diagnostican más tarde en la infancia. A los 12 años, la mayoría de los niños con esta enfermedad deben ser colocados en aulas de Braille.

¿Te imaginas ser padre en esa situación y descubrir que una sola inyección en cada uno de los ojos de tu hijo podría curarle la ceguera? Es casi de naturaleza bíblica. Después de estas inyecciones, las células de la retina de cada ojo son capaces de producir la proteína RPE65, que permite que el ciclo visual funcione correctamente. Te pregunto, ¿qué podría ser más milagroso?

La Dra. High, una de las grandes pioneras de la terapia genética, espera obtener más aprobaciones cada año que pasa. «En Spark, nuestro dicho era "No seguimos pasos. Creamos el camino". No había hoja de ruta. Estábamos solos», dice. «¿Conoces ese refrán que dice... el pájaro madrugador se lleva el gusano, pero el segundo ratón se lleva el queso? Cada producto se basa en el producto anterior».

NUNCA HA HABIDO UN MOMENTO MEJOR PARA ESTAR VIVO

Doug Ingram, CEO de Sarepta Therapeutics, líder en terapia genética para enfermedades raras, lo dice mejor: «El momento es ahora. Tenemos una oportunidad que históricamente no ha sido posible en el arco de la humanidad: utilizar las herramientas de la terapia genética y, finalmente, la edición de genes para crear una vida mejor como mínimo y tal vez transformar y salvar vidas por completo... Tratamos de liderar una revolución, atraemos el mañana al hoy, llevamos la terapia genética a los pacientes que la necesitan ahora».

Aquí está el resultado final: si tú o alguien en tu familia sois uno de los 30 millones de estadounidenses que viven con una enfermedad genética rara, nunca ha habido un mejor momento para tener la esperanza de que un tratamiento, o mejor aún, una cura, se encuentra a la vuelta de la esquina. Gracias a la edición de genes y a la terapia genética, las enfermedades que históricamente no tenían tratamientos disponibles ahora están en la cúspide de los avances. Recuerda, más de dos mil quinientos ensayos clínicos de terapia genética han sido aprobados, están en curso o ya se han completado. No te resignes a pensar que no hay solución; conéctate con el grupo de interés especial asociado a tu enfermedad y pregunta si están trabajando en ensayos clínicos utilizando CRISPR o terapia genética para aliviar los síntomas. Antes de que te des cuenta, veremos el día en que todas las enfermedades genéticas puedan ser tratadas.

CÓMO LA TERAPIA GENÉTICA PUEDE ARREGLAR UN CORAZÓN ROTO

«Nuestras células conservan su información digital juvenil incluso cuando somos viejos. Para volver a ser jóvenes, solo necesitamos dar un poco de esmalte para eliminar los rasguños».

—DAVID SINCLAIR, PHD, *Why We Age—and Why We Don't Have To.*

Quiero destacar el brillante trabajo del Dr. Deepak Srivastava, un cardiólogo que es presidente de los Institutos Gladstone, una organización de investigación biomédica a la vanguardia de la revolución en la medicina regenerativa. Srivastava, miembro de nuestro consejo asesor de *La fuerza de la vida*, compartió información sobre cómo está utilizando la terapia genética para reparar el daño cardíaco.

Como explicó Srivastava, «el corazón está repleto de células que llamamos fibroblastos que normalmente envían señales importantes para apoyar el músculo, y también producen tejido cicatricial cuando el corazón está lesionado». Estas células de fibroblastos producen un exceso de colágeno cuando se activan bajo estrés, y esto tiene un impacto negativo. Pero ¿y si pudieras controlar el destino de esas células de fibroblastos, reprogramándolas para que pudieran realizar una función completamente diferente dentro del corazón? Aunque parezca increíble, «eso es lo que hemos podido hacer», dice Srivastava.

Así es como funciona:

En experimentos con ratones, Srivastava utilizó la terapia genética para administrar una combinación de genes en las células de fibroblastos del corazón después de que los ratones sufrieran un ataque al corazón. Una inyección de estos genes fue suficiente para cambiar el destino de las células de fibroblastos, convirtiéndolas en células cardíacas latentes. Peter se refiere a este enfoque como nada menos que alquimia celular. ¡Así es! ¡Srivastava pudo crear músculo completamente nuevo en un corazón que fallaba al convencer a las células de fibroblastos que ya estaban en el corazón para que cambiaran de trabajo! «Estamos reprogramando el destino de una célula», dice.

Como puedes ver, las implicaciones son alucinantes. Ahora que los científicos han descubierto cómo «controlar el destino de las células», no es difícil imaginar que pueda utilizarse el mismo enfoque para reparar el daño tisular causado por todo, desde enfermedades cerebrales hasta enfermedades hepáticas.

Para Srivastava, esta investigación adquirió un nuevo significado cuando su padre murió recientemente después de muchos años de vivir con «un corazón dañado que lo afectó gravemente. Hacemos todo con un gran sentido de urgencia porque hay personas que están esperando y muriendo. Pienso en ello todos los días: cómo debemos hacer todo lo posible por acelerar. No fuimos lo suficientemente rápidos para mi padre». Pero Srivastava espera ser lo suficientemente rápido para personas como tú y yo, nuestros padres y nuestros hijos. La buena noticia es que el Instituto Gladstone sigue desplegando nuevas empresas para desarrollar estas tecnologías regenerativas, por lo que estarán disponibles para nosotros en los años venideros. Una de estas nuevas empresas biofarmacéuticas, Tenaya Therapeutics, está trabajando en terapias curativas para enfermedades del corazón, la principal causa de muerte en el mundo. Entre otras cosas, Tenaya, que se hizo pública en el verano de 2021, está tratando de reprogramar los fibroblastos como una forma de reemplazar las células cardíacas perdidas y restaurar la función cardíaca después de que los pacientes hayan sufrido ataques cardíacos.

EL MILAGRO DE LA CRISPR: EDITAR LOS ERRORES EN NUESTRO ADN

«Cuanto más sabemos, más nos damos cuenta de que hay que saber».

—JENNIFER DOUDNA, PHD, inventora de la CRISPR, Premio Nobel de Química 2020—.

Ese objetivo de redefinir la raza humana ya está en marcha, gracias a Jennifer Doudna, Emmanuelle Charpentier y su descubrimiento de la CRISPR-Cas9, el mecanismo que subyace la terapia de edición de genes que las llevó a ser coronadas con el Premio Nobel en 2020.

Recuerda: mientras que la terapia genética consiste en insertar un gen nuevo, faltante o corregido en sus células, la edición de genes CRISPR implica editar un gen existente, reparar la letra o letras incorrectas que causan una enfermedad genética. En otras palabras, esta herramienta se usa para editar el genoma que determina gran parte de quién eres. En una charla TED de 2015, Doudna explicó que es «análogo a la manera en que utilizamos un programa de procesamiento de texto para corregir un error tipográfico en un documento». Pero en este caso, estamos hablando de cambiar el código de tu vida.

Doudna creció en Hawái, donde la belleza natural de las islas inspiró su interés por la biología. A su padre, profesor de Literatura Norteamericana, le encantaba leer sobre ciencia y le dio a su hija un libro trascendental sobre el descubrimiento de la estructura de doble hélice del ADN cuando estaba en sexto grado. Inspirada para seguir una carrera en ciencias en el Pomona College, tuvo dudas mientras se matriculaba en Química General y se preguntó si debería cambiar de marcha y especializarse en Francés. ¡Tenemos que agradecer a su profesora de francés por animar a Doudna a seguir el curso y, finalmente, ayudar a desarrollar la CRISPR, que ha revolucionado el campo de la genética!

No contenta con ser pionera en el campo de la edición de genes, Doudna ha ayudado a avanzar aún más al cofundar Mammoth Biosciences, una empresa dedicada a desbloquear el potencial de la próxima generación de la tecnología mediante el descubrimiento de nuevas proteínas. Podrías llamarlo CRISPR 2.0.

¿Sabes qué es lo realmente genial de estas nuevas versiones de la CRISPR? No se diseñan en un laboratorio. Están siendo descubiertas en la naturaleza. Para los no científicos como yo, todo este proceso puede parecer un poco intimidante. Pero la conclusión es simple: el hecho de que se identifiquen más de estas nuevas proteínas asociadas a la CRISPR es maravilloso, porque significa que ahora existen más opciones para realizar una edición de genes exquisitamente dirigida y para realizar múltiples ediciones al mismo tiempo. Esa es una gran noticia para la medicina de precisión.

El futuro es ilimitado, porque las bacterias y sus proteínas están en todas partes. De hecho, ya existe otra versión aún más precisa de la CRISPR-Cas9 llamada Prime Editing que evita algunos de sus resultados menos deseables. «En principio, la técnica, llamada Prime Editing, podría corregir aproximadamente el 89 % de las variantes genéticas que se sabe que están asociadas a enfermedades humanas», declara el *Journal of the American Medical Association*. Esa es toda una afirmación, ¿no es así? Cada vez que te das la vuelta, hay otro gran salto hacia delante.

Mientras tanto, a medida que Mammoth continúa acumulando una cartera de diferentes versiones de la CRISPR, la empresa está considerando dónde implementar sus poderosas herramientas y cómo mejorarlas. Ahora han podido inyectar CRISPR directamente en el torrente sanguíneo y dirigirla al hígado para curar la amiloidosis, una enfermedad que causa dolor y fatiga, y altera el sistema nervioso.

Pero estos brillantes científicos aún se esfuerzan por obtener más. A continuación, podrían optimizar las líneas celulares para ayudar a llevar los medicamentos al mercado más rápido. Algunos están comenzando a atacar enfermedades, como la fibrosis quística o la anemia de células falciformes, que son causadas por un error en un solo gen. Es sorprendente pensar que estas herramientas naturales se pueden implementar de tantas maneras para salvar vidas.

«Estamos trabajando el potencial de la CRISPR para abordar todo tipo de diagnósticos y terapias mediante el desbloqueo de nuevas proteínas», dice el director ejecutivo y cofundador de Mammoth, Trevor Martin. «Podríamos sentarnos y tratar de diseñar esto desde cero. Pero, en cambio, decimos: Aprovechemos miles de millones de años de evolución y aprovechemos la diversidad de la vida"».

Resulta que la CRISPR no solo edita el genoma, sino que también puede utilizarse para detectar ADN. Mammoth Biosciences está implementando la CRISPR para ser un detective de ADN y detectar fragmentos de ADN que podrían indicar infecciones virales, cáncer o genes defectuosos. En 2018, se utilizó por primera vez para detectar dos cepas del virus del papiloma humano (VPH). Y ahora, ya se ha ampliado para su utilización en la detección de infecciones bacterianas, cáncer, resistencia a los antibióticos y otras infecciones virales como la COVID-19. Se está utilizando una prueba separada, que implementa una versión diferente de la CRISPR, para diagnosticar rápidamente el virus zika y el dengue. No solo eso, sino que estas pruebas son rápidas, solo se necesitan veinte minutos para realizarlas.

Quiero que entiendas el potencial de esta tecnología. La CRISPR fue un gran avance científico para la edición de genes. Y ahora va a revolucionar las pruebas de diagnóstico. El mundo pronto verá pruebas de diagnóstico rápidas y fiables que son fáciles de utilizar desde la comodidad del hogar.

EL GEN DEL PREMIO GORDO

Ahora necesito que prestes mucha atención durante un minuto porque estoy a punto de explicar el llamado *gen del premio gordo* que reduce drásticamente el riesgo de Alzheimer, y la explicación es un poco técnica.

Es bien sabido que del 10 % al 15 % de las personas que portan el alelo ApoE4 (o versión) del gen ApoE tienen un riesgo mucho mayor de desarrollar la enfermedad de Alzheimer. ¿Pero sabes lo que es genial? El alelo ApoE2, que es la versión más rara del gen, portado por solo el 7 % de la población, está asociado a un riesgo mucho menor de deterioro relacionado con el Alzheimer, sin mencionar una mayor longevidad. ¡Inscríbeme para esa versión! En el Instituto Buck para el Envejecimiento en el condado de Marin, California, la Dra. Lisa Ellerby está utilizando CRISPR para investigar el misterioso papel neuroprotector que desempeña el ApoE2 en el envejecimiento y la enfermedad. Me gusta llamarlo el «gen del premio gordo» porque, si tienes la suerte de tenerlo, te has ganado el premio gordo genético y tienes más protección que las personas que no lo tienen.

¿Sabías que las mujeres tienen mayor riesgo de desarrollar Alzheimer que los hombres? La Dra. Ellerby espera que su investigación arroje luz sobre por qué es más común que las mujeres sean diagnosticadas con la enfermedad. También utiliza la terapia genética para administrar el gen ApoE2 en ratones envejecidos para ver si su expresión o algún tratamiento relacionado aumenta la esperanza de vida. Si podemos encontrar una manera de traducir esto a los humanos, permitiéndonos acceder a los beneficios mágicos de este gen del premio gordo, sería un verdadero milagro.

Como hemos visto en este capítulo, la terapia genética y la CRISPR son herramientas extraordinarias para curar enfermedades, pero uno de nuestros asesores, George Church, uno de los padres fundadores de la genómica, ve la terapia genética como una herramienta para curar la única enfermedad que afecta a todos, en todas partes: el envejecimiento. «La idea con la terapia genética era que tienes a alguien con una enfermedad genética rara a la que le falta una proteína en particular, y simplemente se la vuelves a poner. Pero el problema es que tu cuerpo reconoce esa proteína como extraña y existe la posibilidad de que la rechaces». Por el contrario, su estrategia de utilizar la terapia genética para revertir el envejecimiento implica incorporar proteínas que ya existen. Solo que han disminuido con el tiempo. «Simplemente subimos el control de los genes que ya están en tu genoma».

Eso solo comienza a transmitir la audacia de la ambición del Dr. Church. ¿Cuál es su objetivo final? Un elixir preventivo para revertir el envejecimiento. Hace poco hablé con él por Zoom sobre este tema y terminé nuestra conversación diciendo «Gracias por tu tiempo. Y gracias por el trabajo de tu vida». ¿Sabes cómo respondió? Dijo: «Tony, ¡puedes agradecérmelo cuando tengas ciento cincuenta años!».

Pasemos ahora a escuchar la heroica historia del equipo que allana el camino para curar enfermedades utilizando una senda hacia el poder. Aprendamos sobre el maravilloso camino del WNT...

9
EL MARAVILLOSO CAMINO DEL WNT: ¿LA FUENTE DEFINITIVA DE LA JUVENTUD?

Al restablecer las señales a nuestras células madre, las moléculas pequeñas pueden renovar el equilibrio natural de nuestro cuerpo y detener la enfermedad degenerativa en su camino

«Le estamos recordando al cuerpo cómo era cuando estaba sano».

—OSMAN KIBAR—.

El día 2 de la conferencia «Unite to Cure» del Vaticano, en una sala moderna donde el Papa saluda a los obispos de todo el mundo, escuchamos a una superestrella de la ciencia médica tras otra. Hubo expertos líderes mundiales sobre la revolución de los alimentos vegetales, las pruebas genéticas de próxima generación y la «farmacia del futuro» de células madre. Luego, un hombre afable con aire de profesor tomó asiento en el estrado. Con gafas de montura metálica, una corbata azul flojamente anudada y una sonrisa tímida, hablaba en voz tan baja que había que inclinarse hacia delante para oírlo. Fue justo antes del almuerzo, cuando la atención de la gente tiende a decaer, y aquel orador no lo tenía tan fácil. No tenía un nombre famoso ni un gran perfil mediático. Pero durante los siguientes veintidós minutos, Osman Kibar, el fundador y presidente ejecutivo de una extraordinaria *startup* llamada Biosplice, estuvo al mando de la sala.

Pronto nos sumergiremos en los detalles de la empresa innovadora de Osman y la ciencia que cree que cambiará la cara de la medicina. Pero primero permíteme compartir contigo los detalles de algunas partes gráficas de la exposición de Osman. Comenzó con radiografías de antes y después de rodillas de animales y humanos, en las que una sola inyección de Biosplice hizo crecer cartílago fresco para curar la artritis de hueso a hueso. No tenías que entrecerrar los ojos para ver los resultados: había una mejora visible. Luego vimos escaneos de antes y después del colon de un animal, en el que las masas tumorales de color púrpura habían desaparecido después del tratamiento con una píldora de Biosplice.

Las siguientes diapositivas utilizaron gráficos para trazar el progreso de ocho tumores humanos diferentes implantados en animales. Durante tres cortas semanas, en un grupo de control no tratado, los tumores crecieron como la mala hierba. Pero en todos y cada uno de los casos, dijo Osman, su terapia fue «capaz de revertir el crecimiento del tumor y eliminar los tumores, tanto primarios como metastásicos». Eso es un gran problema, porque son las metástasis, las neoplasias malignas «secundarias» que pueden aparecer en cualquier parte del cuerpo, las más esquivas y las más peligrosas.

Había más. Un inhalador de Biosplice curaba los pulmones con cicatrices de fibrosis pulmonar, que generalmente se considera intratable. Había una píldora para el Alzheimer con un impacto impresionante hasta ahora en la reversión del daño al tejido cerebral en animales. En el frente ortopédico, la empresa estaba probando una loción para reparar los tendones desgarrados. Otra loción se mostraba muy prometedora con la alopecia androgenética, que muchos conocen como calvicie de patrón masculino, la fuente más común de pérdida de cabello tanto en mujeres como en hombres. Osman era demasiado modesto para enmarcarlo de esta manera, pero las implicaciones eran claras: Biosplice puede haber encontrado una manera de reparar casi todos los tejidos y órganos del cuerpo, para hacernos funcionalmente jóvenes de nuevo.

La audiencia del Vaticano no era fácil de convencer, y al principio se podía cortar su escepticismo en el ambiente con un cuchillo. Vi filas de brazos cruzados y ojos en blanco: nadie había oído algo así antes. Pero al final de la presentación, Osman definitivamente había captado la atención de la gente. Muchos en la audiencia, en su mayoría de mediana edad, se inclinaban hacia delante con gran interés, ¡especialmente cuando presentó una posible cura para la calvicie!

Estaba sentado con amigos que resultaron ser tres de las mentes científicas más inteligentes: mi coautor, Peter Diamandis; el Dr. Sanjay Gupta, corresponsal médico en jefe de la CNN; y el Dr. Mehmet Oz, presentador de televisión ganador de un Emmy y profesor de Cirugía en el New York Presbyterian Hospital, en Columbia. Estaban exaltados, a medio camino entre el asombro y la incredulidad: «Esto suena loco, ¿podría ser real?». Apenas un mes antes, la SEC había demandado por fraude a los altos ejecutivos de Theranos, una empresa de diagnóstico que alguna vez fue valorada en 9 mil millones de dólares. Fue un escándalo mundial y una advertencia. Max Gomez, el corresponsal médico de la CBS y moderador de Osman, expresó la sospecha general: «Si algo parece demasiado bueno para ser verdad, probablemente lo sea». Si Biosplice realmente había descifrado el código de regeneración, ¿por qué no había más datos?

Y así explicó Osman: durante los primeros ocho años de existencia de la compañía (cuando pasó a llamarse Samumed), él y sus colegas «operaron en modo sigiloso». Para evitar alertar a la competencia, mantuvieron sus datos y su progreso en secreto. Como empresa privada, tenían ese derecho. Alrededor de 2016, una vez que el equipo ejecutivo de Osman decidió que sus patentes estaban lo suficientemente adelantadas, comenzaron a revelar más detalles de sus estudios en animales y humanos. Y a diferencia de la falsa máquina de análisis de sangre promocionada por Theranos, como señala Osman, los ensayos terapéuticos realizados por Biosplice están sujetos a estrictos requisitos de información de la FDA.

A estas alturas, creo que sabes que soy una persona curiosa, por decir lo menos. Tenía que averiguar más, así que visité a Osman en la sede central de acero y vidrio de su compañía en San Diego, donde el estacionamiento está salpicado de palmeras. Descubrí que Biosplice ha documentado avances contra ocho enfermedades muy comunes: osteoartritis, tumores sólidos, tumores «líquidos» (como las leucemias), Alzheimer, tendinitis, enfermedad degenerativa del disco, cicatrización pulmonar crónica y calvicie de patrón masculino.

Los resultados parecían milagrosos. Pero Biosplice simplemente había encontrado una manera de aprovechar los poderes naturales de nuestro organismo para renovarse: nuestra fuerza vital. Biosplice ahora ha presentado sus hallazgos en decenas de reuniones científicas y en docenas de revistas revisadas por pares. Si sus ensayos resultan exitosos (y no hay garantía de que así sea), la terapia ganadora contra algunos de los cánceres más difíciles no será la quimioterapia, la radiación o la cirugía. Lo creas o no, será una píldora de una vez al día con efectos secundarios mínimos. Lo que es realmente emocionante es que este posible remedio contra el cáncer es solo una de varias terapias radicales en las que trabaja Biosplice.

Desde 2008, Osman y Cevdet Samikoglu (a quien Osman pasó la antorcha como director general en 2021) y su banda de prodigios nacidos en Turquía trabaja las 24 horas del día, apenas salen a tomar aire. La medicina innovadora es un trabajo duro. Cuando te propones cambiar el mundo, por lo general son dos pasos adelante y uno hacia atrás. Biosplice aborda enfermedades que la medicina tradicional considera incurables o incluso intratables, desde la artritis hasta el Alzheimer. Cuando la ciencia se adentra en un territorio desconocido, como puede decirte Osman, es probable que haya giros equivocados y reveses temporales. Pero el hecho es que cualquiera de estas audaces terapias podría convertirse en un salvavidas para millones. Juntos podrían reescribir los libros de texto de medicina. Tienen el poder de cambiar nuestra forma de pensar sobre la enfermedad y, sobre todo, sobre la salud y la curación.

Reconociendo el excelente historial de seguridad de la compañía, los reguladores federales les han dado luz verde para ocho estudios clínicos en humanos cuidadosamente administrados. Bajo la política de «uso compasivo» de la FDA, un programa para medicamentos no aprobados cuando nada más funciona, miles de sujetos han sido tratados con lo que Osman llama la «receta secreta» de Biosplice. (Compartiremos los ingredientes contigo en breve).

Si bien todavía es temprano para la mayoría de estos ensayos, al menos un conjunto de resultados de la fase 3, por su esfuerzo histórico para curar eficazmente la osteoartritis, puede estar desarrollándose para cuando estés leyendo esto. Si la próxima ronda de datos se lee como espera Biosplice, y una sola inyección en la rodilla puede ofrecer un alivio a largo plazo del dolor crónico, una terapia aprobada por la FDA podría estar en el mercado antes de finales de 2023. Imagínate que pudieras regenerar tu cartílago desgastado y caminar o correr sin sentir ni una sola punzada. Imagínate flexible, poderoso y completamente nuevo, por un costo de menos de 5.000 dólares por rodilla. (Y luego imagina cómo te sentirías con hombros o caderas como nuevas, que son las próximas articulaciones en la lista de éxitos de la compañía).

Mis coautores y yo hemos encontrado una gran cantidad de soluciones sorprendentes para la salud al escribir este libro, y esto es lo que debemos decirte: las moléculas patentadas de Biosplice demuestran el poder de la medicina regenerativa de manera más espectacular que prácticamente cualquier otra cosa que hayamos visto en el horizonte cercano. Muestran el potencial de tener un impacto extraordinario en la humanidad. No tienes que creer en mi palabra. La revista *Forbes* puso a Osman en su portada y lo nombró uno de sus «30 Global Game Changers», junto con Jeff Bezos, Mark Zuckerberg y Elon Musk.

Algunas personas tremendamente inteligentes del mundo financiero apoyan a Biosplice con sus billeteras. En abril de 2021, Biosplice anunció 120 millones de dólares en nueva financiación de capital, además de los 650 millones de dólares que recaudó bajo la bandera de Samumed. Estos inversores inteligentes creen que Biosplice es más que una visión de un tipo inteligente. Yo también, por eso también invertí en la empresa. De hecho, el capitalista de riesgo Finian Tan, uno de los primeros patrocinadores de Baidu (el Google de China), cree que el impacto del avance patentado de la compañía podría rivalizar con el descubrimiento de los antibióticos por Alexander Fleming en 1928. ¿Te parece demasiado? ¿Exagerado? Yo también podría haberlo pensado hasta que escuché a Osman hablar en el Vaticano.

> *«Nuestras pequeñas moléculas pueden comunicarse con cualquier célula madre progenitora en cualquier tejido del cuerpo y activarlas en cualquier linaje [...] y restaurar la salud de cualquier tejido en particular».*

—OSMAN KIBAR, en la conferencia «Unite to Cure» del Vaticano—.

Siguiendo con la versión para los no científicos como yo, la esencia de la explicación de Osman fue esta: desde el día en que nacemos hasta el momento en que morimos, nuestras vidas dependen de las descendientes de las células madre embrionarias que nos dejan al nacer. Se llaman *células madre progenitoras*, descendientes de células madre que luego se diferencian aún más para crear tipos de células especializadas y mantener y reparar todos los sistemas de nuestro organismo. Una familia de células progenitoras repone nuestra sangre y médula ósea. Otra repara el daño a nuestro sistema nervioso central, un descubrimiento reciente que ha dado nuevas esperanzas a las personas con lesiones en la médula espinal, Parkinson o esclerosis múltiple. Una tercera, la familia epitelial, mantiene nuestra piel flexible y los folículos pilosos en crecimiento. Una cuarta, nuestras células madre mesenquimales, está a cargo de los músculos, huesos, cartílagos, ligamentos y tendones, como el manguito rotador que me rompí. Estas células vivas son un componente central de la fuerza vital dentro de todos y cada uno de nosotros. ¿Cómo encaja Biosplice en esta imagen? Como explicó Osman en el Vaticano, su compañía había descifrado cómo utilizar e impactar algo llamado «vía de señalización WNT», una especie de circuito de transmisión compuesto de genes y proteínas. Nuestros organismos tienen muchas vías bioquímicas, cada una es una secuencia de acciones y reacciones químicas dentro de nuestras células. Pero la WNT es especial. Señala a nuestras células madre progenitoras para que produzcan tipos específicos de tejido: «cuándo, cuánto y cuándo detenerse», como explicó Osman. Tiene una gran influencia en cómo se diferencian nuestras células y también en cómo proliferan o se multiplican. Entonces, ¿la WNT es importante? Digamos que es la base de toda la vida animal. Es «la principal vía de desarrollo del organismo», dice Osman.

Cuando somos jóvenes, hasta los 20 años más o menos, la vía WNT se transmite como un enlace de Zoom con un ancho de banda superior y sin piratas informáticos de por medio. Suponiendo una buena salud normal, nuestras células madre progenitoras nos dan lo que necesitamos cuando y donde lo necesitamos, ni más ni menos. Pero a medida que envejecemos, la vida del siglo XXI pasa factura. Las elecciones de estilo de vida cuestionables y las toxinas ambientales y los «arañazos» epigenéticos se suman. Nuestras señales WNT se distorsionan, se alejan de su alcance y quedan ahogadas por la estática. La comunicación se rompe dentro de las células y también entre ellas. Terminamos con demasiado de algunas cosas y muy poco de otras, y nuestra salud recibe una paliza.

Pero si pudiéramos recuperar las señales celulares claras y oportunas de nuestra juventud, o lo que David Sinclair llama nuestra «información perdida», podríamos reencarnar nuestro yo óptimo: nuestro yo de 20 años. El gran avance de Biosplice es llevar la vía WNT de vuelta a la base. Sus medicamentos de molécula pequeña apuntan y penetran en células madre particulares y las aumentan o disminuyen; piensa en el interruptor de atenuación que controla la lámpara de tu mesita de noche. Cuando se aumentan, esas células cansadas y agotadas de nuestras articulaciones, pulmones o cuero cabelludo estallan en un frenesí de rejuvenecimiento. Cuando se disminuyen, las células óseas sobreabundantes, por ejemplo, la principal causa de la osteoartritis, se retiran y dejan espacio para más cartílago. Cuando se disminuyen, también afecta a las células madre tumorales malignas y dejan de multiplicarse sin control. El orden triunfa sobre el caos.

Se restablece la homeostasis. La creación y destrucción celular vuelven a su equilibrio natural y saludable.

El capital de riesgo no apuesta a ciegas por Biosplice. Osman y su equipo han compilado un historial ganador dondequiera que se hayan aplicado, desde el mundo financiero hasta la ciencia de laboratorio. De hecho, Osman es un genio de las matemáticas, algo que le ha ayudado en la fase de análisis para resolver algunos de estos retos bioquímicos. Incluso ganó el Campeonato Europeo de Matemáticas en su tercer año de secundaria. De hecho, poco antes de lanzar la empresa, Osman participó en su primer torneo de póquer, solo por diversión. Lo ganó fácilmente. Un año más tarde, terminó segundo en la Serie Mundial de Póquer en Las Vegas y se llevó a casa 420.000 dólares. Luego participó en un torneo más, volvió a ganar y renunció; no le gustaba el «efecto de resaca» mental, dijo. ¿Qué hace ahora para divertirse? Lee libros de texto de matemáticas superiores, con meditación al margen para su propio equilibrio personal.

En este punto, a medida que Biosplice continúa construyendo sobre sus primeros éxitos, incluso los cínicos profesionales se están acercando.

Pero hay un grupo que nunca dudó de Osman en primer lugar: las personas que mejor lo conocen.

«Lo conozco desde que teníamos once años y es el tipo más inteligente que conozco. Si alguien va a hacer algo que cambie el mundo, será él».

—CEVDET SAMIKOGLU, sucesor de Osman Kibar como director ejecutivo de Biosplice—.

Osman Kibar nació y se crio en la costa turca del mar Egeo. A los 11 años de edad, en un examen nacional de alto rendimiento en el que participaban 1,5 millones de estudiantes, se ubicó en la centésima parte superior del 1 % superior: fue su billete para el Robert College, una escuela secundaria de élite dirigida por estadounidenses en Estambul. Después de su triunfo en el Campeonato Europeo de Matemáticas, «prácticamente pude elegir la universidad que quise», me dijo. Enamorado del clima mediterráneo de California (antes del reciente asedio de los incendios forestales), eligió el Pomona College y el Instituto de Tecnología de California para un programa especial de doble titulación en Economía Matemática e Ingeniería Eléctrica: menuda bagatela, ¿verdad? Luego fue a la Universidad de California, San Diego, para su doctorado en Biofotónica, un campo futurista que vincula las tecnologías de la luz y la medicina. Incluso antes de terminar los cursos de posgrado, Osman fundó la empresa de diagnóstico Genoptix. Cuatro años después de salir a bolsa, fue comprada por Novartis, el gigante farmacéutico, por 470 millones de dólares.

Emocionado por la perspectiva de sembrar más innovaciones biotecnológicas, Osman se unió a Pequot Capital, una firma de capital privado de Wall Street. Un mes después, el 11 de septiembre se derrumbó el mercado de valores y envió a los inversores a buscar refugio. Los tratos de alto riesgo y alta recompensa por los que vivía Osman fueron abandonados. «Una mañana me desperté y era un banquero de inversiones», me dijo. «Ya no tenía nada que ver con la tecnología». Regresó a San Diego, donde al menos el sol calentaba.

En un desarrollo que cambiaría la trayectoria de la carrera de Osman, y tal vez también algo de la medicina del siglo XXI, el gigante farmacéutico Pfizer propuso una audaz empresa conjunta, una incubadora de proyectos. Habían estado trabajando en la vía de señalización molecular que podría cambiarlo todo, dijeron los científicos de Pfizer, pero había un pequeño problema. Desde 1982, cuando se descubrió por primera vez la vía WNT, nadie sabía cómo manipularla de forma segura y eficaz. Los científicos sabían que muchas enfermedades eran el resultado de una señalización WNT desregulada, y no hay discusión al respecto. «Lo que no podían hacer», dice Osman, «es encontrar una manera de que volviera a funcionar correctamente». Los esfuerzos anteriores no habían logrado mantenerse en su carril. Habían comprometido tejido sano. «Modular es fácil», como señala Osman, o fácil para él, al menos. «Pero hacerlo con seguridad, es un verdadero desafío». Se remonta a un principio atribuido al médico griego Hipócrates: «Primero, no hagas daño».

Biosplice se fundó en 2008 como una incubadora de Pfizer llamada Samumed, antes de que Osman se separara y se independizara. Osman sembró su próximo éxito en un escenario poco probable: un juego de baloncesto improvisado con algunos de sus antiguos compañeros de clase cerebritos de la Robert School, los mejores y los más brillantes. Eventualmente convenció a tres de ellos para que se unieran a su *startup*. El primero a bordo, como director financiero, fue Cevdet Samikoglu, un MBA de Harvard que había dejado su huella en Goldman Sachs, el banco de inversión alfa de Wall Street, y luego en el exitoso fondo de cobertura Greywolf Capital. Luego vino el director legal Arman Oruc, cofundador de la oficina de Simpson Thacher & Bartlett en Washington D.C., uno de los bufetes de abogados más prestigiosos del país. Cuando Yusuf Yazici, un reumatólogo de renombre internacional de la Universidad de Nueva York, se enteró de lo que estaba pasando, le envió un mensaje de texto a Cevdet: «Tienes que meterme en esto. ¡Osman ha encontrado la píldora de Dios!». Y se incorporó como director médico. Estos tres viejos amigos aceptaron fuertes recortes salariales y sin bonificaciones. ¿Por qué? Porque confiaban en Osman y creían que estaba a punto de hacer algo grande. El *dream team* turco estaba completo y su sueño pronto se haría realidad.

Biosplice se abrió paso donde otros habían fallado al hacer dos cosas mejor que nadie. Primero, identificaron los objetivos biológicos, las proteínas de señalización, que podrían acorralar una vía WNT descontrolada. Luego, diseñaron químicamente una línea de moléculas únicas para activar sus objetivos y entrar en acción. A veces, con pérdida de cabello o daño en la médula espinal, el objetivo era estimular las células madre que estaban dormidas en el interruptor. Pero donde había demasiada regeneración, como en el cáncer o la enfermedad de Alzheimer, el objetivo era «decirle al tejido: "Relájate, cálmate, tienes que hacer menos"», explicó Osman. «Por eso lo llamamos medicina restaurativa».

Cuando estás ajustando un antiguo mecanismo evolutivo, vale la pena tener cuidado con las consecuencias no deseadas. Lo último que querrías hacer es sobreestimular las células del hígado de alguien en un tumor o agregar fibrosis en un pulmón. ¿El punto dulce? Curar el tejido enfermo mientras se dejan las células normales en paz. La belleza de la vía WNT es que afecta solo a las células no desarrolladas. Las células madre progenitoras (de nuevo, estas son células que nos dan lo que necesitamos, cuando lo necesitamos y donde lo necesitamos) están sintonizadas las 24 horas del día, los 7 días de la semana en la frecuencia WNT. Pero las células adultas completamente diferenciadas no vienen equipadas con un receptor, por lo que nunca reciben la señal. Esto explica cómo las moléculas patentadas de Biosplice han alcanzado un perfil de seguridad tan destacado hasta la fecha. Por eso pueden lanzar su ataque del día D contra la enfermedad sin los estragos colaterales de muchos medicamentos tradicionales. Pueden aumentar o atenuar la luz de esa lámpara sin cambiar el volumen del televisor o el calor del radiador.

La guinda del pastel es que las moléculas no se quedan por mucho tiempo. Muchas tienen una vida media medida en días o incluso horas. Una vez que nuestros niveles de WNT vuelven a equilibrarse, dijo Osman, las moléculas pasan el testigo a las células madre progenitoras con las que nacimos: «Ellas saben qué hacer. Lo han estado haciendo toda la vida. Se ponen en marcha, y es una reacción en cadena». Aunque estos medicamentos son increíblemente complejos de producir, tienen un trabajo fundamentalmente simple: recordarle a nuestro cuerpo que haga aquello que la naturaleza le ha encargado que hiciera.

Todos los estudios de Biosplice en progreso tienen un aspecto fundamental, un aspecto asombroso, en común. En las dosis que la compañía planea comercializar, ninguna de sus terapias de molécula pequeña ha causado efectos secundarios dañinos significativos. Ajustan sus objetivos WNT y ya está. Cada vez que se topan con tejido sano, me dijo Osman, «simplemente flotan inofensivamente y luego se extraen con el tiempo». Al igual que el Llanero Solitario, se encargan de los malos y luego se van de la ciudad.

«No importa quién cure la artrosis. Quien la cure tiene el potencial de
ser la empresa más grande del mundo».

—FINIAN TAN, capitalista de riesgo—.

Hace algunos años, Biosplice publicó un estudio de su tratamiento para la osteoartritis, una enfermedad dolorosa y debilitante que afecta a 30 millones de personas solo en los Estados Unidos. De 61 pacientes que recibieron una sola inyección en la rodilla, los 61 mostraron una mejoría visible (menos dolor, más movilidad) veinticuatro semanas después. Aún más notable, agregaron en promedio casi dos milímetros de cartílago fresco. «Eso es lo que más impresionó a la Administración de Medicamentos y Alimentos: los datos de rayos X», me dijo Osman. «De hecho, pudimos demostrar ese vínculo causal entre el dolor y la función y la modificación de la enfermedad. Por supuesto, lo esperábamos, pero es muy bueno poder mostrárselo a la FDA».

Al señalar una proteína llamada *beta-catenina*, la molécula Biosplice, llamada *lorecivivint*, también calmó la inflamación y detuvo la descomposición del cartílago existente. «Esperamos de seis a doce meses mientras se reclutan las células madre mesenquimales», dijo Osman. «Se multiplican, se diferencian y somos capaces de regenerar cartílago nuevo. La salud de toda la articulación vuelve a la normalidad». Lorecivivint es un medicamento de igualdad de oportunidades; los octogenarios del estudio mejoraron tanto como los demás. «No importa la edad que tenga el paciente, una vez que se activan las células madre, se regeneran», dijo Osman. Una vez que las señales de la vía WNT vuelven a sintonizarse, «no hay diferencia entre la capacidad regenerativa de una persona de cuarenta, sesenta u ochenta años».

¿Tienes dolor articular crónico? ¿Alguien que te importa sufre esa enfermedad? Si es así, sabes cuánto depende del éxito de esta *startup*. Actualmente, no hay medicamentos en el mercado, ni uno solo, que pueda detener la osteoartritis, y mucho menos revertirla. Tradicionalmente, los pacientes se quedan con dos opciones menos que maravillosas. Pueden medicar sus síntomas con analgésicos o antiinflamatorios, que no hacen nada para retrasar el progreso de la enfermedad y tienen serias desventajas, desde daño hepático hasta adicción, o pueden soportar el dolor y los gastos y los largos meses de recuperación de una rodilla quirúrgica u otro reemplazo articular.

En comparación con estos enfoques, la alternativa de Biosplice, una inyección, suena terriblemente atractiva. Dado que la administración del medicamento es estrictamente «local», dice la compañía, los efectos secundarios son nulos. La molécula se une a la superficie del hueso, reúne las células madre mesenquimales de las proximidades y las estimula para que sean fructíferas y se multipliquen. Durante los siguientes seis meses, el medicamento se excreta a través del sistema linfático. Nunca entra en el torrente sanguíneo.

Además, el nuevo cartílago inspirado en WNT recién salido de la fábrica de células madre rivaliza con «el de un adolescente», dice Osman. Las células progenitoras solo necesitan una llamada de atención para recordar lo que solían hacer antes de que tuviéramos la edad suficiente para votar: «Puedes correr, saltar, puedes realizar la actividad que quieras». Después de que los beneficios desaparezcan y el cartílago se desgaste nuevamente, aproximadamente tres años después, puedes regresar para recibir otra inyección.

Si esto te suena a novela gráfica de fantasía, ¡estoy contigo! Pero he sido testigo de primera mano del impacto en estos pacientes y me ha dejado boquiabierto. Una tarde había ido a visitar a Osman y le pregunté acerca de las nuevas aplicaciones de sus terapias únicas. Me llevó a su ordenador y me dijo: «Mira esto». Me mostró un video de ratas adultas cuyas columnas vertebrales estaban destruidas. Ninguno de los animales podía mover las patas.

Los investigadores de Biosplice inyectaron lorecivivint en las columnas vertebrales de la mitad de las ratas. Seis meses después, el grupo de control sin tratamiento seguía consumiéndose, mientras que las ratas inyectadas regeneraron una médula espinal completamente nueva que era «más joven y más fuerte» a nivel celular, dijo Osman, que la que tenían antes. Estas ratas restauradas corrían a través de un laberinto. Literalmente no podía creer lo que veía. Los resultados eran tan sólidos que Biosplice lanzó un ensayo clínico para la enfermedad degenerativa del disco.

Si bien los ensayos con animales deben tomarse con cautela, en este caso ciertamente parecen ser una causa justificada para el optimismo. ¿Por qué? Porque muchos estudios en animales no se transfieren a los humanos. Sin embargo, la vía WNT está extremadamente «bien conservada», como dicen los científicos. Se ha mantenido intacta y sin cambios a través de cientos de millones de años de evolución. Su mecanismo de señalización es básicamente idéntico en moscas de la fruta, ratones, perros, monos y humanos. Si una terapia de Biosplice funciona en un roedor, como nos dijo Osman, «creemos con mucha certeza que la misma molécula» funcionará en las personas.

En un punto relacionado: hay otra molécula de Biosplice que marca la vía WNT para curar los tendones de Aquiles dañados, los manguitos rotadores lesionados o los codos de tenista severos. Entregado en una loción para frotar, este también se encuentra en ensayos clínicos en humanos. Una vez que pasó la prueba de seguridad de la fase 1, Osman no pudo resistirse a convertirse en su propio conejillo de indias. Se había lastimado tanto la rodilla jugando al fútbol (se dobló en el sentido opuesto al que Dios quería) que durante seis meses tuvo que sentarse con la pierna estirada. A los cuatro días de aplicarme la loción «se me fue el dolor», me dijo. Menos de una semana después de eso, estaba de vuelta en el campo de juego. Te advierto que todas estas historias son anecdóticas, lo que realmente importa es lo que nos muestran los ensayos finales de fase 2 y fase 3 de la FDA. Pero Biosplice está claramente en un camino de descubrimiento que podría transformar la calidad de nuestras vidas.

«No solo nos enfocamos en signos y síntomas. De hecho,
estamos permitiendo que el paciente ya no sea un paciente».

—OSMAN KIBAR—.

Osman y su equipo estiman que una vía de señalización WNT hiperactiva, resultado de una mutación genética, es responsable de hasta el 40 % de los cánceres humanos en general. Los porcentajes son más altos para los tumores más agresivos y de crecimiento más rápido: el 93 % de los cánceres colorrectales, el 90 % de los cánceres de hígado, dos de tres cánceres de páncreas, el 50 % de los cánceres de mama. Las terapias de bioempalme, ahora en ensayos de fase 1 en etapa temprana, reducen estos tipos de tumores bloqueando la proliferación de células cancerosas. «Las células tumorales que no pueden multiplicarse se suicidan después de tres o cuatro días», explica Osman. «En tres semanas, ocurre una disminución exponencial».

A diferencia de la osteoartritis, el cáncer es un problema sistémico. Las metástasis son impredecibles y extremadamente desafiantes. En los tumores cerebrales agresivos, por ejemplo, las cirugías a menudo están fuera de discusión. ¿Por qué? Porque, como explican los científicos, las quimioterapias convencionales son bastante inútiles ya que están bloqueadas por la barrera hematoencefálica, un muro fronterizo de células especializadas diseñadas para contener infecciones. Biosplice ha descubierto una manera de penetrar esta barrera y mantenerse biológicamente activo en el cerebro. (Como prueba, la molécula moduladora de WNT aparece en el líquido cefalorraquídeo de los pacientes). La terapia Biosplice puede tener el potencial para tratar enfermedades que ahora se consideran sentencias de muerte.

Cuando visité a Osman más recientemente, apenas podía contener su entusiasmo, sin olvidar sus modales tranquilos y discretos, por supuesto, por un descubrimiento reciente. Comenzó con un pequeño grupo de catalizadores de proteínas, llamados *quinasas*, que gobiernan casi todos los procesos biológicos importantes. Cuando la vía WNT está confusa, las células madre del cuerpo son como fábricas con interruptores defectuosos. Generan quinasas inútiles o incluso dañinas.

Después de años de investigación en algunas familias de quinasas críticas, Biosplice ha adquirido una comprensión aún más profunda de la ciencia regenerativa: por qué y cómo sus medicamentos pueden manipular la vía WNT. El factor a contracorriente es algo conocido como «mecanismo de empalme alternativo» (*alternative splicing mechanism*). Así es como las células madre transcriben su ADN en ARN mensajero (o ARNm), lo que a su vez determina qué proteínas se fabrican y en qué se convierten las células. (También explica el nuevo nombre de la compañía). La mayoría de las transcripciones de ADN a ARNm están programadas, pero una minoría significativa está sujeta a mutaciones, a la fuente de proteínas corruptas y a una vía de señalización WNT con fallos. Como nos explicó el CEO Cevdet Samikoglu, «Obtienes ARNm aberrante o demasiado ARNm que no necesitas o muy poco del ARNm que necesitas». Las moléculas de Biosplice no pueden evitar que ocurran mutaciones, pero pueden silenciar las proteínas rebeldes antes de que causen daños.

Mientras que otras compañías biofarmacéuticas también se han centrado en el mecanismo de empalme alternativo, el enfoque de Biosplice tiene una «aplicabilidad mucho más amplia», agregó Cevdet. Los compuestos de la compañía son «altamente selectivos» para ubicarse en una rama particular de un árbol genealógico de quinasas, «pero una vez que se acercan a esa rama, lo atacan todo». El rifle se convierte en escopeta. Por un lado, la plataforma Biosplice es extraordinariamente prometedora para combatir enfermedades complejas causadas por múltiples mutaciones, como el cáncer, donde es posible que sea necesario reparar más de un interruptor. Por otro lado, la selectividad de las moléculas parece limitar los efectos secundarios adversos, como los problemas gastrointestinales que vienen con los tratamientos estándar contra el cáncer.

El objetivo de la próxima generación de terapias Biosplice es atacar diferentes tumores con precisión láser. Los objetivos son seis de las neoplasias malignas más comunes: cánceres de próstata, de mama, de pulmón, de ovarios, de útero y de colon. (El cáncer de páncreas, un problema aún más intrincado, se abordará en el futuro). Las moléculas personalizadas de la compañía darán a las células madre relevantes «un empujón en la dirección correcta»,

258 • LA FUERZA DE LA VIDA

dice Osman. «Una vez que se genera la composición correcta de proteínas, la célula vuelve a estar sana».

Como puede ver, en Biosplice están lejos de estar satisfechos. Tienen en el punto de mira casi todas las principales causas de muerte y discapacidad. Su objetivo es restaurar el músculo cardíaco dañado después de un ataque cardíaco mediante la administración de una molécula estimulante de WNT a través de un *stent* especial. Las células progenitoras cardíacas se bañarán en el elixir y regenerarán el tejido lesionado. Es más, creen que una molécula administrada por una píldora puede revivir las neuronas cerebrales devastadas por el Alzheimer.

Mirando más hacia el futuro, Osman y Cevdet confían en que se encontrará una manera de despertar las células madre latentes para impactar o curar el Parkinson y la ELA, y tal vez incluso la degeneración macular. Otros objetivos serían las lesiones cerebrales traumáticas, la pérdida de audición y docenas de «enfermedades huérfanas» que afligen a cientos de miles de personas, pero para las que aún no han encontrado un mercado terapéutico. Tienen una «biblioteca» interna de más de 50.000 moléculas pequeñas que puede modular la vía WNT. Utilizados en diferentes combinaciones, estos medicamentos podrían potencialmente tratar una cantidad ilimitada de enfermedades.

En otras palabras, las pruebas de la compañía hasta la fecha apenas han arañado la superficie. Articulaciones deshilachadas, retinas oscurecidas, tumores furiosos, sistemas inmunológicos enloquecidos: todos son presa fácil para este enfoque revolucionario. «No hemos encontrado ningún tejido que no sea renovable», dice Osman. ¿No te parece emocionante? Cuando escucho sobre estos últimos avances, las transformaciones que se encuentran en un futuro no muy lejano, solo puedo preguntarme: ¿cómo puede el equipo de Biosplice dormir por las noches?

Y antes de que se me olvide, déjame ponerte al día sobre el trabajo de la compañía sobre la alopecia androgenética. Los estudios en curso en Turquía han establecido que una molécula a base de loción Biosplice aumenta el número de folículos pilosos, y sin ninguno de los efectos secundarios, incluida la disfunción sexual, que experimentan algunos hombres con la finasterida ampliamente recetada (Propecia). En las imágenes que compartieron conmigo, los pacientes estaban notablemente menos calvos. Aunque la terapia puede tardar un tiempo en cruzar la brecha regulatoria entre Europa y los Estados Unidos, es solo cuestión de tiempo.

¿Y qué tal esto como bonificación? Las mismas células madre progenitoras «dérmicas» que hacen crecer el cabello también van al rescate de la piel envejecida.

«Llamamos a nuestra plataforma una fuente de juventud,
pero pieza a pieza».

—OSMAN KIBAR—.

Biosplice tiene una gran visión, pero viene en dos partes. Por ahora, la compañía persigue una enfermedad cada vez, dice Osman, utilizando su caja de herramientas WNT para «restaurar la salud de los pacientes poco a poco y, por lo tanto, aumentar su calidad y su esperanza de vida». El siguiente paso es aún más ambicioso: hacer retroceder nuestro reloj biológico. Para hacer que nuestros cuerpos envejecidos sean ágiles, flexibles y estén libres de dolor. Osman no se contenta con el concepto de «antienvejecimiento». Biosplice tiene que ver con «reducir el envejecimiento». Dice: «Definimos la salud no solo como la ausencia de enfermedades, sino como la que era nuestra salud óptima cuando éramos más jóvenes». Él ve la vía WNT como una herramienta básica (aunque no la única) no solo para detener o ralentizar el proceso de envejecimiento, «sino para revertirlo. Creemos que nos haremos más jóvenes».

Aquí es donde la enormidad del potencial de Biosplice crece casi más allá de lo imaginable. Una vez que el lorecivivint reciba la aprobación de la FDA como medicamento recetado para la osteoartritis (como dije, ahora están en ensayos de fase 3 y esperan una aprobación si todo va bien), los médicos podrán recetarlo legal y éticamente «fuera de lo aprobado» para cualquier uso que crean conveniente. «La población que puede beneficiarse de más cartílago es diez veces mayor que la población que tiene osteoartritis», anotó Osman. «A los cuarenta años empezamos a perder cartílago, tengamos o no artrosis. Lo mismo ocurre con los tendones. No puedo saltar como solía hacerlo cuando tenía veinte años». Él imagina un día en que Biosplice comercializará «regeneradores de cartílago» y «reparadores de tendones» para personas sanas de mediana edad. «Solo tendremos que poner unas gotas en cada articulación», dice, y estaremos como nuevos.

Recuerda, no hay garantía de que su próximo enfoque tenga éxito. Pero el enfoque más avanzado son los ensayos de fase 3, y eso debería haberse completado cuando este libro esté disponible. Si tienen éxito, tendrás la oportunidad de recibir una sola inyección que hará que tu cartílago vuelva a crecer en tan solo doce meses, ¡hasta quedar literalmente como nuevo! Si por alguna razón esta formulación no se aprueba, hay algo de lo que puedes estar seguro: Osman y el equipo de Biosplice no descansarán hasta que encuentren la formulación exacta que crea el impacto en la vía WNT para crear regeneración, revitalización y reparación.

Al igual que Peter Diamandis, Osman cree que nuestra especie tiene la capacidad de vivir mucho más allá del límite histórico de 120 años. Como me dijo ese día en San Diego: "Si desgastas los neumáticos del coche, los reemplazas. En teoría, podrías reemplazar cada parte del automóvil indefinidamente. Después de un tiempo, no queda nada del original, pero sigue siendo tu coche». Al reequilibrar la vía WNT, Biosplice planea hacer lo mismo con nuestros cuerpos, y no en un futuro lejano ni dentro de 100 años, sino antes de lo que piensas. Con el tiempo, es posible que quede relativamente poco de tus tejidos originales. Pero seguirías siendo tú. Tú, rejuvenecido a tu yo de 20 años, tú, restaurado.

De nuevo, no hay garantía de éxito en sus esfuerzos, pero como puedes ver en todos los héroes mencionados en esta sección, su nivel de determinación y compromiso absolutos para encontrar respuestas ya están cambiando nuestra comprensión de la capacidad de curación del cuerpo humano y brindando soluciones alternativas a algunos de nuestros mayores desafíos de salud.

¡Así que recapitulemos!

Has recibido información sobre el milagro de la regeneración y creación de órganos, el poder de la terapia genética y la CRISPR para curar la enfermedad en su origen, y cómo la cirugía cerebral sin incisión utiliza ultrasonidos que están transformando a los pacientes con Parkinson y temblores, cruzando la barrera hematoencefálica para ayudar a tratar el cáncer e incluso mostrarse prometedor en la lucha contra la adicción. También has leído sobre la poderosa célula CAR-T y ahora sobre el poder de la maravillosa vía WNT.

Entonces, ¿adónde vamos ahora? Hablemos de las cosas muy específicas que puedes hacer ahora mismo para transformar inmediatamente tu calidad de vida, incluso aunque no tengas ningún desafío importante. La sección 3, «Lo que puedes hacer ahora», tiene los siguientes contenidos:

- **Capítulo 10. «Tu farmacia para una mejor vitalidad»:** el poder de las hormonas, los péptidos y algunos de los nutracéuticos de grado farmacéutico más impactantes que los científicos utilizan para crear cambios masivos en la salud y en el rendimiento.
- **Capítulo 11. Vivir sin dolor:** las herramientas más poderosas disponibles sin medicamentos para liberarte de los estragos del dolor físico.
- **Capítulo 12. El estilo de vida y la dieta de la longevidad:** el poder de los cambios simples en el estilo de vida en una dieta de longevidad, herramientas que no te cuestan nada y pueden ayudarte a prevenir enfermedades y restaurar tu organismo a sus niveles más altos.
- **Capítulo 13. El poder del sueño:** el tercer pilar de la salud, que suena tan básico, y es algo que realmente no se entendía hasta hace poco. Descubre cómo la optimización de este tercer pilar de la salud puede cambiar drásticamente tu vida.
- **Capítulo 14. Fuerza, estado físico y rendimiento:** una guía rápida para transformar tu fuerza y rendimiento y aumentar la masa muscular, uno de los factores más importantes a la hora de envejecer y prevenir muchas enfermedades, incluido el cáncer.
- **Capítulo 15. Belleza:** visibles mejoras de salud y vitalidad; también te mostraremos cómo mejorar tu vitalidad visible y revelar los mayores avances en belleza que ofrece la ciencia.
- **Capítulo 16. La salud de la mujer:** el ciclo de la vida. Tenemos un capítulo especial sobre la salud de la mujer, para que podamos disipar los mitos y brindar soluciones de empoderamiento para que las mujeres vivan vidas plenas, saludables y vibrantes.

Así que avancemos hasta la sección 3 y descubramos los últimos avances y tecnologías que están disponibles ahora y cómo pueden mejorar tu vida...

LO QUE PUEDES HACER AHORA

Descubre hoy las mejores herramientas innovadoras para maximizar tu energía, optimizar tus hormonas y transformar tu vitalidad y fuerza, incluyendo...

- El poder de los péptidos, las hormonas y los nutracéuticos clave.

- Las herramientas más poderosas disponibles para eliminar el dolor de una vez por todas, sin cirugía ni medicamentos, al abordar la fuente del dolor en lugar de solo tratar los síntomas.

- Descubre cómo un puñado de opciones de estilo de vida de «bajo riesgo» puede literalmente agregar 12 años o más a tu vida.

- Descubre el tercer pilar de la salud, el sueño, y cómo aumentar tu concentración diaria, mejorar tu estado de ánimo y experimentar una mayor vitalidad sin cafeína u otros estimulantes.

- Herramientas y técnicas simples para aumentar tu fuerza y masa muscular, impulsar tu metabolismo y aumentar tu densidad ósea hasta en un 14 %.

- Los últimos avances antienvejecimiento en belleza para ayudarte a lucir y sentirte mejor.

- Descubre los últimos avances y soluciones de empoderamiento para que las mujeres vivan vidas plenas, saludables y vibrantes.

10

TU FARMACIA PARA UNA MEJOR VITALIDAD

El poder de los péptidos, la metformina, las hormonas, el NAD+ y los nutracéuticos clave

«Todo hombre desea vivir mucho tiempo, pero ningún hombre desea ser viejo».

—JONATHAN SWIFT—.

Ha sido un gran viaje hasta ahora, ¿no te parece? Hemos escuchado de primera mano a nuestros héroes científicos sobre algunos de los avances regenerativos más audaces que se encuentran actualmente en las clínicas y otros que los siguen de cerca, moviéndose a través de los ensayos clínicos. Desde células madre hasta células CAR-T y la maravillosa vía WNT, algunas de estas increíbles terapias ya están aprobadas y disponibles hoy en día. Otras están avanzando a través de ensayos clínicos y deberían estar ampliamente disponibles dentro de dos o tres años. Los médicos e investigadores que hemos entrevistado están convencidos de que antes de que termine la década transformarán la cara de la medicina cotidiana: cómo envejecemos y cómo nos curamos.

Ahora, ¿estás preparado para un desvío breve pero importante? Pasemos a algunos remedios que mejoran la vitalidad y prolongan la salud en el mercado ahora mismo, accesibles para cualquiera que esté listo y dispuesto a tomar medidas. Para ser claros, este capítulo no te dará consejos médicos. Antes de comenzar a utilizar cualquiera de estas terapias, siempre es importante y apropiado buscar la guía y supervisión de un médico experto.

«Tu farmacia para una mejor vitalidad» contiene una gran cantidad de opciones para hacer retroceder tu reloj biológico y hacerte sentir más vibrante y vivo.

Estamos hablando de pasos concretos que puedes dar hoy para recuperar la energía y la funcionalidad sin dolor, e incluso la apariencia, de la juventud.

Peter y yo nos comprometimos a encontrar un experto en nutracéuticos, alguien en quien pudiéramos confiar para estar en la intersección única de la experiencia clínica, regulatoria y de ingredientes. Y tuvimos la suerte de conocer al Dr. Héctor Lopez, MD, en quien confiamos nuestras propias listas de suplementos.

Héctor no solo tiene una formación médica diversa, en medicina deportiva, bioquímica nutricional y medicina integrativa y regenerativa, sino que ahora se centra principalmente como científico investigador en suplementos dietéticos y alimentos. Su profunda experiencia abarca una década como médico-científico y luego se aleja de la medicina durante los últimos quince años como líder en innovación de ingredientes, investigación clínica, regulación y seguridad y, más recientemente, tecnologías de productos naturales impulsadas por aprendizaje automático de IA.

¿Te preocupa que un suplemento no sea seguro o puro? A nosotros también, por eso recurrimos al Dr. Lopez. Héctor es un líder de opinión clave en seguridad y regulación. Ha cofundado empresas para promover la investigación clínica en el espacio de los suplementos, así como una importante empresa de cumplimiento normativo. Aún más, tiene la experiencia para descubrir, desarrollar y traer nuevos compuestos bioactivos al mercado para su concesión de licencias. Piensa en suplementos dietéticos, ingredientes alimentarios, bebidas y productos naturales. Él supervisa la aprobación de la seguridad de estos ingredientes. Personalmente, me ha dado una ventaja injusta en un océano muy complejo y a veces confuso de suplementos y declaraciones de propiedades saludables.

Para que tengas una idea de lo que te espera en este capítulo, aquí tienes algunas de las terapias y medicamentos más prometedores y que tienen el potencial de cambiar tu vida para mejor:

1. ¿Has oído hablar de los péptidos, esas moléculas bioactivas que construyen masa muscular magra y revitalizan el deseo y la función sexual tanto en hombres como en mujeres? Sorprendentemente, están modelados a partir de las miniproteínas que se encuentran en los alimentos comunes, y su perfil de seguridad es sobresaliente.

2. Recibirás información sobre un medicamento ampliamente recetado, muy barato, que trata y previene la diabetes de manera segura y que, según los expertos, podría protegerte contra el cáncer, las enfermedades cardíacas y el Alzheimer.

3. Exploraremos cómo restaurar tus hormonas a un nivel óptimo que puede revitalizarte y quitarle años a tu edad biológica.

4. ¿Eres consciente de que los suplementos dietéticos ampliamente disponibles están demostrando beneficios tangibles para la longevidad celular, la salud y un estilo de vida de máximo rendimiento, tanto dentro como fuera del gimnasio? Muchos de ellos son utilizados por atletas de alto nivel, y ahora está surgiendo una ciencia prometedora sobre sus beneficios para un envejecimiento saludable y vital para el resto de nosotros.

Como verás, algunas de estas herramientas se comercializan como suplementos de venta libre, que no requieren aprobación previa a la comercialización por parte de la regulación de la FDA. Otros, clasificados como medicamentos, ya están aprobados por la FDA y simplemente requieren receta médica. Si deseas obtener más información, siempre puedes visitar LifeForce.com, donde contamos con médicos de telemedicina que pueden atenderte para comprender tus necesidades y brindarte orientación.

Como Peter y yo siempre buscamos lo último en tecnología, cada vez que vemos un estudio innovador, la primera llamada que efectuamos es a nuestro colega, el Dr. Lopez, para aprovechar su profunda experiencia en innovación de ingredientes, control de calidad y seguridad de suplementos e investigación clínica. Así es como se ha convertido en un líder en el desarrollo de nutracéuticos innovadores de última generación. Peter y yo utilizamos los nutracéuticos que creó para nuestro propio régimen personal, y no utilizamos nada sin su análisis. Por esa razón, le hemos pedido que se una a nosotros para asesorarnos sobre este capítulo y asegurarnos así de poder brindarte los mejores conocimientos científicamente sólidos en las áreas de energía, fuerza y longevidad.

Aquí está la hoja de ruta para el próximo capítulo. Nos sumergiremos en lo que consideramos las cinco áreas terapéuticas clave en las que puedes concentrarte, desde hoy mismo, para aumentar tu energía y tu vitalidad:

1. Péptidos.
2. Metformina.
3. Terapia de optimización hormonal (HOT).
4. Precursores NAD+.
5. Nutracéuticos clave.

La mayoría de estas intervenciones, según los científicos, parecen tener pocos o ningún efecto secundario grave. Aclararemos lo que muestra la ciencia, para que puedas tomar tus propias decisiones. Si bien nunca te diremos que ningún tratamiento está libre de riesgos, es posible que algunos tengan un atractivo riesgo/recompensa asimétrico. En otras palabras, algunas de estas intervenciones implican muy poco riesgo y una gran ventaja potencial. Es el secreto que guardan todos los grandes inversores para ganar dinero, y el mismo principio también puede guiarte hacia una mayor fuerza, vitalidad y salud de lo que hubieras creído posible, una vez que conozcas los hechos.

Profundizaremos en las ventajas y desventajas para ayudarte a tomar una decisión después de explorar estas opciones con tus médicos. ¿Te parece justo? ¡Entonces, comencemos a ver lo que nos ofrecen algunos de los avances más recientes de hoy en día!

TERAPIA # 1: PÉPTIDOS, PEQUEÑAS PROTEÍNAS, GRANDES IMPACTOS

En la década de 1960, en el apogeo de la carrera armamentista de la Guerra Fría, la Unión Soviética tenía un problema. Para seguir el ritmo de

Estados Unidos, estaba haciendo todo lo posible para expandir su programa nuclear. Pero no podían evitar que sus reactores tuvieran fugas, un gran problema en los submarinos militares. Los marineros caían como moscas por el cáncer terminal. En 1973, los generales recurrieron a un joven médico y gerontólogo llamado Vladimir Khavinson para encontrar una solución.

El equipo de investigación de Khavinson se centró en las miniproteínas llamadas *péptidos*, las cadenas cortas de aminoácidos que ayudan a regular la división celular y la expresión genética. También son una gran parte de nuestro kit de reparación para cada tejido y órgano de nuestro cuerpo. Como moléculas de señalización, los péptidos se unen como llaves en una cerradura a los receptores de proteínas en la superficie de una célula. Los científicos soviéticos idearon formas de aislar, extraer y purificar estos fragmentos de proteínas. Luego se las inyectaban a los marineros en riesgo, que dejaron de morir. De repente, parecían tener un sistema inmunológico muy mejorado, y no era una casualidad. Años más tarde, después del desastre de la planta de energía nuclear de Chernóbil, los residentes locales que recibieron tratamientos con péptidos tuvieron tasas de cáncer mucho más bajas.

Absorbemos péptidos, hasta cierto punto, de carnes, pescados y proteínas de origen vegetal (judías, trigo, avena) en nuestra dieta. Pero a medida que la reserva de péptidos de nuestro cuerpo disminuye con la edad, puede provocar una pérdida de función y un sistema inmunitario debilitado y vulnerable.

La FDA ha aprobado más de 80 péptidos para tratar una o más enfermedades. Docenas más están en proceso de regulación. A diferencia de los medicamentos químicos, los péptidos preservan los circuitos de retroalimentación naturales del cuerpo y restauran nuestra homeostasis, nuestro estado de equilibrio natural. Si estás sano, pueden ayudarte a alcanzar y mantener tu punto máximo físico. Si estás enfermo, es muy probable que puedan ayudarte a mejorar; se aceptan como terapias de bajo riesgo para la diabetes, el cáncer y las enfermedades cardiovasculares. Se están trabajando aplicaciones para enfermedades neurodegenerativas como el Alzheimer. Quizá lo más emocionante es que los péptidos están emergiendo como una herramienta valiosa para combatir las enfermedades autoinmunes y la inflamación fuera de control, la raíz de todas las enfermedades degenerativas.

Durante los últimos cinco años, el Dr. Mitchell Fleisher, un médico de familia de Virginia especializado en medicina regenerativa, ha prescrito con éxito péptidos a docenas de pacientes. Unos meses antes de que habláramos, uno de ellos, un camionero de 48 años, tuvo un grave accidente de tráfico. La lesión desbarató la respuesta inflamatoria del hombre y provocó una recaída de su esclerosis múltiple, una enfermedad autoinmune que ataca el sistema nervioso.

«Cuando vino a mí, se apoyaba en un bastón y arrastraba el pie derecho», dijo Mitchell. El hombre estaba letárgico, débil, dolorido y apenas vivía: «No podía conducir, ni siquiera podía trabajar en su jardín. Pasaba la mayor parte del tiempo en el sofá de la sala de estar». Aunque su paciente tenía un miedo agudo a las agujas, Mitchell lo convenció para que probara un cóctel de tres péptidos de uso común: timosina alfa 1, timosina beta 4 y BPC-157. Seis semanas después, el hombre caminó hacia el mostrador de recepción con una gran sonrisa y su bastón en alto, por encima de la cabeza. «Si esto sigue así, Doc», dijo, «¡podría bailar una giga irlandesa!».

Sé que suena exagerado, pero el organismo tiene una asombrosa capacidad de curación cuando le proporcionas los ingredientes clave que necesita. Por eso la FDA ha aprobado más de 100 péptidos. Su impacto puede ser drástico.

Para evitar sentirse y parecer mayores, millones de personas han recurrido al mercado de suplementos de péptidos para el culturismo, la mejora del rendimiento (tanto atlético como sexual) y el rejuvenecimiento de la piel. Como armas en la guerra contra el envejecimiento, los péptidos tienen un enorme potencial. A partir de 2019, su mercado global había crecido a 70 mil millones de dólares.

Administrados correctamente, los péptidos son tan seguros como cabría esperar que fueran las sustancias naturales. Dado que sus moléculas son en su mayoría más pequeñas que las proteínas biológicas o los medicamentos de anticuerpos, es menos probable que activen las alarmas del sistema inmunitario y provoquen inflamación. Y dado que alcanzan sus objetivos de manera más selectiva que los medicamentos químicos, los efectos secundarios adversos graves son raros, según el Dr. Héctor. Una vez que se realiza su señalización, dice Horst Kessler del Instituto de Estudios Avanzados de TU Múnich, los péptidos «pueden ser reciclados por el cuerpo, sin que se acumulen, sin que se dé una desintoxicación complicada».

Como la mayoría de los péptidos se descomponen con nuestras enzimas gastrointestinales, deben inyectarse en el tejido adiposo justo debajo de la piel, por lo general en la parte inferior del abdomen o en la parte superior del brazo, con diminutas y ultrafinas agujas de insulina (similares a las que usan los diabéticos que se autoinyectan insulina). Los avances recientes, como las jeringas precargadas a prueba de fallos y de dosificación automática, han hecho que estas inyecciones sean simples y fáciles de aplicar. Una nueva generación de variantes de péptidos sintetizados se puede tomar con menos frecuencia, una vez a la semana, por ejemplo, en lugar de diariamente. Y ahora más están disponibles por vía oral, como aerosol nasal o como cremas tópicas.

Al mismo tiempo, necesitamos compartir dos advertencias. Para empezar, deberás buscar una fuente fiable. El mercado negro es una mala noticia, un campo *online* minado. Según una estimación, cuatro de cada cinco péptidos vendidos en la web «son adulterados o completamente falsos». ¿Cuál es el mejor camino? Una farmacia de compuestos que despache recetas personalizadas por médicos autorizados o proveedores de atención médica en un entorno sanitario altamente regulado. Con un personal formado por profesionales autorizados, estas instalaciones cumplen con estrictos estándares federales para ingredientes de grado farmacéutico y procesamiento de calidad controlada.

Así que deberás encontrar al médico adecuado. Los péptidos son pleiotrópicos, lo que significa que tienen múltiples efectos, y querrás que alguien con experiencia supervise tu uso. Las dosis varían de un paciente a otro. Hacerlo por tu cuenta es una muy mala idea. Las sobredosis pueden acabar con los beneficios de un péptido; en términos de impacto, más puede ser menos. Y a veces incluso puede ser peligroso si se exagera. La Sociedad

Internacional de Péptidos puede remitirte a un médico certificado si lo necesitas. Una buena farmacia de compuestos debería poder hacer lo mismo. Y, por supuesto, si lo deseas, nosotros podemos conectarte con un experto médico en Lifeforce.com.

Un último consejo: aunque la FDA afirma que los péptidos «desempeñan un papel importante en el suministro de los medicamentos necesarios para el público», las reglas de la agencia para estas terapias vitales están en constante cambio. Muchos péptidos aún se encuentran en el proceso de aprobación de nuevos medicamentos de la agencia, por lo que deberás consultar a tu médico o farmacéutico sobre su estado en cuanto a regulación y accesibilidad. Pero para cualquiera que tenga curiosidad acerca de estos intrigantes potenciadores de la salud, nos gustaría ofrecer un kit de información inicial. Hablando personalmente, yo mismo he encontrado un gran valor en los péptidos, incluidos en la lista a continuación.

Dado que los nombres de los péptidos son técnicos, los dividiremos en categorías y haremos resúmenes rápidos como base para futuras investigaciones por tu parte y por parte de tu médico regenerativo.

1. PARA REDUCIR EL APETITO, PROMOVER LA PÉRDIDA DE GRASA Y REEQUILIBRAR NUESTRO METABOLISMO:

- El péptido semaglutida (y otros agonistas del péptido 1 similar al glucagón) han superado los ensayos clínicos de más de cuatro años, con sujetos que pierden rutinariamente el 15 % de su peso corporal, o 23 kilos alguien que pesa 90. Generalmente bien tolerado, con un excelente perfil de seguridad, los GLP-1 pueden cambiar las reglas del juego cuando se agregan a una dieta saludable, al ejercicio y a otros cambios en el estilo de vida. Efectos secundarios ocasionales: náuseas, diarrea y flatulencias. Puede no ser adecuado para personas con antecedentes de tumores de la glándula tiroides.
- MOTS-c y Humanin se derivan de las mitocondrias, los paquetes de energía de nuestras células. Entre otras cosas, pueden revitalizar

nuestro metabolismo de carbohidratos y grasas. ¡Esta categoría de péptidos mitocondriales es una fuente potencial de innovación futura para la longevidad, la salud y el máximo rendimiento!

2. PARA FORTALECER NUESTRO SISTEMA INMUNOLÓGICO Y COMBATIR SU DECLIVE RELACIONADO CON LA EDAD:

- El péptido timosina alfa-1 (Zadaxin): a medida que envejecemos, nuestra glándula timo se convierte gradualmente en tejido adiposo y deja de producir los robustos batallones de células T que combaten las infecciones o eliminan las células cancerosas rebeldes. Si tuviéramos que elegir un solo péptido para ayudar a abordar el envejecimiento inmunológico, según el Dr. Lopez, la timosina alfa-1 podría ser el indicado.
- El TA-1 ha demostrado su capacidad para estimular el sistema inmunológico en estudios con animales y humanos. También ha acumulado datos prometedores en la lucha contra las enfermedades hepáticas y renales y la artritis reumatoide y está aprobado por la FDA para el melanoma maligno, la hepatitis B y la hepatitis C. Su historial de seguridad es sobresaliente. Y como un potente antiinflamatorio y antioxidante, puede ayudar en primer lugar a evitar que te enfermes.

3. PARA IMPULSAR LA EXCITACIÓN SEXUAL Y LA SATISFACCIÓN TANTO DE MUJERES COMO DE HOMBRES:

- El péptido PT-141 (bremelanotide) se une a los receptores en el cerebro que se cree que son el «centro» del sistema nervioso central para la excitación sexual y la libido. Este péptido también ha sido probado en ensayos clínicos como aerosol intranasal y está aprobado por la FDA para el trastorno de bajo deseo sexual en mujeres premenopáusicas. No recomendado para personas con hipertensión no controlada o enfermedades del corazón.

274 • LA FUERZA DE LA VIDA

4. PARA SANAR EL INTESTINO, LOS LIGAMENTOS, LOS TENDONES Y LA PIEL:

- El péptido BPC-157 puede promover una recuperación más rápida de la reconstrucción de desgarros de ligamentos y lesiones del tendón del manguito rotador. Como ya hemos mencionado, este péptido ha mostrado resultados sobresalientes en el tratamiento de problemas intestinales debilitantes. Lo descubrí de primera mano después de mi lucha contra el envenenamiento por mercurio, que hace cosas brutales en el cuerpo. El BPC-157 fue una de las herramientas que utilicé para ayudar a reconstruir mi intestino y fue extraordinariamente efectivo.

5. PARA AUMENTAR LA MASA MUSCULAR, FORTALECER LOS HUESOS, REVITALIZAR LA PIEL Y RESTAURAR EL METABOLISMO JUVENIL:

- Estos dos péptidos, la sermorelina y la tesamorelina, imitan la acción de la hormona liberadora de la hormona del crecimiento (GHRH), un semillero para el desarrollo de nuevos fármacos. Las GHRH estimulan la glándula pituitaria para que secrete la hormona del crecimiento natural. Son mucho más baratas que la hormona de crecimiento humana sintética (HGH) y, a diferencia de la HGH, se pueden recetar legalmente de forma no autorizada. ¿Cuál es el inconveniente? Si tomas la hormona del crecimiento o estos péptidos, debes tener en cuenta que la hormona del crecimiento eleva los niveles del factor de crecimiento similar a la insulina-1, que se ha demostrado en algunos estudios que tiene «una asociación modesta» con el riesgo de cáncer. Por lo tanto, es fundamental que actúes en estrecha colaboración con tu médico para determinar qué opciones son las mejores en función de tus síntomas, análisis de sangre y un control cuidadoso.

6. PARA REVIVIR LA PIEL Y RESTAURAR EL CABELLO:

- El péptido GHK-Cu es una espuma tópica que se puede utilizar diariamente para borrar las líneas finas y las arrugas. Contrarresta el envejecimiento cosmético al aumentar la síntesis de colágeno hasta en un 70 %. Según el Dr. William Seeds, presidente de la Sociedad Internacional de Péptidos, la espuma GHK-Cu también estimula la cicatrización de heridas y un crecimiento del cabello «sorprendente».
- Melanotan I (Scenesse) oscurece nuestra piel estimulando la producción del pigmento melanina. Melanotan I está aprobado por la FDA para tratar el daño de la piel en personas con intolerancia a la luz y también puede ayudar a quienes luchan contra la toxicidad del moho. Para el resto de nosotros, ofrece beneficios estéticos mientras protege contra la dañina radiación ultravioleta. También tiene algunos beneficios secundarios potenciales intrigantes: reducción del apetito, mayor metabolismo de las grasas y aumento del deseo sexual.

Podríamos seguir y seguir, ya que hay innumerables péptidos en uso o en proceso, para casi todos los sistemas de órganos y tejidos del cuerpo, de la cabeza a los pies. Creo sin duda que los péptidos merecen tu consideración, tanto si quieres regenerar tu cuerpo, como prevenir o recuperarte de lesiones, optimizar tu metabolismo, mejorar tu rendimiento o rejuvenecer tu sistema inmunológico. Una vez más, podemos ayudarte a encontrar expertos médicos profesionales en Lifeforce.com, o puedes solicitar asistencia a la Sociedad Internacional de Péptidos, como he mencionado anteriormente. La siguiente tabla es un resumen rápido para ayudarte a evaluar (con tu médico regenerador) qué péptidos podrían ser adecuados para ti. Hemos incluido los seis mencionados anteriormente, así como cuatro adicionales. Verás el nombre, el beneficio, la categoría de uso y la manera en que se aplica.

Péptido/ Molécula	Categoría Beneficio	Forma de entrega	Mecanismo de Beneficio/Objetivo
Semaglutida	Péptido de pérdida de peso; péptido de control de insulina/ glucosa	Inyección (subcutánea)	Se dirige al páncreas, el hígado, los músculos y la grasa
PT-141	Péptido de salud sexual	Aerosol intranasal o inyección (subcutánea)	Activa partes del cerebro que se cree que son un «centro» para la excitación sexual y la libido. Receptores de melanocortina
BPC-157	Péptido regenerativo; remodelación de tejidos	Oral o inyección (subcutánea)	Activa los factores de crecimiento. Activa la FAK-paxilina y los receptores de hormona de crecimiento. Actúa sobre los fibroblastos y los tenocitos
Timosina alfa-1	Inmunomodulación	Inyección (subcutánea)	Timo. Diseñado para la maduración de células T, células B y dendríticas
Sermorelina; tesamorelin	Moviliza la grasa corporal almacenada como combustible; mejora la masa muscular: relación grasa y composición corporal; recuperación del ejercicio; revitaliza la piel	Inyección (subcutánea)	Optimiza IGF-1. Estimula la síntesis y liberación de GH de la hipófisis

Péptido/ Molécula	Categoría Beneficio	Forma de entrega	Mecanismo de Beneficio/Objetivo
GHK-Cu	Péptido regenerativo de piel y cabello; remodelación	Crema tópica o inyección (subcutánea)	Antiinflamatorio, favorece la matriz extracelular. Síntesis de colágeno
Ipamorelina	Moviliza la grasa corporal almacenada como combustible; mejora la masa muscular: relación grasa y composición corporal; recuperación más rápida del ejercicio; revitaliza la piel	Inyección (subcutánea)	Optimiza IGF-1. Promueve la secreción de la propia GH; activa el receptor de grelina; estimula la síntesis y liberación de GH de la hipófisis
MK-677 (nuevo fármaco en investigación)	Moviliza la grasa almacenada en el cuerpo como combustible; mejora la masa muscular: la ratio de grasa y la composición corporal; recuperación del ejercicio más rápida; revitaliza la piel	Oral	Optimiza IGF-1. Promueve la secreción de la propia GH; activa el receptor de grelina; estimula la síntesis y liberación de GH de la hipófisis
MOTS-c/ humanina	Metabolismo energético; capacidad de trabajo físico	Inyección (subcutánea)	Péptidos mitocondriales. Activan el hígado, el músculo esquelético y el cerebro.
Melanotan I	Estética/cosmética de la piel y el cabello. efectos fuera del objetivo para disminuir el apetito y mejorar el metabolismo	Oral	Activa los receptores alfa-MSH

TERAPIA # 2: METFORMINA: EL FÁRMACO MARAVILLOSO DE BAJO RIESGO

«Es posible que la metformina ya haya salvado a más personas de muertes por cáncer que cualquier otro fármaco en la historia».

—LEWIS CANTLEY, director del Centro de Cáncer Meyer del Colegio Médico Weill Cornell—.

Ahora echemos un vistazo a otro medicamento asombroso, uno que nuestro amigo el Dr. David Sinclair y millones de personas utilizan todos los días... la metformina. El tratamiento de primera línea aprobado por la FDA para la diabetes tipo 2, la metformina, es muy popular en el campo de la longevidad. Mis coautores Bob Hariri y Peter Diamandis lo han estado tomando durante años. También lo han hecho el futurista por excelencia Ray Kurzweil y el empresario biotecnológico Ned David. Y también lo hace el ganador del Premio Nobel James Watson, famoso por la doble hélice, quien una vez llegó a decir que la metformina podría ser «nuestra única pista real en el tema» de vencer al cáncer. Cuando se preguntó en un foro antienvejecimiento reciente de 300 personas quién consumía este medicamento para prolongar su vida útil, la mitad de la audiencia levantó la mano. Como dice David Sinclair, la metformina «podría funcionar en el envejecimiento mismo».

Medicamento genérico inspirado en una planta llamada *lila francesa*, la metformina tiene un historial de seguridad sin igual durante más de sesenta años. Se usa fuera de lo aprobado para tratar la prediabetes y otros problemas endocrinos, cardiovasculares y metabólicos.

¿Cómo funciona la metformina? Al igual que el ayuno intermitente y el ejercicio intensivo, estresa las mitocondrias. Pone el cuerpo en modo de «acomodarse y reparar». Con un mecanismo triple que implica al hígado, al intestino y a las células musculares, y reduce el azúcar en la sangre, un factor crítico para el antienvejecimiento. La excelencia de la metformina, a diferencia de la insulina u otros medicamentos para la diabetes, es que no llevará al cuerpo a la hipoglucemia (bajo nivel de azúcar en la sangre), una condición peligrosa. Si tu nivel es saludable para empezar, la metformina lo mantendrá así.

Como la metformina se ha utilizado ampliamente durante muchas décadas, se ha estudiado considerablemente. Una y otra vez, los estudios sugieren que la metformina puede reducir el riesgo de cáncer y la mortalidad hasta en un 40 %, particularmente en tumores de pulmón, colon, páncreas y mama. Según Lewis Cantley, biólogo celular que dirige el Centro de Cáncer Meyer en Weill Cornell Medical College, «Es posible que la metformina ya haya salvado a más personas de muertes por cáncer que cualquier otro fármaco en la historia».

El estudio explosivo que destacó a la metformina salió de la Universidad de Cardiff en Gran Bretaña, en 2014. Descubrieron que los diabéticos que tomaban metformina sobrevivían a los no diabéticos, ¡por mucho! El grupo presumiblemente más sano moría un 15 % antes. Aquí había evidencia «de que la metformina puede conferir beneficios en personas no diabéticas».

¿Quién debería considerar tomar metformina? Si no eres diabético y buscas ayuda para la prevención de enfermedades, todo se reduce a una negociación entre tú y tu médico. Si decides seguir adelante, la metformina no te arruinará la cuenta del banco. Está cubierta por la mayoría de los seguros y su precio es muy bajo.

Aún mejor, la metformina tiene efectos secundarios mínimos. Y cuando los hay, los más comunes son diarrea, náuseas e hinchazón. Pero estos tienden a disminuir con el tiempo. La metformina se ha correlacionado con las deficiencias de vitamina B_{12} y B_6, lo que puede provocar anemia, así que asegúrate de controlar tus niveles de vitaminas y complementar según sea necesario. La acidosis láctica, que no es algo para tomarse a broma, se ha asociado débilmente con la metformina. Pero esto ocurre principalmente en personas con insuficiencia renal o hepática aguda.

Un estudio controlado de la Universidad de Kentucky encontró que la metformina limitaba el crecimiento de la masa muscular en personas sanas mayores de 65 años después de catorce semanas de entrenamiento de resistencia (con pesas). (Aunque sus músculos se hicieron más grandes). Dado que la masa muscular es un factor bien conocido para la salud y la longevidad, le preguntamos al Dr. Nir Barzilai, director del Instituto de Investigación del Envejecimiento de la Facultad de Medicina Albert Einstein, al respecto. Respondió que los deportistas que tomaron metformina mostraron una mejora equivalente en la función muscular a la del grupo de placebo, y que los muchos beneficios antienvejecimiento de la metformina, por ejemplo, en la eliminación de células «senescentes» zombis, o la reducción de la inflamación, superó con creces el factor de masa muscular.

Pero en lo que se ha destacado más la metformina en los últimos años es su impacto antiinflamatorio en las características del envejecimiento, desde los cambios epigenéticos hasta el agotamiento de las células madre. Un artículo de *Science* dijo que la metformina «baja el termostato metabólico de la célula». Ralentiza nuestro reloj biológico.

En 2015, Barzilai obtuvo la aprobación de la FDA para llevar a cabo un estudio radical y sin precedentes llamado TAME, o «Apuntar al envejecimiento con metformina», un paradigma que se aleja de la medicina convencional. Con financiamiento parcial de la Federación Estadounidense para la Investigación del Envejecimiento, una organización privada sin fines de lucro, TAME será el primer ensayo clínico aleatorio y controlado que aborde el enigma del envejecimiento en sí. Tendremos esos resultados para 2025, para ver si la metformina puede darnos una ventaja contra el envejecimiento.

Basándose en el excelente historial de la metformina, Barzilai confía en que pasará con gran éxito. Pero TAME es solo el comienzo, una prueba de concepto. El objetivo a largo plazo es obligar a la FDA a reconocer el envejecimiento como una enfermedad, o «señal», y abrir la puerta al desarrollo de medicamentos de última generación aún mejores. El avance de las terapias antienvejecimiento «se acelerará drásticamente», predijo Barzilai. «La biotecnología está casi lista y las compañías farmacéuticas se sumarán. Y lo más importante, hará la vida mucho mejor para los ancianos. Y tendrá un enorme dividendo de longevidad económica». Si la metformina puede retrasar el envejecimiento, prolongar la vida útil y aumentar la esperanza de vida en tan solo 2,2 años, le ahorraría a los Estados Unidos una cifra estimada de 7 billones de dólares durante el próximo medio siglo.

TERAPIA # 3: TERAPIA DE OPTIMIZACIÓN HORMONAL. VOLVER A NUESTRO MEJOR YO

La importancia de las hormonas no se puede exagerar. Estos mensajeros químicos naturales regulan nuestro crecimiento y desarrollo temprano en la vida, la presión arterial y el azúcar en la sangre, nuestro impulso sexual y la capacidad de procrear, nuestro ciclo de sueño y casi todas las funciones básicas de nuestro cuerpo. A medida que las personas envejecen, se da un problema común: los niveles hormonales se desequilibran. Esto puede provocar fatiga, insomnio y depresión. Somos más vulnerables al estrés y nos interesamos menos en el sexo. Nuestra piel pierde su apariencia juvenil; disminuye nuestra masa muscular y acumulamos grasa corporal.

Nos hemos referido brevemente a la terapia de optimización hormonal (HOT, por sus siglas en inglés) en el capítulo 3, « El poder del diagnóstico: avances que pueden salvarte la vida», pero para reiterar: al abordar el cuadro clínico completo y el estilo de vida de un individuo con medicina de precisión verdaderamente personalizada, la HOT puede ayudarlo a evitar muchos problemas posteriores relacionados con la edad mucho antes de que se activen las alarmas de biomarcadores en un análisis de sangre. A diferencia de los médicos que utilizan la terapia de reemplazo hormonal (TRH, por sus siglas en inglés) convencional, los médicos y los equipos de salud aliados capacitados en HOT pueden pintar un cuadro clínico de la mejor versión «biológica» de cada paciente. Diagnostican los datos físicos, bioquímicos y ocasionalmente genómicos y el estado psicológico actual del individuo, consideran su estilo de vida, estado nutricional, capacidad de ejercicio, historial médico y luego elaboran un programa único y personalizado para restaurar al individuo a su mejor yo. La HOT no espera a que algo se rompa para arreglarlo: es el epítome de la atención médica preventiva y proactiva.

El Dr. Héctor Lopez clasifica las terapias HOT en cuatro grupos:

1. **Hormonas sexuales masculinas:** cuando se optimiza, según el Dr. Lopez, la testosterona tiene amplios y enormes beneficios

282 • LA FUERZA DE LA VIDA

tanto para hombres como para mujeres. Estos son solo algunos: niveles de energía restaurados y mejorados, estado de ánimo, impulso sexual, capacidad de ejercicio y recuperación, resiliencia al estrés y salud ósea. ¡Incluso puede reducir el riesgo de enfermedades del corazón! La dehidroepiandrosterona (DHEA), un precursor tanto de la testosterona como del estrógeno, también se puede complementar: la producción del organismo alcanza su punto máximo a mediados de los 20 y disminuye a partir de ahí.

2. Las hormonas sexuales femeninas son esenciales para la salud y la calidad de vida de la mujer, pero también son fundamentales para la libido masculina, la protección cardiovascular y cerebral, la función ósea y articular y la salud del sistema multiorgánico. Como señala el Dr. Lopez, los hallazgos clínicos han confirmado que la progesterona puede promover un sueño tranquilo y reparador en general, un impulso sexual saludable y un metabolismo equilibrado de azúcar en sangre y grasas.

3. Las hormonas tiroideas y suprarrenales igualan el suministro de energía con la demanda. Regulan nuestra temperatura corporal y el ciclo del sueño, nos protegen contra el estrés y fortalecen nuestra respuesta inmunológica. La terapia de optimización de la tiroides, administrada por vía oral, se centra en las dos hormonas tiroideas principales, T4 y T3, que gobiernan el metabolismo celular y tisular general, desde nuestro cerebro hasta nuestro sistema cardiovascular, nuestra piel y nuestro tracto gastrointestinal. La pregnenolona y la DHEA, hormonas de las glándulas suprarrenales, si bien tienen beneficios para la salud en sí mismas, son componentes básicos para muchas otras hormonas, como el estrógeno, la testosterona, la progesterona y el cortisol.

4. El eje de la hormona del crecimiento humano (HGH)/factor de crecimiento similar a la insulina-1 (IGF-1) actúa a través del hipotálamo y la glándula pituitaria para regular la reparación, remodelación y regeneración de órganos y tejidos de todo el cuerpo. La HOT monitorizada cuidadosamente en esta área puede rejuvenecer

la relación músculo-grasa del paciente, la apariencia de la piel, la salud del cerebro, la calidad del sueño y la energía diurna. La IGF-1 es la molécula activa y el biomarcador que ofrece la mayoría de los beneficios tanto de los péptidos estimulantes de HGH como de las inyecciones de HGH: más masa muscular magra, quema de grasa más eficiente, recuperación más rápida del ejercicio intenso e incluso una función cerebral mejorada. Los secretagogos o péptidos estimulantes de HGH a menudo han brindado la mayoría de los beneficios fiables de HGH e IGF-1 en sí, con menos efectos secundarios o riesgos.

Los médicos bien capacitados y los equipos de salud aliados que han adoptado la HOT sobre la TRH convencional reconocen que ninguna intervención está «libre de riesgos». Sin embargo, según el Dr. Héctor Lopez, «muchos de estos riesgos se han exagerado, y los temores de que los tratamientos hormonales causen cáncer o enfermedades cardíacas no tienen fundamento en gran medida a partir de las interpretaciones sobrecogedoras de la investigación clínica».

Como describió el Dr. Lopez, el estudio de la Iniciativa de Salud de la Mujer (WHI, por sus siglas en inglés) provocó un efecto escalofriante en las terapias hormonales para mujeres de todo el mundo, pero «un análisis objetivo de los datos del WHI y del Million Women Study reveló que, cuando se utiliza la dosis y la forma de administración adecuadas, la HOT en realidad puede ser cardioprotectora, neuroprotectora y ayudar a detener la marea del envejecimiento fisiológico». De hecho, la salud de la mujer y sus perfiles hormonales son tan importantes que tenemos un capítulo completo sobre la salud de la mujer escrito por Jennifer Garrison del Buck Institute y por la Dra. Carolyn DeLucia, obstetra y ginecóloga en ejercicio durante más de treinta años, para guiar a las mujeres que leen este libro.

De hecho, la disminución de estrógeno, progesterona y otras hormonas se asocia con un mayor riesgo de enfermedad cardiovascular, osteoporosis, diabetes tipo 2 e incluso demencia. Los médicos que practican la HOT utilizan protocolos que combinan las mejores prácticas de las pautas basadas en evidencia de todo el mundo con el cuadro clínico único de cada paciente, la presencia de cualquier «bandera roja», análisis de laboratorio detallados de muchos biomarcadores bioquímicos y nutricionales, monitorización cuidadosa, dosificación bien equilibrada, vías de administración, edad y otros factores de riesgo. Según el Dr. Lopez, «Nuestros protocolos de optimización hormonal se basan en una extensa base de datos de manejo exitoso de miles de pacientes, que tienen en cuenta los riesgos potenciales mientras brindan enormes beneficios para la salud y el máximo rendimiento».

Del mismo modo, en los hombres es necesaria una evaluación cuidadosa de los síntomas clínicos, el examen físico, los factores del estilo de vida y los datos de laboratorio bioquímicos, no solo para determinar si es candidato para la HOT con una verdadera deficiencia de testosterona, sino también para descartar cualquier señal de alerta importante que requeriría una investigación más profunda y pueda conducir a opciones terapéuticas alternativas. Un enfoque HOT que incorpora pautas actualizadas de la Endocrine Society y otras organizaciones líderes, junto con soluciones integrales y personalizadas con un control cuidadoso, sirve para guiar a nuestros pacientes a maximizar los resultados de salud, al mismo tiempo que gestiona cualquier riesgo potencial.

En última instancia, los profesionales de la HOT sopesan cuidadosamente los beneficios potenciales con los riesgos potenciales y los costos de oportunidad de varias intervenciones por prescripción médica, estilo de vida y nutracéuticos, para informar y empoderar a los pacientes como socios en la optimización de su viaje de salud y rendimiento. Lo que es más importante, el enfoque con la HOT en comparación con la TRH convencional ahora ha cambiado de ser un modelo reactivo, fragmentado y basado en la enfermedad, a ser un modelo de atención proactiva, preventiva e integradora, en un esfuerzo por promover la longevidad y mejorar la vida útil y el máximo rendimiento.

Si te parece que hay mucha superposición entre estas cuatro categorías de hormonas, eso es bueno, ¡significa que has prestado atención!

TERAPIA # 4: NAD+ SUPLEMENTACIÓN. RECARGA DE NUESTRAS BATERÍAS CELULARES

«El reemplazo de NAD es una de las cosas más emocionantes que suceden en la biología del envejecimiento».

—DR. NIR BARZILAI, director del Instituto para la Investigación del Envejecimiento, Facultad de Medicina Albert Einstein—.

Aquí hay un repaso del capítulo 4, «Retroceder en el tiempo: ¿será curable pronto el envejecimiento?»: la NAD+ es una molécula auxiliar, una «coenzima», que se encuentra en cada célula de nuestro cuerpo. Se asocia a nuestros genes de vitalidad, las sirtuinas, esas proteínas de señalización que regulan el metabolismo celular y los genes de la longevidad, para mantener esas células en buen estado de funcionamiento. De manera específica, ayuda a procesar los nutrientes en ATP, la «moneda» de poder de nuestras células. La NAD+ es un componente esencial de todos los seres vivos, sin él habríamos desaparecido.

La NAD+ es tan grande y voluminosa que no puede atravesar la membrana externa de una célula. Para mantenernos en funcionamiento, una variedad de «moléculas precursoras» más pequeñas que pueden entrar en una célula se convierten naturalmente en NAD+ una vez que pasan a través de la membrana externa de la célula. (En realidad, son versiones de la vitamina B_3, también conocida como «niacina»). En su mayor parte, este proceso funciona bien cuando somos más jóvenes. Pero cuando llegamos a la mediana edad, por razones que los científicos aún están investigando, perdemos la mitad o más de nuestra reserva de NAD+. La falta de sueño, la alimentación poco saludable, el exceso de alcohol y la inflamación prolongada de bajo grado las disminuyen aún más. He aquí una breve lista de las consecuencias: obesidad, fatiga crónica, función cerebral disminuida... y envejecimiento acelerado.

Nuestras células absorben pequeñas cantidades de precursores de NAD+ de ciertos alimentos. Pero sería una tarea difícil beber suficiente leche o comer suficiente salmón o champiñones para compensar nuestro déficit debido a la edad. Entonces, ¿cuál es la solución? En realidad, es doble.

La primera solución, según el Dr. David Sinclair y otros científicos destacados en el campo de la reversión de la edad, se encuentra en los suplementos NAD+. El suplemento de elección de Sinclair es el mononucleótido de nicotinamida (NMN, por sus siglas en inglés).

Lo que hemos visto en los ensayos con animales ha sido nada menos que espectacular. Los ratones más viejos que recibieron suplementos de precursores de NAD+ adelgazaron, desarrollaron una mejor sensibilidad a la insulina y una función de células madre más juvenil. Regresaron a ritmos circadianos y ciclos de sueño más juveniles. Otros estudios con roedores han demostrado un impacto drástico en la demencia, las enfermedades renales y hepáticas, la osteoporosis, la pérdida auditiva relacionada con el ruido y el cáncer. Algunos han demostrado una mayor esperanza de vida en ratones. Un estudio australiano publicado en *Cell* encontró que pequeñas dosis de NMN, disueltas en agua potable, mejoraron drásticamente la calidad del óvulo y aumentaron la proporción de nacidos vivos entre ratones hembra mayores: «Nuestros hallazgos sugieren que hay una oportunidad de restaurar la función reproductiva femenina mediante la administración oral de agentes potenciadores de la NAD, lo que sería mucho menos invasivo que la FIV [fertilización in vitro]».

El interés científico en la NAD+ (y sus precursores) se ha disparado, y ahora se están realizando docenas más de estudios preliminares en humanos, desde sobre el sueño y la cognición hasta sobre el envejecimiento prematuro de la piel.

Si bien los precursores de la NAD+ han satisfecho los criterios de la FDA para la seguridad de los suplementos, algunos estudios apuntan a posibles riesgos a largo plazo. Es de vital importancia saber de dónde obtienes tus suplementos: la fuente debe ser segura, estable y examinada. Como se mencionó en el capítulo 4 (y vale la pena decirlo de nuevo), una visita rápida en Google o en Amazon revelará al menos una docena de marcas diferentes que venden lo que dicen ser NMN con precios que van desde 24 a 95 dólares 60 pastillas. El desafío es que muchos de estos suplementos, de hecho, no contienen NMN real cuando se prueban en el laboratorio. Y en muchos casos, no es una forma estable de la molécula y puede degradarse en menos de sesenta días.

En 2019, el Instituto Wistar descubrió que niveles muy altos de NAD+ aumentaban la inflamación de las células senescentes en ratones, lo que a su vez provocaba el crecimiento de tumores pancreáticos y de ovario. Los suplementos NAD+ para antienvejecimiento, concluyeron los investigadores, «deben administrarse con precisión». Si bien Sinclair está de acuerdo en que los hallazgos de Wistar merecen una mayor exploración, no está demasiado preocupado. «Mi laboratorio ha estado estudiando el cáncer en ratones durante los últimos tres años», nos dijo, «y no hemos visto ninguna evidencia de que el aumento de NAD empeore el cáncer; en todo caso, lo ralentiza. Quiero ser la primera persona en saber si hay algún riesgo, porque toda mi familia toma estas cosas. Si alguna vez encuentro toxicidad, se lo enviaré a todos mis seguidores por Twitter y dejaré de tomarla».

Existe una segunda solución para restaurar los niveles de NAD+ en nuestros cuerpos envejecidos que consiste en prevenir su pérdida en primer lugar. El Dr. Héctor Lopez cree que los datos disponibles respaldan firmemente la noción de que existe un «sumidero con fugas» por el cual los niveles de NAD+ disminuyen como resultado de la inflamación crónica y la activación inmunitaria aberrante. Él y sus socios en JUVN3, una compañía que aprovecha la tecnología basada en datos moleculares para descubrir y desarrollar soluciones de ingredientes novedosos que abordan la longevidad, el envejecimiento saludable, la salud inmunológica y el bienestar metabólico y neurocognitivo, han presentado un nuevo y prometedor producto para restaurar niveles más saludables de NAD+ llamado NAD3.

¿Qué es exactamente NAD3 y cómo funciona?

NAD3 es un nutracéutico pendiente de patente que contiene un exclusivo extracto de *wasabi* japónica, teacrina y complejo de cobre-niacina. Los estudios preliminares preclínicos y en humanos sugieren que acelera las enzimas que impulsan la conversión de los precursores de la NAD+, como el NMN, en NAD+, al mismo tiempo que suprime la actividad de las proteínas que agotan la NAD+. El Dr. Lopez explica: «La cosuplementación de NAD3 con cualquier precursor de NAD+ (como NMN) es como jugar tanto en ataque como en defensa al mismo tiempo». Mientras escribimos esto, se está completando un ensayo clínico fundamental en humanos de más de sesenta sujetos que toman una dosis diaria de 312 mg de NAD3. El Dr. Lopez mide todos los biomarcadores relacionados con la salud, incluidos los factores de riesgo cardiovascular; lípidos tales como VLDL, LDL; triglicéridos; longitud de los telómeros; y la expresión genética, además de otras características moleculares del envejecimiento. Una vez que se complete y se publique, compartiremos todos los datos interesantes contigo en Lifeforce.com.

Lo que ya podemos ver es que los efectos de la NAD3 parecen ir más allá del mero aumento de los niveles de NAD+. También hay otras características moleculares no dependientes de la NAD+ del envejecimiento, la vitalidad y el rendimiento humano que se ven afectadas. Como comparte el Dr. Lopez, «se ha demostrado preliminarmente que la NAD3 ralentiza la señalización inflamatoria y la pérdida de telómeros y mejora las respuestas antioxidantes, el metabolismo de los lípidos y la inestabilidad genómica (recuerda que acumulamos daños en el ADN a lo largo de nuestra vida)». La NAD3 también vuelve a «transgredir» y pisa el acelerador para amplificar la firma molecular o el perfil de expresión genética de los genes asociados al envejecimiento celular sano, la longevidad y la resiliencia.

La tecnología detrás de la NAD3 se ha propuesto imitar el perfil bioquímico o la firma asociada con actividades orientadas a la longevidad como el ejercicio, el ayuno/realimentación, las dietas mediterráneas, el estrés térmico de la sauna, el sueño saludable y la alineación circadiana, el manejo del estrés y la conexión social. Si bien son los «primeros días» de la NAD3, y queda mucho por estudiar sobre cómo la NAD+ influye en la salud humana y en la biología del envejecimiento, Peter y yo tomamos NAD3 todos los días, y seguimos entusiasmados y emocionados dado el beneficio potencial y el perfil relativamente seguro. Los desarrolladores de NAD3 han invertido mucho en la canalización de la ciencia mecanicista, preclínica y la investigación clínica en humanos, ya que están comprometidos a proporcionar un sólido cuerpo de evidencia. Este enfoque impulsará la vanguardia, avanzará en el campo de la longevidad y tendrá un impacto innegable en la salud humana para la sociedad.

TERAPIA # 5: NUTRACÉUTICOS. MEJORADORES DE LA SALUD SEGUROS Y NATURALES

A continuación, vayamos más allá de la suplementación con NAD+, péptidos, metformina y hormonas, y hagamos la pregunta: ¿qué más debería considerar tomar que sea seguro y tenga una relación riesgo/recompensa convincente? Para responder a esto, el Dr. Lopez compartió con nosotros una lista de nutracéuticos de venta libre que pueden mejorar significativamente la salud y el rendimiento. Pero antes de revisar esa lista, el Dr. Lopez quería hacer dos advertencias:

1. Aunque todos estos nutracéuticos están disponibles ampliamente, y tienen perfiles de seguridad sólidos, es una buena idea hablar sobre ellos con un profesional de la salud antes de agregarlos al régimen diario. Cada individuo tiene un historial de salud único. Y cada nutracéutico tiene su riesgo relativo, accesibilidad, eficacia potencial y conjunto de datos científicos.

2. Independientemente de los nutracéuticos que finalmente decidas explorar, su impacto se verá universalmente mejorado por actividades que promuevan la salud: ejercicio aeróbico regular y entrenamiento de fuerza, una dieta saludable (y alimentación restringida en el tiempo cuando sea apropiado), sueño óptimo, conexión social, y manejo del estrés y técnicas de atención plena. Hay una cosa que debes tener en cuenta mientras lees este libro: un estilo de vida saludable es la base fundamental para todas las intervenciones de medicina regenerativa y mejora de la salud.

Aquí está la lista del Dr. Lopez de 8 nutracéuticos clave, sobre la mayoría de los cuales probablemente ya hayas oído hablar y ya estés tomando.

1. La vitamina D_3 cuenta con un sólido perfil de seguridad, junto con evidencia amplia y profunda que la relaciona con la salud cerebral, metabólica, cardiovascular, muscular, ósea, pulmonar e inmunológica.

Investigaciones nuevas y emergentes sugieren que los suplementos de vitamina D también pueden ralentizar nuestro envejecimiento epigenético/biológico.

2. Aceite de pescado omega-3: durante los últimos treinta años más o menos, la dieta occidental típica ha agregado más y más ácidos grasos poliinsaturados omega-6 proinflamatorios en lugar de ácidos grasos poliinsaturados omega-3 antiinflamatorios. Durante el mismo período, hemos visto un aumento asociado de enfermedades inflamatorias crónicas, como la obesidad, las enfermedades cardiovasculares, la artritis reumatoide y la enfermedad de Alzheimer. Rico en omega-3, el aceite de pescado es otra herramienta nutracéutica increíblemente versátil con múltiples beneficios de la cabeza a los pies. Restaurar una proporción de PUFA (*Poly-Unsaturated Fatty Acids*) más saludable, ayuda especialmente a tu cerebro y a tu corazón. El consumo regular de pescado graso como el salmón se ha relacionado con un menor riesgo de insuficiencia cardíaca congestiva, enfermedad coronaria, muerte cardíaca súbita y accidente cerebrovascular. En un estudio observacional, la suplementación con aceite de pescado omega-3 también se asoció a un reloj biológico más lento.

3. La deficiencia de magnesio afecta a más del 45 % de la población estadounidense. Los suplementos pueden ayudarnos a mantener la salud cerebral y cardiovascular, la presión arterial normal y el metabolismo saludable del azúcar en la sangre. También pueden reducir la inflamación y ayudar a activar nuestra vitamina D.

4. La vitamina K_1/K_2 apoya la coagulación de la sangre, la salud del corazón/los vasos sanguíneos y la salud de los huesos.

5. Los suplementos de colina con biodisponibilidad cerebral, como CDP-Colina, citicolina o alfa-GPC, pueden aumentar el depósito del neurotransmisor acetilcolina en tu cuerpo y posiblemente respaldar la función hepática y cerebral, al tiempo que te protegen de los efectos relacionados con la edad.

6. Creatina: esta puede sorprenderte, ya que a menudo se asocia con atletas serios y aficionados al ejercicio. Pero según el Dr. Lopez, es «una flecha de buena fe en mi carcaj nutracéutico de longevidad para

la mayoría de las personas, y especialmente para los adultos mayores». Como coautor de un artículo de 2017 de la Sociedad Internacional de Nutrición Deportiva, el Dr. Lopez, junto con colaboradores, afirmó que la creatina no solo mejora la recuperación, la masa muscular y la fuerza en relación con el ejercicio, sino que también protege contra la pérdida de masa muscular relacionada con la edad y varias formas de lesiones cerebrales. Incluso hay alguna evidencia de que la creatina puede estimular nuestra función inmunológica y el metabolismo de grasas y carbohidratos. Por lo general bien tolerada, la creatina tiene un fuerte perfil de seguridad en una dosis diaria de tres a cinco gramos.

7. Optimizador de omega-3, SmartPrime-Om: con sus socios, el Dr. Lopez ha aprovechado la inteligencia artificial para identificar un cóctel de nutrientes de la ruta de metilación e ingredientes bioactivos de origen vegetal que se encuentran en el extracto de aceite de semilla de sésamo que pueden ampliar los beneficios del aceite de pescado y aumentar la actividad de los genes y las enzimas responsables de aumentar la «reserva» del cuerpo de omega-3 como DHA, DPA y EPA. SmartPrime-Om también promueve la entrega de omega-3 en el paquete ideal de fosfolípidos bioquímicos para aumentar los beneficios para la mayoría de las células, tejidos y órganos principales.

8. El 23Vitals para la optimización inmunitaria nutracéutica fue formulado para reforzar el organismo a nivel molecular y rejuvenecer el sistema inmunológico. Contiene 23 ingredientes bioactivos, que cubren más de cincuenta ensayos clínicos en humanos que muestran el refuerzo del sistema inmunológico y otros ingredientes para apoyar la salud cardiovascular, respiratoria y del tracto digestivo, y la recuperación de músculos y articulaciones del estrés del ejercicio. Está diseñado para promover una respuesta inmunológica saludable cuando necesitamos combatir un desafío y luego atenuar la inflamación una vez que la amenaza se haya neutralizado y la «ola» haya retrocedido. Disponible en polvo listo para disolver. Lo uso personalmente y también soy inversor en la empresa.

La anterior no pretende ser una lista exhaustiva, pero debería darte una idea de algunos pasos poderosos que puedes dar para mejorar la extraordinaria capacidad de tu cuerpo, cosas que puedes hacer ahora. Para obtener más información sobre nutracéuticos, hormonas y péptidos avanzados y para explorar un régimen personalizado para mejorar la vitalidad y el rendimiento, simplemente visita nuestro sitio web.

Vivimos tiempos emocionantes y la tecnología está acelerando la evaluación de cada medicamento y forma de nutriente conocido por el hombre. Se crean nuevas formulaciones a un ritmo vertiginoso. La oportunidad para nosotros de ayudar a nuestros cuerpos a dar lo mejor durante décadas más allá de lo que teníamos en el pasado ahora está con nosotros.

Decide si alguno de estos es adecuado para ti. ¿Hay algunos péptidos que podrían tener sentido? ¿Deberías hacerte una prueba de tus hormonas para asegurarte de que estás en tu punto óptimo? ¿Es importante para ti el poder de NAD+? El Dr. Lopez ha creado tres formulaciones que contienen estos nutracéuticos clave para tomar durante todo el día: Peak Rise, Peak Healthspan y Peak Rest. Yo utilizo los tres, al igual que Peter. Nuestra misión es hacer que sea fácil y conveniente para ti vivir la mejor vida posible. Tienes una gran lista de verificación para considerar evaluar con tu profesional de la salud. Y nuevamente, puedes tener una consulta de telemedicina con uno de nuestros expertos médicos en Lifeforce.com. También continuaremos publicando nuevos avances después de la publicación de este libro.

Al final, déjame ser muy claro. En la carrera por encontrar una bala de plata segura y eficaz contra el envejecimiento, sería difícil predecir un ganador. ¿Será metformina? ¿Los potenciadores de NAD+ que ayudan a las proteínas de sirtuina? ¿La vía de señalización de WNT? ¿La reprogramación genética? ¿O tal vez alguna sinergia entre dos o más de estas herramientas? Después de todo, como nos recuerda Francis Collins, director de los Institutos Nacionales de Salud, el envejecimiento es «un proceso complejo controlado por más de una proteína codificada por un gen». Es lógico pensar que la corrección de la longevidad será igualmente compleja.

Aun así, el Dr. David Sinclair confía en que «alguien lo hará». Hay demasiados ensayos clínicos en curso, dice, para que todos se den por vencidos.

Más temprano que tarde, según Sinclair, el envejecimiento se convertirá en una enfermedad tratable más.

Sé que esto es como beber un trago de agua de una manguera contraincendios, ¡así que gracias por seguir conmigo! ¡Continuemos nuestro viaje! En el próximo capítulo voy a sumergirme en un tema con el que casi todo el mundo tiene que lidiar en su vida: el dolor físico. Debido a mi crecimiento acelerado y muchos otros desafíos a los que me he enfrentado en mi vida, he encontrado algunas herramientas increíblemente efectivas para librarme del dolor. Descubramos cómo vivir una vida verdaderamente sana y sin dolor…

•••

POTENTES MEDICAMENTOS SENOLÍTICOS: EL JURADO AÚN ESTÁ DECIDIENDO

¡Lee esto solo si eres un fanático del antienvejecimiento o un *biohacker* apasionado! Nos gustaría brindarte algunas notas sobre dos terapias que podrían tener enormes beneficios para la salud y la longevidad, pero según la investigación actual, pueden tener demasiado riesgo sin suficiente recompensa correspondiente. Solo te ofrecemos esto porque si comienzas a estudiar cosas en el espacio antienvejecimiento, seguramente escucharás hablar de ello. Sin embargo, muchos expertos creen, al igual que nosotros, que se necesita más investigación para establecer una relación beneficio-riesgo favorable. En cualquier caso, definitivamente estaremos atentos a estas dos terapias y, a medida que surja nueva ciencia, te traeremos más actualizaciones a nuestro sitio web. Primero, los medicamentos senolíticos. Las células senescentes son las células «zombi» que se niegan a morir y que inflaman las células, los tejidos y los órganos circundantes. Están en la lista de los más buscados por contribuir a la diabetes tipo 2, el Alzheimer y ciertos tipos de cáncer. Los medicamentos senolíticos eliminan estas células, ayudan a evitar enfermedades degenerativas y posiblemente interrumpen el mecanismo del envejecimiento en su origen, antes de que avancen río abajo.

En el campo del antienvejecimiento, el Dr. James Kirkland de la Clínica Mayo está liderando la investigación sobre el dasatinib, un medicamento contra la leucemia, en combinación con el suplemento de origen vegetal quercetina. En un pequeño estudio piloto en humanos, este cóctel mejoró la movilidad y la resistencia en pacientes con fibrosis pulmonar idiopática, una cicatrización progresiva y letal del tejido pulmonar. Pero ningún estudio revisado por pares ha demostrado aún que los senolíticos realmente reduzcan la cantidad de células senescentes en humanos. Y aunque muchos científicos creen que la estrategia general es sólida, el dasatinib puede tener efectos secundarios graves: vómitos, sangrado de las encías, anemia, arritmias cardíacas.

Una alternativa prometedora es la fisetina, una sustancia de origen vegetal que es mucho más poderosa que la quercetina. En un estudio preclínico realizado por el equipo del Dr. Kirkland en la Clínica Mayo, la fisetina prolongó la vida útil de los ratones envejecidos en casi un 10%.

El segundo tratamiento es la rapamicina y se utiliza desde 1999 para evitar que los pacientes trasplantados rechacen sus nuevos órganos. En 2007, obtuvo una aprobación adicional de la FDA para tratar el carcinoma metastásico de células renales, el cáncer de riñón más común. Fuera de regulación, es ampliamente utilizado para proteger contra la enfermedad de injerto contra huésped y para recubrir *stents* coronarios.

Pero lo que tiene alborotado el mundo de la salud y la longevidad es el inigualable historial antienvejecimiento de la rapamicina en ensayos con animales. El Programa de Pruebas de Intervención del Instituto Nacional sobre el Envejecimiento ha probado en ratones de mediana edad docenas de medicamentos, suplementos, alimentos, extractos de plantas, hormonas y péptidos. Solo seis sustancias han demostrado beneficios significativos para la vida útil. El resveratrol, el aceite de pescado y el té verde fallaron en la prueba. La aspirina lo hizo un poco mejor. Pero la rapamicina superó a todos los competidores, extendiendo la mediana de supervivencia hasta en un

18 % para las mujeres y un 10 % para los hombres. Cuando se combinó con metformina (que tuvo poco impacto por sí sola), la rapamicina acumuló un dividendo de supervivencia promedio del 23 % para ambos sexos, además de un aumento considerable en la vida útil máxima.

En un estudio realizado por el Dr. Matt Kaeberlein en la Universidad de Washington, un curso de tres meses de rapamicina aumentó la esperanza de vida restante en ratones de laboratorio de mediana edad hasta en un 60 %. En el ámbito de la salud, el Dr. Kaeberlein y la coautora Veronica Galvan concluyeron que la rapamicina «retrasa, o incluso revierte, casi todas las enfermedades relacionadas con la edad o la disminución de funciones en las que se ha probado... incluidos los cánceres, la disfunción cardíaca, la enfermedad renal, la obesidad, el deterioro cognitivo, la enfermedad periodontal, la degeneración macular, la función de las células madre y la senescencia inmunitaria».

Entonces, ¿cuál es el truco? En dosis clínicas típicas, la rapamicina es parte de un poderoso régimen inmunosupresor para pacientes trasplantados que hace que las personas sean significativamente más vulnerables a las infecciones bacterianas. Puede perjudicar la cicatrización de heridas. Y hasta el momento, no hay datos de ensayos clínicos que demuestren que sus notables resultados en la mejora de la vida útil en animales puedan replicarse en los seres humanos. Un ensayo en humanos muy publicitado por la *startup* biofarmacéutica resTORbio, centrado en enfermedades respiratorias y en la respuesta inmune a un desafío de vacuna fue prometedor, pero no concluyente. Aun así, científicos como la cofundadora de resTORbio, Joan Mannick, creen que la rapamicina, o los facsímiles sintéticos conocidos como *rapalogs*, finalmente se convertirán en una terapia antienvejecimiento segura y efectiva. La clave, dice la Dra. Mannick, es utilizar dosis más bajas e intermitentes que el estándar para pacientes trasplantados.

11

VIVIR SIN DOLOR

**Puedes tomar el control de tu dolor sin cirugía
o medicamentos al abordar la fuente del dolor en lugar
de solo tratar sus síntomas**

«El dolor pasa, pero la belleza permanece».

—PIERRE-AUGUSTE RENOIR—.

El dolor es un hecho de la vida. Todos experimentamos dolor en algún momento de nuestras existencias. Para mí, comenzó en la infancia, cuando pasé por un crecimiento acelerado de otro mundo, y cada centímetro de mi cuerpo se estiraba dolorosamente mientras crecía casi 30 centímetros en el transcurso de un año debido a un tumor pituitario. Para otros, el dolor se produce como resultado de un accidente (agudo, rápido y traumático) o aparece lentamente a medida que transcurren los años, pasando de ser una molestia menor a una crónica que clama por ser manejada a largo plazo.

El dolor también es un gran negocio, lo que tiene mucho sentido si se considera que se estima que el dolor crónico afecta al 20 % de las personas en algún momento de su vida. Hay toda una especialidad médica llamada *medicina del dolor*. Y hay todo un arsenal de medicamentos para contrarrestar el dolor, tanto de venta libre como recetados por médicos que intentan ayudar a sus pacientes a controlar el dolor que les impide vivir la vida que deben llevar. Por supuesto, conoces bien la crisis de los opiáceos que ha resultado en la muerte de más de 450.000 estadounidenses en las últimas dos décadas. El año pasado, según los CDC (Centers for Disease Control, es decir, Centros para el Control de Enfermedades), se emitieron más de 150 millones de recetas de opioides en los Estados Unidos. Eso son 46 recetas por cada 100 personas. Pero el uso de opioides no es nuevo. ¿Creerías que se remonta miles de años atrás, a la antigüedad? Los sumerios cultivaban opio en Mesopotamia ya en el 3400 a. C. Los ingleses coloniales estaban tan enamorados del opio que fueron a la guerra con China para mantener su acceso a él.

Puede que te estés preguntando qué son exactamente los opioides. Los opiáceos, incluida la oxicodona (comúnmente vendida como OxyContin) y el fentanilo, son potentes analgésicos muy eficaces para aliviar el dolor después de una cirugía o un traumatismo. La desventaja es que también son altamente adictivos, tan adictivos que Purdue Pharma, fabricante de OxyContin, es mencionado en innumerables demandas que afirman que comercializaron agresivamente estos analgésicos como seguros y efectivos sabiendo cuán adictivas son estas sustancias. Incluso los analgésicos de venta libre pueden ser sospechosos. Tome el Tylenol, por ejemplo. Una tremenda campaña de marketing ha convertido al Tylenol en una de las marcas más fiables para el alivio del dolor. Pero según la Dra. Erika Schwartz, autora del libro *Don't Let Your Doctor Kill You*, cada año, la sobredosis de paracetamol es responsable de 56.000 visitas a la sala de emergencias, 2.600 hospitalizaciones y 458 muertes por insuficiencia hepática. De hecho, solo tomar una o dos píldoras por encima de la dosis recomendada durante dos semanas puede ser más mortal que si intentaras una sobredosis. Sorprendentemente, la causa principal de las llamadas a los centros de control de intoxicaciones no son los niños que ingieren accidentalmente artículos de limpieza: ¡es una sobredosis accidental de paracetamol! Cerca del 50 % de los casos de insuficiencia hepática aguda en los Estados Unidos, así como el 20 % de los casos de trasplante de hígado, pueden atribuirse a la intoxicación por paracetamol.

Al mismo tiempo, algunos investigadores se preguntan si el paracetamol está afectando algo tan crítico y fundamental como nuestras emociones. Un investigador de Ohio State que examinó esto descubrió que los participantes del estudio que recibieron acetaminofén en lugar de un placebo tuvieron más dificultades para sentir «empatía positiva» por los extraños, lo cual es importante porque la capacidad de experimentar empatía se asocia a relaciones románticas más estables y carreras con mayor éxito. «Al igual que debes ser consciente de que no debes ponerte al volante si estás bajo la influencia del alcohol, no debes tomar [paracetamol] y luego ponerte en una situación que requiera que respondas emocionalmente, como tener una conversación seria con una pareja o un compañero de trabajo», le dijo a la BBC Dominik Mischkowski, profesor asistente en la Universidad de Ohio que estudia la relación entre el dolor y el comportamiento social.

Los estadounidenses han sido programados para creer que siempre hay una píldora mágica para curar lo que nos aqueja. Solo echa un vistazo a cualquier pasillo de farmacia con una vertiginosa variedad de medicamentos y suplementos de venta libre (OTC, por sus siglas en inglés) que compiten por el dinero que tanto te ha costado ganar, y verás la prueba. Esto es un aviso para comprador: hace unos años, un médico me dijo que tomara Zantac, un medicamento común para la acidez estomacal, después de un episodio de intoxicación alimentaria, pero ¿adivina qué sucedió en abril de 2020? La FDA ordenó a los fabricantes que retiraran Zantac del mercado debido a la preocupación de que pudiera contener niveles peligrosos de una sustancia química que podría causar cáncer en humanos. Otro ejemplo es la práctica común de la terapia con aspirina para reducir el riesgo cardiovascular. En octubre de 2021, una nueva investigación emitida por el grupo de trabajo de servicios preventivos de Estados Unidos anuló esta recomendación, ya que la evidencia reciente sugiere que los riesgos para las personas mayores de 60 años superan los beneficios y, de hecho, podrían causar daños, incluido sangrado en el estómago, los intestinos y el cerebro que puede poner en peligro la vida.

Un estudio publicado en el *Journal of the American Medical Association* (JAMA), que analizó cómo cambió la publicidad cuando cuatro medicamentos recetados estuvieron disponibles sin receta, encontró que los beneficios de los medicamentos se enfatizaron más mientras que la mención de sus efectos secundarios se desplomó, del 70 % al 11 %.

En la escuela de Medicina, los médicos en formación no aprenden mucho, si es que aprenden algo, sobre medicamentos de venta libre.

Después de todo, si no se necesita una receta médica para comprarlos, ¿por qué los profesores de las escuelas de medicina deberían dedicar tiempo a educar a los futuros médicos sobre sus efectos? Pero esta brecha en el conocimiento ha llevado a la falsa creencia de que los medicamentos de venta libre son panaceas inofensivas; a menudo, los pacientes ni siquiera piensan en mencionar a sus médicos que los están tomando. Pero algunos medicamentos de venta libre pueden ser francamente peligrosos.

A estas alturas, debería quedar bastante claro que con tantas personas que experimentan dolor y con los tratamientos actuales tan lamentablemente inadecuados, necesitamos nuevos enfoques. Afortunadamente, existen herramientas nuevas e innovadoras para controlar el dolor que voy a compartir contigo. No te sorprenderás de que estos avances provengan de personas ajenas a la industria que pensaron de manera innovadora. Hay una razón por la que tantos avances provienen de personas externas: porque son estas personas las que pueden ver una situación con ojos nuevos y perspectivas nuevas para encontrar soluciones nuevas.

Recuerda, como te dijimos anteriormente, lo que el filósofo alemán Arthur Schopenhauer dijo: «Toda verdad pasa por tres etapas. Primero, se ridiculizan. En segundo lugar, se oponen a ello violentamente. En tercer lugar, se acepta como evidente por sí mismo».

Todo esto es para decir que, si tienes dolor, ¡no te desesperes! Existen herramientas para ayudarte, y vamos a compartir contigo cómo acceder a ellas y cómo abogar por ti mismo. A lo largo de los años, he aprendido que a nadie le importará tanto tu salud como a ti. Nadie realmente podrá ponerse en tu lugar y comprender la profundidad del dolor que sientes. Depende de ti tomar el asunto con tus propias manos y abogar por lo que necesitas para sentirte lo mejor posible. Aunque pasé décadas con fuertes dolores en la espalda y la columna, nunca dejé de buscar maneras de vivir una vida sin dolor y de ayudar a otros a hacer lo mismo. Hoy, mi vida está completamente transformada en esta área, y quiero que la tuya también lo esté. Llevo más de cuarenta años en esta cruzada. Déjame contarte cómo empezó todo...

DOLOR DE CRECIMIENTO: MI HISTORIA PERSONAL DE DOLOR

«Es más fácil encontrar hombres que se ofrezcan como voluntarios para morir que encontrar a aquellos que estén dispuestos a soportar el dolor con paciencia».

—JULIO CÉSAR—.

Todo el mundo ha oído hablar de los dolores de crecimiento, ¿verdad? Estoy aquí para decirte que no son una teoría abstracta; son reales y son insoportables. Después de que creciera casi 30 centímetros en un año debido a un tumor pituitario, experimenté el impacto de ese crecimiento acelerado durante décadas. Mi proceso de crecimiento natural estaba completamente fuera de control. Mis huesos crecieron demasiado rápido como para que el resto de mi cuerpo se adaptara, dejando mis músculos estirados, mis articulaciones estresadas y todo mi cuerpo desequilibrado. Incluso caminar podía ser insoportable. Como mucha gente, aprendí a aguantarme y a lidiar con el dolor. Me ponía hielo en todas las partes del cuerpo, haciendo todo lo posible para hacer frente a la incomodidad con solo la ayuda de un poco de agua congelada. Como no estaba dispuesto a adormecer el dolor —por aquel entonces ni siquiera tomaba aspirinas— me vi obligado a seguir buscando soluciones. Fui de un médico a otro, esperando que eventualmente uno de ellos encontrara una solución a mi problema.

Tenía 20 años de edad cuando las cosas se volvieron menos manejables. Me lesioné jugando al fútbol. Luego chocaron por detrás contra mi coche dos veces en cuatro meses. La primera vez, iba camino a la pista de prácticas, cuando a solo diez minutos de mi destino un automóvil chocó contra mí a 60 kilómetros por hora. Sufrí un intenso latigazo cervical. Todavía estaba en la fase de curación cuando ocurrió el segundo accidente. Fue unos meses después, y estaba esperando en un semáforo cuando miré por el espejo retrovisor y vi los faros que venían hacia mí a toda velocidad. Recuerdo haber pensado: «Sería mejor que ese tipo fuera más despacio». No lo hizo. Se durmió al volante y se estrelló contra la zaga de

mi coche, solo que esta vez a 110 kilómetros por hora. Todo sucedió a
cámara lenta. El reproductor de casetes explotó junto a mi cara y salió por
la ventana trasera. Lo primero que recuerdo es que los bomberos me sacaron del coche y querían llevarme al hospital. No pensé que había ninguna
necesidad de eso. «No, no, veré a mi quiropráctico mañana», dije. «Mira,
puedo caminar».

Pero a la mañana siguiente, no podía. De hecho, ni siquiera podía
mantenerme de pie. Me crujían las caderas y el nivel de dolor era insoportable. Hice terapia tras terapia tras terapia, y comencé a mejorar un poco.
Pero nunca sabía qué me haría retroceder. A los 23 años, estaba impar-
tiendo mis seminarios de estrategia de marca, por los que estaba acostumbrado a correr y saltar durante diez, doce horas al día. Pero ahora, tan
pronto como subía las escaleras hacia el escenario, un dolor punzante me
recorría el cuerpo. Soy un tipo que normalmente deambula por el estrado,
absorbiendo e irradiando energía, pero ahora me sentía como un hombre
de 80 años, confinado a una silla porque estar de pie era demasiado insoportable. Empezaba a mejorar, luego empeoraba. Era un ciclo interminable de dolor muy intenso.

Encontré pequeñas soluciones en el camino, pero a medida que pasa-
ban los años y exigía aún más a mi cuerpo, tuve que encontrar soluciones
más poderosas. Afortunadamente lo hice, y los compartiré contigo en este
capítulo. Pero para ayudarte a imaginar cómo eran las demandas de mi
cuerpo, déjame ponerte un ejemplo simple. Asistí a un concierto de Ade-
le en un lugar en el que hablaría unas semanas más tarde. Me conmovió
mucho la extraordinaria intérprete que es y verla cautivar a 15.000 fans,
pero luego me di cuenta de que su espectáculo completo era de solo dos
horas. Yo, por otro lado, estaría en el mismo edificio en un par de meses
con el mismo tamaño de audiencia, pero de pie durante cincuenta horas
durante cuatro días seguidos, el equivalente a veinticinco conciertos seguidos en un fin de semana. Luego lo repetiría todo de nuevo dos semanas
después. Así que obviamente no encontrar una solución para lidiar con mi
dolor no era una opción.

Incluso en los primeros días de mi carrera, me di cuenta de que estaba
machacando mi cuerpo hasta los huesos, y esa fue la llamada de atención

inicial. Me obligó a asumir la responsabilidad de mi propio dolor y tomar el control de mi propia salud. Empecé una búsqueda para encontrar tratamientos y soluciones innovadoras. En este capítulo, voy a compartir lo mejor de lo que he aprendido, comenzando con la verdad ineludible de que para salir del dolor, tienes que llegar a la fuente del mismo. En este viaje, conocerás a los visionarios que liberan del dolor a las personas: especialistas en el dolor, médicos y terapeutas que han pasado décadas desarrollando y perfeccionando tratamientos de vanguardia, incluidas terapias en las que confían los mejores atletas del mundo. Obtendrás una nueva perspectiva sobre cómo puedes manejar tu dolor, o mejor aún, dejar de sentir dolor de por vida, de modo que ya no socave tu vitalidad ni te impida vivir una vida plena. En este capítulo, recibirás información acerca de seis herramientas que he descubierto que son formas extraordinarias de atacar el dolor y recuperar la función. Por ejemplo:

1. Verás cómo desaparece el dolor cuando la energía electromagnética (conocida como PEMF, terapia de campo electromagnético pulsado) se aprovecha como terapia restauradora. Su increíble impacto ha sido demostrado en miles de estudios.

2. Compartiremos contigo la increíble historia y dedicación de un veterano de Vietnam que regresó a casa con un Corazón Púrpura y heridas de combate que lo dejaron con un dolor nervioso crónico insoportable que los médicos no podían aliviar. Le dijeron que sus heridas eran irreversibles y que tendría que vivir con dolor durante el resto de su vida. Como no se conformaba, encontró una solución basada en la fuente de su dolor, y no solo se curó a sí mismo, sino que en los últimos 40 años se ha convertido en uno de los expertos más buscados para eliminar el dolor en el mundo. Ha trabajado con todos, desde equipos deportivos como los San Francisco 49ers hasta el mejor golfista de todos los tiempos, Jack Nicklaus.

3. Aprenderás que un simple pero poderoso reposicionamiento del cuerpo llamado *terapia postural* puede tener un impacto inmediato en el dolor crónico.

4. Descubrirás un sistema de drenaje microscópico que fluye a través del cuerpo, que se puede aprovechar para ayudar a liberar toxinas e inflamación a pesar de que los científicos ni siquiera sabían que existía hasta hace poco.

5. Leerás acerca de un médico que ha combinado ultrasonido, una pequeña inyección y un cóctel de moléculas bioactivas para desatar un nuevo y poderoso tratamiento para el dolor.

6. Te maravillarás de cómo la realidad virtual se puede utilizar para bloquear las señales de dolor para que no lleguen a tu cerebro y volver a entrenar a tu cerebro para que ya no reaccione a ese patrón de dolor.

Todas estas herramientas y tecnologías se basan en la misma creencia central: tratar el dolor sin llegar primero a la raíz del problema es el camino equivocado. Para obtener los mejores resultados, debes profundizar y encontrar la fuente del dolor en lugar de simplemente tratar los síntomas. A veces, la fuente se remonta a décadas. Es posible que hayas olvidado la rodilla que te torciste en la universidad o el músculo que te dislocaste en la espalda en un partido de baloncesto hace una década, pero tu cuerpo no. Y no solo tu cuerpo no lo ha olvidado, sino que aún puede estar tratando de adaptarse a esas lesiones, compensando para siempre las disfunciones que crearon.

Verás, el cuerpo está diseñado para proteger y hacer concesiones por las partes lesionadas, sobreutilizadas y más débiles de sí mismo. Es por eso que tu cadera derecha podría venir al rescate de una rodilla izquierda debilitada sin que te des cuenta, o por qué un accidente automovilístico aparentemente menor está inhibiendo tu respiración años después. Al principio, esto parece algo bueno, que las partes del cuerpo más fuertes puedan hacerse cargo del trabajo pesado de las debilitadas. Pero con el tiempo, las compensaciones se convierten en desequilibrios y disfunciones que causan tirantez, tensión y dolor. Los avances sobre los que leerás en este capítulo están destinados a hacer retroceder el tiempo y restaurar tu cuerpo a una vida sin dolor.

UN RELÁMPAGO EN UNA CAJA

«El gran arte de la vida es la sensación, sentir que existimos, incluso en el dolor».

—LORD BYRON—.

¿Has oído hablar de la terapia de campo electromagnético pulsado? Se basa en la idea de que la Tierra es básicamente un gran imán, una idea respaldada por la gravedad, las mareas oceánicas y la rotación perpetua del planeta. Este imán masivo que es el planeta Tierra está cargado con energía electromagnética y electrificado por los aproximadamente 8 millones de relámpagos que se dan todos los días. (Es cierto: ¡caen rayos sobre la Tierra más de cien veces por segundo!).

No quiero ponerme demasiado metafísico contigo, pero la energía es lo que sustenta la vida humana. Nuestros cuerpos dependen de una carga de energía para alimentar cada célula. Del mismo modo, se requiere un nivel óptimo de energía magnética para una salud óptima. Esa energía se mantiene cuando consumimos los nutrientes y minerales que necesitamos, dormimos bien y nos mantenemos activos y enérgicos al mover nuestros cuerpos. Por supuesto, no importa cuán saludable sea nuestro estilo de vida, perdemos parte de esa carga a medida que envejecemos. Ahí es donde entra la terapia PEMF: restaura nuestro cuerpo a un nivel máximo de energía.

La terapia PEMF se introdujo por primera vez como una manera de alentar la curación de los huesos rotos; de hecho, los veterinarios fueron los primeros en adoptar la tecnología y la usaron para tratar de unir las patas rotas de los caballos de carreras. En estos días, la PEMF se usa para un amplio espectro de aplicaciones en humanos, desde cirugía de fusión cervical, hasta depresión y dolor musculoesquelético. Soy la prueba viva de que las máquinas de PEMF, que administran un pulso controlado de energía electromagnética, realmente funcionan. No pasa un día sin que utilice mis máquinas de PEMF. Eso debería decirte algo.

Déjame contarte cómo conocí la terapia PEMF. ¿Recuerdas cuando describí el angustioso accidente de *snowboard* que me dejó con un manguito rotador desgarrado y un dolor de 9,99 sobre 10? Era tan insoportable que apenas podía respirar. Volé para ver a un médico con experiencia en terapia de plasma rico en plaquetas (PRP), una inyección especial de mis propias plaquetas para acelerar la curación. Por suerte, él era un gran admirador personal mío. Me dijo que su vida había dado un giro gracias a mí. Pero luego lanzó una bomba. Después de mirar mi columna, me diagnosticó estenosis espinal severa. Eso más mi manguito rotador desgarrado lo obligó a decir: «Un buen golpe, ya sabes, como el que podrías recibir en otro accidente de *snowboard* o saltando o jugando de manera agresiva al *squash* y podrías quedarte tetrapléjico».

Me quedé estupefacto, realmente en estado de *shock*, pero acepté su oferta de inyectarme PRP para ver si aliviaba el dolor aunque fuera de manera temporal. Efectivamente, adormeció la agonía por completo, pero también inutilizó mi brazo derecho. Horas más tarde, con el brazo colgando inútilmente a mi lado, tuve que explicarle a mi audiencia de 8.000 personas que me había operado. Pedí su gracia y comprensión, pero menos de tres horas después de mi presentación, el dolor rugió peor que antes. Aun así, tuve que cumplir mi promesa de tomarme fotos con cien vips en la audiencia. Mido 2,04 metros, por lo que la gente me ve y piensa que soy indestructible, pero en mi cabeza gritaba de dolor cuando me daban un abrazo o una palmada amistosa en la espalda. Pero hubo una mujer que no hizo eso. Me miraba y analizaba cada vez que alguien me abrazaba. Ella sabía lo que estaba pasando. Lo sabía perfectamente.

«Tiene dolor», dijo. «¿Qué le ha pasado?». Brevemente le conté la historia. Por fortuna, aquella mujer era cirujana de la columna. Me dijo: «La cirugía no es la respuesta; por lo general no lo es en estas situaciones». ¿Cuál fue su consejo? «A corto plazo, debe llevar el dolor a un nivel en el que pueda lidiar con él», me dijo. «A largo plazo, necesita obtener una máquina PEMF». Esta cirujana me explicó cómo la electricidad entraría en mi cuerpo y literalmente calmaría mis nervios deshilachados, haciendo circular el líquido linfático, estimulando mi cuerpo para curarse a sí mismo.

Volé esa misma noche, pero apenas pude dormir. Tenía los ojos llorosos por el dolor. Pero al día siguiente, encontré a un practicante de PEMF, que vino a mi hotel con su propia máquina de PEMF. Parecía sacado de un proyecto de feria de ciencias, con almohadillas eléctricas que me envolvían. Me subí a la camilla y en 20 minutos mi dolor pasó de 9 a 4,5. Durante uno o dos meses, continué utilizando la máquina a diario y logrando grandes mejoras antes de finalmente volar a Panamá, donde, como he contado anteriormente, recibí la terapia con células madre que me curó por completo el hombro.

En estos días, sigo siendo un firme creyente en el poder curativo de la técnica PEMF y su campo magnético terapéutico. Desde entonces, me he comprado al menos una docena de máquinas PEMF, incluida una mejorada de una empresa llamada Pulse Centers, de Georgia. Estas máquinas son un regalo del cielo en términos de alivio del dolor y curación. Pero también las utilizo por razones completamente diferentes: las máquinas aumentan mis niveles de energía y concentración y mejoran mi sueño. Han tenido un gran impacto en mi funcionamiento diario general. Y no soy solo yo: los estudios han demostrado que la terapia PEMF reduce el dolor, la hinchazón y la inflamación, y mejora el metabolismo celular y la energía.

Recientemente, mi tía Carol, de 83 años, se cayó y la llevaron de urgencias al hospital. Como no podía moverse, tenía un dolor enorme y tenía mucho miedo de irse a casa en ese estado, le conseguí una máquina PEMF que le quitó el dolor y la ayudó a sanar a un ritmo increíblemente rápido, sorprendiendo incluso a su médico. También la he utilizado con atletas profesionales a los que entreno. Por supuesto, la terapia PEMF no es el único método de curación que empleo. ¡Tengo toda una caja de herramientas! Tengo mi propia máquina de oxígeno hiperbárico y también soy un gran admirador de la crioterapia, que puede ser una herramienta fenomenal para reducir la inflamación y de la que hablaremos más a fondo en el capítulo 15, sobre la salud y la vitalidad visibles. Pero la PEMF es mi opción.

No quiero que pienses que la PEMF es algo a lo que solo tienen acceso los atletas profesionales, los directores ejecutivos y aquellos con un dolor insoportable. Esta terapia es ofrecida cada vez por más profesionales holísticos, fisioterapeutas, quiroprácticos y médicos. De hecho, las ubicaciones de eGym de las que hablaremos en el capítulo 14 tienen máquinas de PEMF. Personalmente, te recomiendo que obtengas una experiencia con una, y te convencerás de su poder e impacto. La mayoría de las personas harán tres sesiones de veinte a sesenta minutos y verán cambios positivos significativos. Pero en mi caso, yo sentí el impacto, y a muchos les ocurre lo mismo, después de la primera sesión, y estoy dispuesto a apostar que tú también notarás un cambio positivo. Los devotos de la PEMF lo llaman cariñosamente un «relámpago en una caja», y puede ser la manera correcta de disminuir el dolor agudo y crónico, aumentar la circulación y aumentar tu energía general mientras recargas tu salud.

LA CONEXIÓN MENTE-CUERPO

El dolor no ocurre en el vacío. Tal vez te lesionaste. Tal vez tu cuerpo esté estresado. Tal vez esté lidiando con un trauma. El dolor ocurre cuando tu cuerpo se desalinea. Piénsalo: el trabajo número uno de nuestro cuerpo es mantenernos erguidos, equilibrados y sincronizados. Cuando algo se interpone en el camino de eso, nos duele.

Puede ser útil pensar en el cuerpo como en una telaraña, un mapa vasto y delicado donde se cruzan todos los caminos, grandes y pequeños. Tenemos músculos, articulaciones, nervios, vasos sanguíneos y capilares que forman el andamiaje, sangre que nutre y linfa que desintoxica. Todos trabajan en conjunto hasta que se interrumpe este buen funcionamiento: es posible que trabajes demasiado tus bíceps en el gimnasio y de repente te duela la parte inferior de la espalda.

No soy ajeno al exceso de trabajo de mi cuerpo. Además de mis eventos de oratoria maratonianos de catorce horas al día, de cuatro a diez días, soy un entusiasta de la aventura, un buscador de emociones. Me encanta forzarme más allá de mis límites. Pero después de haber tenido esos dos accidentes automovilísticos de los que te he hablado, en el lapso de cuatro meses, apenas podía funcionar. Tuve suerte de salir vivo, especialmente después de que el segundo coche chocara contra el mío a toda velocidad.

En ese momento, no tenía ni 25 años, pero me sentía tres veces más viejo que eso. Así que seguí buscando respuestas. Y así fue como encontré a Pete Egoscue. Ahora, autor de *bestsellers*, experto en dolor y locutor de radio, Egoscue se había enfrentado a desafíos similares en su tiempo como infante de marina en Vietnam. De hecho, descubrió cómo descifrar el código del dolor. Déjame decirte cómo lo hizo: cuando Egoscue regresó de servir en Vietnam, lo hizo con un Corazón Púrpura y, debido a sus heridas de combate, un dolor nervioso crónico insoportable que ninguno de los médicos a los que visitó en casa pudo aliviar. No sabían cómo ayudarlo, así que le dijeron que simplemente tendría que vivir con el dolor. Sabes que los marines no son de los que se dan por vencidos, entonces, ¿qué hizo Egoscue? Se dispuso a curarse a sí mismo.

Mientras investigaba sus propias herramientas para la autocuración, comenzó a descubrir diferentes tipos de ejercicios para restaurar el equilibrio del cuerpo. Comenzó con una idea bastante sencilla pero completamente profunda: para sanar, primero necesitaría encontrar la fuente de su dolor: su postura y equilibrio. Verás, Egoscue cree que el cuerpo humano está perfectamente diseñado; el dolor aparece solo debido a la utilización excesiva, las lesiones o la falta de uso que desequilibra el cuerpo y nos hace proclives a las lesiones.

El enfoque de Egoscue sobre la mecánica corporal, que tuve la suerte de descubrir después de quedar inmovilizado por el dolor de esos dos accidentes, se trata de estar en equilibrio. Él cree que nuestro bienestar biomecánico comienza con la alineación y que la mayoría de nosotros estamos desalineados de una manera u otra. Así que desarrolló el Método Egoscue, una especie de «terapia postural» diseñada para desterrar el dolor crónico causado por todo, desde lesiones deportivas y accidentes automovilísticos, como las que experimenté yo, hasta los desplazamientos, la mecanografía y el envejecimiento en general. Brian Bradley, quien trabajó junto a Egoscue durante décadas, pone esto en contexto y explica que incluso las lesiones menores causan estragos con el tiempo. «Si te tuerces el tobillo derecho jugando a baloncesto en la escuela secundaria, ahora estás lidiando con un sistema nervioso que recuerda la lesión del tobillo y lo compensa poniendo una carga más pesada en el lado izquierdo. Así que ahora ese tobillo izquierdo sufre, en algunos casos desde hace años. Tienes que empezar a buscar la causa frente al síntoma».

Te recomiendo que leas el *bestseller* de Pete Egoscue, *Pain Free: A Revolutionary Method for Stopping Chronic Pain*. En él presenta los ejercicios, los llama «E-cises», que pueden realinear la postura y devolver el cuerpo a un estado equilibrado y más funcional. Cree que nadie sabe más sobre nuestros cuerpos que las personas que los habitan. Esto es lo que les dice a los clientes: «Nunca sabremos tanto sobre tu salud como tú. Así que mi trabajo es quitarme de en medio y brindarte las herramientas para maximizar tu bienestar».

Primero acudí a Pete para sobrellevar mi dolor por esos accidentes. Ya había pasado un año en fisioterapia y nada había funcionado, pero en la tercera sesión que tuve con Pete, literalmente el dolor de mi cuerpo había desaparecido. ¡No podía creerlo! Pero tenía mucho sentido, porque nos ocupamos de la fuente del problema, en lugar de reaccionar ante el dolor. Me iba muy bien, hasta que más tarde, siendo el loco que soy, estaba jugando con demasiada agresividad un partido de polo y me tiraron del caballo. La lesión fue devastadora. Pero en tres días, Pete me devolvió a mi antiguo yo.

Ahora, más de tres décadas y media después, sigo haciendo sus ejercicios para mantener mi cuerpo en plena forma y alineado. Son parte de mi rutina diaria y me ayudan a manejar las increíbles demandas que impongo a mi cuerpo para que pueda continuar rindiendo al más alto nivel. Estos ejercicios no requieren mucho tiempo. Solo se tarda unos minutos en llevarlos a cabo, pero los resultados son increíbles, me permite hacer las cosas que quiero hacer y sentirme genial haciéndolas.

Egoscue ha trabajado con algunos de los mejores atletas del mundo, incluido el golfista Jack Nicklaus, el fallecido gran *linebacker* de la NFL Junior Seau y los San Francisco 49ers: los entrena para que estén libres de dolor y alcancen el máximo rendimiento al abordar el dolor crónico y la disfunción en su origen en lugar de intentar tratarlo con cirugía o analgésicos. Mis habilidades atléticas no están en esa liga, pero el Método Egoscue es útil para cualquiera. Después de trabajar con Egoscue durante tantos años, aprendí que las lesiones se componen de una serie de factores estresantes en nuestra vida diaria. Estirar el cuello para ver nuestros teléfonos y encorvar los hombros para escribir conduce a una acumulación de pequeñas lesiones, lo que conduce a un dolor crónico acumulado. Entonces, aunque no te golpeen por detrás dos veces como a mí, la vida moderna no trata a nuestros cuerpos con amabilidad. Si deseas mostrarle a tu cuerpo algo de compasión y salir de la rutina del dolor crónico, no puedo recomendar el Método Egoscue lo suficiente. Pete es un querido amigo mío, ha marcado una gran diferencia en mi vida durante cuarenta años, y se ofreció a hacer una evaluación postural gratuita para los lectores de este libro. Puedes hacerla por Zoom o por teléfono; simplemente entra en www.Egoscue.com e introduce el código PAINFREE. La información también está disponible en nuestro sitio web Lifeforce.com.

Después de tres décadas siguiendo el régimen de Egoscue, sé que el dolor no es una conclusión inevitable. Sé cómo eliminarlo. Por supuesto, esta no es mi única herramienta...

ALIVIO DEL DOLOR CON CONTRAESFUERZO

«El dolor es debilidad que sale del cuerpo».

—CHESTY PULLER—.

He recibido todo tipo de trabajo corporal que puedas imaginar, y todos tienen algún valor. En el momento adecuado, un quiropráctico o masajista calificado no tiene precio. La mayoría de los tipos de trabajo corporal se basan en la teoría de que empujar el tejido (masajearlo o amasarlo) es fundamental para lograr que se relaje. Entonces, ¿qué pasaría si te dijera que el secreto para aliviar el dolor radica en algo tan simple como un cambio de posición suave? Podrías pensar: «Tony, eso es ridículo». Pero estoy aquí para decirte que es verdad, y para contártelo todo acerca de esta modalidad mágica conocida como «contraesfuerzo». Me lo presentó por primera vez un tenista competitivo de 75 años. Compitió a nivel nacional en el tenis *amateur* en esa etapa y, como pueden suponer, a su edad, hubo momentos en los que se lesionaba por las exigencias de ese deporte. Compartí con él algunas de las herramientas que me habían ayudado y me habló de contraesfuerzo. Dijo: «Tony, es indoloro, es rápido y te cambia la vida». Lo probé y me pareció realmente extraordinario. Permíteme compartir contigo la historia de cómo se creó y un poco sobre cómo funciona para que puedas decidir por ti mismo si esto podría ser algo que también te gustaría probar.

Retrocedamos más de medio siglo, hasta 1955, cuando el Dr. Larry Jones, un osteópata de Oregón y el hombre a quien recurrir para el dolor en su área, experimentó el éxito con un paciente que tenía tanta incomodidad que no podía mantenerse erguido a pesar de haber sido tratado por un par de médicos locales. Ese desafortunado ni siquiera podía ponerse lo suficientemente cómodo para dormir por la noche, por lo que el Dr. Jones pasó media hora experimentando con varias posiciones que podrían hacer que se sintiera más cómodo. Cuando movió las piernas del paciente hacia su cabeza y hombros y hacia un lado, el paciente quedó asombrado: ¡no le dolía! El Dr. Jones se excusó para tratar a otro paciente y luego regresó y descubrió que su primer paciente se había quedado dormido, allí mismo, en la sala de examen. Al despertar, aquel hombre podía ponerse firmes como un soldado. Estaba radiante de alivio.

La siguiente persona en experimentar noches de insomnio fue el mismo Dr. Jones, mientras le daba vueltas a este sorprendente e inesperado giro de los acontecimientos en su cabeza. ¿Qué había pasado exactamente? Después de algunas semanas de reflexionar sobre esto, decidió que el cambio de posición había desencadenado la relajación de un reflejo protector que se había acelerado. Experimentar con diferentes posiciones había detenido los espasmos, ayudando al cuerpo a descargar la tensión para poder relajarse. ¡En realidad había restablecido el sistema nervioso! Sobre la base de esa idea, el Dr. Jones continuó experimentando con la creación de nuevas técnicas que dependían de la simple premisa de encontrar una posición cómoda y sin dolor. Y nació el contraesfuerzo como modalidad.

Es importante destacar que el Dr. Jones descubrió más de 180 «puntos sensibles» que se cruzaban con cada posición de tratamiento única; con la posición adecuada, ¡estos puntos sensibles de dolor simplemente desaparecían! Este descubrimiento era demasiado trascendental para guardar silencio. A medida que el Dr. Jones corrió la voz a través de charlas, un libro y capacitaciones, comenzó a aplicar su enfoque a pacientes en más de cinco países, incluidos Estados Unidos, Canadá, Alemania, Japón y Australia. Como padre del contraesfuerzo, el Dr. Jones inspiró a un joven fisioterapeuta en

Maryland, Brian Tuckey, quien vio que el contraesfuerzo resultó en una gran mejora en el rango de movimiento. Tuckey trabajó con el Dr. Jones durante más de una década y aprendió a administrar esta técnica con precisión. Finalmente, a medida que el Dr. Jones envejecía, le pasó la antorcha a Tuckey.

Cuarenta años después del momento eureka del Dr. Jones con el paciente dormido, Tuckey hizo otro sorprendente descubrimiento que ampliaría los fundamentos del contraesfuerzo. Descubrió que esta técnica se puede aplicar a todos los tejidos inflamados y dolorosos, no solo a los músculos. Esto incluye tejido de órganos, vasos y nervios, lo que permitió a Tuckey expandir el contraesfuerzo de 180 a más de 900 tratamientos. El contraesfuerzo funciona al liberar la inflamación atrapada en las vías intersticiales, los canales profundos llenos de líquido que rodean nuestras células. Estas vías son parte del intersticio, que representa el 20 % de todo el líquido de todo el cuerpo.

(¡La ciencia ni siquiera sabía que existía el intersticio hasta hace veinte años! Ahora, algunos expertos consideran que el intersticio es el órgano más grande del cuerpo, más grande que la piel).

Sorprendentemente, incluso los huesos se pueden tratar con contraesfuerzo, ya que se pueden utilizar para aliviar el vasoespasmo (flujo sanguíneo reducido) en los vasos sanguíneos de «nutrientes» que transportan sangre hacia y desde nuestros huesos. Las dos imágenes a continuación muestran la resolución de la osteomielitis crónica (inflamación de los huesos) en una paciente que sufrió durante tres años hinchazón y dolor durante las actividades cotidianas después de una fractura y extracción de una uña del pie. La hinchazón (edema de la médula ósea) se verificó a través de múltiples estudios de resonancia magnética de 2016 a 2019 y persistió a pesar de múltiples intervenciones médicas. Un médico incluso llegó a sugerir que a la paciente se le amputara la punta del dedo gordo del pie para aliviar el dolor. Un tratamiento único de contraesfuerzo realizado en octubre de 2019 dio como resultado una mejora notable y permitió que la paciente volviera a correr en setenta y dos horas. Se utilizó una resonancia magnética posterior al tratamiento (noviembre de 2019) para verificar objetivamente los resultados, que se pueden notar por la reducción de la hinchazón (área blanca brillante). La inflamación persistente puede causar nudos musculares crónicos llamados *puntos gatillo* o *sensibles*. De hecho, Tuckey dice que la inflamación no resuelta puede ser la base de todo, desde tendinitis, ciática y bursitis hasta síndrome del intestino irritable, dolor de cabeza crónico y vértigo. Este es un nuevo concepto médico recientemente descrito en detalle en la revista médica revisada por pares *Frontiers in Musculoskeletal Pain*. El artículo titulado «Impaired Lymphatic Drainage and Interstitial Inflammatory Stasis in Chronic Musculoskeletal and Idiopathic Pain Syndromes: Exploring a Novel Mechanism» (Drenaje linfático deteriorado y estasis inflamatoria intersticial en síndromes de dolor musculoesquelético e idiopático crónico: exploración de un mecanismo novedoso), de Tuckey B., Srbely J., Rigney G., Vythilingam M. y Shah J., se publicó en agosto de 2021, y es una lectura obligada para cualquier médico que desee comprender la última justificación teórica detrás del dolor crónico generado periféricamente y muchas otras afecciones médicas poco conocidas.

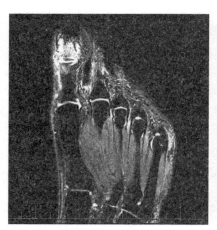 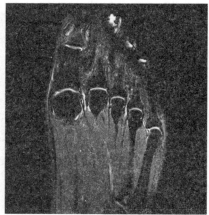

Con eso en mente, así es como se desarrolla un tratamiento de contraesfuerzo: los médicos palpan el cuerpo en busca de «puntos sensibles» y luego descomprimen los tejidos involucrados usando solo sus manos, liberando la inflamación atrapada nuevamente en el torrente sanguíneo, interrumpiendo el ciclo del dolor crónico. La clave del contraesfuerzo es enfocarse en la fuente del problema en lugar de en la respuesta del músculo superficial. Desafortunadamente, la mayoría de los trabajos corporales hacen lo contrario, apuntando al espasmo muscular superficial, no a la fuente inflamatoria subyacente, lo que produce solo resultados temporales. Sorprendentemente, las liberaciones de contraesfuerzo toman solo unos cuarenta segundos y, a menudo, producen un alivio duradero. «Es como reiniciar el ordenador», dice Tuckey. «Apaga el reflejo del dolor, espera unos segundos a que se resuelva la inflamación y listo».

Puedes comprender por qué el trabajo de profesionales como Tuckey podría ser clave para tratar, e incluso eliminar, ciertas enfermedades relacionadas con la inflamación crónica. Lo mejor de todo es que el contraesfuerzo es completamente indoloro; no más machacar los puntos gatillo o soportar el dolor de la punción seca y el rodillo de espuma. Está claro que la revolución del contraesfuerzo está cambiando la manera en que las personas lidian con el dolor, los problemas digestivos y la inflamación crónica al mismo tiempo que remodela el poder y el alcance de las terapias prácticas.

Al igual que el Método Egoscue, el contraesfuerzo ha atraído a atletas de alto perfil, incluida la estrella de los Portland Timbers, el veterano Diego Valeri. Las lesiones habían afectado tanto al cuerpo de Diego que en 2015 quedó último en la prueba de movimiento funcional de pretemporada de su equipo de fútbol. Al sufrir la tensión de años de competencia atlética de alto nivel, ya no podía saltar, ya que sus tobillos se habían fusionado esencialmente debido a repetidos esguinces. Pero dieciocho meses después, tras la terapia de contraesfuerzo, Diego había mejorado notablemente y fue nombrado MVP de la Major League Soccer de 2017, rompiendo el récord histórico de anotaciones de los Timbers con veintiún puntos y diez asistencias. Diez de esos puntos fueron cabezazos en salto, una tarea imposible para Diego antes de recibir el tratamiento de contraesfuerzo.

Pero esta técnica no es solo para deportistas de élite. Es una pieza fundamental de la caja de herramientas sin dolor para ti y para mí. No puedo recomendar el contraesfuerzo lo suficiente. Para establecer una cita con un profesional del contraesfuerzo capacitado por Tuckey, puedes ir a https://counterstrain.com/clinics/ o simplemente visitar nuestro sitio web donde se enumeran todos los enlaces de recursos de este libro. Como dice Tuckey, aliviar el dolor y restaurar la función es restaurar la esperanza. «Cuando restauras la esperanza después de que se haya ido durante tanto tiempo», dice, «puedes abrir puertas para que la gente haga cualquier cosa».

RESTAURAR EL TEJIDO CONJUNTIVO, DE LA CABEZA A LOS PIES

«El mundo rompe a todos, y después,
algunos son fuertes en los lugares rotos».

—ERNEST HEMINGWAY—.

Cuando la leyenda del béisbol de las grandes ligas, Miguel Cabrera, ya no pudo soportar el dolor en el tobillo derecho, no recurrió a un médico deportivo ni a un especialista en tobillo. Ya los había probado, con resultados limitados. En cambio, visitó al Dr. Abhinav Gautam, un anestesiólogo formado en la Universidad de Miami/Jackson Memorial Hospital. El Dr. Gautam, exjugador de tenis, desarrolló RELIEF, un tratamiento natural para el dolor, la movilidad limitada y la rigidez, diseñado para restaurar el tejido conectivo dañado en nuestras caderas, tobillos, rodillas, espalda, hombros, en realidad en cualquier lugar, para que podamos vencer el dolor rápidamente. RELIEF utiliza ultrasonido e inteligencia artificial para concentrarse en el tejido cicatrizado y dañado y localizar los nervios atrapados dentro del intersticio (¡otra vez ese nuevo órgano!) y en todo el tejido conectivo del cuerpo, de ese modo libera esos nervios y repara el tejido sin siquiera acercar un bisturí.

Cabrera, dos veces Jugador Más Importante (MVP) de la Liga Americana y ganador de la Triple Corona de la MLB en 2012, es un creyente acérrimo. Su dolor disminuyó tan pronto como comenzó el tratamiento y la movilidad de su tobillo mejoró del 20 % al 90 %. Le dijeron que, si elegía la cirugía, lo máximo que podía esperar era una rehabilitación del 50 %. Simplemente tendría que lidiar con el dolor. Pero, al igual que Pete Egoscue, se negó a aceptar eso. Y el Dr. Gautam (sus pacientes lo llaman Dr. Abhi) le aseguró que no tenía por qué hacerlo. «Pensé, voy a dormir, dolor. Me despierto, dolor. Voy al campo, dolor. Voy al gimnasio, dolor», dijo Cabrera en un video respaldando el trabajo del Dr. Abhi. Después del tratamiento, el dolor desapareció. «Cuando me despierto, no siento dolor. Me siento libre.» El tobillo de Cabrera no fue su único problema, en 2019, cuatro especialistas le diagnosticaron una lesión crónica en la rodilla derecha. Cuando le dijeron que tendría dolor y movilidad limitada durante el resto de su carrera, Cabrera volvió a consultar al Dr. Abhi. En cuestión de semanas, recuperó la capacidad de saltar sobre su rodilla derecha, correr sin dolor y batear con la misma fuerza que antes en su carrera.

Durante años, el mundo de la medicina deportiva ha conocido la importancia de la fascia, esa red flexible de tejido conectivo que rodea los músculos y tendones del cuerpo como una redecilla elástica para el cabello. La fascia es lo que tu entrenador está tratando de aflojar cuando te da un rodillo de espuma antes de tu entrenamiento. La fascia puede amontonarse y deshidratarse con el tiempo. Los nervios pueden atascarse y causar dolor. Y el tejido cicatricial acumulado puede inhibir la movilidad. Todo esto puede obstruir el intersticio como un embotellamiento de camino a la playa un sábado de agosto por la mañana.

De hecho, el Dr. Abhi había experimentado ese bloqueo él mismo. Después de años de tenis competitivo, había acumulado tejido cicatricial en el hombro izquierdo. Años más tarde, la tensión aún no se había resuelto. Un día, utilizó su máquina de ultrasonido para tratarse el hombro y retrocedió ante lo que él llama «tejido desorganizado y rígido». Luego, el Dr. Abhi se puso a trabajar en sí mismo. «Yo estaba como, "Déjame ver si puedo clavar una aguja y, ya sabes, reajustar las cosas"».

Se reajustó hasta el punto de que pudo romper el tejido cicatricial y restaurar los planos fasciales lo suficiente como para que su hombro se aflojara y volviera a un rango y facilidad de movimiento que no había sentido en años. Y a pesar del hecho de que la aguja dolía muchísimo (¡un anestesiólogo profesional que se olvida de anestesiarse antes de pincharse con agujas!) inmediatamente sintió un gran avance. (Ahora proporciona anestesia local a todos sus pacientes para que la experiencia sea lo más indolora posible). «Notar esta sensación de espacio que se crea dentro de tu cuerpo Fue un momento revelador», dice.

El objetivo del Dr. Abhi es crear «volumen» en el cuerpo, restaurar la superficie de los tejidos y establecer una separación muy necesaria para los nervios previamente atrapados. Utiliza agujas (que no puedes sentir gracias a la lidocaína) para romper el tejido cicatricial y crear más espacio. Luego, para promover aún más el crecimiento y la regeneración y abrir el espacio donde el tejido conectivo se ha endurecido, inyecta un cóctel especialmente formulado de proteínas, colágenos y factores de crecimiento derivados de tejido placentario humano sano donado. «Tratamos de engañar al cuerpo para que actúe como si todavía estuviera en el útero, cuando estaba ocupado creando nuevo tejido sano», explica el Dr. Abhi.

Después de que el Dr. Abhi aplicara las técnicas de RELIEF a Bob, un paciente de unos 60 años con un largo historial de dolor de cadera y espalda baja e inmovilidad debido a un terrible accidente automovilístico, este se levantó y caminó con fluidez alrededor de la oficina del Dr. Abhi. Su manera de andar volvía a ser normal ahora que el tejido cicatricial de su espalda y caderas había sido liberado. Estaba sorprendido y lleno de alegría. «Simplemente no podía creerlo», dijo.

El Dr. Thomas Michael Best, expresidente del Colegio Americano de Medicina Deportiva, tampoco podía creerlo al principio. El Dr. Best es un médico especialista en Medicina Deportiva, un ingeniero biomédico que obtuvo su doctorado en la Universidad de Duke y se desempeña como médico del equipo de los Miami Marlins, pero se comprometió con RELIEF a nivel personal después de sufrir dolor en la cadera durante una década. Al principio tenía dudas, pero el Dr. Best observó una mejora inmediata después de un tratamiento de treinta minutos. Tres meses después, el rango de movimiento de su cadera permanecía intacto y corría sin dolor. «Mi mejora funcional se correlacionó con cambios estructurales alrededor de la articulación de la cadera que eran fácilmente visibles en la ecografía», se maravilló.

Cuando fui a ver al Dr. Abhi por primera vez, compartí el escepticismo inicial del Dr. Best. Mientras el Dr. Abhi movía la sonda de ultrasonido a través de mi tobillo izquierdo, que me lesioné saltando hace veinte años, me mostró cómo los nervios estaban atrapados por el tejido conectivo que cubre el interior de nuestros cuerpos. Me convertí en creyente mientras observaba el ultrasonido mientras el Dr. Abhi insertaba suavemente una aguja y persuadía a un nervio para que se liberara. Hasta ese día, siempre le había advertido a mi masajista que se mantuviera alejado de este tobillo. Al tocarlo, descargas eléctricas me recorrían el cuerpo. Pero después de la manipulación y la poción de proteínas del Dr. Abhi, no he tenido ningún problema con el tobillo. RELIEF literalmente abrió el tejido que había estado encerrado durante veinte años.

El Dr. Abhi ahora ha capacitado a otros en este innovador tratamiento y hay muchos expertos en todo el mundo que también están utilizando una técnica similar para eliminar el dolor. Uno de estos pioneros es el Dr. Dallas Kinsbury, un profesional de ultrasonido musculoesquelético de renombre internacional que desarrolló de manera independiente una modalidad similar mientras enseñaba a los residentes en el Centro Médico Langone de la NYU, y ahora es parte del equipo médico de Fountain Life. El Dr. Dallas es un médico de rehabilitación y medicina física certificado por la junta que también está certificado por la junta en medicina deportiva. Es pionero en el trabajo futuro con el material biológico placentario que está desarrollando el Dr. Bob Hariri y su equipo en Celularity y ahora ha instituido todos los protocolos de alivio del dolor que ha utilizado durante una década en todos los centros de Fountain Life. Esto es lo que mi suegro se había hecho en la cadera, si recuerdas el capítulo 3.

Gracias al Dr. Abhi, aprendí que no tenemos que aceptar ciegamente que los dolores y las molestias son solo parte del envejecimiento. «Empiezas a pensar, "Bueno, se supone que mi cuello debe estar un poco rígido o se supone que debo sentir esta tensión" porque creemos que eso es exactamente lo que es el envejecimiento», dice el Dr. Abhi. «Lo aceptamos. Pero ahora puedo decirte que eso no es del todo cierto».

MENTE SOBRE MATERIA

«El dolor es temporal. Puede durar un minuto, una hora, un día o un año, pero eventualmente se calmará y algo más ocupará su lugar».

—LANCE ARMSTRONG—.

La triste verdad es que hay algunos dolores crónicos que simplemente no desaparecen, a pesar de las mejores herramientas. Cuando eso sucede, no todo está perdido. En estos casos, la clave es aprender a utilizar la mente de manera efectiva. Eso es exactamente lo que se está haciendo en el Centro Médico Cedars-Sinai en Los Ángeles, donde la investigación en 2019 mostró que la realidad virtual (VR) puede disminuir el dolor que experimentan los pacientes hospitalizados. Cuando los pacientes que padecían cualquier tipo de problema, desde ortopedia hasta cáncer, se ponían unas gafas de realidad virtual con una selección de escenarios relajantes, calificaban su dolor significativamente más bajo que los pacientes que veían el canal de salud y bienestar en los televisores de sus habitaciones de hospital. Imagínatelo: ¡un mundo artificial puede ofrecer una manera de reducir el dolor libre de medicamentos!

Hemos hablado de estos increíbles resultados en otras partes de este libro. Pero vale la pena repetirlos porque es realmente alucinante que la realidad virtual distraiga la mente de pensar en el dolor y también bloquee las señales de dolor para que no se comuniquen con el cerebro. Otros expertos exploran cómo los juegos de realidad virtual reconfiguran el cerebro para que responda de manera diferente al dolor. «Creo que algún día, la realidad virtual formará parte del conjunto de herramientas de todos los médicos para la gestión del dolor», dice el Dr. Brennan Spiegel, director de Investigación del Servicio de Salud de Cedars-Sinai, quien introdujo la realidad virtual en el hospital. Puedes ver que incluyo sitios web relacionadas con todas estas soluciones para el dolor, y hay una razón. Si tienes dolor en este momento, quiero que obtengas las respuestas que necesitas de inmediato. Así que, si deseas obtener más información sobre cómo la realidad virtual alivia el dolor, puedes visitar https://www. cedars-sinai.org/newsroom/virtual-reality-as-medicine-an-interview-with-brennan-spiegel-md/ o a través de la sección de recursos en nuestro sitio web.

UNA HERRAMIENTA ADICIONAL PARA ACELERAR EL PROCESO DE CURACIÓN Y LIBERARSE DEL DOLOR

¿Otra opción innovadora para la gestión del dolor? Estoy seguro de que has oído hablar del poderoso impacto curativo de los láseres terapéuticos. Inicialmente se utilizaron en animales, sobre todo en caballos, y ahora los usan atletas y equipos deportivos de alto rendimiento. Debido a la naturaleza de mi trabajo, he tenido la oportunidad de utilizar algunos de los mejores. Mi favorito es el láser Genesis One, del que hablaremos más en el capítulo 15, sobre belleza. Es una de mis herramientas preferidas para aliviar el dolor. Mi esposa y yo tenemos varios de estos láseres, desarrollados por mi amigo el Dr. Antonio Casalini, uno de los mayores expertos en la materia. Creó y obtuvo la licencia del conocido láser THOR para la curación de tejidos, la reducción de la inflamación, el alivio del dolor y la curación de heridas. Pero el Dr. Casalini no se detuvo ahí, ahora está produciendo láseres más potentes y de espectro más amplio en su línea Genesis One. En mis viajes llevo sus láseres conmigo como algo imprescindible, porque me ayudan a contrarrestar la tensión y el dolor que se produce al correr, saltar y estar de pie durante más de doce horas al día, durante cuatro días seguidos. Me han ayudado tanto que me he convertido en inversor de la empresa.

Los estudios han respaldado la eficacia de los láseres cuando se trata de disminuir el dolor, la inflamación y la hinchazón. Funcionan entregando energía al cuerpo a través de fotones de luz, lo que fomenta la autorreparación. De hecho, la terapia con láser tiene la capacidad única de energizar y regenerar el cuerpo, al igual que las plantas absorben los rayos UV del sol y convierten la energía fotónica en energía química.

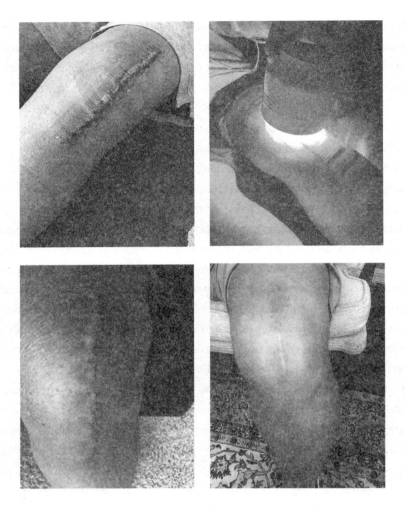

Ejemplo del impacto del láser Genesis One utilizado para la cicatrización posquirúrgica, arriba a la izquierda el primer día de tratamiento, arriba a la derecha a los 10 días, abajo a la izquierda a los 30 días y abajo a la derecha a los 90 días ¡Bastante extraordinario!

La energía láser penetra profundamente en el cuerpo. Es tan increíblemente eficaz que ofrecemos tratamientos con láser para el dolor y la curación rápida de tejidos, recuperación y lesiones deportivas, conmociones cerebrales y trastorno de estrés postraumático (TEPT) en Fountain Life. De hecho, el director de operaciones de Fountain Life, el Dr. Matthew

Burnett, se ha asociado con el Dr. Casalini para trabajar en nuevas evoluciones en el campo y desarrollar herramientas aún más poderosas. No puedo esperar a ver qué tratamientos revolucionarios de próxima generación surgen de su trabajo conjunto.

Todas estas emocionantes innovaciones de las que hemos hablado en este capítulo pueden cambiar tu existencia de un mundo de dolor a una vida sin dolor. Tanto si estás buscando el poder curativo de las frecuencias electromagnéticas que se encuentran en las máquinas PEMF, la terapia postural del Método Egoscue, el reposicionamiento suave y preciso del contraesfuerzo, el desmantelamiento del tejido cicatricial para restaurar la movilidad o el país de las maravillas tecnológico de la realidad virtual, estas son algunas de las mejores herramientas contra el dolor que conozco.

Por supuesto, las células madre son uno de los mejores planes de ataque, una de las mejores soluciones para la verdadera curación de muchos males. ¿Y recuerdas el capítulo 9, la vía WNT? Tal vez para cuando estés leyendo esto, si los ensayos finales de fase 3 van bien, pronto tendrás la oportunidad de acabar con la osteoartritis con una sola inyección. Si todo va bien, se espera la aprobación de la FDA para el otoño de 2022 o principios de 2023. Dependiendo de cuándo estés leyendo esto, ¡es posible que el tratamiento ya esté en el mercado!

¡Aquí hay tres herramientas rápidas que conviene tener en cuenta, y luego terminaremos este capítulo juntos!

••

HERRAMIENTA NÚM. 1: EVITAR OPIOIDES ADICTIVOS EN CASO DE EMERGENCIA

Dra. Roberta Shapiro, profesora clínica asistente, Centro Médico de la Universidad de Columbia, Departamento de Rehabilitación y Medicina Regenerativa

Antes de tener que visitar el hospital, lee a continuación acerca de las alternativas a los opioides adictivos y la nueva tecnología que está ayudando a acabar con la adicción a los opioides.

Como ya se ha hablado en este libro, la gestión del dolor agudo ha sido un desafío frustrante, que ha llevado a una mala gestión grave y, en última instancia, a la adicción. La mayoría de nosotros somos «dolorosamente» conscientes de la epidemia de opiáceos a la que se enfrenta Estados Unidos, pero pocos se dan cuenta de que existe una alternativa a los opiáceos para el dolor agudo, en la mayoría de los casos.

Hace algunos años, tuve una experiencia de primera mano cuando me fracturé tres costillas y tenía un dolor intenso. La sala de emergencias me administró morfina, que de hecho no tuvo ningún efecto analgésico para mí. Les pedí Toradol intravenoso (ketorolaco), un antiinflamatorio no esteroideo, que por cierto me lo administraron con mucha amabilidad. ¡Mi dolor literalmente desapareció durante más de tres horas!

Entonces, ¿por qué cuando alguien acude a la sala de urgencias con dolor, a menudo se le administra Vicodin (hidrocodona), Percocet (oxicodona), morfina o Demerol, por nombrar solo algunos? Luego son enviados a casa con una receta de opioides. Lo mismo ocurre con el dolor posoperatorio, para el cual los pacientes a menudo se despiertan con una bomba de morfina, se les cambia a un analgésico oral y luego se los envía a casa con el mismo.

Toradol es una alternativa antiinflamatoria extraordinariamente segura, no adictiva y con excelentes efectos analgésicos que puede administrarse por vía intravenosa (IV) o intramuscular (IM) además de por vía oral (hasta durante cinco días). Al tener las opciones IV o IM, podemos evitar la posibilidad de efectos secundarios gastrointestinales. Debido a que Toradol es un antiinflamatorio, siempre debemos ser conscientes de los posibles efectos anticoagulantes y controlar la función renal, pero en general los riesgos son exponencialmente menores que los riesgos de los opioides. Los opioides tienen muchos efectos secundarios negativos potenciales, desde estreñimiento hasta alteración de la conciencia, cambios de humor y, obviamente, adicción, y la lista continúa. Toradol no tiene ninguno de esos.

Sugiero que hay una alternativa, si no está contraindicada. Yo educo a cada uno de mis pacientes acerca de esto y lo llevo haciendo durante más de veinte años. Los pacientes obtienen alivio, no se crea un potencial de adicción, y los médicos del hospital están más que satisfechos al respecto.

Atención, no estoy descartando de ninguna manera que los opioides cumplan un papel, sino más bien, ¿por qué no elegir primero una alternativa segura?

....

....

HERRAMIENTA NÚM. 2: UNA SOLUCIÓN PROMETEDORA AUTORIZADA POR LA FDA PARA EL TRATAMIENTO DE LA ADICCIÓN

Pero digamos que eres una de las personas que luchan contra la adicción. Primero, ¡no estás sola! En segundo lugar, una empresa innovadora llamada Pear Therapeutics ha creado ombi, el primer tratamiento digital recetado que recibe la autorización de la FDA para el trastorno por uso de sustancias. La aplicación se utiliza como complemento para proporcionar terapia cognitiva conductual (CBT) de una manera innovadora.

La aplicación contiene un panel de información tanto para el médico como para el paciente. Esto incluye lecciones, uso de sustancias informado por el paciente, antojos, desencadenantes, uso de medicamentos, recompensas y resultados de laboratorio. Aunque te sientas abrumado por tener tantos ojos pendientes de ti, es un enfoque comunitario para la curación.

¿Cómo funciona exactamente? Las personas que luchan contra la adicción a menudo tienen un circuito de dopamina hiperactivo en sus cerebros. Pear Therapeutics usa esa dopamina para volver a entrenar un sistema de recompensa para hacer cumplir un cambio de comportamiento duradero. La aplicación provoca una liberación de dopamina a través de un sistema de recompensa simple solo interactuando con la aplicación. Le da al usuario una cara sonriente, una tarjeta de regalo de 2 o 3 dólares, incluso la rara tarjeta de regalo de más de 50 dólares en respuesta a diferentes acciones. Esto mantiene a las personas comprometidas e incentivadas. Y en semanas, sienta las bases para un circuito dopaminérgico reconstruido.

Solo cuatro horas por semana de terapia de conversación y el uso de la aplicación duplicaron la tasa de abstinencia en todos los pacientes. ¡Entre el 30 % y el 40 % de las personas logran la abstinencia después de doce semanas! Y es más, la gente comenzó a sentirse mejor después de solo un mes. Sé que todavía puede parecer mucho tiempo, y nadie dijo que sea un camino fácil hacia la recuperación, pero genera la esperanza de que existen soluciones prometedoras. Me apasiona tanto encontrar soluciones reales a la adicción que también invertí en la empresa.

HERRAMIENTA NÚM. 3: EL PODER DEL ANTIGUO ARTE DE LA ACUPUNTURA

Dr. Jie Chen, practicante experimentado, conferencista e investigador de medicina china, fundador de la Clínica Gaya con sede en Modi'in, Israel

¿Por qué al menos una mención al antiguo arte curativo de la acupuntura merece un espacio junto con los avances médicos en la vanguardia de la frontera con el futuro? Porque la acupuntura tradicional no es solo una reliquia de la antigüedad, sigue siendo una de las terapias más magistrales que existen. Mi paciente, Tony Robbins, ha encontrado un gran valor en sus poderes curativos...

La acupuntura es una parte esencial de la terapéutica de la medicina china cuya historia se remonta a casi 3.000 años. Tradicionalmente, la acupuntura se realiza como una terapia para mediar con el *chi*, que es «fuerza vital» en chino. La fuerza vital circula a lo largo de autopistas energéticas conocidas en acupuntura como meridianos. Estos meridianos son la red inteligente del cuerpo cuya prioridad es integrar los órganos interiores del cuerpo y las partes exteriores en una forma unificada. La comunicación entre órganos a través de la red de meridianos permite que los sistemas del cuerpo cooperen en sincronía como una obra maestra holística. Con el uso de agujas, la acupuntura aprovecha las ubicaciones de la fuerza vital y estimula su reunión y fortalece su flujo. A partir de varias técnicas, las agujas pueden dirigir la fuerza vital para que fluya hacia regiones específicas y promover interacciones más activas entre los sistemas, cuya práctica siempre tiene como objetivo ayudar al cuerpo a mantener un estado de equilibrio. Durante siglos, la acupuntura se ha practicado popularmente en todo el mundo, especialmente para el tratamiento de enfermedades crónicas. Sin embargo, también demuestra ser altamente eficiente y eficaz en la atención de emergencia, para aliviar el dolor, tranquilizar las convulsiones, ayudar a la menstruación y a la concepción, estabilizar los signos vitales, reanimar el sistema cardíaco y revivir al paciente después de un evento como desmayo, *shock* o coma. Esta es otra observación interesante que refleja cuán rápido la acupuntura puede preservar y redirigir la circulación de la fuerza vital de regreso a los órganos esenciales y conectar nuevamente el cuerpo y la mente de una persona con el entorno.

Además de la práctica tradicional, el efecto analgésico de la acupuntura se ha convertido en una nueva característica de la terapia: la anestesia por acupuntura, que es un avance notable de la práctica moderna. Al pinchar antes y durante la cirugía, el dolor se puede suprimir de manera segura y efectiva en la zona de la operación. Estas técnicas se han utilizado solas o con anestesia tradicional para operaciones en la cabeza, el cuello, el tórax, el abdomen, las extremidades y en varios exámenes invasivos. Los pacientes permanecen conscientes durante la operación, como resultado, cooperan mejor con el proceso quirúrgico y disfrutan de los beneficios de

328 • LA FUERZA DE LA VIDA

LA FUERZA DE LA VIDA

menos efectos secundarios de la anestesia, protección a tiempo para los órganos esenciales, inmunorregulación y una recuperación postoperatoria más rápida.

Otro hallazgo emocionante de la investigación moderna es la influencia positiva de la acupuntura en las células madre. Muchos estudios en animales realizados en el cerebro, la columna vertebral y la médula ósea han arrojado resultados alentadores que muestran que la acupuntura puede aumentar la expresión de genes de células madre, promover la proliferación y diferenciación de las células madre inyectadas y mejorar la migración de células madre al sistema huésped. Estos resultados indican que la intervención combinada de inyección de células madre con acupuntura brindó un mejor resultado que el trasplante de células madre solo. La acupuntura se ha utilizado durante milenios y sigue siendo fiable en la actualidad. Su integración con los avances de este libro puede conducir a este antiguo arte curativo a un papel futuro en la medicina regenerativa.

•••

Lo que realmente espero que veas ahora es que no hay escasez de herramientas para implementar y explorar el control y la eliminación del dolor. Así que no dudes de que estamos viviendo el momento adecuado para lidiar con tu dolor. Hagas lo que hagas, no te quedes sentado y sufras. Claro, la cirugía podría ser necesaria. Pero antes de dirigirte a la sala de operaciones, es posible que desees probar algo menos extremo que has descubierto en este capítulo, algo que puede liberarte del dolor, que no requiere una intervención tan extrema.

Espero que seas tan optimista como yo sobre la posibilidad de vivir sin dolor. Pero requiere más que optimismo; requiere un compromiso para probar nuevos enfoques porque los avances surgen todos los días. Una de las cosas más importantes que he aprendido es que debemos estar dispuestos a mirar más allá del enfoque tradicional para encontrar soluciones que funcionen y profesionales que estén dispuestos a encontrar la raíz del problema y no simplemente tratar sus síntomas.

Afortunadamente para nosotros, vivimos en una era de revolución médica, donde una generación de inconformistas de mentalidad independiente ha encontrado mejores formas de combatir el dolor sin cirugía ni productos farmacéuticos. Al igual que muchas otras ideas y tratamientos en este libro, se trata de encontrar formas de aumentar tu bienestar para que puedas continuar haciendo todas las cosas que desees, y sentirte fuerte, sano y sin dolor haciéndolas durante muchos años.

Ahora avancemos para descubrir cambios simples en el estilo de vida que puedes realizar, sin costo alguno, que tienen un profundo impacto en tu energía, enfoque y calidad de vida. Vamos a descubrir el estilo de vida y la dieta de la longevidad...

12

EL ESTILO DE VIDA
Y LA DIETA DE LA LONGEVIDAD

**Unos simples cambios en el estilo de vida pueden mejorar
drásticamente tu energía, salud y longevidad**

*«Si bien la ciencia es compleja, nuestra aplicación es sencilla y práctica:
comer bien, estresarse menos, moverse más y amar más».*

—DR. DEAN ORNISH—.

Este capítulo no requiere que gastes dinero extra. No requiere un mayor compromiso de tiempo. No necesitarás una receta médica para implementar ninguna de las soluciones que te mostraremos aquí. Y, sin embargo, los sencillos cambios en el estilo de vida que estamos a punto de compartir contigo pueden tener un impacto inmediato y duradero en tu vitalidad, tu energía, tu fuerza y tu calidad de vida.

La buena noticia es que estos conocimientos prácticos están disponibles para ti ahora mismo. Todo lo que necesitas es una comprensión sólida de lo que funciona y un compromiso para aprovechar esa comprensión de manera que aumente drásticamente tus posibilidades de vivir una vida larga, vigorosa y saludable.

El problema es que hay tanta desinformación y consejos contradictorios que es fácil confundirse y perder el rumbo. Nuestro objetivo es eliminar todo ese ruido y tonterías, para que puedas avanzar con una nueva sensación de claridad y conciencia. Después de todo, la conciencia, combinada con una acción efectiva, es la base de un estilo de vida saludable y vibrante.

Para guiarnos en este viaje, hemos reunido a un equipo de expertos de ensueño con una profundidad de conocimiento sin igual basada en décadas de investigación científica rigurosa. ¿Quién mejor para liderar este equipo que mi gran amigo y asesor de *La fuerza de la vida*, Dean Ornish, MD? A menudo se le aclama como el padre de la medicina del estilo de vida, un campo que utiliza cambios en el estilo de vida para prevenir, tratar y revertir enfermedades.

Como explica el Dr. Ornish, es «muy fortalecedor» darse cuenta de cuán rápida y decisivamente puede mejorar tu salud simplemente modificando tu propio comportamiento. La verdad es que la mayoría de nosotros subestimamos enormemente el poder de nuestras elecciones básicas de estilo de vida. Pero la ciencia más reciente es tan convincente que es imposible ignorarla. Por ejemplo, explicaremos:

- Cómo un puñado de opciones de estilo de vida de «bajo riesgo» puede agregarle doce años o más a tu vida.
- Cómo el ejercicio moderado puede literalmente reducir a la mitad el riesgo de morir de una enfermedad cardíaca.
- Cómo las decisiones dietéticas inteligentes pueden reducir el riesgo de muerte por cualquier causa en un 36 %, mientras que las malas elecciones dietéticas pueden aumentar el riesgo de muerte en un 67 %.
- ¡Cómo puedes aprovechar los beneficios regenerativos del ayuno sin someterte a sufrimientos innecesarios!
- También te mostraremos cómo tu microbioma puede ayudarte a personalizar tu dieta para mejorar tu salud y vitalidad.
- Finalmente, compartiré contigo dos de mis *biohacks* favoritos que realmente pueden transformar la calidad de tu vida de maneras que quizá ni siquiera creas que son posibles. El poder del calor y el poder del frío. ¡Dos factores estresantes naturales que pueden reducir la presión arterial, reducir a la mitad la probabilidad de

enfermedad cardíaca, mejorar el estado de ánimo e incluso dar un efecto de ejercicio moderado sin tener que hacer mucho movimiento!

El estilo de vida es tan importante para tu salud y bienestar que seguiremos explorándolo también en los próximos dos capítulos. En ellos aprenderás cómo optimizar tu fuerza vital para mejorarlo todo, desde cómo duermes hasta cómo desarrollas masa muscular.

La verdad fundamental que subyace a los capítulos de esta sección es tan simple que es fácil subestimar su enorme importancia. En resumen, tus opciones básicas de estilo de vida tendrán un profundo impacto en tu calidad de vida, tu salud y tu vida útil, y esas opciones están completamente en tus manos.

MÉDICO, CÚRATE A TI MISMO

«Tú eres la causa de tu propia alegría o de tu propia tristeza. Tú tienes ese poder. Eres tu propio amigo y tu propio enemigo».

—SWAMI SATCHIDANANDA—.

Cuando el Dr. Ornish era un estudiante universitario de premedicina de 19 años, su vida comenzó a desmoronarse. «Estaba terriblemente deprimido», recuerda. «Estuve lo más cerca posible de suicidarme sin llegar a hacerlo nunca». El estrés de esforzarse por sobresalir lo abrumó. Rodeado de estudiantes dotados que parecían mucho más inteligentes que él, se sentía como un impostor, un fraude tonto cuya inadecuación quedaría expuesta a la vista de todos. Temía no poder entrar en la escuela de medicina, decepcionar a sus padres, que nadie lo «amara ni respetara».

Lo peor de todo es que le había invadido una sensación de futilidad total. Incluso si lograba una medida de éxito, estaba convencido de que nada le traería una satisfacción duradera. Incapaz de dormir, quedarse quieto o concentrarse en sus estudios, trataba de calmarse tomando tranquilizantes y bebiendo alcohol. El futuro parecía tan sombrío que incluso pensó en estrellar el coche por un puente, para que su muerte pareciera un accidente. Al final, fue salvado por la enfermedad. Golpeado por la mononucleosis, apenas tenía la energía suficiente para salir de la cama. «Mis padres vieron lo destrozado que estaba y me llevaron a casa, a Dallas», dice. «Mi plan era fortalecerme lo suficiente como para suicidarme».

Su hermana había experimentado algunos sorprendentes beneficios para la salud al practicar yoga con un maestro espiritual indio llamado Swami Satchidananda. Así que los padres de Ornish decidieron organizar una fiesta para Swami en la sala de estar de su casa. Vestido con túnicas color azafrán y con una ondulante barba blanca, Satchidananda pronunció una conferencia que le cambió la vida. Explicó que nada externo puede traer felicidad duradera y que un camino más sabio es concentrarse en aquietar la mente y el cuerpo lo suficiente como para experimentar una profunda sensación de alegría y paz interior. «Eso fue en 1972», dice el Dr. Ornish. «Hoy sería raro en Dallas. Pero fue especialmente raro entonces». Aun así, pudo ver que Satchidananda «estaba radiante y yo me sentía miserable. Fue como, ¿qué me estoy perdiendo aquí?».

Desesperado por aliviar su sufrimiento, Ornish estaba dispuesto a intentar cualquier cosa. Entonces aprendió a meditar, estudió yoga y comenzó a utilizar técnicas de respiración y visualización que lo ayudaron a calmar su mente. Inspirado por Satchidananda, también cambió la manera en que comía. Al renunciar a los bistecs jugosos y las hamburguesas con queso de su juventud, abandonó su dieta estadounidense rica en grasas y se hizo vegetariano. Sintiéndose más sano, más feliz y más centrado, Ornish volvió a la universidad y se convirtió en el primero de su clase. Después de eso, obtuvo un sobresaliente en la escuela de medicina y consiguió una beca en Harvard. Eventualmente se convirtió en profesor de Medicina en el UC San Francisco, autor de *bestsellers* como *Dr. Dean Ornish's Program for Reversing Heart Disease* («Programa del Dr. Dean Ornish para revertir la enfermedad cardíaca», y un investigador pionero cuyos estudios han sido publicados en las revistas médicas más prestigiosas. También creó un «programa de medicina de estilo de vida» de nueve semanas que ha demostrado científicamente que revierte las enfermedades cardíacas y otras enfermedades crónicas mediante la optimización de cuatro factores: cómo se come, cuánta actividad se realiza, cómo se responde al estrés y cuánto apoyo emocional se necesita recibir. No es poca cosa, después de todo.

Como muchos de los científicos de este libro, el Dr. Ornish tomó su propio dolor y lo utilizó como inspiración para una carrera en la que ha librado del dolor a muchas otras personas.

Cuando el Dr. Ornish repasa ahora lo que ha aprendido durante cuatro décadas sobre las causas y la prevención de las enfermedades, le sorprende lo que llama «una ceniza cegadora de lo obvio». Él explica: «Fui entrenado como todos los médicos para ver las enfermedades cardíacas, la diabetes, el cáncer de próstata, el cáncer de mama e incluso la enfermedad de Alzheimer como enfermedades fundamentalmente diferentes, con diferentes diagnósticos, con diferentes tratamientos».

En realidad, dice el Dr. Ornish, «realmente son la misma enfermedad que se manifiesta y se disfraza de diferentes formas. Todas comparten los mismos mecanismos biológicos subyacentes: cosas como la inflamación crónica, el estrés oxidativo, los telómeros, la angiogénesis, etc. Y cada uno de esos mecanismos está directamente influenciado por lo que comemos, cómo respondemos al estrés, cuánto ejercicio hacemos y el apoyo psicosocial que recibimos».

Esa realización tiene profundas implicaciones. «Simplifica radicalmente lo que le recomendamos hacer a la gente», dice el Dr. Ornish. «Para la gran mayoría de las enfermedades crónicas se hacen las mismas recomendaciones de estilo de vida porque, de nuevo, en realidad son la misma enfermedad».

Uno de sus ejemplos favoritos tiene que ver con los telómeros, que son las tapas protectoras en los extremos de los cromosomas, muy parecidas a las puntas de plástico de los cordones de los zapatos. A medida que envejeces, tus telómeros tienden a acortarse, lo que hace que tus células funcionen mal y mueran. Los telómeros más cortos están asociados a un riesgo elevado de muerte prematura por muchas enfermedades, incluidas las enfermedades cardíacas, el Alzheimer, la diabetes tipo 2 y una galería de cánceres rebeldes.

Para decirlo sin rodeos, a medida que tus telómeros se acortan, tu vida también se acorta.

¿Deberías sentirte impotente ante este declive? ¡En absoluto!

Resulta que tu estilo de vida, incluida la manera en que comes, haces ejercicio y manejas el estrés, tiene un gran impacto en tus telómeros. El Instituto de Investigación de Medicina Preventiva de Ornish se asoció con la Dra. Elizabeth Blackburn, científica ganadora del Premio Nobel y famosa por su investigación sobre los telómeros, para realizar el primer estudio controlado que muestra que los cambios en el estilo de vida pueden alargar los telómeros. Un grupo de pacientes que siguieron el programa de estilo de vida del Dr. Ornish durante solo tres meses mostró un aumento del 30 % en la telomerasa, la enzima que repara los telómeros. Después de cinco años, la longitud de los telómeros había aumentado en un 10 %, en lugar de disminuir con la edad. Los editores de *Lancet Oncology* describieron esto como «revertir el envejecimiento a nivel celular».

Otro equipo de investigación ha demostrado que los adultos que hacen ejercicio constante tienen telómeros significativamente más largos que aquellos que llevan estilos de vida sedentarios. Descubrieron que los adultos «muy activos» que trotaban entre treinta y cuarenta minutos al día, cinco días a la semana, tenían una «ventaja de envejecimiento biológico» de nueve años sobre los adultos sedentarios. ¡Sí, has leído bien! Biológicamente, era como si tuvieran nueve años menos, ¡solo porque se habían comprometido a hacer ejercicio regularmente!

Vemos este patrón una y otra vez en los estudios científicos. En pocas palabras, el impacto de las elecciones de estilo de vida más obvias y de sentido común es asombroso. En 2018, un equipo de investigación de la Escuela de Salud Pública de Harvard publicó un estudio histórico titulado «Impact of Healthy Lifestyle Factors on Life Expectancies in the U.S. Population» («Impacto de los factores de estilo de vida saludables en las expectativas de vida en la población de Estados Unidos»): nunca fumar; consumo moderado de alcohol; actividad física regular (al menos treinta minutos al día de «ejercicio de moderado a vigoroso»); «un peso normal»; y «una dieta saludable».

El estudio también encontró que las personas que habían adoptado un estilo de vida saludable tenían un 82 % menos de riesgo de morir de enfermedad cardiovascular durante un período de seguimiento y un 65 % menos de riesgo de morir de cáncer.

¿Qué descubrieron? En la mediana edad, digamos a los 50 años, los hombres que seguían estas cinco pautas de «bajo riesgo» podrían esperar vivir 12,2 años más que los hombres que no seguían ninguna de ellas, mientras que las mujeres podrían esperar vivir 14 años más. El estudio también encontró que las personas que habían adoptado un estilo de vida saludable tenían un 82 % menos de riesgo de morir de enfermedad cardiovascular durante un período de seguimiento y un 65 % menos de riesgo de morir de cáncer. Los autores enfatizaron que las enfermedades cardiovasculares, el cáncer y otras enfermedades crónicas «son los más comunes y costosos de todos los problemas de salud, pero se pueden prevenir en gran medida».

Solo piensa en ello un momento. Las mayores amenazas para tu salud se pueden prevenir en gran medida. Una vez que realmente hayas interiorizado esa idea esencial, puedes concentrarte en algunas preguntas más específicas. Por ejemplo, ¿qué constituye una dieta saludable?

COMER BIEN, SENTIRSE BIEN, VIVIR MÁS

«Si es una planta, cómela. Si fue hecho en una planta, no».

—MICHAEL POLLAN—.

Existe un feroz desacuerdo sobre los aspectos negativos y positivos de innumerables dietas, desde la keto a la paleo, de la nórdica a la mediterránea, de la GOLO a la Jlo. ¡Es casi como escuchar a los políticos discutir sobre todo lo que hay bajo el sol! El Dr. Ornish ha sido un valiente guerrero en estos debates nutricionales, enfrentándose en público a figuras controvertidas como el difunto Robert Atkins, MD, quien creó una dieta alta en grasas y baja en carbohidratos que muchos expertos (incluido Ornish) consideran dañina.

Pero el Dr. Ornish ya ha tenido suficiente. «Ya no voy a librar esas guerras sobre la dieta», dice. «Simplemente estaba confundiendo a las personas y brindando una plataforma a aquellos que realmente no tienen la ciencia para respaldar lo que dicen». En su lugar, elige exponer claramente lo que ha aprendido sobre nutrición durante cuatro décadas, basado en investigaciones publicadas (por él mismo y por otros) y sus exitosos resultados con miles de pacientes. «Los estudios están ahí para cualquiera que realmente quiera revisarlos», dice, y hay «un consenso emergente» sobre cómo comer de manera saludable. «Si quieres hacerlo, así es como lo haces. Si no quieres hacerlo, también está bien. Pero es algo que funciona muy rápido y experimentarás los beneficios en tu propia vida si pruebas este enfoque».

En primer lugar, la evidencia muestra enfáticamente que la típica dieta occidental no funciona. Muchos de nosotros consumimos demasiado azúcar, demasiada carne, demasiada grasa, demasiada sal, demasiadas calorías, demasiado de todo, y estas elecciones nos enferman.

«La mayoría de los estadounidenses comen demasiados carbohidratos refinados», agrega Ornish. Eso incluye pan blanco, arroz blanco, pizza, pasta, pasteles, zumos de frutas y refrescos llenos de jarabe de maíz con alto contenido de fructosa. «Es como revestirlo todo de azúcar. Va directamente al torrente sanguíneo, por lo que tu nivel de azúcar en la sangre aumenta, tu páncreas produce insulina para bajar el nivel de azúcar en la sangre, lo cual es bueno. Pero la insulina acelera la conversión de esas calorías en grasa. Provoca inflamación crónica y muchos de estos mecanismos que subyacen a algunas enfermedades crónicas».

La pregunta es, ¿qué deberías comer en su lugar, si estás listo para reducir esos carbohidratos «malos»? «Me encantaría poder decirles a los lectores que los chicharrones, el tocino y las salchichas son buenos para ellos, pero no lo son», dice Ornish. Eso puede sonar sacrílego para la mayoría de los estadounidenses, ¡y no sugerimos que renuncies a la carne si eres un carnívoro dedicado! Como explicaremos en breve, una de las ventajas de las pruebas de ADN más recientes es que nos ayuda a comprender por qué diferentes personas prosperan con diferentes tipos de dietas. Ahora, debes tener cuidado, ya que el ADN no es absoluto, es el epigenoma el que más nos afecta, pero también puede verse afectado por la dieta.

Por ejemplo, hay organismos que tienden a quemar principalmente carbohidratos, grasas o proteínas, y eso significa que distintas dietas funcionan mejor en distintas personas. Pero todavía hay fundamentos. Todos necesitamos los mismos ingredientes básicos y aún necesitamos algunos universales como vegetales y verduras. Sin embargo, es importante tener en cuenta que muchos estudios han encontrado que las dietas ricas en proteína animal, especialmente carnes rojas y procesadas cuando no se acompañan de frutas y verduras, están asociadas a un mayor riesgo de enfermedades como cáncer de mama, cáncer de próstata, diabetes y problemas cardíacos. La solución del Dr. Ornish es reemplazar esos carbohidratos «malos» por carbohidratos «buenos», principalmente frutas, verduras, cereales integrales, legumbres (como judías, garbanzos y lentejas) y productos de la soja (como el tofu y la bebida de soja). La mayoría de los carbohidratos buenos son bajos en grasa, altos en fibra y sacian más que los carbohidratos malos.

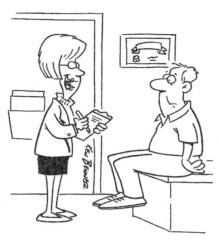

Coma más pizza y donuts y no haga ejercicio.
¡Es broma, pero debería haber visto qué cara
ha puesto!

Además, dice Ornish, los carbohidratos buenos «no provocan picos repetidos de insulina» que pueden «conducir al síndrome metabólico y, en última instancia, a la diabetes tipo 2». Los carbohidratos buenos también contienen «miles de sustancias protectoras que tienen propiedades anti-cancerígenas, antiproblemas cardíacos y antienvejecimiento», incluidos bioflavonoides, polifenoles, retinoles, licopeno, carotenoides, isoflavonas y otras delicias con nombres igualmente oscuros.

Las cualidades protectoras de las verduras son particularmente aluci-nantes. Por ejemplo, los estudios han demostrado una asombrosa variedad de beneficios para la salud de las verduras crucíferas como el brócoli, la co-liflor, la col rizada y las coles de Bruselas. Se han relacionado con tasas más bajas de todo, desde enfermedades cardiovasculares hasta cáncer de mama y de próstata. ¿Cuál es el secreto? Un factor es que estas verduras contienen sulforafano, un compuesto que reduce la inflamación e incluso puede retra-sar el crecimiento de tumores. Dado lo que estamos aprendiendo sobre los enormes poderes del sulforafano, Popeye debería cargarse de brotes de bró-coli crudos o al vapor, junto con sus espinacas.

La cuestión es que cuando comes menos alimentos dañinos y los reem-plazas por alimentos protectores, obtienes lo que Ornish considera un «do-ble beneficio». En términos dietéticos, es lo último en *win-win*.

Nada de esto es particularmente complicado. «Es esencialmente una dieta basada en plantas con alimentos integrales que es naturalmente baja en grasas, azúcar y carbohidratos refinados», dice Ornish. Vale la pena en-fatizar su preferencia por los alimentos «integrales» (como frutas, verduras y cereales). Como era de esperar, por lo general es más saludable comer ali-mentos de alta calidad en su estado natural y orgánico que los productos envasados procesados por personas ingeniosas con batas blancas de labora-torio.

Pero estas son solo pautas generales para ayudarte a decidir por ti mis-mo cómo comer, basadas en investigaciones fiables sobre los efectos espera-dos en la salud. En uno de sus libros, *The Spectrum: A Scientifically Proven Program to Feel Better, Live Longer, Lose Weight, and Gain Health* («The Spectrum: un programa científicamente probado para sentirse mejor, vivir más, perder peso y recuperar la salud»), Ornish clasifica los alimentos en cinco grupos, enumerando los más saludables en el grupo 1 y los menos saludables en el grupo 5, que es donde encontrarás «los sospechosos habituales: las carnes procesadas y los dónuts, etc.». Pero no dice, «Come esto» o «No comas esto otro». Simplemente desmitifica la ciencia para que puedas tomar decisiones informadas, teniendo en cuenta tu propia salud, gustos y voluntad de cambio.

«Si solo tratas de mantenerse sano, perder algunos kilos, bajar un poco el colesterol, la presión arterial o el nivel de azúcar en la sangre, no es todo o nada», dice el Dr. Ornish. «Lo que más importa es tu manera general de comer. Así que, si te pasas un día, no significa que eso sea «bueno» o «malo». Simplemente significa que deberás comer más sano al día siguiente».

Por otro lado, dice el Dr. Ornish, «si tratas de revertir una enfermedad que amenaza tu vida, eso es mucho más difícil» y necesitarás «hacer cambios aún más grandes».

Supongamos que corres el riesgo de sufrir una enfermedad cardíaca, una enfermedad en gran parte prevenible que es la principal causa de muerte en el mundo. Tal vez tú o alguien a quien amas tiene sobrepeso o es sedentario o tiene otros factores de riesgo comunes como presión arterial alta, niveles altos de azúcar en la sangre y niveles elevados de colesterol LDL y de triglicéridos. Si reduces el consumo de carbohidratos refinados y grasas saturadas (por ejemplo, reduciendo la carne roja, la leche entera, el queso y los productos horneados), es probable que veas mejoras significativas en todos estos frentes.

Si aumentas el consumo de cereales integrales, verduras y frutas, reduces aún más la amenaza de enfermedades del corazón, es así de simple. Agrega un poco de ejercicio moderado y la imagen se ilumina aún más. Un estudio encontró que simplemente caminar durante treinta minutos al día cinco días a la semana puede reducir el riesgo de muerte prematura en un 20 %, en comparación con las personas que siguen siendo sedentarias. Otro estudio encontró que las mujeres que caminaban a paso ligero durante sesenta a noventa minutos por semana reducían a la mitad su riesgo de morir de un ataque al corazón y de un accidente cerebrovascular.

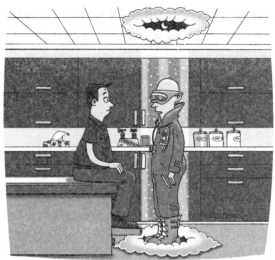

«Soy un médico del futuro con un anuncio
revolucionario: haced ejercicio, bebed
mucha agua y comed vegetales».

Puedes esperar un patrón similar si tu objetivo es prevenir o revertir la progresión de muchas otras enfermedades crónicas. En un estudio, 926 hombres con cáncer de próstata fueron seguidos durante unos catorce años después de su diagnóstico para evaluar el impacto de la dieta en su mortalidad. Resultó que los hombres que comían una dieta occidental llena de carnes rojas y procesadas, productos lácteos altos en grasa, cereales refinados y postres azucarados tenían un riesgo 250 % mayor de morir de cáncer de próstata y un riesgo 67 % mayor de muerte por cualquier causa. Me gustaría que hicieras una pausa durante un momento para dejar que esos números espantosos se alojen permanentemente en tu hermoso cerebro. Como probablemente ya sepas, el azúcar es un asesino silencioso.

Por el contrario, los hombres que consumían una dieta «prudente» repleta de verduras, frutas, legumbres, cereales integrales, productos de soja, aderezos de aceite y vinagre y pescado tenían un 36 % menos de riesgo de muerte por cualquier causa. En una demostración clásica de subestimación científica, el estudio concluyó que las «modificaciones en la dieta» pueden «influir en la supervivencia». No sé tú, pero yo apostaría mi vida a ello.

DILE ADIÓS A LA «DIETA DEL ATAQUE AL CORAZÓN»

«Las intervenciones dietéticas no solo pueden retrasar las enfermedades, sino que en realidad eliminan una gran parte de las enfermedades crónicas en ratones, monos e incluso en humanos para prolongar la longevidad».

—DR. VALTER LONGO, director del Instituto de Longevidad, Universidad del Sur de California—.

Valter Longo, PhD, nació y creció en Italia. Longo no tenía intención de convertirse en un gurú de la longevidad. Quería ser una estrella de rock. A los 16 años de edad, se mudó a Chicago con su guitarra a la espalda, planeando estudiar música mientras vivía con una tía. ¡Pronto descubrió que muchos habitantes de su nueva ciudad natal habían adoptado algunos hábitos bastante poco saludables! Era perfectamente normal comenzar el día con un desayuno de tocino, salchichas y huevos, y no era inusual comer carne en cada comida. Longo también conoció la pizza estilo Chicago, que estaba cubierta con suficiente queso como para hundir un barco de guerra, y vio a la gente acompañarlo todo con grandes bebidas azucaradas y luego rematarlo con postres montañosos. Algunos de sus parientes de Chicago se estaban muriendo de enfermedades cardiovasculares, y más tarde describiría esta forma de comer como la «dieta del ataque al corazón». Longo se mudó a Texas para asistir a la universidad, donde finalmente dio el salto de aprender a tocar la guitarra de jazz a estudiar Bioquímica. En esos años de estudiante, adquirió el hábito de alimentarse con un suministro constante de hamburguesas, patatas fritas y las delicias con queso Tex-Mex. Cuando estaba cerca de los treinta años de edad, su colesterol y presión arterial eran tan elevados que sus médicos le recomendaron que tomara estatinas y medicamentos para la hipertensión. En cambio, arregló su salud alterando la forma en que comía.

¿Cómo? Básicamente volvió al estilo de comer con el que había crecido en Liguria y Calabria, dos regiones de Italia donde la cocina es famosa por ser muy saludable. Era una dieta que giraba en torno a carbohidratos complejos como verduras, cereales, nueces y frutas, junto con porciones moderadas de pasta, mucho aceite de oliva y algo de pescado. Cuando era niño, dice Longo, la carne era un «placer una vez a la semana». No era casualidad que estas áreas de Italia fueran el hogar de un número inusual de centenarios.

Longo quedó fascinado por la conexión entre la nutrición y la «longevidad saludable», un tema que ha explorado durante más de treinta años. Actualmente, Longo es el director del Instituto de Longevidad de la Universidad del Sur de California en Los Ángeles y un destacado experto en los mecanismos biológicos del envejecimiento. Él describe la nutrición como «el factor más importante que puedes controlar para afectar cuánto tiempo vives, si te diagnosticarán ciertas enfermedades importantes y si serás activo y fuerte o sedentario y frágil en la vejez». Longo se reunió con cientos de centenarios y entrevistó a personas como Emma Morano, una italiana que vivió hasta los 117 años. Estudió los «puntos críticos de longevidad» en todas partes, desde Cerdeña hasta Ecuador, tratando de descubrir qué tienen en común. En el laboratorio, también investigó la relación entre la nutrición y los genes y las vías clave que aceleran el envejecimiento. ¿Su misión? Revelar cómo las intervenciones dietéticas pueden minimizar las enfermedades, reparar nuestros cuerpos y mantenernos jóvenes durante décadas más. «Estoy en el negocio de hacer que la gente viva hasta los 110 años y ayudarlos a llegar allí con buena salud», dice Longo.

En uno de sus estudios, Longo y sus colaboradores examinaron los efectos del consumo de proteínas en la mortalidad de 6.381 personas mayores de 50 años. Durante un período de seguimiento de dieciocho años, descubrió que las personas de 50 a 65 años que consumían altos niveles de proteínas tenían más de cuatro veces más probabilidades de morir de cáncer que las personas que consumían niveles bajos de proteínas. El grupo que comía altos niveles de proteína también tenía un aumento del 74 % de riesgo de morir por cualquier causa.

Pero lo que realmente importaba era si la proteína que comían provenía de plantas (por ejemplo, judías, guisantes, nueces, semillas y cereales integrales) o de animales (por ejemplo, carne, huevos, leche y queso). El estudio encontró que, para las personas de 50 a 65 años, las proteínas de origen vegetal eran saludables, mientras que «los altos niveles de proteínas animales promueven la mortalidad».

La investigación del Dr. Longo lo ha llevado a desarrollar lo que él describe como un «estilo de vida y dieta de longevidad». Consiste casi en su totalidad en alimentos de origen vegetal, lo que lo hace muy similar al estilo de alimentación de Ornish. Pero Longo también recomienda comer pescado un máximo de dos o tres veces por semana, teniendo cuidado de evitar los que contienen niveles notoriamente altos de mercurio, como el atún y el pez espada.

El Dr. Longo prefiere aquellos pescados que son ricos en ácidos grasos omega-3, como el salmón y la caballa del Atlántico. ¿Qué pasa con las carnes como la ternera, el cordero y el pollo? Él las evita. ¿Deberías seguir su ejemplo? No tienes que hacerlo. Recuerda que son tus opciones. Pero no creas el mito de que tienes que comer carne porque sería difícil obtener suficientes proteínas de una dieta basada en plantas. La realidad es que muchas de las personas más sanas y enérgicas del mundo se adhieren en gran medida (o incluso exclusivamente) a una dieta dominada por las plantas.

Tome a mi amigo Tom Brady, el mejor *quarterback* que jamás haya existido. Se alimenta principalmente de frutas y verduras. Para picar entre horas, le gustan las nueces y las semillas. Y come porciones modestas de proteína magra de pescado o pollo. Tom resume su principio dietético en dos palabras: «principalmente plantas».

El Dr. Longo agrega que existen sorprendentes similitudes en las dietas de los muchos centenarios que ha conocido: no comen grandes cantidades de grasas saturadas de la carne o el queso. Tampoco comen montones de azúcar. En cambio, tienden a consumir muchos carbohidratos complejos como judías y verduras, junto con muchas grasas saludables de fuentes nutritivas como el aceite de oliva y las nueces. Otro rasgo que tienen en común es que no son tan autocomplacientes. «Quizá una o dos veces por semana comían algo de carne», dice el Dr. Longo. «Por lo general, no podían comer en exceso porque no tenían el dinero para permitírselo».

Espero que ahora veas algunos patrones claros que te proporcionen algunas de las pautas más fundamentales. Recuerda, no tiene por qué ser

346 • LA FUERZA DE LA VIDA

complicado. Cuando el célebre escritor culinario Michael Pollan se dispuso a responder a la pregunta de cómo deberían comer los seres humanos para estar «máximamente sanos», logró resumirlo en ocho palabras: «Come alimentos. No demasiado. En su mayoría plantas».

EL PODER REJUVENECEDOR DEL AYUNO

«El ayuno es el mayor remedio: el médico interior».

—PARACELSO, médico del siglo XVI—.

Tal como lo ve el Dr. Longo, llevar una dieta rica en plantas y nutritiva es solo la mitad de la historia. La otra mitad de su estrategia para prevenir enfermedades y mantenerse joven por más tiempo puede sonar más radical, pero es extraordinariamente efectiva. Implica aprovechar los poderes curativos y protectores de dejar que el cuerpo descanse del consumo constante, la descomposición y la digestión de los alimentos. En otras palabras, practicar lo que se conoce como «ayuno intermitente».

Cuando el Dr. Longo recomienda que las personas adopten el hábito de ayunar, a menudo responden con tanto entusiasmo como si hubiera sugerido dormir sobre una cama de clavos. «Lo ven como una idea loca», dice. «Muchas personas todavía tienen la costumbre de comer todo el tiempo, y si se saltan una o dos comidas, ¡creen que van a morir!».

Alimentación restringida en el tiempo: cena temprano (idealmente, termina tres horas antes de irte a dormir) y luego no comas nada durante al menos las próximas doce horas.

En la mayor parte del mundo, ahora es estándar comer durante todo el día, por lo general, consumir al menos tres comidas grandes, además de picar entre horas. En Estados Unidos, dice Longo, «la gente tiende a comer durante un período de unas quince horas, sin tomar nunca un descanso sostenido. Pero cuando piensas en la evolución humana, te das cuenta de que nunca fuimos creados para vivir así, por ejemplo, para tener acceso instantáneo a la carne de esta manera superabundante y continua».

El Dr. Longo, quien comenzó su carrera estudiando organismos como la levadura y las bacterias, comenta: «La mayoría de los organismos del planeta pasan hambre todo el tiempo. Luego, cuando tienen suerte, de vez en cuando, obtienen algo de comida, y luego vuelven a pasar hambre. Así que, obviamente, somos la primera especie que se alejó por completo de eso».

En la década de 1980, Longo observó en experimentos de laboratorio que cuando se hace pasar hambre a levaduras y bacterias «viven más tiempo». Esa revelación lo puso en el camino de investigar si el ayuno también podría mejorar la vida útil de los humanos. Desde entonces, él y muchos otros científicos han realizado una serie de estudios en animales y humanos que sugieren que el ayuno puede ser un arma poderosa contra enfermedades como la obesidad, la diabetes, la hipertensión, el cáncer, el asma, la artritis, la esclerosis múltiple, las enfermedades cardiovasculares, la enfermedad de Parkinson, y el Alzheimer.

Parte del desafío, dice el Dr. Longo, es encontrar maneras prácticas de ayunar que no solo promuevan la salud y la longevidad, sino que también sean manejables, «para que las personas realmente puedan hacerlo». Un enfoque popular que él recomienda es una estrategia llamada «alimentación con restricción de tiempo».

Simplemente funciona así: sugiere que cenes temprano (idealmente, termina la cena tres horas antes de dormir) y luego no comas nada durante al menos las siguientes doce horas. ¡Es fácil porque la mayoría de las personas duermen de seis a ocho horas del ayuno!

Hay muchas otras variaciones del ayuno intermitente. Por ejemplo, los fanáticos de la dieta 5:2 eliminan alrededor del 75 % de sus calorías en dos días no consecutivos cada semana y comen normalmente los otros cinco días. Otro enfoque común, que muchas personas encuentran razonablemente fácil y sostenible después de una semana o dos de adaptación, es saltarse el desayuno y ayunar durante dieciséis horas todos los días. Peter Diamandis practica una versión más intensa de alimentación restringida en el tiempo: ayuna durante diecinueve horas al día, por lo general come en un intervalo de cinco horas entre la 13:00 y las 18:00. «El ayuno me da control», dice, «y tengo una enorme cantidad de claridad mental y energía física durante mis mañanas porque mi sangre no corre a mi intestino para digerir un gran desayuno o almuerzo».

El Dr. Ornish está de acuerdo en que ayunar durante doce horas o más cada día es «una gran idea». De manera similar, el Dr. David Sinclair, el experto en longevidad de Harvard que destacamos en el capítulo 4, se salta rutinariamente el desayuno y el almuerzo y espera hasta la cena para su única comida del día.

Como puedes imaginar, muchas personas se sienten atraídas por el ayuno intermitente como una manera de perder peso. Pero los expertos en longevidad también están fascinados por las formas en que se puede utilizar el ayuno para retrasar el envejecimiento y tratar o prevenir enfermedades. Por ejemplo, la investigación del Dr. Longo sugiere que una combinación de ayuno prolongado y quimioterapia puede ser muy eficaz para combatir varios tipos de cáncer, ya que las células cancerosas (que dependen de la glucosa como fuente de energía) se vuelven más vulnerables cuando se debilitan por el hambre.

No es fácil convencer a las personas que luchan contra el cáncer para que participen en estudios que requieren que no consuman nada más que agua durante días y días. Así que, con fondos del Instituto Nacional del Cáncer, el Dr. Longo desarrolló una «dieta que simula el ayuno» de cinco días que es menos agotadora que un ayuno solo con agua. El primer día, consta de 1.100 calorías. Durante los siguientes cuatro días, eso se reduce a 800 calorías por día, principalmente en forma de sopas de verduras. Como te dirán los puristas, eso no es realmente un ayuno. Pero está diseñado para tener los mismos beneficios sin tantas dificultades. Hasta ahora, dice Longo, más de 200.000 personas han probado su dieta que simula el ayuno, que es comercializada por una compañía llamada L-Nutra como una manera rápida de perder grasa y «mejorar la renovación celular». ¿Por qué pasar por toda esa miseria? Después de haber ayunado de forma regular a lo largo de mi vida, puedo decirte que en realidad no es tan difícil, especialmente después del primer o segundo día, y rápidamente comienzas a darte cuenta de que gran parte de tu deseo de comer está ligado a tus hábitos y motivado por tus patrones mentales y emocionales. Liberarte de esos patrones puede ser increíblemente liberador. Y cuando tu cuerpo no está constantemente involucrado en el procesamiento de alimentos, tiene la oportunidad de revitalizarse, para que puedas redescubrir la energía natural que ya está disponible dentro de ti.

El Dr. Longo explica que los ayunos prolongados como su dieta que imita el ayuno de cinco días pueden tener un efecto profundamente restaurador en tu salud. ¿Cómo? En pocas palabras, tus reservas de energía se agotan después de dos o tres días de ayuno y tu cuerpo experimenta un cambio metabólico de un modo de quema de azúcar a un estado cetogénico en el que utiliza ácidos grasos y cetonas como combustible. Ante el estrés del ayuno, «las células se encogen», añade Longo, y entran en un estado «protegido». Cuando vuelves a comer normalmente, «tienen la oportunidad de reconstruirse». El Dr. Longo explica que este ciclo de «hambre y realimentación» desencadena un «proceso de regeneración y autocuración» que puede reducir la «edad biológica» de las células y de los órganos. ¿No es genial?

En un ensayo clínico que involucró a 100 personas, el equipo de Longo probó los efectos de llevar su dieta que simula el ayuno durante cinco días al mes durante tres meses. Los participantes con factores de riesgo de diabetes, cáncer y enfermedades cardiovasculares mostraron una variedad de resultados impresionantes. Por ejemplo, su índice de masa corporal mejoró, sus niveles de glucosa se redujeron, su presión arterial disminuyó, sus niveles de colesterol y triglicéridos cayeron, y sus niveles del factor de crecimiento similar a la insulina 1 (que está asociado al envejecimiento, el cáncer y la diabetes) se redujeron. «En la mayoría de los casos», dice el Dr. Longo, los participantes que habían comenzado siendo prediabéticos «volvieron a la normalidad». Vale la pena señalar que el Dr. Longo realiza la dieta que simula el ayuno dos veces al año con la creencia de que los ayunos prolongados son beneficiosos incluso para las personas con buena salud.

¡Estos tres pasos simples (comer de manera saludable, hacer ejercicio con regularidad y ayunar de manera intermitente) hacen maravillas!

Si aprovechas al máximo los conocimientos que te hemos ofrecido hasta ahora, el impacto puede ser verdaderamente transformador. ¡Estos tres pasos simples (comer de manera saludable, hacer ejercicio con regularidad y ayunar de manera intermitente) hacen maravillas! Lo mejor de todo es que funcionan magníficamente juntos. Pero no hay una manera «correcta» de hacerlo. Por lo tanto, deseas encontrar un equilibrio que sea práctico y sostenible para ti, en función de tu estilo de vida y preferencias. Recuerda: son pautas comprobadas, no reglas.

EL PODER DEL AGUA Y EL OXÍGENO

«Todo el mundo sabe que el agua es "buena" para el cuerpo.
Pero parecen no saber cuán esencial es para el bienestar de uno.
No saben qué le pasa al cuerpo si no recibe su necesidad diaria de agua».

—F. BATMANGHELIDJ, MD, autor de *Your Body's Many Cries for Water*—.

Hay otros dos ingredientes clave que quiero mencionar brevemente porque son fundamentales para tu salud. El primero es el nutriente más esencial de todos: el agua. No puedes pensar en tu dieta únicamente en términos de alimentos porque ninguno de nosotros puede vivir sin agua. Desempeña un papel crucial en muchas funciones del organismo, ya sea transportando proteínas y carbohidratos a través del torrente sanguíneo, lubricando las articulaciones, expulsando los desechos a través de la orina, regulando la temperatura corporal cuando sudas o sirviendo como amortiguador para el cerebro.

Alrededor del 50 % del cuerpo de las mujeres adultas está hecho de agua. En los hombres adultos, es alrededor del 60 %. Por lo tanto, no es sorprendente si tu cuerpo comienza a funcionar mal y tus niveles de energía se desploman cuando estás deshidratado. Los científicos han demostrado que incluso la deshidratación leve puede causar un deterioro significativo de la concentración, la memoria, el estado de alerta y la resistencia física. De hecho, cuando tienes la mente nublada o estás exhausto, a menudo es porque estás deshidratado. Por eso constantemente les recuerdo a las personas en mis eventos que beban agua, para que funcionen de la mejor manera posible.

Irónicamente, muchas personas suprimen su necesidad de agua bebiendo refrescos y café, ¡que en realidad los deshidratan! En verdad, el agua es el único nutriente líquido que necesitas. ¿Cuánto debes beber? Organismos científicos como la OMS recomiendan que un adulto sano debe beber unos 35 ml de agua al día por kilo de peso. Una persona de 50 kg necesita 1,7 litros; una de 60 kg, 2,1 litros; una de 70 kg, 2,4 litros; y una de 80 kg, 2,8 litros. Un artículo sobre la importancia de la «hidratación para la salud» recomienda que «los adultos sanos en un clima templado, que realicen, como máximo, una actividad física de leve a moderada» deben beber de 2,5 a 3,5 litros de agua al día.

Esto es lo que hago yo. Peso 127 kilos. Así que, todas las mañanas, lleno 9 botellas de vidrio de medio litro cada una para mi cuota completa de agua diaria, y las enumero para asegurarme de que me las acabo. A menudo agrego un poco de zumo de limón fresco, como una forma fácil y sabrosa de mejorar la digestión y controlar el apetito, y proteger el cuerpo del daño celular causado por la oxidación. También añado una pizca de sal marina celta a una de esas botellas, que ayuda al cuerpo a absorber y retener agua, optimizando la hidratación. Sencillo, ¿verdad? Sin embargo, esta decisión aparentemente pequeña de beber suficiente agua puede tener un gran impacto en tu salud.

Hay otra elección básica de estilo de vida que quiero compartir contigo aquí porque ha producido cambios profundamente positivos en mi propia vida: el poder de la respiración. No puedes vivir sin oxígeno, así como no puedes vivir sin agua. Además, tu respiración afecta la calidad de tu vida. Así que no puedes pensar en la salud sin pensar en la respiración.

Como los yoguis han enseñado durante miles de años, la manera en que respiramos produce diferentes estados emocionales y físicos. Estoy seguro de que has experimentado momentos en los que tenías la respiración restringida. Por ejemplo, ¿has notado alguna vez que cuando te sientes estresado respiras muy poco? En casos más extremos, cuando las personas tienen un ataque de pánico, no pueden recuperar el aliento y entran en un patrón de respiración específico que los hace hiperventilar. Incluso podemos volvernos adictos a nuestra ansiedad porque el cuerpo libera dopamina para hacer frente a estos desafíos. La manera en que respiramos también puede crear problemas dolorosos en el intestino.

Afortunadamente, tú y yo podemos mejorar nuestra respiración si somos más conscientes de ella. Hace muchos años, comencé a experimentar con diferentes patrones de respiración, incluido varios que aprendí en un libro que recomiendo mucho: *Breathwalk*, de Gurucharan Singh Khalsa, PhD, y Yogi Bhajan, PhD. Explican cómo sincronizar rítmicamente tu respiración y tus pasos mientras caminas, para que puedas cambiar tu estado de ánimo y energía. Por ejemplo, un patrón de respiración implica inhalar durante cuatro segundos, contener la respiración durante cuatro segundos, exhalar durante cuatro segundos y contener la respiración durante cuatro segundos: un patrón «segmentado» de 4/4 que puedes seguir realizando durante varios minutos mientras caminas para aumentar tu energía y claridad mental. De hecho, a los Navy SEAL también se les enseña un patrón de respiración muy similar para calmar sus mentes y emociones y aumentar su concentración. A menudo, se les enseña a inhalar durante cuatro respiraciones por la nariz y exhalar una cuenta de cuatro respiraciones por la boca para calmar su sistema nervioso en situaciones estresantes. Otro patrón implica inhalar durante ocho segundos y exhalar durante ocho segundos mientras caminas, repitiéndolo durante varios minutos: un patrón de 8/8 que puede reducir el estrés y fomentar la calma.

Hace décadas, un médico especialista en linfa me enseñó otro patrón de respiración básico que utiliza una proporción de 1:4:2. Utilizo esta estrategia para entrenar el cuerpo para que se oxigene por completo al contener la respiración por más tiempo y exhalar el doble de tiempo que inhala, para eliminar toxinas y estimular el sistema linfático. He encontrado que es una herramienta muy valiosa para mejorar mi energía, mi estado de ánimo y mi sensación de bienestar. En mi caso, inhalo durante ocho segundos, contengo la respiración durante treinta y dos segundos y exhalo durante dieciséis segundos. Podrías hacer 7:28:14 o lo que sea una capacidad natural para ti en esta etapa. Utilizo esta técnica de respiración al menos una vez, y a menudo tres veces, al día. Comienzo haciéndolo una vez por la mañana, poco después de despertarme, la repito una vez más por la tarde si me siento estresado, y a menudo lo hago una última vez para relajarme antes de acostarme. Según mi experiencia, es una manera maravillosa de oxigenar el cuerpo, eliminar el dióxido de carbono y las toxinas de tu sistema, reducir el estrés y romper tu patrón mental cuando necesitas un reinicio. También realizo una respiración más explosiva cuando estoy cansado y necesito alcanzar un estado máximo justo antes de subir al escenario. ¡Agua, respiro y estoy listo para el *rock n' roll*!

Como pronto descubrirás por ti mismo, estos patrones de respiración ofrecen una forma poderosa y accesible al instante de mejorar tu estado de ánimo, tu vitalidad y tu salud. Estas técnicas antiguas son un recordatorio de una verdad simple que cualquiera de nosotros puede elegir aprovechar en este momento: el oxígeno es vida.

EL PODER DE TU MICROBIOMA Y DE TU DIETA

«No existe la persona promedio, todos somos genética y biológicamente únicos».

—DR. JEFFREY BLAND, padre de la «medicina funcional» y autor de *Biochemical Individuality*—.

Hasta ahora, hemos hablado de una serie de opciones básicas de estilo de vida que, en términos generales, beneficiarán a cualquiera. Intelectualmente, la mayoría de nosotros ya sabemos que estas reglas del camino tienen sentido. Si te recuestas en el sofá todos los días y rara vez te mueves, sabes que tu cuerpo eventualmente dejará de funcionar como una máquina bien engrasada. Si optas regularmente por el pollo frito y los helados con chocolate caliente en lugar de verduras y frutas, sabes que estás aumentando tus probabilidades de una vida infeliz y, tal vez, de un final infeliz. Si constantemente bebes refrescos azucarados y zumos endulzados en lugar de agua, sabes que eres más vulnerable a amenazas como la obesidad y la diabetes. Las pautas generales como estas son bastante obvias, incluso si no siempre las cumplimos.

Además de la química sanguínea y las imágenes corporales de las que hablamos en el capítulo 3, «El poder del diagnóstico: avances que pueden salvarte la vida», hay otra verificación crítica de tu biología que es importante hacer, y es una medición de tu microbioma y genes (ADN). Como dice el viejo refrán, «Lo que no se mide no se controla». Sin embargo, es importante tener en cuenta que esta tecnología aún está evolucionando y aún no es absolutamente precisa.

Una empresa a la vanguardia de esta revolución es Viome, que estudia los efectos de diferentes alimentos en el intestino. ¿Sabías que hay aproximadamente 40 billones de organismos viviendo en tu tracto digestivo?

Ese ecosistema oculto de bacterias, virus y otros microbios juega un papel vital en el mantenimiento de tu salud. Los científicos han demostrado que estos ocupantes ilegales dentro de tu intestino tienen una influencia compleja en tu metabolismo, eficiencia digestiva, función cerebral, sistema inmunológico, susceptibilidad a enfermedades e incluso tu estado de ánimo. Cuando tu microbioma (el término técnico para esta comunidad de microbios) está desequilibrado, tu cuerpo no puede absorber los nutrientes adecuadamente, lo que puede causar inflamación, una causa subyacente de muchas enfermedades crónicas.

Después de recolectar una muestra de heces de sus clientes, Viome (en la que Peter y yo invertimos a través de su firma de riesgo, BOLD Capital Partners) utiliza su tecnología de secuenciación genética para identificar billones de microbios en el intestino y analizar sus actividades, incluidas sus interacciones bioquímicas con los alimentos que comes. (Otra gran empresa que realiza análisis de biomas se llama GI Map). «Ni siquiera había un superordenador construido hace diez años que pudiera haber analizado este conjunto masivo de datos», dice el director general de Viome, Naveen Jain. Utilizando inteligencia artificial avanzada, Viome analiza esos datos para ofrecer consejos individualizados sobre qué alimentos y suplementos pueden afectar positiva o negativamente a tu microbioma.

El sitio web de Viome enumera los «alimentos comunes» que sería mejor que todos nosotros evitemos, incluidos el azúcar, la carne procesada, el queso procesado, las patatas fritas y el jarabe de maíz. Pero las recomendaciones personalizadas que ofrece la empresa son mucho más matizadas. Por ejemplo, recientemente le dijeron a un amigo mío que evitara los tomates y los pepinos debido a dos virus específicos que Viome detectó en su microbioma.

Lo que más me emociona son los casos en los que las personas con enfermedades debilitantes o mortales pueden ver mejoras que les cambian la vida simplemente modificando lo que comen. Esta es una manera de tratar los desequilibrios en la microbioma intestinal, como la obesidad, la diabetes, el síndrome del intestino irritable y la enfermedad de Crohn.

Un buen ejemplo de cómo cambiar la dieta puede cambiar radicalmente tu salud es el del fundador y director científico de Viome, Momchilo «Momo» Vuyisich. Desarrolló la tecnología fundamental de la empresa mientras dirigía el equipo de genómica aplicada en el Laboratorio Nacional de Los Álamos, que desarrolló armas atómicas durante la Segunda Guerra Mundial. Vuyisich tenía la misión personal de «comprender la raíz de las enfermedades crónicas» porque él mismo padecía una: artritis reumatoide. A los treinta, se enfermó tanto que sus médicos le recomendaron un medicamento que le costaría 30.000 dólares al año, pero le advirtieron que aún terminaría en una silla de ruedas. «Aquello me pareció inaceptable», dijo.

Afortunadamente, Vuyisich tropezó con una «simple intervención nutricional» que transformaría su vida. Después de estudiar la investigación de Ajit Varki, un distinguido profesor de la UC San Diego, Vuyisich se dio cuenta de que su sistema inmunológico desencadenaba una respuesta inflamatoria desastrosa a un azúcar en particular que consumía regularmente en la carne y los lácteos. Entonces, en 2015, dejó de comer «cualquier producto procedente de mamíferos». ¿El resultado? «Mis síntomas desaparecieron. Mis articulaciones se curaron. Y literalmente no me queda ninguna enfermedad residual».

Vuyisich es el ejemplo perfecto de cómo podemos beneficiarnos al comprender el funcionamiento preciso de nuestra propia fisiología única.

EL PODER DE ALINEAR TU DIETA CON TU ADN

Otra herramienta útil para determinar cómo tu cuerpo utiliza los carbohidratos y las grasas es una prueba genética como la que utilizamos mi esposa y yo de DNAFit. En un estudio de dos años que comparó los efectos de una dieta genéticamente compatible con una dieta cetogenética, encontraron que la pérdida de peso después de las primeras doce semanas fue casi idéntica. Pero después de dos años, los participantes en el grupo cetogénico comenzaron a recuperar su peso mientras luchaban por mantenerse constantes. Aquellos que comieron de acuerdo con su genotipo no solo perdieron significativamente más peso, sino que también redujeron el colesterol total, aumentaron el colesterol HDL beneficioso y mejoraron los niveles de glucosa en sangre en ayunas. Parece que los humanos de diferentes orígenes ancestrales utilizan los carbohidratos y las grasas de manera diferente.

¿Por qué? Los viajes internacionales son una novedad. Ha sido solo durante el último siglo que los humanos han comenzado a viajar en masa. Antes de eso, las culturas se casaban dentro de la misma población, por lo que el acervo genético era similar. Considera a los inuits que residen en el duro clima del Ártico. Durante siglos consumieron una dieta principalmente de grasas y proteínas de peces grasos de agua fría, focas y caribúes, con muy pocas plantas, sin productos agrícolas o lácteos, y era inusualmente baja en carbohidratos. Compara eso con la dieta tradicional de los isleños del Caribe, que es el polo opuesto de la de los inuits: alta en carbohidratos de origen vegetal derivados de frutas y raíces y mariscos muy bajos en grasa. Ahora bien, ¿qué sucede cuando estos dos grupos tienen hijos? ¿Qué pasa cuando sus hijos tienen hijos? Solo hay una forma de saberlo con certeza: realizar pruebas genéticas para ver qué rasgos heredaron. Este tipo de prueba ofrece datos importantes que pueden ayudar a eliminar el ensayo y error de cuál es la fuente de combustible genéticamente preferida de tu cuerpo: carbohidratos, grasas o una combinación de ambos.

Mi esposa, por ejemplo, quema carbohidratos increíblemente rápido. Como resultado, puede comer sin aumentar mucho de peso, pero también puede tener hipoglucemia si no come durante el día. Los carbohidratos se queman muy rápido, como el combustible de los encendedores. Yo, en cambio, quemo grasa como fuente primaria de energía, que se consume más lentamente, como carbones encendidos en una barbacoa, por lo que a veces puedo pasar de once a catorce horas sin notar una gran caída en mi energía.

Aunque las pruebas de microbioma y genética están en sus inicios, es posible que puedan proporcionar información útil para tomar mejores decisiones y ofrecer pistas sobre el mejor enfoque para ti.

Empresas como Viome, WHOOP y Oura nos conducen hacia un futuro basado en datos que hace posibles las intervenciones individualizadas. Cada vez más, tú y yo podremos optimizar la manera en que comemos, ayunamos, hacemos ejercicio, descansamos y dormimos porque sabremos con más claridad que nunca qué impacto esperar cuando afinamos nuestro comportamiento. Todavía necesitaremos entender las reglas generales del juego. Pero este es el amanecer de una nueva era dorada de precisión y personalización.

EL PODER SANADOR DEL CALOR Y EL FRÍO

Por último, me gustaría compartir mis dos mejores *biohacks* que han tenido un impacto profundo en mi bienestar, y la ciencia ahora demuestra que pueden estimular el sistema inmunológico, reducir la presión arterial, aliviar la inflamación, aumentar la fuerza cardiovascular y reducir la probabilidad de sufrir un derrame cerebral o un ataque al corazón, ¡todo en 20 minutos!

Las saunas no son nada nuevo. Bañarse en calor con fines de purificación, limpieza y curación es una práctica antigua que se remonta a miles de años y se observa en muchas culturas. Pero ahora, por primera vez en la historia, los científicos pueden probar lo que muchas culturas de todo el mundo han sospechado durante mucho tiempo: el uso regular de la sauna puede tener un impacto profundo y poderoso en la salud y el bienestar.

La Dra. Rhonda Patrick, PhD, una de los miembros de nuestro consejo asesor de *La fuerza de la vida*, científica publicada y educadora en salud, y fundadora del sitio web Found My Fitness, ha estudiado durante años los beneficios de exponer el cuerpo a factores estresantes horméticos, como el uso de la sauna, o del estrés por calor, así como diversas formas de exposición al frío. Ella comparte que, apropiadamente, gran parte de esta investigación innovadora se llevó a cabo en Finlandia, ¡donde una población de 5,5 millones usa aproximadamente tres millones o más de saunas!

¿Son drásticos los beneficios? Bueno, un estudio que involucró a 2.315 hombres finlandeses de mediana edad encontró que aquellos que usaban la sauna de cuatro a siete veces por semana tenían un 50 % menos de probabilidades de morir de enfermedades cardiovasculares que los hombres que utilizaban la sauna solo una vez por semana. ¡Así es! Al sentarse regularmente en una sauna durante unos 20 minutos cada vez, estos hombres reducían a la mitad su riesgo de enfermedad cardiovascular, un flagelo que causa casi una de cada tres muertes en todo el mundo.

En caso de que eso no sea suficiente para llamar tu atención, considera esto: estos usuarios frecuentes de la sauna también tenían un 40 % menos de probabilidades de morir por todas las causas de muerte prematura. Pero hay más, ¡mucho más! Los investigadores también han descubierto que el uso frecuente de la sauna reduce radicalmente el riesgo de trastornos cognitivos como la demencia y la enfermedad de Alzheimer. También se ha demostrado que bañarse regularmente en la sauna, como suele llamarse, alivia todo, desde la artritis hasta las enfermedades de la piel y la depresión. En otro estudio finlandés, los hombres y las mujeres que utilizaban la sauna de cuatro a siete veces por semana también reducían su riesgo de accidente cerebrovascular en un sorprendente 61 %, en comparación con aquellos que visitaban la sauna solo una vez por semana.

¿Cuál es la teoría detrás de esta magia? La Dra. Patrick explica que las saunas generan respuestas de estrés por calor dentro del cuerpo, incluida la activación de proteínas de choque térmico. Esta familia de proteínas es producida por nuestras células en respuesta a condiciones estresantes, como el calor excesivo, y son importantes para muchos procesos celulares, incluida la regulación del ciclo celular, la señalización celular y el funcionamiento del sistema inmunitario. Múltiples estudios han demostrado que las proteínas de choque térmico aumentan en respuesta a la exposición al calor en las personas como lo hacen en los animales. Los estudios muestran que, para obtener los resultados descritos anteriormente, todo lo que se necesita hacer es de 4 a 7 días a la semana estar 20 minutos a 73 °C. Un estudio de 2012 mostró que las personas que permanecieron 30 minutos en una cámara de calor a 73 °C también vieron un aumento del 49 % en los niveles de proteína de choque térmico.

La Dra. Patrick explica que la exposición a corto plazo al calor extremo puede brindar una amplia gama de beneficios a los mecanismos naturales de curación del cuerpo. Señaló en un estudio reciente de gerontología experimental que se ha demostrado que las saunas estimulan el sistema inmunológico, reducen la presión arterial, disminuyen la inflamación y mejoran la función cardiovascular. Sentarse en una sauna también puede aumentar el ritmo cardíaco de la misma manera que el ejercicio de intensidad media, ¡pero con mucho menos esfuerzo! Además, existe la ventaja emocional de tomarse un tiempo para relajarse, rejuvenecer en paz solo o en compañía de amigos y familiares.

La buena noticia es que no es necesario llegar al extremo para experimentar el poder del calor intenso que mejora la vida. De hecho, los investigadores finlandeses descubrieron que los hombres que utilizaban la sauna solo dos o tres veces por semana reducían el riesgo de morir de enfermedades cardiovasculares en un 27 %.

Estadísticas como estas son tan convincentes que cada vez más personas en todo el mundo visitan el gimnasio exclusivamente para utilizar la sauna cuatro veces por semana, o han equipado sus hogares con una sauna. Algunos optan por las saunas de vapor tradicionales, mientras que otros prefieren las saunas de infrarrojos, que utilizan la luz para generar calor que calienta el cuerpo desde dentro. Las mejores saunas de infrarrojos calientan tanto los órganos

360 • LA FUERZA DE LA VIDA

como la piel. Yo tenía una sauna de vapor tradicional, que disfrutaba, pero que rara vez usaba. Pero después de ponerme al día con estos beneficios, decidí que no dejaría pasar una semana sin entrar al menos cuatro veces durante 20 minutos a 73 °C. Para hacerlo aún más fácil, decidí comprar una sauna de infrarrojos. No tengo ninguna inversión en la empresa, pero mi favorita es Health Mate Sauna (www.healthmatesauna.com). Dicho esto, una ventaja de las saunas finlandesas tradicionales frente a las saunas de infrarrojos es que tienden a ser más calientes, lo que puede explicar su poder curativo. Una marca que vale la pena visitar es Almost Heaven Saunas (www.almostheaven.com), que se especializa en hacer saunas de vapor según la tradición finlandesa.

Antes de continuar, definitivamente debes consultar a un médico, ya que las saunas no se recomiendan para todos. Pero si te dan luz verde, una excelente opción es sentarse en una sauna unas cuatro veces por semana, con el objetivo de al menos 20 minutos por sesión a 73 grados. Tu corazón y tu cerebro pronto disfrutarán de esta infusión regular de calor curativo.

Te diré que al principio parece difícil. Puedes comenzar con 10 o 12 minutos y aumentar hasta 20, pero una vez que te acostumbras, es extraordinario. Mi hábito es hacerlo de 4 a 7 veces por semana justo antes de irme a dormir por la noche. El calor limpia y relaja todo mi cuerpo, y encuentro que mi sueño es mucho más profundo. Además, obtengo todos los beneficios sobre los que ya has leído anteriormente, y aún más cuando agrego mi segundo *biohack*, una zambullida diaria en frío o una sesión de crioterapia.

El poder del frío: zambullida diaria en frío y crioterapia

Si alguna vez has jugado deportes competitivos, probablemente hayas utilizado hielo para aliviar el dolor en las articulaciones inflamadas y doloridas. En mis días de juventud, cuando jugaba al béisbol, constantemente colocaba bolsas de hielo en mi brazo lanzador. ¡Y después de un duro partido de fútbol, con frecuencia sumergía todo mi cuerpo en un baño de hielo de forma intermitente durante veinte minutos o más al estilo ártico. Mientras temblaba como un loco, no podía evitar preguntarme: ¿no hay una mejor manera?

Bueno, ¡hoy en día la hay! Se llama *crioterapia de cuerpo entero*. Por mi experiencia, ha sido una bendición total. Cuando acabo de pasar trece horas destrozando el escenario, subiendo y bajando las escaleras de un estadio para mantener involucradas a decenas de miles de personas, eso afecta bastante a mi cuerpo. La inflamación puede ser extrema. Para mí, nada proporciona un alivio más rápido, eficaz y dramático que entrar en una cámara de crioterapia. ¡Después de solo dos minutos y medio allí dentro, descubro que casi todo mi dolor e inflamación han desaparecido!

La Dra. Patrick también es una fanática del frío y revela que los beneficios incluyen una mejor salud metabólica, un mejor estado de ánimo y cognición, una mayor biogénesis mitocondrial en el tejido esquelético, alteración de la actividad intestinal y del microbioma, activación de enzimas antioxidantes y disminución de la inflamación. ¿Como funciona? Básicamente, te metes en una cámara de crioterapia que está llena de gas increíblemente frío, exponiéndote a temperaturas tan bajas como -150 grados mientras llevas puesto poco más que la ropa interior y algunas cubiertas protectoras para los pies, manos y oídos. Puede sonar brutal, pero ese impacto breve y agudo en el sistema puede estimular una recuperación sorprendentemente rápida.

Inicialmente, iba a los centros de todo el mundo en casi cualquier ciudad importante donde puedes pasar cinco o diez minutos y terminar sintiéndote increíblemente rejuvenecido. Como las utilizaba tanto, compré una para mi propia recuperación en eventos y en mi casa. Como era de esperar, muchos de los fans más fervientes de esta tecnología son atletas profesionales, que utilizan la crioterapia de manera rutinaria para tratar distensiones, esguinces y fracturas, acelerando su recuperación de lesiones y uso excesivo. Pero el interés en la crioterapia también se ha extendido mucho más allá de la comunidad atlética. Hay *spas*, gimnasios y centros de bienestar de alta gama que ahora ofrecen crioterapia de cuerpo completo. Hay un interés creciente. Y si no tienes acceso a la crioterapia de cuerpo completo, también puedes sumergirte en un baño de hielo para activar el poder del estrés por frío. Además de mi unidad de crioterapia, he construido baños fríos en mi casa que mantengo a 10 grados. Si haces esto durante dos minutos, también puedes sentir una transformación. Hay muchas empresas que fabrican unidades autónomas que se mantienen frías. La Dra. Rhonda usa personalmente The Plunge (www.TheColdPlunge.com).

¿Estás convencido? Intenta probar el poder del calor o el frío durante 30 días y observa los resultados. ¡La ciencia muestra que te alegrarás de haberlo hecho! Para obtener más información sobre el poder del calor y el frío, visita FoundMyFitness.com.

• •

Ahora, déjame hacerte una pregunta. ¿Qué elecciones de estilo de vida vas a hacer ahora mismo para maximizar tu salud, energía y vitalidad? Basándote en lo que has aprendido en este capítulo, ¿por qué no comprometerse con dos o tres cambios sencillos que impulsarán tu vida al siguiente nivel?

- ¿Vas a reducir un poco el consumo de carne, tal vez a una, dos o tres veces por semana, o posiblemente incluso eliminarla por completo de la dieta? ¿O al menos asegurarte de que proviene de una fuente limpia?
- ¿Vas a comprometerte a hacer ejercicio durante 150 minutos a la semana, solo de 20 a 30 minutos al día, cinco o seis días a la semana, para que puedas experimentar la energía que tendrás para la familia, los amigos, el trabajo, los proyectos personales y tu propio disfrute de la vida?

....

TU LISTA DE VERIFICACIÓN SEMANAL DE SALUD, BIENESTAR FÍSICO Y LONGEVIDAD

1. Hidrátate. Bebe el agua que le corresponde a tu peso corporal al día. Agrega un poco de zumo de limón fresco y una pizca de sal del mar Céltico para optimizar la hidratación y el equilibrio de electrolitos.

2. Come los alimentos más cercanos a su fuente natural. Evita los carbohidratos procesados y las carnes procesadas de baja calidad.

3. Disminuye el riesgo de enfermedades. Consume al menos una porción de vegetales crucíferos por día, incluidos los brotes de brócoli, la coliflor, el brócoli, las coles de Bruselas o la col rizada.

4. Comprométete a una ventana de alimentación estructurada. Consume las comidas en un período de 8 a 12 horas y ayuna durante un período de 12 a 16 horas todos los días.

5. Mantente constante con el sueño. Acuéstate y despiértate aproximadamente a la misma hora todos los días.

6. Fortalécete. Realiza tres sesiones de entrenamiento de resistencia por semana.

7. Fortalece tu corazón y tus pulmones y desarrolla resistencia con tres sesiones de ejercicio cardiovascular de 20 a 30 minutos cada sesión.

8. Considera el poder de utilizar el calor y el frío para sacar provecho de los factores estresantes positivos para bajar la presión arterial, reducir la inflamación, disminuir el riesgo de Alzheimer y reducir el riesgo de enfermedad cardiovascular hasta en un 50%.

9. Entrena el cerebro con ejercicios de respiración y meditación diarios de 5 a 20 minutos por día.

....

• ¿Vas a explorar el poder restaurador del ayuno intermitente restringiendo tu alimentación a ocho horas al día y ayunando las otras dieciséis? ¿Vas a comer tres horas antes de ir a dormir, agregando de 6 a 8 horas de sueño para que tu sistema digestivo descanse? ¿O tal vez vas a probar la «dieta que imita el ayuno» de inmersión total de cinco días del Dr. Longo?

Por cierto, si deseas experimentar un programa de transformación de 5 días, siempre puedes asistir a nuestro evento Life Mastery en persona o en formato digital. Incluye la transformación de tu mente, tus emociones y tu cuerpo y puedes hacer estos cambios físicos junto con otros. Visita TonyRobbins.com para obtener más información.

- ¿Vas a comprometerte a beber el agua que le corresponde a tu peso cada día para estar completamente hidratado y experimentar la energía y la claridad mental que conlleva?

- ¿Vas a respirar con un patrón específico tres veces al día? ¿Una proporción de 1:4:2 o 4:4:4 para revitalizar la mente, el cuerpo y el alma? Si es así, sería genial que configurases una alarma en tu teléfono para que sigas y los conviertas en un hábito.

- ¿Considerarías utilizar el poder del calor y el frío en una sauna cuatro veces por semana o más, para reducir a la mitad la probabilidad de sufrir una enfermedad cardíaca? ¿O la crioterapia o la inmersión en frío para reducir la inflamación?

Lo que elijas, escríbelo ahora. Comprométete a mantener estos cambios de estilo de vida simples pero poderosos a largo plazo. Y luego siente el impulso. Estos pequeños cambios en el comportamiento pueden no parecer mucho. Pero como muestra la ciencia, el impacto en tu energía, tu salud y tu longevidad es extraordinario.

Y ahora pasemos a otro componente central de un estilo de vida saludable, uno que la mayoría de nosotros descuidamos de maneras que son increíblemente dañinas. Para ser sincero, es un tema en el que nunca me había centrado hasta hace poco: dormir. Como estás a punto de aprender del experto más renombrado del mundo, el sueño afecta a tu salud, tu vitalidad, tu sistema inmunológico e incluso tu sexualidad. Lo que estás a punto de leer te sorprenderá. Pero también te mostrará una de las maneras más sencillas de transformar tu energía, tu vitalidad y tu calidad de vida. Despierta al poder del sueño...

13

EL PODER DEL SUEÑO:
EL TERCER PILAR DE LA SALUD

Este único factor es fundamental para tu energía, tu felicidad, tu sexualidad y tu resistencia a las enfermedades que amenazan la vida, como la diabetes y las afecciones cardíacas

«Dormir bien me ha ayudado a llegar a donde estoy hoy como atleta, y es algo en lo que sigo confiando todos los días».

—TOM BRADY, el único *quarterback* de la NFL que ha ganado un Super Bowl en tres décadas diferentes—.

No sé a ti, pero a mi esposa le encanta dormir. Para ella, ocho horas por noche sería el mínimo ideal, si no estuviéramos tan ocupados la mayor parte del tiempo. La mayoría de los días, se despierta perfectamente fresca y revitalizada, con ojos brillantes y resplandeciente de buena salud. ¿En mi caso? En el pasado, solía dormir cinco o cinco horas y media. Y lo admito, hay momentos en que mi horario es tan intenso que puedo pasar de dos a cinco días sin dormir más de cuatro horas y media por noche.

No lo recomiendo, y sé que no es bueno para el cuerpo. Mientras me preparaba para este libro, he cambiado mis hábitos de manera significativa. Pero durante mucho tiempo me enorgullecía de la mentalidad de «Ya dormiré cuando esté muerto». ¿Por qué desperdiciar un tercio de tu valiosa vida cuando el tiempo es corto y hay tanto que hacer? Si eres un triunfador como yo, es posible que sientas lo mismo. Pero déjame decirte: ¡vaya, estaba completamente equivocado!

Uno de los muchos milagros de la ciencia moderna es que ahora es posible medir con mayor precisión que nunca los muchos beneficios del sueño, y los efectos devastadores de la privación del mismo, en nuestros mecanismos biológicos. Las implicaciones para la salud son tan notables que dormir mejor se ha convertido en una prioridad urgente para mí, Peter Diamandis, Bob Hariri y muchas de las personas de mejor desempeño que conocemos.

Para nosotros y para millones de personas en todo el mundo, este cambio de actitud se debe en gran parte a un científico, Matthew Walker, PhD, que es el héroe de este capítulo. El Dr. Walker, un amigo de Peter, es el evangelista del sueño más persuasivo del planeta. Más que nadie, ha desempeñado un papel protagonista en despertar al mundo a la importancia crítica de esta intervención de atención médica totalmente natural, que no cuesta nada y, a diferencia de muchos medicamentos, no tiene efectos secundarios desagradables.

Cuando se trata de dormir, no hay mayor autoridad que el Dr. Walker. Es más conocido como el autor de un libro de gran éxito, *Por qué dormimos: la nueva ciencia del sueño*, que ha sido traducido a más de cuarenta idiomas. También es profesor de Neurociencia y Psicología en la UC Berkeley y fundador y director del Center for Human Sleep Science. Pasó más de dos décadas como investigador del sueño, publicó más de cien estudios científicos y se desempeñó como consultor del sueño para atletas de la NBA, la NFL y la principal liga de fútbol de Inglaterra. Uno de sus títulos más inusuales es «científico del sueño en Google», que muestra que algunas de las empresas más dinámicas del mundo ahora reconocen que dormir bien es vital no solo para la salud, sino también para la productividad y la creatividad. Y finalmente, estamos orgullosos de tenerlo como asesor de este libro.

En cierto sentido, los humanos siempre hemos sabido que el sueño es esencial para nuestra salud, felicidad y bienestar. Hace casi cuatrocientos años, William Shakespeare escribió en *Macbeth* que el sueño es el «alimento principal en la fiesta de la vida». Los científicos ahora creen que probablemente tenía razón. De hecho, si quieres vivir una vida larga y saludable, el sueño podría ser el ingrediente más importante de todos.

Piénsalo de esta manera: si la evolución hubiera podido acabar con el sueño, lo habría hecho. Mientras duermes, eres vulnerable a los ataques, no puedes procrear y no puedes cazar para comer. ¡Sin embargo, el sueño ha sobrevivido, a pesar de toda la presión evolutiva para idear un uso más seguro y productivo de nuestro tiempo! Como explica el Dr. Walker en su libro, «el sueño parece ser el más tonto de los fenómenos biológicos», lo que significa que puede haber persistido solo porque proporciona «enormes beneficios que superan con creces todos los peligros y perjuicios obvios».

El Dr. Walker dice que solía considerar el sueño como «un tercer pilar de la buena salud», además de comer bien y hacer ejercicio con regularidad. «Pero creo que he cambiado de opinión: ahora sugeriría que el sueño es probablemente la base sobre la que se asientan esos otros dos pilares de la dieta y el ejercicio. Es la palanca de Arquímedes. Es el nodo superordinado en el que si inviertes el cambio allí, todos los demás sistemas de salud se alinearán. El sueño es la marea que parece incrementar el nivel de todos los aspectos de la salud.

Más adelante en este mismo capítulo, el Dr. Walker compartirá contigo una serie de consejos extremadamente prácticos sobre cómo mejorar radicalmente la cantidad y la calidad de su sueño. Pero primero, es importante entender por qué dormir bien debe ser una prioridad para ti, para mí y para todos los que amamos. En pocas palabras, ¿por qué el sueño es tan importante?

Bueno, consideremos algunos datos asombrosos sobre el sueño que supongo que te sorprenderán tanto como me sorprendieron a mí.

Dos veces al año, muchos de nosotros participamos en lo que el Dr. Walker llama «un experimento global en 1.600 millones de personas en unos setenta países». Esa es su descripción del horario de verano, cuando los relojes avanzan una hora cada primavera y retroceden una hora cada otoño. Muchos de nosotros nos quejamos cuando perdemos una hora de sueño en la noche de marzo cuando ocurre este cambio. Pero todos sabemos que es trivial, ¿verdad? Como dice el Dr. Walker, «¿Cuánto daño podría causar realmente una hora de sueño perdido?».

En realidad, ¡mucho! Al estudiar los registros diarios del hospital, los investigadores descubrieron «un aumento del 24 % en los ataques cardíacos» al día siguiente, dice Walker, y un aumento similar en los accidentes de tráfico. «En otoño, cuando ganamos una hora de sueño, hay una reducción del 21 % en los ataques cardíacos al día siguiente. Para mí, eso es tan sorprendente porque solo es una hora de sueño perdida».

Increíble, ¿no? Solo una hora de sueño perdido una noche causa tanto daño. ¿No te hace preguntarte qué podría pasar si un país entero tuviera privación crónica de sueño?

Bueno… en 1942, el adulto estadounidense promedio dormía 7,9 horas por noche, y desde entonces esa cifra se ha reducido a unas 6,9 horas. Eso es casi una reducción del 13 % en la cantidad de horas que dormimos. Para poner esto en contexto, la Organización Mundial de la Salud y la Fundación Nacional del Sueño sugieren que los adultos necesitan un promedio de ocho horas de sueño por noche. ¡No es necesario ser un genio de las matemáticas para reconocer que se trata de un déficit drástico! Y si el estadounidense promedio pierde unos sesenta minutos de sueño por noche, puede estar seguro de que millones de nosotros nos las arreglamos con mucho menos, convirtiéndonos en zombis en una historia de horror sobre la atención médica.

Como yo, estoy seguro de que también tú mismo has experimentado esto: el marcado contraste entre esas noches en las que has dormido terriblemente y te despertaste sintiéndote lento y con la vista borrosa, *versus* esas noches en las que has dormido profundamente y te has despertado de manera natural, sin la alarma del despertador, sintiéndote completamente descansado y vivo. La diferencia en tu nivel de energía y tu preparación para enfrentarte al día no podría ser más obvia.

Walker, que es inglés, enfatiza que nuestra moderna «epidemia de falta de sueño» no es solo un fenómeno estadounidense, sino un problema global que es especialmente grave en los países ricos. En el Reino Unido, dice, el 70 % de la población duerme menos de ocho horas. En los Estados Unidos, el 79 % de las personas duermen menos de ocho horas. En Japón, el 90 % de la población duerme menos de ocho horas.

Una de las razones de ello es que muchas sociedades económicamente avanzadas tienden a considerar que dormir es vergonzoso, y prescindir de ello se convierte en una forma «perniciosa» de comunicar que estamos «ocupados y somos importantes». El Dr. Walker explica: «El sueño tiene un problema de imagen. Asociamos a las personas que duermen lo suficiente con la pereza. De alguna manera me sorprende, porque nadie mira a un bebé durmiendo durante el día y dice: "¡Qué bebé tan perezoso!". Y es que sabemos que el sueño en ese momento de la vida es fundamental, innegociable, imprescindible». Como adultos, parece que olvidamos esa verdad. Para empeorar las cosas, muchos de nosotros nos enfrentamos a una presión extrema para hacer malabarismos con las largas horas de trabajo, un trayecto que consume mucho tiempo y nuestras responsabilidades en el hogar. No es de extrañar que el sueño se exprima.

Como sabes, no todos necesitamos la misma cantidad de sueño. Es posible que te despiertes después de siete horas de sueño placentero y te sientas listo para conquistar el mundo, mientras que tu pareja o amigo (¡y sobre todo tu hijo adolescente!) puede necesitar nueve horas de sueño antes de poder hablar con coherencia. «Definitivamente hay un rango», dice el Dr. Walker. «Pero cuando los adultos rutinariamente comienzan a dormir menos de ocho horas, su riesgo de sufrir afecciones médicas graves aumenta significativamente. Una vez que duermes menos de siete horas, el cerebro deja de funcionar de una manera cognitivamente óptima». Lamento decírtelo, pero esto está a punto de empeorar...

Como explica el Dr. Walker, cuando las personas duermen regularmente menos de seis horas por noche, se vuelven más vulnerables a una gran cantidad de problemas de salud graves. Por ejemplo:

- Su «capacidad para regular el azúcar en la sangre se ve notablemente afectada», lo que intensifica el riesgo de diabetes tipo 2.
- Las «medidas de la función cardiovascular» también se ven afectadas negativamente, dice el Dr. Walker, incluidos aumentos preocupantes en la hipertensión y la presión arterial.
- En su libro, agrega esta severa advertencia: «Dormir rutinariamente menos de seis o siete horas por noche destruye tu sistema inmunológico». Y como hemos visto durante la pandemia de la COVID-19, no hay mejor defensa contra los virus, la gripe y muchas otras amenazas para nuestra salud que mantener un sistema inmunológico fuerte.

¿Aún no estás convencido?

La falta de sueño también se asocia a un mayor riesgo de desarrollar la enfermedad de Alzheimer y la demencia. Incluso contribuye a condiciones psiquiátricas como la depresión y la ansiedad y reduce significativamente la «capacidad de experimentar placer y emociones positivas».

Hablando de eso, el insomnio también afecta nuestra energía sexual. Después de una semana de dormir cuatro o cinco horas por noche, se ha descubierto que los hombres tienen los niveles de testosterona de alguien diez años mayor. Bien, caballeros: si eso no les llama la atención, tal vez esto sí. Cuando los machos alfa se jactan de lo poco que duermen, el Dr. Walker disfruta informándoles de que «cuanto menos duerme una persona, por lo general, sus testículos se encogen cada vez más».

Como era de esperar, el sueño también es de vital importancia en términos de salud y sexualidad en las mujeres. Por un lado, las mujeres necesitan restaurar el cuerpo de diferentes maneras a medida que se transforma a lo largo del ciclo menstrual. Pero aquí hay un hecho interesante que no es muy conocido. Según el Dr. Walker, los científicos han descubierto que «por cada hora de sueño que pierde una mujer, tiene un 14 % menos de deseo de tener intimidad física con su pareja». ¿La lección? Asegurarse de que tú y tu pareja durmáis lo suficiente puede mejorar en gran medida vuestra intimidad sensual.

Resumiendo todo esto, Walker explica la importancia del sueño de la manera más directa y simple posible, al declarar: «Cuanto más corto sea tu sueño, más corta será tu vida». De hecho, hay tantas formas en que nuestra salud se ve afectada por el sueño que él lo describe como «la mejor póliza de seguro de salud que está disponible gratuitamente para la sociedad».

LA RECETA DEL DR. WALKER PARA UNA GRAN NOCHE DE SUEÑO

«No parece haber un órgano importante dentro del cuerpo, o un proceso dentro del cerebro, que no se mejore de manera óptima con el sueño (y que se vea perjudicado cuando no dormimos lo suficiente)».

—DR. MATTHEW WALKER, *Por qué dormimos*—.

Ahora que tenemos tu atención, ¿qué pasos prácticos puedes dar para mejorar tu sueño?

1. ANTE TODO, NECESITAS EVALUAR SI DUERMES LO SUFICIENTE O NO. ¿Cómo puedes tener una idea general de cuán privado de sueño podrías estar? «Una manera simple de hacerlo», dice el Dr. Walker, «es preguntándote: si tu alarma no sonara por la mañana, ¿seguirías durmiendo? Si es así, entonces claramente tu cerebro no ha terminado de dormir y necesita más».

Otra pregunta simple que vale la pena hacer es: ¿Tratas de dormir más los fines de semana que el resto de la semana? Y si eso es cierto, probablemente significa que, durante la semana, no satisfaces tu necesidad de sueño. También es revelador preguntarte: ¿Puedo funcionar correctamente sin cafeína antes del mediodía?

2. SI TU PRIVACIÓN DE SUEÑO PARECE EXTREMA, CONSULTA A UN MÉDICO. En ciertas situaciones, dice el Dr. Walker, es importante pedirle a tu médico que te remita a una clínica del sueño. Por ejemplo, una clínica del sueño puede ayudarte si te preocupa que puedas tener un trastorno del sueño grave, como insomnio severo o apnea del sueño, una condición en la que la respiración se interrumpe repetidamente. La forma más común de este último trastorno es la apnea obstructiva del sueño, que ocurre cuando los músculos de la parte posterior de la garganta se relajan. Esto estrecha o cierra las vías respiratorias, lo que dificulta inhalar suficiente aire. Uno de los mayores factores de riesgo de la apnea del sueño es la obesidad, aunque también es más común entre los hombres, los fumadores y las personas con afecciones como presión arterial alta, insuficiencia cardíaca congestiva y enfermedad de Parkinson.

Durante años, me despertaba tantas veces cada noche que terminé visitando una clínica del sueño para que me revisaran. Efectivamente, un médico me dijo que tenía apnea del sueño extrema. Me advirtió que esta condición podría acortar mi vida a menos que tomara medidas. ¿La solución? Me recomendó que utilizara una máquina de presión positiva continua en las vías respiratorias (o CPAP) todas las noches. Para muchas personas, estos dispositivos son salvavidas. Pero no puedo decir que estuviera entusiasmado con el uso de una. Consistía en un aparato ruidoso junto a la cama que bombeaba aire a un tubo conectado a una máscara que tenía que utilizar todas las noches. Sentía como si me estuviera atando una aspiradora a la cara mientras me metía en la cama. ¡Y no es el mejor afrodisíaco!

Así que consulté a varios médicos para ver si había alguna alternativa. En mi caso, al menos, me dijeron que operarme para corregir mi tabique nasal desviado podría ayudar. ¡Afortunadamente, la cirugía funcionó maravillosamente y pude respirar fácilmente una vez más sin utilizar esa aspiradora sexy! Cuando volví a subir al escenario, mis niveles de energía mejoraron tanto que me sentí como Hércules. ¡Fue genial para mí, pero un poco aterrador para mi audiencia!

Hay otra opción que también funciona bien para muchas personas: un dispositivo de avance mandibular (o MAD). Básicamente, es un protector bucal que empuja la mandíbula inferior hacia delante, cambiando la ubicación de la lengua mientras duermes. Los MAD son pequeños, fáciles de transportar cuando viajas y se pueden personalizar para que se ajusten perfectamente a tus dientes. Evitan que ronques y también sirven como guardia nocturno si te han dicho que rechinas los dientes.

Peter, que solía utilizar una máquina de CPAP, pero le resultaba difícil llevársela en sus viajes, ahora está muy contento con su dispositivo de avance mandibular.

En cualquier caso, si crees que puedes tener apnea del sueño, no es algo que quieras ignorar, ya que puede aumentar el riesgo de enfermedades cardíacas, síndrome metabólico, diabetes tipo 2, hígado graso, depresión y disminución del deseo sexual. ¿Cuáles son los síntomas de la apnea del sueño? Incluyen ronquidos intensos, episodios en los que se detiene la respiración y, ocasionalmente, dificultad para respirar mientras se duerme.

3. ESTABLECE UN HORARIO REGULAR PARA ACOSTARTE Y LEVANTARTE. «Estamos diseñados para la regularidad», explica el Dr. Walker. «Si alimentas tu cerebro con regularidad, que es lo que desea y espera, mejorarás la cantidad y la calidad del sueño. Así que lo que haces es ponerte al día con las expectativas de tu biología, porque, cuando luchas contra la biología, generalmente pierdes, y la forma en que sabes que has perdido generalmente es porque te pones enfermo».

¿Cómo se puede establecer el horario de sueño correcto, dado que cada uno de nosotros tiene su propio «ritmo circadiano impreso genéticamente»? Walker sugiere imaginar que estás solo en una isla desierta y luego preguntas: ¿A qué hora, normalmente, creo que terminaría acostándome y a qué hora probablemente me despertaría?

Un estudio reciente del sueño que incluyó a 2.115 médicos en su primer año de capacitación encontró que aquellos con horas de sueño irregulares también informaron más sentimientos de depresión que aquellos con patrones de sueño regulares, otra indicación de que nuestros cuerpos y mentes prosperan con la regularidad. El estudio concluyó que «la variabilidad en los parámetros del sueño impactó sustancialmente en el estado de ánimo y la depresión» y que «la consistencia del sueño "podría" mejorar la salud mental».

4. CONCÉNTRATE EN DARTE UNA «OPORTUNIDAD DE DORMIR» LO SUFICIENTE CADA NOCHE. A la mayoría de nosotros nos cuesta quedarnos dormidos y, a menudo, nos despertamos en ciertos momentos durante la noche. Debes tener en cuenta ese tiempo de sueño perdido cuando calcules la hora de acostarte. El Dr. Walker, que recomienda poner una alarma para «irse a la cama» todas las noches, insiste en establecer un arco de sueño de ocho horas y cuarto, para poder dormir un mínimo de siete horas. ¿Cuál es tu horario típico de sueño? «Yo duermo de 22:00 a 6:30. Si supieras todos los peligros para la salud que conozco, no harías nada más que darte esa oportunidad de dormir. No quiero invitar a la enfermedad a entrar en mi vida antes de lo necesario. No quiero vivir una vida más corta».

5. MEJORA LA CALIDAD DE TU SUEÑO, NO SOLO LA CANTIDAD. ¿Cómo? «Necesitas refrescarte para dormir bien», dice el Dr. Walker. «Apuntar a una temperatura en el dormitorio de 18 a 20 grados Celsius es lo óptimo para un adulto promedio». Una pieza de tecnología útil que Peter utiliza religiosamente es una almohadilla refrescante para colchón llamada ChiliPAD. La pone a 18 grados, la misma temperatura que el aire acondicionado de su dormitorio.

El Dr. Walker añade que también debes evitar irte a la cama «demasiado hambriento» o «demasiado lleno», y que tengas en cuenta que el alcohol a menudo causa un sueño «fragmentado». ¿Qué pasa con el café? Bebe tanto como sea posible. ¡Es una broma! Es inteligente limitar el café, especialmente por la tarde y por la noche. El Dr. Walker, que bebe una taza de café descafeinado por la mañana, dice: «La cafeína tiene una vida útil de un cuarto durante doce horas, lo que significa que, si tomas una taza de café al mediodía, una cuarta parte de esa cafeína sigue dando vueltas en tu cerebro a medianoche. Incluso si te quedas dormido y permaneces dormido, la cafeína también puede disminuir la cantidad de sueño profundo que obtienes hasta de un 15 % a 20 %. Para quitarte esa cantidad de sueño profundo, tendrías que envejecer entre doce y quince años. Así que, ese es uno de los problemas con la cafeína».

6. OLVÍDATE DEL TELÉFONO. Una causa común del insomnio es «la invasión de la tecnología en nuestras habitaciones», dice el Dr. Walker. Esto conduce con frecuencia a la «procrastinación del sueño». Tienes sueño y tienes la oportunidad de dormir, pero haces cosas que se interponen en el camino, como ver algunos videos más de YouTube o el próximo episodio en Netflix. ¡Está bien, lo confieso! ¡No soy inmune a la postergación del sueño!

Otro problema es que tu ordenador, tableta y teléfono móvil te bañan en luz LED azul, lo que «engaña a tu cerebro haciéndole creer que todavía es de día» y retrasa la liberación de melatonina, una hormona que señala el sueño. «No se trata solo de dispositivos eléctricos», añade. «La iluminación interior también es un problema. Necesitamos oscuridad».

¿Cuál es la solución? El Dr. Walker sugiere no solo evitar los dispositivos electrónicos por la noche, sino también apagar las luces del hogar cuando la alarma te avise que es hora de irse a la cama. Esto le indica a tu cerebro que es de noche y ayuda a desencadenar la liberación de melatonina. También recomienda instalar cortinas opacas en el dormitorio. Otra manera sencilla de bloquear las luces de la calle o del amanecer es utilizar un antifaz opaco. El que Peter adora y a menudo regala es de la marca Manta. Personalmente, me encanta el antifaz para dormir de Mindfold.

Estas sencillas recomendaciones pueden hacerte creer que la tecnología es el enemigo. Pero el Dr. Walker cree que también podría ser «nuestra salvación». En el futuro, espera ver innovaciones como camas inteligentes con sensores que escucharán tu respiración, diagnosticarán la apnea del sueño y mantendrán tu cuerpo a la temperatura óptima. «Tu coche en este momento está lleno de sensores inteligentes, pero tu colchón es tan tonto como lo era hace cincuenta años», dice. «Hay una gran cantidad de cosas que podríamos hacer al respecto».

Mientras tanto, si estás buscando tecnología que pueda ayudarte ahora, «los rastreadores del sueño son un buen lugar para comenzar», dice el Dr. Walker, porque «lo que se mide se gestiona».

Entre amigos expertos en tecnología como Peter, uno de los dispositivos portátiles más populares es un rastreador de sueño de alta gama llamado Oura Ring. Una maravilla tecnológica diseñada en Finlandia, es un anillo de dedo de titanio liviano que contiene alrededor de diez sensores integrados, incluidos dos ledes infrarrojos, un detector infrarrojo, un giroscopio, tres sensores de temperatura y un acelerómetro para medir tus movimientos.

Todas las mañanas, Oura Ring te brinda una puntuación general que gamifica tu sueño, junto con un análisis detallado de la noche anterior. No solo te dice cuánto tiempo dormiste, sino también cuánto sueño profundo y REM tuviste, si estabas inquieto y lo preparado que estás para el día siguiente (basado en mediciones como la variabilidad de tu frecuencia cardíaca). Es un sueño hecho realidad para los *biohackers*, los atletas y los adictos a los datos preocupados por la salud.

Como explica Peter, dormir es tan importante que Oura Ring es uno de los primeros dispositivos que los miembros de Fountain Life utilizan con regularidad. Por eso también hemos invertido en la empresa a través de BOLD Capital. ¿Por qué? Cuando se trata de este pilar de la vitalidad, es de un valor incalculable saber con precisión dónde te encuentras. Luego, puedes medir los efectos de diferentes hábitos y elecciones en tu sueño y ver qué ayuda y qué perjudica.

Los datos definitivamente no son perfectos, pero son lo suficientemente precisos como para proporcionar información valiosa sobre las muchas formas en que nuestro propio comportamiento afecta a nuestro sueño. Harpreet Rai, director ejecutivo de Oura Health, dice que la compañía ha vendido más de medio millón de sus anillos de segunda generación y ha recopilado más de un millón de noches de datos de sueño de sus usuarios. «Lo más importante», dice, es que los dispositivos de seguimiento como este te ayudan a «comprender qué decisiones has tomado y cómo han resultado en un buen o mal sueño, y eso en última instancia significa tomar mejores decisiones todos los días».

Muchas personas que utilizan el Oura Ring han informado que duermen mejor después de hacer algunos de los cambios básicos recomendados por el Dr. Walker, ya sea acostarse a la misma hora todas las noches, no comer ni beber hasta tarde o eliminar los dispositivos electrónicos del dormitorio. Del mismo modo, dice Rai, «hemos visto a muchas personas dejar la taza de café de las tres o las cuatro y ver mejoras realmente importantes en la calidad de su sueño».

Rai sabe de primera mano cómo la pérdida de sueño puede contribuir a la mala salud. Al principio de su carrera, cuando era banquero de inversiones, solía pasar despierto una o dos noches enteras cada semana. «Empecé a tener canas a los veintidós o veintitrés años», dice. «Aumenté unos veinte kilos en mi primer año... y mis análisis de sangre indicaron que tenía una tonelada de cortisol y una tonelada de colesterol».

Años más tarde, mientras trabajaba en un fondo de cobertura, Rai compró una versión anterior del Oura Ring. Una vez que comenzó a monitorizar su sueño, su impacto en su salud y bienestar se volvió demasiado obvio para ignorarlo. Pronto se dio cuenta de que, cuando dormía de siete a ocho horas, «mi rendimiento era mejor, era más productivo y estaba de mejor humor». Por suerte, conoció a uno de los cofundadores de Oura con sede en Helsinki mientras compraba en una tienda Whole Foods en la ciudad de Nueva York, un encuentro casual que finalmente lo llevó a dirigir la empresa.

Después de haber experimentado con muchas estrategias, Rai descubrió que un puñado de cambios mejoran constantemente su sueño:

- «No tomo café después de las 11:00», dice, y lo reduce a «una o dos tazas, en lugar de tres o cuatro».
- Duerme mejor cuando hace ejercicio por la mañana temprano, no por la noche.
- Ayuda cuando termina de cenar a las 18:00.
- Rara vez bebe alcohol.
- Mantiene fresco su dormitorio.
- Y si no puede resistirse a utilizar su iPad antes de dormir, se pone unas gafas especialmente diseñadas para bloquear la luz led azul que emiten los dispositivos electrónicos. No funcionan para todos, pero Rai descubrió que «daba muchas menos vueltas en la cama» después de empezar a utilizarlas.

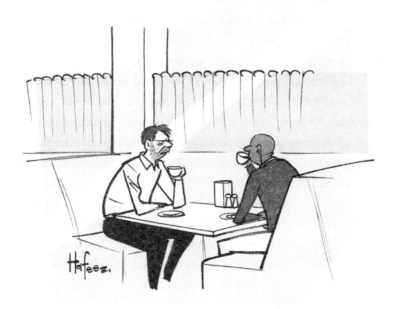

«No he dormido mucho. Me he quedado despierto hasta tarde jugando con la configuración de mi aplicación de sueño».

Pero aquí está la cosa. Tú y yo no deberíamos esperar responder de la misma manera a la luz led, la cafeína, el alcohol, el horario de las comidas y el ejercicio, o innumerables factores más que pueden influir en nuestra capacidad para dormir. Entonces, lo que importa, dice Rai, es que aprendas a «escuchar a tu cuerpo».

···

UNO DE MIS *BIOHACKS* FAVORITOS
PARA DORMIR: NUCALM

Todos sabemos lo que se siente al dormir bien por la noche. Sin embargo, a medida que envejecemos, una buena noche de sueño se vuelve más difícil, lo que acelera el proceso de envejecimiento. Como he compartido, dormir lo suficiente no siempre ha sido algo en lo que me haya concentrado. Uno de mis *biohacks* favoritos que utilizo regularmente es un dispositivo simple llamado NuCalm.

Desarrollado por Solace Lifesciences, este dispositivo está cambiando el mundo a través de soluciones de neurociencia patentadas y clínicamente probadas que te permiten cambiar tu estado mental bajo demanda sin medicamentos y sin efectos secundarios. Durante los últimos 12 años, NuCalm ha ayudado al ejército de Estados Unidos, al FBI, a más de 50 equipos deportivos profesionales y a miles de médicos y sus pacientes, pilotos, ejecutivos de empresas, mamás, papás, hijos e hijas a reducir el estrés y mejorar la calidad de su sueño sin medicamentos.

Utilizando la bioquímica y la física, NuCalm, de forma segura y predecible, ralentiza las ondas cerebrales en alfa y theta, donde el cuerpo y la mente pueden restaurarse, recuperarse, volver al equilibrio y desarrollar resiliencia. De hecho, la investigación en la Escuela de Medicina de Harvard muestra que un tratamiento de 45 minutos de NuCalm puede brindarte los beneficios equivalentes a entre 2 y 5 horas de sueño profundo y reparador al equilibrar tu sistema nervioso autónomo y restaurar tu salud óptima.

También tienen programas que inducen ondas cerebrales Ignite Warrior Brain en regiones gamma de altas frecuencias que dan como resultado un enfoque de alta intensidad y sin errores. Y, por supuesto, el sueño profundo, como era de esperar, ralentiza las ondas cerebrales a las frecuencias más bajas y a las profundidades más intensas del sueño profundo sin sueños.

¡NuCalm, Ignite Warrior Brain y Deep Sleep son fáciles de utilizar y tienen beneficios acumulativos que pueden devolverte el control de tu vida y empoderarte con certeza para vivir tu mejor vida! Para obtener más información sobre las nuevas soluciones de seguimiento de software de NuCalm, simplemente comunícate con ellos en su sitio web, www.NuCalm.com.

• •

El acceso generalizado a sensores diminutos y económicos en dispositivos como Oura Ring y WHOOP Strap (un excelente rastreador de sueño y ejercicio que es mi dispositivo favorito para monitorizar la salud) brinda nuevas maneras de escuchar, para que puedas modificar tu comportamiento, rastrear los efectos, y comprobar por ti mismo qué es lo que más te beneficia. El entusiasmo por el poder de estos dispositivos portátiles ha crecido a tal punto que recientemente Oura se valoró en 800 millones de dólares y WHOOP se valoró en 3,6 mil millones de dólares.

Finalmente, tu teléfono móvil también podría ayudarte a dormir mejor, si lo utilizas de la manera correcta. Si no me crees, consulta un producto innovador llamado Somryst que se entrega a través de una aplicación en tu teléfono inteligente o tableta. Somryst ha sido autorizado por la FDA como un dispositivo «terapéutico digital» solo con receta para adultos mayores de 22 años que luchan contra el insomnio crónico.

¿Como funciona? Durante seis a nueve semanas, la aplicación Somryst te guía a través de un programa de seis partes basado en los principios de la terapia cognitiva conductual, una forma de terapia que ha demostrado clínicamente su eficacia en el tratamiento del insomnio. Entre otras cosas, el programa Somryst te entrena para identificar y cambiar los patrones de pensamiento que conducen a la interrupción del sueño; te enseña a crear una «ventana de sueño» más eficiente que aumenta la cantidad de tiempo que realmente duermes mientras estás en la cama; y te guía para identificar los factores ambientales (como el ruido y la luz excesivos) que contribuyen a los problemas para dormir. Al igual que el Oura Ring y la WHOOP Strap, la aplicación Somryst también realiza un seguimiento de tu progreso a lo largo del camino, para que puedas ver por ti mismo lo que está funcionando.

En un ensayo clínico de más de 1.400 adultos con insomnio crónico, los pacientes que usaron Somryst experimentaron una reducción del 45 % en el tiempo que tardaron en quedarse dormidos, una reducción del 52 % en el tiempo que pasaron despiertos por la noche y una reducción del 45 % en la severidad de sus síntomas de insomnio. Bastante impresionante, ¿verdad? ¡Apuesta a que sí! Para obtener más información, visita Somryst.com. Una vez que hayas completado un cuestionario sobre el sueño, puedes configurar una consulta en línea con un proveedor de atención médica certificado por la junta para ver si eres un candidato adecuado para una receta de Somryst.

Ahora que has leído este capítulo y comprendes la importancia del sueño, ¿qué harás para mejorar el sueño de cada noche? Pensemos en un desafío para dormir: un compromiso firme que brindará beneficios transformadores. ¿Qué estás dispuesto a probar durante un mínimo de diez días o, mejor aún, durante veintiún días, que suele ser suficiente para engancharte a un nuevo hábito positivo? Elige dos o tres cosas simples para las que estés preparado para comprometerte, luego comprueba la diferencia que estos pequeños cambios hacen en tu energía, tu dinamismo y tu estado de ánimo.

Créeme, estaré ahí contigo porque no hay duda en mi mente de que mejorar mi sueño es uno de los mejores regalos que puedo darme a mí mismo. De hecho, la calidad y cantidad de mi sueño ya ha mejorado significativamente, gracias a la WHOOP Strap, de la que hablaremos más en el próximo capítulo. Solo recuerda, el enfoque crea el cambio. Lo que mides tiende a mejorar.

Y ahora pasemos a otro componente central de una vida vibrante y feliz: te guiaremos hacia algunas de las mejores herramientas disponibles para ti en este momento para aumentar tu fuerza, mejorar tu movilidad y maximizar tu fuerza, condición física y rendimiento...

14

FUERZA, ESTADO FÍSICO Y RENDIMIENTO: SU GUÍA RÁPIDA PARA OBTENER LOS MÁXIMOS RESULTADOS

Cómo optimizar tu energía y rendimiento desarrollando masa muscular, reforzando la densidad ósea, mejorando la movilidad y aumentando la resistencia

«Mi actitud es que si me empujas hacia algo que crees que es una debilidad, convertiré esa debilidad percibida en una fortaleza».

—MICHAEL JORDAN—.

¿Qué pasaría si te dijera que hay algo que puedes hacer durante solo unos minutos al día que podría…

- Reducir tu riesgo de cáncer en un 40 %.
- Reducir tu riesgo de sufrir un derrame cerebral en un 45 %.
- Reducir tu riesgo de diabetes en un 50 %.
- Reducir a la mitad tu riesgo de muerte prematura por enfermedades del corazón.
- Y si eres mujer, protegerte de la osteoporosis. Conocida como el «asesino silencioso», ya que a menudo una no sabe que la tiene hasta que se rompe un hueso, afecta a una de cada tres mujeres mayores de 50 años.

¿Qué es este néctar de los dioses? La respuesta es el ejercicio. Sí, el ejercicio. Cuando digo que literalmente no puedes vivir sin él, es la verdad: hacer ejercicio solo quince minutos al día puede reducir el riesgo de muerte en un 14 % y aumentar la esperanza de vida una media de tres años, según un estudio en *The Lancet*.

La mayoría de la gente piensa en hacer ejercicio como una tarea, algo que debe hacer, pero realmente no entiende lo transformador que es. Todos sabemos que debemos hacer ejercicio, pero la mayoría de la gente no quiere hacerlo: estamos presionados por el tiempo. Estamos cansados. Estamos frustrados o confundidos acerca de cómo lograr resultados. Así que simplemente nos damos por vencidos porque no nos damos cuenta de lo esencial que es no solo hacer ejercicio aeróbico y mantener nuestros corazones fuertes, sino también desarrollar los músculos que hacen que todo funcione.

Con eso en mente, te mostraré cómo aumentar la fuerza, ponerte más en forma y estar en mejor forma que nunca, con tan solo diez minutos a la semana, utilizando nuevos conocimientos de la ciencia y nuevas herramientas creadas por empresarios de todo el mundo. Este capítulo versa sobre cómo promover y aprovechar la vitalidad de tu cuerpo, por lo que te presentaré cuatro de las estrategias de entrenamiento más simples, efectivas y transformadoras y tecnologías innovadoras que pueden brindarte el poder y la energía que te mereces en mucho menos tiempo del que jamás soñaste que era posible. Por ejemplo:

- Descubrirás cómo obtener los mejores resultados en la menor cantidad de tiempo utilizando una máquina que los mejores atletas usan para fortalecer sus músculos y huesos sin sudar mucho en solo diez minutos por semana. La máquina mide tu rendimiento y maximiza la cantidad ideal de estimulación muscular para que tus músculos crezcan mientras descansas durante la siguiente semana. (¡No desarrollas músculo cuando haces ejercicio, desarrollas músculo cuando te estás recuperando!). Esto no es publicidad tonta, está respaldado por la ciencia y te dará la fuerza muscular que deseas mientras te permite desarrollar músculo casi sin esfuerzo y seguir obteniendo ganancias.

- La mayoría de las personas sobreentrenan y, como resultado, se lesionan o se queman. Aprende a determinar la dosis perfecta de ejercicio, intensidad y recuperación para maximizar tu energía y mejorar tus resultados.

- Te maravillará la forma en que la inteligencia artificial ajusta un entrenamiento para lograr la máxima eficiencia y maximizar el progreso en una cantidad mínima de tiempo. La clave es la dosis correcta de ejercicio para el resultado correcto.

- Verás cómo la más simple de las herramientas asegura que tu espalda se mantenga fuerte: una serie de arcos de espuma de baja tecnología puede realinear la columna, eliminando el dolor de espalda y aumentando la movilidad hasta el punto de que tu patrón de respiración real cambia.

- Te llenará de energía la forma en que la realidad virtual logra que hacer ejercicio sea una maravilla, incluso para personas como yo, que no somos deportistas. Utilízala para conectarte y hacer ejercicio con otros usuarios en cualquier lugar y en cualquier momento. Yo era escéptico, pero la Black Box VR es tan divertida que ni siquiera te das cuenta de que estás haciendo ejercicio. Cuando te diviertes tanto, te quedas con eso. Logra que realizar ejercicio sea adictivo.

- Para las personas que no pueden hacer ejercicio debido a una lesión o una discapacidad, compartiremos un nuevo y prometedor medicamento oral que actualmente se está probando. Tomado una vez al día, imita los efectos biológicos de un ejercicio extenuante, brindándote químicamente el empujón que necesitas para comenzar a hacer ejercicio y obtener todas las recompensas.

Demasiado dolor no es ganancia. Conseguir la dosis adecuada de ejercicio y esfuerzo es la clave del éxito. Además, estas herramientas y tecnologías no son complicadas ni difíciles de implementar. Tampoco requieren un gran compromiso de tiempo o un esfuerzo sobrehumano. ¿Sabías que simplemente caminar de veinte a treinta minutos al día podría reducir a la mitad la posibilidad de morir prematuramente de una enfermedad cardíaca? (¿En serio, Tony, me vas a decir que salga a caminar? Voy a animarte a que lo lleves al siguiente nivel también). Convierte esa caminata en un trote y obtendrás aún más beneficios: un estudio encontró que los adultos que trotaban cinco días a la semana durante treinta a cuarenta minutos al día tenían una «ventaja de envejecimiento biológico» de nueve años sobre los adultos sedentarios.

Si te detienes y lo piensas un momento, son estadísticas bastante sorprendentes. Imagínate si un científico ganador del Premio Nobel desarrollara una píldora que pudiera hacer que tu cuerpo fuera nueve años más joven, al mismo tiempo que reduce a la mitad el riesgo de morir prematuramente por una enfermedad cardíaca. ¿No te tomarías esta píldora milagrosa? Por supuesto que lo harías. Ahora, ¿y si no fuera una píldora sino una elección de estilo de vida? Considera que los investigadores han demostrado que la actividad física regular reduce significativamente el riesgo de una amplia gama de enfermedades potencialmente devastadoras, que incluyen enfermedad coronaria y accidente cerebrovascular, hipertensión, diabetes, cáncer de mama y de colon, enfermedad renal y demencia.

La cuestión es que, a veces, las intervenciones más simples funcionan solo porque nuestros cuerpos necesitan ser desafiados para volverse más fuertes, saludables o revitalizados. Si no lo usas, lo pierdes. No digo que debas parecer un Adonis abultado, flexionando tus bíceps bien aceitados en la playa. Pero la fuerza muscular importa por muchas razones más allá de la apariencia. Lleva tu rendimiento físico a un nivel completamente nuevo, mejora tu metabolismo y te ayuda a quemar grasa y a verte y sentirte atlético, poderoso y sexy; y si estás en una etapa posterior de la vida, también te brinda el equilibrio y la estabilidad para protegerte contra las caídas, que es un riesgo creciente a medida que envejecemos. Así que no importa en qué etapa de la vida te encuentres, hay beneficios que deseas aprovechar.

En 2018, una prestigiosa revista médica informó que la masa muscular es tan importante para la salud como la presión arterial y el peso.

Ahora, ¿qué pasaría si pudieras tener este tipo de vitalidad a lo largo de toda tu vida, no solo a tus veinte o treinta años de edad? Permíteme presentarte a un amigo mío, Bob Weir, el legendario co-cantante principal y guitarrista rítmico de Grateful Dead. A los 74 años, mantiene un régimen de acondicionamiento físico que incorpora entrenamiento por intervalos, entrenamiento de suspensión TRX y lanzamiento de una pelota medicinal de diez kilos. El tipo es un manojo de músculos ondulantes que sabe que, independientemente de si tienes veinte o setenta años, la fuerza importa. Mantenerse activo y tonificado a medida que envejeces es vital para tu bienestar, tanto físico como emocional.

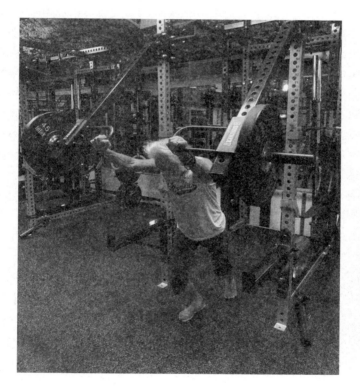

El ejercicio de Bob a los 74 años consiste en entrenamiento por intervalos, que incluye una serie de 10 esprints de 20 segundos, seguidos de una caminata de 20 segundos con una inclinación de 45 grados, rotaciones por encima de la cabeza con un balón medicinal de 10 kilos y entrenamiento de fuerza con bandas TRX.

De hecho, en 2018, una prestigiosa revista médica informó que la masa muscular es tan importante para la salud como la presión arterial y el peso. El estudio de *Annals of Medicine* encontró que las personas con poca masa muscular tenían resultados que se asociaban a más complicaciones quirúrgicas, estancias hospitalarias más prolongadas y peor calidad de vida. La diferencia en los resultados entre las personas con masa muscular baja y alta fue tan marcada que la autora del estudio, Carla Prado, PhD, profesora de la Universidad de Alberta, comentó: «La masa muscular debe considerarse como un nuevo signo vital».

La masa muscular debe considerarse un nuevo signo vital porque te da juventud, energía y fuerza. Te da mejor aspecto. Te hace sentir mejor. Seas hombre o mujer, aumentar la masa muscular está a tu alcance, tengas la edad que tengas. Solo imagina lo que es sentirse fuerte, vital, energizado y poderoso a cualquier edad y no experimentar el declive relacionado con la edad a los 40, 50, 60 o incluso 70 años. Hoy es posible con el tipo correcto de estimulación y entrenamiento. «Esto es algo que los muchachos de mi edad pueden hacer», dijo Weir a *Men's Health*, «y marcará una gran diferencia en lo que llaman sus años dorados si la excelencia y la felicidad son sus objetivos».

La excelencia y la felicidad son, sin duda, mis objetivos, por lo que mi misión es simple. Voy a mostrarte cómo obtener más haciendo menos. ¿Cómo vas a lograr mejores resultados, mayor fuerza, energía y vitalidad, con menos tiempo de entrenamiento de lo que nunca creíste posible? Déjame hablarte de OsteoStrong.

LAS COSAS SENCILLAS

«Ni siquiera sabemos lo fuertes que somos hasta que nos vemos obligados a sacar esa fuerza oculta».

—ISABEL ALLENDE—.

Es muy probable que tú y tus seres queridos no os mováis lo suficiente. La Organización Mundial de la Salud define la actividad física suficiente como ciento cincuenta minutos de actividad moderada, es decir, dos horas y media, ¡en una semana completa! O setenta y cinco minutos de actividad vigorosa a la semana, que nuevamente es solo una hora y quince minutos en una semana completa (o cualquier combinación equivalente para completar las dos horas y media). ¿Cuántos de nosotros alcanzamos ese objetivo relativamente modesto? Un estudio de 2018 encontró que más de un tercio de las personas en los países occidentales de altos ingresos no realizan suficiente actividad física, un porcentaje sorprendentemente alto dado que la inactividad física es el cuarto factor de riesgo principal de mortalidad global.

No ayuda que muchos de nosotros llevemos una vida cada vez más sedentaria, viajando al trabajo en automóvil o en metro o inmovilizados por las políticas de teletrabajo de la COVID, sentados en un escritorio todo el día y mirando pantallas incluso en nuestro tiempo libre. En el capítulo 12, te he presentado a mi amigo el Dr. Dean Ornish, un pionero de la «medicina del estilo de vida» y miembro del consejo asesor de *La fuerza de la vida*. Ornish y su esposa, Anne, escribieron un excelente libro, *UnDo It!: How Simple Lifestyle Changes Can Reverse Most Chronic Diseases*, en el que advierten que «la combinación de estar sentado más de seis horas al día y ser menos activo físicamente estaba asociada a un aumento del 94 % en todas las causas de tasas de muerte prematura en mujeres y un aumento del 48 % en hombres en comparación con aquellos que informaron estar sentados menos de tres horas al día y ser más activos». En otras palabras, sentarse es el nuevo hábito de fumar.

Una solución obvia es utilizar un escritorio que incorpora una cinta para caminar, para que puedas seguir moviéndote mientras trabajas. Fui uno de los primeros en adoptar estos escritorios y encontré el mío tan transformador que se lo recomendé a todos, incluido a mi amigo, el CEO de Salesforce, Marc Benioff, quien popularizó esta manera de trabajar entre todos sus amigos emprendedores. También alenté a mi querido amigo Paul Tudor Jones, el magnate de los fondos de cobertura, que vio aumentar la producción de sus operadores después de conseguirles estos escritorios con cintas de caminar. Ha habido muchos días en los que he pasado hasta cuatro horas al día caminando y trabajando, recorriendo 24 km al día mientras tenía reuniones. ¡Es lo último en multitarea!

«La combinación de estar sentado más de seis horas al día y ser menos activo físicamente se asoció con un aumento del 94 % en todas las causas de tasas de muerte prematura en mujeres y un aumento del 48 % en hombres en comparación con aquellos que informaron estar sentados menos de tres horas al día y estar más activo».

Pero incluso si no tienes acceso a uno de estos escritorios, puedes aumentar la fuerza sin invertir mucho tiempo a través de un avance científico llamado OsteoStrong que produce los mejores resultados en tu cuerpo con una cantidad mínima de tiempo.

Cuando era niño, recuerdo hacer toneladas de flexiones y no ver muchos resultados. Me convertí en una rata de gimnasio. Iba al gimnasio cinco días a la semana, esforzándome como loco para levantar pesas cada vez más pesadas. Luego, inevitablemente, me estanqué y dejé de mejorar. No podía entender por qué esa gran inversión de tiempo y esfuerzo no rindió frutos. Fue exasperante. ¡Me sentí como Sísifo empujando su inmensa roca cuesta arriba, solo para verla rodar hacia abajo una y otra vez!

Decidí que lo que realmente quería era energía y fuerza en el menor tiempo posible. Después de años de sobreentrenamiento, encontré esperanza en una estrategia de construcción muscular llamada contracción estática, una manera de impulsar el crecimiento muscular más rápido que cualquier cosa que la ciencia haya identificado previamente.

Escuché sobre un estudio que involucró a miles de culturistas que reflejaban mi comportamiento de rata de gimnasio. Levantaban hierro cinco, seis, siete días a la semana. Pero terminaban estancándose. Luego, después de sufrir una lesión o una enfermedad y tomarse diez días o más libres, casi inevitablemente establecían nuevas marcas personales a su regreso. Esto llevó a los investigadores a concluir que las personas como yo sobreentrenábamos, esencialmente agotábamos los sistemas de energía del cuerpo de una manera que realmente nos debilitaba. Eso es porque el músculo no crece solo porque lo estimulas, crece porque lo estimulas con suficiente intensidad.

Y luego, aquí está la clave más importante, descansa lo suficiente para que el cuerpo se recupere y reconstruya lo suficiente para responder a la siguiente estimulación.

Aprendí todo sobre este enfoque contrario a la intuición, que menos es más cuando se trata de volverse más fuerte, de la fuente misma: Peter Sisco, el pionero del culturismo detrás de la contracción estática. Voy a explicar lo que hice inicialmente y luego compartiré las estrategias innovadoras que Peter me enseñó. Luego, te mostraré cómo la tecnología ha encontrado una solución para hacerlo de manera más rápida y sencilla.

Verás, la manera más rápida y eficiente de aumentar la fuerza es mantener el peso máximo que puedes manejar en una posición estática, en otras palabras, sin rango de movimiento. No puedes sostener el peso por más de unos pocos segundos porque el estímulo es muy extremo. Como resultado, ¡todo el entrenamiento termina en cuestión de minutos!

Al principio, no podía creerlo. ¿Cómo podía requerir tan poco tiempo desarrollar poder y fuerza? Pero vi la prueba en Gold's Gym, donde fui con mi equipo de cámaras. Observé a una mujer canosa de sesenta y tantos años, deslizarse en una máquina de prensa de piernas después de que un veinteañero cincelado, chorreando sudor, accediera a dejarla realizar una serie rápida. Todavía veía cómo los ojos de ese chico se agrandaban con incredulidad cuando la mujer agregó 20 kilos a su ya pesada carga y realizó otra serie, aguantando solo unos segundos cada vez. «No quiero desarrollar grandes músculos, pero me gusta sentirme fuerte», me dijo aquella poderosa abuela. «Noto como si todos mis tornillos estuvieran apretados. Esto cambia mi vida. ¡Puedo llevar maletas, o abrir y cerrar el maletero con un dedo!», dijo con una sonrisa.

Enseguida me convencí de que aquello tenía mucho valor y comencé a practicarlo. No podía creer cuánto aumentó mi fuerza. Esas ráfagas cortas de intensidad escandalosa realizadas una vez por semana durante diez días demostraron ser tan poderosas que construí 7 kilos de músculo adicional en cuestión de meses. En ese momento yo tenía 32 años. Recuerdo que me divertía entrando al gimnasio Gold's Gym con mi equipo de cámaras y presionando las piernas con 500 kilos, todo el peso que tenían más dos hombres sentados en la máquina de piernas. El gerente de Gold's Gym dijo: «¡Es increíble! ¡Lo has hecho con la mente, hombre!». Me reí y dije que cualquiera podría hacer esto a través de la construcción y el esfuerzo graduales.

Pero a medida que el peso aumentaba más y más, me encontré con un desafío. Cuando estaba haciendo *press* de banca, por ejemplo, un brazo estaba un poco más fuerte que el otro. Las cosas se desequilibraban y un día acabé haciéndome daño, y eso afectó a mi capacidad para realizar mis eventos en vivo. Así que, a regañadientes, lo dejé, porque no podía permitirme lesionarme, después de todo, me gano la vida saltando alrededor de un escenario. Me di cuenta de que estaba yendo demasiado lejos, y el desafío era equilibrar el peso.

Entonces, aunque me encanta la contracción estática y la estrategia supereficiente de hacer todo lo posible durante unos minutos y producir resultados extraordinarios, ejercitarme una o dos veces por semana y tomarme varios días libres para recuperarme, lo que realmente deseaba era una manera más segura y más saludable y más equilibrada de volverse más fuerte. Eventualmente, esperaba que alguien encontrara una manera de hacerlo sin que resultara en lesiones. Finalmente lo encontré en una empresa que había asumido estos principios y los había implementado con tecnología. La empresa se llama OsteoStrong y ha desarrollado algunos de los equipos de fortalecimiento muscular más innovadores del planeta.

OsteoStrong sigue el ejemplo de la contracción estática y ofrece máquinas de última generación que fortalecen de forma segura todo tu sistema musculoesquelético en un entrenamiento que dura menos de diez minutos, ¡solo una vez a la semana! No es necesario que te quites la ropa habitual ni que te pongas zapatillas si no quieres. La mayoría de las veces ni siquiera sudarás. ¿Cómo es eso para la máxima eficiencia y la mínima molestia? Y no te pone en riesgo de perder el equilibrio, ya que las máquinas miden el esfuerzo y no llevas peso encima; es un sistema presurizado por ordenador.

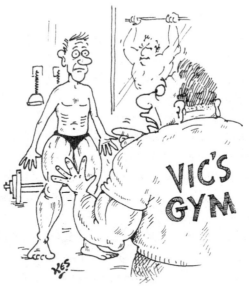

«Creo que ha llegado el momento
de concentrarnos un poco más
en la parte superior de tu cuerpo».

Una de las razones principales por las que OsteoStrong atrae a los atletas de élite es que buscan constantemente una ventaja al maximizar la fuerza de sus huesos y músculos. De lo que la mayoría de la gente no se da cuenta es que la fuerza de sus huesos determina lo grandes que pueden llegar a ser sus músculos. Los huesos suelen ser el factor limitante. De hecho, los atletas que complementan sus regímenes de entrenamiento regulares con sesiones semanales de OsteoStrong reportan consistentemente grandes ganancias en el rendimiento, y se mueven más rápido y saltan más alto. Caso en cuestión: dos fans leales son la campeona mundial de triatlón Siri Lindley y su pareja, Rebekah Keat. Estas competidoras de élite de la prueba Ironman también son consideradas entre las mejores entrenadoras de triatlón del mundo.

OsteoStrong atrae a personas de prácticamente todas las generaciones, no solo atletas que buscan llegar más lejos y más rápido, sino adultos jóvenes que quieren ser más fuertes, hombres y mujeres de negocios que necesitan un impulso de fuerza y energía para enfrentarse a los desafíos de sus vidas y carreras, y de mediana edad que ya lo habían probado todo y que quieren cuidar sus cuerpos pero necesitan hacerlo de una manera que sea lo más eficiente posible. De lo contrario, su entrenamiento se reserva para otras demandas.

OsteoStrong no solo fortalece los músculos, sino que al mismo tiempo fortalece los huesos, lo que lo convierte en el antídoto perfecto para evitar la osteoporosis, que hace que los huesos se vuelvan quebradizos y débiles. Recuerda, esta es una preocupación extremadamente importante para las mujeres mayores de 50. De hecho, el riesgo de una mujer de romperse la cadera es igual a su riesgo combinado de cáncer de mama, de útero y de ovario. Cuando empujas, la máquina mide la presión y se calibra de acuerdo con lo que tu cuerpo puede manejar.

Como resultado, he visto un desarrollo continuo en mi fuerza muscular a los 62 años hasta el punto de que puedo levantar y empujar con una intensidad que supera la que tenía cuando tenía 30 años. Pero lo que es realmente alucinante es ver cómo cambia la vida de las personas, ¡empezando por mi propia esposa! Sage ha sido bendecida con un metabolismo increíble. Podía comer casi el doble que yo y permanecer totalmente delgada. No tiene que hacer ejercicio para mantenerse delgada, pero se volvió adicta a nuestras máquinas OsteoStrong porque le preocupaba su densidad ósea. Por ejemplo, comenzó con 55 kilos en una prensa de pecho y subió hasta 110 kilos en un año. Y no se puso exageradamente musculosa, ya que los cuerpos femeninos responden de manera diferente a la estimulación. Sus músculos estaban flexibles, elegantes y fuertes, y como resultado ella se siente fuerte y poderosa. Vio que mejoraba, y se hizo una fan del método.

Lo más adictivo del OsteoStrong es que solo haces ejercicio una vez por semana o diez días, y puedes ver las mejoras continuamente, y si no mejoras, en realidad descansas más. Recuerda, el cuerpo necesita tiempo para regenerarse. Mi esposa se volvió adicta porque había hecho ejercicio antes y nunca había visto mejoras, pero aquí vio un progreso continuo.

En cuanto a mí, lo utilizo cada 7 a 10 días y me ha cambiado la vida. Y si te encanta levantar pesas o ejercitarte como a mí, aún puedes seguir haciéndolo, y esto lo complementa. Y para ese 95 % de la población que no disfruta de pasarse las horas en el gimnasio, OsteoStrong puede transformar su cuerpo en cuestión de minutos.

Todo esto es posible gracias a un perspicaz ingeniero biomédico e hijo preocupado llamado John Jaquish.

Jaquish desarrolló la tecnología OsteoStrong después de que a su madre, Marie-Jeanne Jaquish, le diagnosticaran osteoporosis. La osteoporosis es especialmente común entre las mujeres posmenopáusicas, pero afecta a millones de personas, mujeres y hombres. La Fundación Internacional de la Osteoporosis estima que una de cada tres mujeres mayores de 50 años y uno de cada cinco hombres mayores de 50 sufrirán fracturas relacionadas con la osteoporosis. Las fracturas de cadera por sí solas son extremadamente debilitantes; un 40 % de los supervivientes no pueden caminar de manera independiente un año después.

Antes de su diagnóstico, Marie-Jeanne era una mujer activa de unos 70 años a la que le encantaba caminar, montar en bicicleta y jugar al tenis. John vio lo devastada que estaba por la perspectiva de un futuro limitado por huesos rotos, estadías en el hospital y fuerza decreciente. Aunque no tenía formación médica, empezó a investigar la densidad ósea con la esperanza de encontrar una solución que ayudara a su madre y a millones de personas a enfrentarse al mismo futuro nefasto.

Para la mayoría de nosotros, la densidad ósea alcanza su punto máximo a los 30 años. Una vez que llegamos a los 40, comenzamos a perder hasta el 5 % de nuestra densidad ósea cada década. Resulta que uno de los secretos para desarrollar la fuerza muscular es que también debemos mantener, o incluso aumentar, nuestra densidad ósea. ¿Pero cómo?

John Jaquish respondió a esta pregunta preguntando a su vez: ¿Quién tiene huesos increíblemente fuertes y anormalmente densos? Respuesta: las gimnastas. Piensa en Simone Biles aterrizando: la intensidad del impacto ayuda a fortalecer sus huesos. ¿Jaquish le pidió a su madre que comenzara a lanzarse desde las barras paralelas o a dar volteretas desde la barra de equilibrio? Por supuesto que no.

Su idea era crear una máquina que pudiera generar un impacto similar de una manera más controlada. Diseñó un prototipo que se parecía a cuatro máquinas de levantamiento de pesas estándar, incluida una prensa de piernas y una prensa de hombros. Pero las convirtió en contracción estática, por lo que el usuario aplicaría una fuerza extrema sin mover los pesos. Imagina empujar las manos y los pies tan fuerte como puedas contra una pared de ladrillos (pero que se mueva ligeramente) durante quince segundos y te harás una idea aproximada de cómo se experimenta ese ejercicio. Una vez más, estos dispositivos responden a tu capacidad en tiempo real a partir del análisis de un ordenador.

John probó su dispositivo con sus padres, les indicó que hicieran el máximo esfuerzo, y que realizaran cada ejercicio de diez a quince segundos, mientras él medía la fuerza que generaban. Para realizar todo el proceso bastaron menos de diez minutos. Se recuperaron durante una semana y luego repitieron la rutina. Después de uno o dos meses de estas sesiones semanales, Marie-Jeanne había recuperado su vida. Su producción de fuerza había mejorado drásticamente. Reanudó las prácticas del senderismo y del tenis. Y como dijo su hijo: «Pasó de tener los huesos de una mujer de ochenta años a los de una de treinta».

Su osteópata, una médica llamada Dra. Eleanor Hynote, quedó asombrada con los resultados de las gammagrafías óseas de Marie-Jeanne. Parecía impensable, ¡pero había revertido por completo su osteoporosis! La Dra. Hynote quedó tan impresionada que envió a más de 200 pacientes a Jaquish y terminó escribiendo un libro con él, *Osteogenic Loading* («carga osteogenética»), el término que usa Jaquish para describir el proceso de fortalecimiento de los huesos al imponerles una gran demanda.

Lo que esto significa para ti es que si corres riesgo de sufrir osteoporosis o ya has desarrollado esta enfermedad debilitante, las máquinas patentadas de OsteoStrong podrían significar para ti una verdadera bendición. En 2015, Jaquish fue coautor de un estudio con cincuenta y cinco mujeres posmenopáusicas con osteoporosis. Durante seis meses, realizaron cinco segundos de contracción estática en cada una de sus cuatro máquinas solo una vez por semana. Al final de este ensayo de veinticuatro semanas, las mujeres del estudio observaron aumentos en la densidad ósea del 14,9 % en la cadera y del 16,6 % en la columna vertebral. Además, su capacidad funcional musculoesquelética también mejoró drásticamente, lo que hizo posible que realizaran tareas rutinarias como caminar, subir escaleras, recoger alimentos y golpear pelotas de golf con un rango de movimiento y movilidad mucho mejor.

Encontré esta tecnología tan transformadora que la utilizo todas las semanas y también invertí en la empresa, ayudando a financiar su expansión. Soy tan fan que los animé a abrir centros en todo el mundo, lo que han hecho con un éxito notable. OsteoStrong ya está disponible en más de 120 ubicaciones en los Estados Unidos y en el extranjero, y se extiende rápidamente, incluso ganando fans entre las filas de la UFC.

Es fácil hacer que la gente lo pruebe, porque solo se tarda diez minutos, y es genial tanto si tienes veinte como ochenta años de edad, ya que mide con precisión cómo estás y se ajusta a tu nivel de exigencia. Es seguro y sorprendentemente eficaz. Los lectores pueden consultarlo gratis durante un mes visitando www.OsteoStrong.me/Lifeforce. Solo mira en la sección de recursos y serás dirigido a un gimnasio cerca de ti para hacerte una prueba complementaria de treinta días. Tanto si eres un atleta competitivo, un entusiasta del ejercicio físico o simplemente buscas optimizar tu densidad ósea, esta tecnología puede aprovechar de manera segura la magia de la contracción estática para aumentar tu fuerza, equilibrio, movilidad y metabolismo en solo diez minutos a la semana. Vaya, ¡eso es algo muy poderoso!

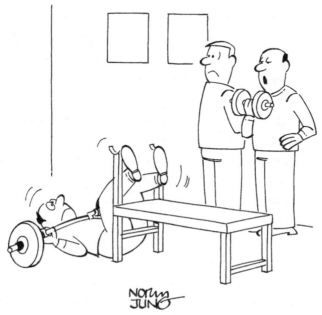

«Déjalo solo. Recuerda, sin dolor no hay ganancia»

ENTRENAMIENTOS RÁPIDOS Y EFECTIVOS QUE PUEDES HACER EN CUALQUIER LUGAR

Digamos que no tienes acceso a OsteoStrong. Todavía puedes aumentar tu fuerza, la clave, la esencia, es lograr que entrenes de manera efectiva. Como la mayoría de nosotros comenzamos a perder fuerza muscular alrededor de los 35 años, es vital que nos hagamos cargo del asunto con nuestras propias manos.

Solo pregúntale a mi viejo amigo y entrenador personal Billy Beck III, una leyenda del *fitness* que ha ganado dos veces el premio «Mejor entrenador personal del mundo» y ha entrenado a cientos de atletas de alto rendimiento y ayudado a entrenar a personas como Dwayne Johnson, The Rock.

Si estás buscando un programa sencillo, económico pero altamente efectivo para desarrollar fuerza, esto es lo que Billy recomienda. Sugiere concentrarse en un mínimo de cuatro ejercicios (sentadillas, estocadas, flexiones de brazos y planchas) que garantizan un aumento de la potencia muscular si los realizas de la manera correcta y constantemente tratas de hacer más cada vez. «Comienza con una sola sentadilla, si es necesario», dice. «Sostén una tabla durante diez segundos, si eso es lo máximo que puedes hacer. Mañana aguanta un poco más. El poder y la fuerza se acumulan con el tiempo, así que ten paciencia».

Billy, que recibió su primer juego de pesas y un saco de boxeo como regalo de su padre cuando solo tenía cuatro años, tiene acceso a la tecnología de desarrollo de fuerza más sofisticada del planeta. Pero todo lo que hace se basa en el simple principio de la progresión gradual. «Uno no levanta de repente cien kilos», dice. «Empiezas añadiendo un kilo, luego tres... Es la implacabilidad lo que te hace fuerte. El desafío crea el cambio. Debes hacer lo suficiente para estimular el cuerpo pero no aniquilarlo. Son las pequeñas cosas que se hacen de manera consistente e implacable las que conducen a resultados masivos con el tiempo».

No te excedas, como solía hacer yo. Como dice Billy, «estimúlalos, no aniquiles los músculos». A menudo, menos es más. Si pasas menos tiempo ejercitándote, pero haciéndolo según un horario regular que permita mucho tiempo para que tus músculos se recuperen, lograrás resultados aún mejores. El secreto del éxito está en crear el hábito y apegarse a él.

La estrategia más básica de Billy es desarrollar el hábito de hacer ejercicio durante solo diez minutos al día: un microentrenamiento. Algunas personas hacen ejercicio durante una hora, luego no pueden caminar durante tres días y abandonan su rutina. Si haces un mínimo de diez minutos al día de manera constante, te volverás adicto a la buena sensación que genera el hecho de esforzarte y aumentar tu fuerza. ¡Y nadie tiene excusa para no dedicar diez minutos!

• •

MI REGALO PARA TÍ

Entiendo que no todo el que lee esto es un principiante, y el entrenamiento de fuerza es un estudio completo en sí mismo. Así que, como favor personal para mí, Billy Beck III ha creado programas gratuitos de entrenamiento para principiantes, intermedios y avanzados para que puedas comenzar desde donde sea que estés y mejorar de manera segura y efectiva tu fuerza, músculo y composición corporal. Simplemente visita BillyBeck.com/Tony.)

• •

«Es difícil cambiar de la noche a la mañana, pero si eres persistente y das un paso cada vez, verás los resultados».

—JACK LALANNE—.

¿Todavía eres escéptico sobre el valor de tener músculos fuertes? Intenta realizar la prueba de sentarte y levantarte para evaluar tu fuerza muscular, flexibilidad articular, equilibrio y estabilidad: siéntate en el suelo, luego intenta levantarte con el mínimo apoyo necesario. Comienza con una puntuación máxima de diez y réstale un punto por cada apoyo que necesites mientras te sientas y te levantas, por cada mano, antebrazo, rodilla o lado de la pierna que necesites apoyar por el camino. Réstate otro medio punto si ejecutas la prueba de manera inestable y pierdes parcialmente el equilibrio. ¿Listo? ¡Vamos!

Para decirlo sin rodeos, no puedes aprobar este test si te falta músculo. Ninguna cantidad de acondicionamiento cardiorrespiratorio te otorgará una puntuación alta si careces de la fuerza muscular y la movilidad para maniobrar hacia abajo y hacia arriba de manera eficiente. Puede sonar ridículamente fácil, como un juego de niños. Pero para muchos de nosotros, este simple acto de sentarse y levantarse expone todo tipo de debilidades inesperadas. Billy dice que la prueba es una excelente medida de tres elementos fundamentales de la función humana: «Mide el equilibrio, la movilidad y la fuerza muscular, y al juntarlo todo, evalúa tu probabilidad de caída, que es la causa número uno de lesiones y muertes relacionadas en personas mayores de sesenta y cinco años».

Esta prueba básica es aún más reveladora de lo que parece. Los investigadores evaluaron el desempeño de más de 2.000 personas de 51 a 80 años, hicieron un seguimiento unos años más tarde y descubrieron que sus puntuaciones en la prueba de sentarse y levantarse ayudaron a predecir su «mortalidad por todas las causas». Aquellos con las puntuaciones más bajas tenían una expectativa de vida tres años menor que aquellos que obtuvieron las puntuaciones más altas. Así es. Si te desempeñaste bien en esta prueba, puedes esperar vivir significativamente más que aquellos que se desempeñaron mal. ¿Por qué? ¡Porque la aptitud musculoesquelética realmente importa! ¿Y sabes qué más marca la diferencia? Medir tus resultados. Tienes que conocer tus puntos de referencia para saber cuánto estás mejorando.

TECNOLOGÍA QUE SIGUE Y ACELERA TU PROGRESO

«Si no puedes volar entonces corre, si no puedes correr entonces camina, si no puedes caminar entonces gatea, pero lo hagas como lo hagas debes seguir adelante».

—MARTIN LUTHER KING JR.—.

Como acabas de leer, el poder de OsteoStrong se deriva de aplicar la cantidad justa de estímulo, ni demasiado ni demasiado poco. No quieres sobreestimularte; eso es lo que te derriba. Pero si te estimulas poco, nunca lograrás resultados. La clave es poder medir tu capacidad de recuperación y comprender la cantidad de estrés que está creando, para que puedas mantenerte encaminado. Voy a ser sincero: para mí puede ser un desafío no extralimitarme, no esforzarme demasiado. Es solo mi naturaleza. Si tienes una personalidad tipo A como yo, estoy seguro de que entiendes exactamente de qué estoy hablando. Pero eventualmente te agotarás si te esfuerzas constantemente y no acumulas suficiente tiempo de recuperación.

Una de las mejores maneras de acelerar tu progreso es aprovechar el poder de los dispositivos portátiles, independientemente de si eres un atleta empedernido, un nuevo converso al ejercicio o simplemente te has desviado del camino y deseas comenzar de nuevo. Hay muchas herramientas excelentes para ello, pero una de mis favoritas es la WHOOP Strap.

Durante la última década, hemos visto una explosión de dispositivos portátiles que contienen pequeños sensores que monitorizan cada movimiento que realizas, cada caloría que quemas, cada latido de tu corazón y la calidad de tu sueño, entre muchas otras medidas de tu salud y de tu rendimiento. ¡Puede que ya seas un ferviente analista de datos, obsesionado con tu Apple Watch o tu Fitbit! Si es así, ¡genial! Todos los dispositivos portátiles más populares tienen sus virtudes (y limitaciones), y mejoran todo el tiempo. Pero debo confesar que me encanta mi WHOOP Strap, una banda cómoda que se usa en la muñeca o en el bíceps y ahora incluso dentro del calcetín o del zapato. La WHOOP Strap se conecta a una aplicación en tu teléfono que recopila y analiza una impresionante variedad de datos fisiológicos, incluida la temperatura corporal, la variabilidad de la frecuencia cardíaca, la frecuencia cardíaca en reposo, la frecuencia respiratoria, el sueño profundo y el sueño REM.

Pero esto es lo que tiene de especial: te brinda todos los detalles que deseas, pero lo que es más importante, destila esas métricas para darte dos puntuaciones clave: una para la tensión y otra para la recuperación. Como ya has visto cuando hablábamos de OsteoStrong, debes esforzarte más allá de tu zona de confort o no verás ningún crecimiento o mejora, pero también debes tener suficiente tiempo para descansar y recuperarte para que el cuerpo pueda progresar. Por eso WHOOP enfatiza la tensión, un término para la intensidad de tu entrenamiento o el esfuerzo que realizas solo en tu rutina diaria. Pero también mide la recuperación de esas intensas cargas de estrés. WHOOP realmente ha cambiado mis patrones, ayudándome a dar sentido a los datos que recopila. Porque no es suficiente con solo tener los datos: estos deben significar algo. Los datos de WHOOP me ayudan a determinar la dosis correcta de ejercicio y demanda o estrés, o tensión como ellos lo llaman, en comparación con la cantidad de tiempo de recuperación necesario, sueño y descanso. Es una información invaluable que cambiará tu calidad de vida porque lo que puedes medir, lo puedes gestionar. Y lo que puedes gestionar, puedes mejorarlo.

WHOOP recopila datos continuamente, las veinticuatro horas del día, los siete días de la semana, midiendo con precisión cómo trabajas tu cuerpo y cómo te recuperas a través del sueño y del descanso. Cuando he dormido mal o he acumulado una larga serie de ejercicios muy intensos, WHOOP me dice que me lo tome con calma. ¿Y sabes qué? He aprendido a escucharle porque he visto por mí mismo la diferencia entre mi rendimiento en los días en que me estaba quedando sin humo y los días en que me había recuperado adecuadamente. Cuando me despierto y WHOOP dice que estoy en la Zona Verde, significa que mi cuerpo está preparado para el máximo rendimiento, por lo que puedo sacar más provecho de mis entrenamientos. Si estoy en la Zona Amarilla, sé que debo ser un poco más cuidadoso. Y si estoy en la Zona Roja, es una señal de que tengo que hacer una pausa, lo cual es difícil para un tipo como yo, que siempre se esfuerza por hacer más. Pero sé que, en última instancia, tomarme un descanso valdrá la pena en términos de un mejor rendimiento.

La belleza de los dispositivos portátiles como WHOOP es que miden tu progreso durante semanas, meses y años, para que puedas realizar un seguimiento preciso del impacto de las elecciones de estilo de vida que has realizado. Supongamos que actualmente haces ejercicio dos veces por semana y decides aumentarlo hasta cinco veces por semana, incluidas un par de sesiones de fortalecimiento. Ahora imagina lo que verás reflejado en tus métricas dentro de seis o doce meses. No hay nada más inspirador que ver cómo mejoran tus biomarcadores y saber que tu propio comportamiento lo ha mejorado todo, desde la frecuencia cardíaca en reposo hasta la calidad del sueño.

También puedes compartir estos datos con tu médico o entrenador, para que puedan ayudarte a interpretar la información y brindarte orientación personalizada. Es un poco como pilotar un avión por el cielo nocturno con la ayuda de instrumentos giroscópicos, un copiloto experimentado y control de tráfico aéreo. Dada la elección, ¿por qué optarías por hacerlo a ciegas, confiando principalmente en tus propios instintos?

Por el camino, también hay momentos en que tu cuerpo te envía mensajes urgentes que podrías haberte perdido si tu dispositivo de rastreo no los hubiera recogido en tu nombre. En 2020, un golfista profesional llamado Nick Watney se hizo la prueba de la COVID-19 antes de jugar un torneo con cientos de los mejores jugadores del mundo. La prueba salió negativa. Luego, tres días después, los datos de su WHOOP Strap mostraron un aumento repentino en su frecuencia respiratoria después de permanecer estable durante casi un año en un nivel mucho más bajo. Ese pico fue una señal de advertencia temprana de que Watney, cinco veces ganador del PGA Tour, estaba luchando contra algo, a pesar de que no tenía síntomas como fiebre, tos o dificultad para respirar. Eso lo llevó a hacerse otra prueba de la COVID, lo que lo llevó a convertirse en el primer jugador en dar positivo en el Tour.

Watney se retiró inmediatamente del torneo y evitó infectar a cualquiera de sus compañeros de juego. ¿Cómo respondió la PGA? Adquiriendo 1.000 WHOOP Strap para todos los jugadores, caddies y demás personal esencial del Tour.

Will Ahmed, que fue capitán del equipo de squash de la Universidad de Harvard y fundó WHOOP en 2012 en su residencia universitaria, dice que «hay secretos que tu cuerpo trata de decirte. La realidad es que hay biomarcadores que pueden indicar algo muy diferente a cómo te sientes».

Por supuesto, Watney es un ejemplo extremo. Pero su historia es un recordatorio de que la tecnología ahora puede revelar los secretos de tu fisiología de maneras que antes eran inimaginables. Cuando uso la WHOOP Strap, tomo mejores decisiones. No importa qué ejercicio haga, me ayuda a determinar la cantidad correcta de esfuerzo y la cantidad correcta de tiempo para que cada día pueda equilibrar la dosis perfecta de demanda con recuperación. Además de eso, la WHOOP Strap también ayuda a mejorar lo que hablamos en el capítulo 13: la calidad del sueño. Cuando mejoras tu sueño, tu mente, tu cuerpo, tus emociones y tu energía están en su punto máximo, lo que te permite maximizar tu calidad de vida, ya seas una madre que se queda en casa, una persona de negocios, una estudiante, un empresario o un jubilado que quiere seguir viviendo la vida al máximo. Es mejor vivir a través de los datos. Debo decirte que he agregado mayor profundidad a mi sueño, pero también casi una hora más desde que comencé a utilizar este dispositivo. De nuevo, lo que mides lo tiendes a mejorar.

APROVECHAR LA IA PARA EL PODER Y EL PROGRESO

«No me dan miedo los ordenadores. Temo su falta».

—ISAAC ASIMOV—.

Ahora déjame presentarte una tercera innovación que también se basa en datos para ayudarte a salir más fuerte de tus entrenamientos y sacar más provecho de cada sesión. Technogym Biocircuit es un entrenamiento impulsado por inteligencia artificial que determina la dosis correcta de ejercicio entregado de la manera más eficiente para que puedas lograr los máximos resultados en un mínimo de tiempo. Es otra herramienta más para ayudarte a alcanzar tus objetivos de fuerza y rendimiento.

La tecnología ha mejorado casi todos los aspectos de nuestras vidas, además de nuestra capacidad de atención. Sin embargo, la experiencia de ir al gimnasio apenas ha cambiado en décadas. Tu teléfono móvil es ahora un superordenador. Entonces, ¿por qué el gimnasio sigue siendo solo el gimnasio? Bueno, en realidad ese no es el caso en los más de veinte mercados de todo el mundo donde Biocircuit está disponible.

Imagínate esto: entras a un gimnasio que cuenta con once máquinas Biocircuit Smart Strength. Escaneas tu acceso agitando tu pulsera frente a una elegante pantalla interactiva. El sistema Smart Strength impulsado por IA recuerda el perfil personal que configuraste cuando te registraste por primera vez para utilizar las máquinas y, al igual que OsteoStrong, extrae instantáneamente tu perfil de la nube, junto con tu plan de entrenamiento personalizado. Este sistema informatizado también ha almacenado todos los detalles de tus entrenamientos anteriores (el nivel de resistencia que elegiste, el esfuerzo que realizaste) y puede predecir lo que podrás lograr hoy.

Comienzas en las «estaciones» de primer nivel y sigues el circuito en una secuencia predeterminada, en lugar de dudar en decidir si trabajar el pecho antes que los brazos o los hombros. Todo el circuito te brinda un entrenamiento corporal completo y equilibrado en solo treinta minutos. No tienes que preguntarte si estás descuidando tus glúteos en favor de tus cuádriceps o si prefieres los ejercicios que te gustan a los que temes, ya que Smart Strength AI no te da otra opción. Cuando llegas a cada máquina, se ajusta automáticamente a tu configuración ideal, por lo que no tienes que preocuparte ni de regular la altura del asiento ni la posición de las empuñaduras. Las máquinas están diseñadas para ayudar a garantizar que mantengas la forma adecuada. Y a medida que te vuelves más fuerte, automáticamente agregan resistencia, calibrando el desafío para que sea alcanzable y al mismo tiempo te empuje a seguir mejorando.

Increíble, ¿verdad? Se han eliminado todas las conjeturas y la pérdida de tiempo, dejándote libre para concentrarte exclusivamente en entrenar de la manera más eficiente que puedas imaginar. Una vez más, la cantidad correcta de demanda o tensión se combina con la dosis correcta para tu nivel actual de capacidad de recuperación. No hay que buscar un juego de mancuernas sin utilizar o un *press* de banca de repuesto. ¡No te preocupes por recordar cuántas repeticiones debías hacer o si es tu segunda o tercera serie de flexiones de bíceps!

Todo está optimizado y simplificado, y es divertido porque la experiencia entera está gamificada. Las máquinas Smart Strength AI tienen una pantalla de videojuego incorporada, que te permite guiar una pelota a través de una carrera de obstáculos controlando la resistencia de la máquina. Imagínate en la prensa de piernas, donde empujas para extender las piernas, levantando la pelota en el proceso. Luego bajas la pelota de manera gradual doblando lentamente las rodillas. Cuanto mejor controles el peso, mayor será tu puntuación y más progreso harás.

El principal aspecto del juego no es solo un truco. Numerosos estudios han establecido una correlación fiable entre la gamificación y el ejercicio. Es simple: los seres humanos van al gimnasio con un esfuerzo y una constancia más sostenidos si saben que están progresando, y más aún si saben que otros los están viendo progresar. Un estudio de 2017 del *Journal of the American Medical Association* hizo un seguimiento de más de doscientas familias, algunas de las cuales utilizaban una aplicación de ejercicios basada en juegos que los alentaba a competir con otras familias. Los grupos que utilizaron la aplicación excedieron sus objetivos diarios de caminata en 1,5 kilómetros más que los grupos de control. ¡1,5 kilómetros extra cada día!

En los próximos años, encontrarás cada vez más biocircuitos a medida que este divertido concepto de la IA se imponga. De hecho, Peter, Bob, Bill y yo estamos tan entusiasmados que ya comenzamos a instalar estas máquinas en nuestros centros Fountain Life. También puedes encontrar estas máquinas y otros entrenamientos impulsados por IA en gimnasios especiales en la mayoría de las principales ciudades del mundo. Y mantén los ojos abiertos, porque la tecnología va a mejorar todo esto drásticamente en un arco de tiempo de 3 a 5 años.

ESTIRA LA COLUMNA

«Observa que el árbol más rígido se rompe con mayor facilidad, mientras que el bambú o el sauce sobreviven doblándose con el viento».

—BRUCE LEE—.

La cuarta innovación que quiero compartir contigo es algo increíblemente simple. Se llama Backbridge, y es tan simple y de baja tecnología que es difícil creer cuán efectivo y poderoso puede ser. Te ocupa menos de cinco minutos al día, por lo que es fácil de incorporar a tu vida. Sin embargo, la mayoría encuentra sus efectos tan profundos que lo utilizan todos los días, y yo soy uno de ellos.

Como ya sabes, es genial estar en forma aeróbica, pero no es suficiente. Del mismo modo, no basta con tener fuerza muscular. Necesitas ambas cosas.

Pero hay un tercer componente de la forma física y del rendimiento que es igualmente importante: la flexibilidad y la movilidad. Hagas lo que hagas, debes esforzarte al máximo para aumentar tu flexibilidad y movilidad al mismo tiempo que aumentas tu fuerza.

Al crecer 30 centímetros en un año, mi cuerpo estaba desequilibrado y, como resultado, sufrí un dolor de espalda punzante durante más de una década. Así que sé de primera mano lo difícil que es abrazar la vida por completo cuando tu espalda te está matando y es difícil moverse. En mis seminarios, a menudo le pregunto a la audiencia si tiene dolor de espalda. ¡Tres cuartas partes dicen que sí, incluidas muchas personas menores de treinta años!

Gran parte del problema es que la mayoría de nosotros pasamos el día sentados y mirando nuestros teléfonos y ordenadores, por lo que Backbridge aborda uno de los desafíos de la vida moderna: sentarse. ¿Recuerdas anteriormente en este capítulo cuando hemos dicho que sentarse es el nuevo hábito de fumar? Como pasamos gran parte del día sentados encorvados sobre un teléfono, un iPad o un ordenador, tendemos a mover los hombros hacia adelante, cortando el flujo de oxígeno y agotando nuestra energía.

Nuestros cuerpos se sobrecargan habitualmente cuando están en flexión constante, encorvados con la cabeza, el cuello y los hombros inclinados hacia adelante, el intestino comprimido, la oxigenación cayendo en picado porque de ese modo cerramos nuestros diafragmas. Nuestros cuerpos fueron construidos para la flexión y la extensión, una manera elegante de decir que necesitamos doblarnos y enderezarnos. Fuimos diseñados para estar en equilibrio, pero nuestro estilo de vida moderno centrado en la tecnología nos está convirtiendo gradualmente en retorcidos pretzels humanos.

¿Cómo podemos enderezar este problema? Una solución es estirarnos de manera efectiva y eficiente durante unos minutos todos los días para mantener un equilibrio saludable en nuestro cuerpo, especialmente a medida que envejecemos y nuestros músculos se acortan y se vuelven menos elásticos. Debemos prestar especial atención a la salud de nuestra espalda, sobre todo a la columna vertebral. Backbridge es un invento económico, creación del Dr. Todd Sinett, un quiropráctico, kinesiólogo aplicado con sede en Nueva York y autor de *3 Weeks to a Better Back*.

Sinett diseñó el Backbridge como una forma de descomprimir y realinear la columna vertebral, restaurar la postura adecuada y eliminar el dolor de espalda. Al igual que las máquinas de OsteoStrong y el sistema Biocircuit Smart Strength, el Backbridge brinda beneficios extraordinarios en una cantidad mínima de tiempo. Se supone que debes utilizarlo durante solo dos minutos todas las mañanas y dos minutos todas las noches. ¡Un compromiso de cuatro minutos!

¿Cómo funciona? Difícilmente podría ser más simple. El dispositivo consta de cinco arcos de espuma suave. Tú eliges cuántos apilar uno encima del otro, ajustando la altura desde un nivel base de 5 centímetros hasta un nivel máximo de 18 centímetros, dependiendo de lo flexible que seas. Colocas el Backbridge en el suelo y te acuestas con el punto más alto entre los omóplatos, mientras los brazos descansan sobre el pecho o por encima de la cabeza. ¿Y luego? Relájate. Respira. Saborea la sensación de ese suave estiramiento que extiende tu columna vertebral para contrarrestar la flexión de caída, corrige los desequilibrios en su núcleo y repara el daño que ha causado a la biomecánica de tu espalda.

Verás los beneficios durante semanas y meses y probablemente necesitarás elevar la altura del puente trasero a medida que mejores tu flexibilidad. Por la mañana, esos dos minutos de estiramiento de la columna se experimentan como un nuevo comienzo. Por la noche, como el final perfecto.

Después de utilizar el Backbridge a diario, puedo mantenerme erguido sin esfuerzo. Experimento un cambio completo en mi patrón de respiración. Esta herramienta engañosamente simple es muy valiosa, pero no es la única herramienta que existe. También se obtienen beneficios similares del uso de una pelota BOSU o de una pelota de fitness. Asegúrate siempre de controlar la lentitud con la que te inclinas hacia atrás a medida que ajustas el cuerpo. No quieres presionarte a ti mismo. Este es un momento para dejar que el cuerpo se asiente y se abra con suavidad. Recuerda, habla siempre con un profesional de la salud antes de hacer algo extenuante en esta área. Lo que puedes esperar es un estallido de energía renovada a medida que tu pecho y hombros retroceden, tu respiración se vuelve más completa y natural y todo tu cuerpo se oxigena más.

No hay duda de que habrá más de estas herramientas que harán que el ejercicio sea más eficiente, más medible, más fácil y más divertido. Mantén los ojos abiertos porque, si bien te he hablado de algunas, incluidas aquellas en las que participo directamente, habrá muchas más en el mercado en los próximos años, incluido un formato de ejercicio cuyo ingrediente secreto es la diversión.

DIVERSIÓN Y JUEGOS

«Haz cualquier cosa, pero deja que produzca alegría».

—WALT WHITMAN—.

Cuando se trata de desarrollar fuerza con el tiempo, uno de los aspectos más motivadores es bastante simple: se trata de divertirse. Si te diviertes, es mucho más probable que sigas haciendo ejercicio y que sigas con tu entrenamiento. Soy el primero en reconocer que no soy un gran aficionado a los juegos, por lo que habría sido fácil para mí pasar por alto Black Box, que se basa en la realidad virtual. No voy a mentirte: el componente de realidad virtual de Black Box, una plataforma de ejercicio cuyos resultados igualan o superan los de los formatos de *fitness* tradicionales, me pareció complejo al principio. Pero cuando me metí de lleno, fue extraordinario. Sentí que estaba singularmente enfocado e increíblemente energizado. Me sentí decidido y poderoso al mismo tiempo. También fue un entrenamiento increíblemente intenso. Cuando terminé, estaba empapado de sudor y había trabajado hasta el último músculo. Pero aquí está la clave: ¡No lo sentí como un gran esfuerzo! Me pareció pura diversión, y el tiempo simplemente desapareció. No podía esperar para realizarlo de nuevo.

El ingrediente secreto no es que el elemento central de los entrenamientos de Black Box sea radicalmente diferente de las sesiones estándar en el gimnasio; es que incluso los adictos al gimnasio más dedicados pueden tener problemas para mantenerse motivados. Black Box se inspira en el hecho de que los gimnasios están llenos cada enero pero vacíos en marzo. El producto Black Box incorpora las cualidades adictivas de un videojuego en un módulo de acondicionamiento físico de estilo eSports de realidad virtual que atrae a los entusiastas a presentarse día tras día, para desarrollar músculo constantemente, aumentar su resistencia y mejorar su bienestar general. Black Box es tan atractivo que hace que las personas cumplan con su programa de ejercicios, lo que significa que logran sus objetivos de acondicionamiento físico.

Los usuarios de Black Box dedican solo treinta minutos a ponerse en forma, ya que sus estadísticas de entrenamiento se registran de manera automática. Incluso puedes participar en competencias amistosas con otros usuarios de Black Box en cualquier lugar, lo cual es excelente para personas como yo que disfrutan de la competencia. La tecnología está disponible solo en los gimnasios Black Box VR oficiales o en los gimnasios comerciales con licencia, pero dentro de unos años debería estar lista una versión para el hogar. Tengo que ser sincero, no podía esperar para tener uno en mis manos, así que invertí en la compañía y tengo la versión comercial en mi casa y ¡es genial!

En términos de realidad virtual y ejercicio divertido, hay un juego más que vale la pena probar que Peter Diamandis utiliza como complemento cardiovascular para su objetivo de 10.000 pasos por día. Se llama Supernatural VR Fitness y está disponible como suscripción en Oculus. Supernatural es tan divertido y atractivo que probablemente considerarás darte de baja en el gimnasio.

Al comienzo del entrenamiento, serás teletransportado a uno de los hermosos lugares «fotorrealistas» de la Tierra. Imagínate abrir los ojos y encontrarte ante la Gran Muralla China, el Machu Picchu, las Islas Galápagos, Islandia o el Volcán Erta Ale de Etiopía. Delante de ti está tu entrenador de ejercicios (una persona real) hablándote al oído, animándote a balancear tus bates (que sostienes, uno en cada mano) hacia los pares de objetivos blancos y negros que vuelan en tu dirección. Una banda sonora conmovedora que consta de éxitos musicales que conoces y adoras suena a un ritmo creciente. Pronto, respiras con dificultad y sudas mientras te pones en cuclillas, giras y te balanceas al ritmo de la música. Hay una gran cantidad de entrenamientos entre los que puedes elegir, que van desde una ráfaga rápida de ocho minutos hasta un entrenamiento prolongado de treinta minutos.

P39: ¿UN FUTURO ATAJO PARA CONSTRUIR MASA MUSCULAR SIN EJERCICIO?

Todos sabemos lo importante que es el ejercicio. Pero ¿qué sucede si hay una razón por la que no puedes hacerlo: artritis aguda, una lesión, etc.? Ese no puede ser el final de la historia. No debes aceptar que tu cuerpo no pueda cosechar las recompensas de un buen entrenamiento. Si buscas en Google miméticos del ejercicio (cosas que simulan el ejercicio), encontrarás que el más prometedor es una molécula pequeña, AICAR. Pero tenemos algo mejor para ti.

Pero primero, comprendamos la química del ejercicio. Resulta que una molécula llamada monofosfato de adenosina (AMP) es la molécula más importante que produces cuando haces ejercicio. Le informa a todo el cuerpo que estás haciendo ejercicio. La AMP hace que las células musculares, las células cerebrales y las células hepáticas descompongan el glucógeno y la grasa almacenados para utilizarlos como energía. Esto lleva a la pregunta clave: «Si pudiera administrar niveles bajos de AMP a órganos específicos, ¿podría imitar los efectos del ejercicio?».

La respuesta es sí. Un análogo actual de la AMP, llamado ZMP, ha demostrado en estudios con animales y humanos que aumenta la resistencia, retrasa la pérdida de masa muscular, disminuye la inflamación y disminuye el índice de masa corporal grasa. Entonces ¿por qué no se utiliza? Para lograr estos efectos, debe infundirse por vía intravenosa con la molécula pequeña AICAR, en grandes cantidades.

Skylark Bioscience ha descubierto un producto de primera generación, cuyo nombre en código es P39, que es mucho más eficiente para
entregar ZMP que la AICAR. Es cien veces más potente y se puede tomar por vía oral. En lugar de recibir grandes infusiones, puede simplemente tomar una pastilla pequeña de 25 mg todos los días y obtener
la mayoría de los efectos biológicos del ejercicio extenuante». Este será
el impulso que necesitas para comenzar a hacer ejercicio químicamente y obtener todas las recompensas del ejercicio físico. Oliver Saunders
de Skylark señala: «La molécula aún no está disponible y las pruebas
se han iniciado recientemente, ¡pero tenemos la esperanza de que esté
disponible en los próximos años!».

Bueno, hemos cubierto mucho territorio en este capítulo. Espero que lo
que saques de todo lo que has aprendido sea que el músculo es imprescindible para la calidad de vida y que no tienes que ser un adicto al gimnasio para
desarrollarlo y mantenerlo. Puedes aprovechar los entrenamientos cortos y
aun así obtener resultados tremendos en lugar de poner excusas o sentirte
culpable por no esforzarte por hacer ejercicio. Recuerda que deseas la dosis
correcta de ejercicio para obtener el mejor resultado. De lo contrario, no
obtendrás resultados y simplemente te quemarás por la pérdida de tiempo.
Tu desafío es crear una sensación de exigencia en tu cuerpo y tus músculos,
tan simple como diez o quince minutos de exigencia al menos unas cuan-
tas veces a la semana. ¿Qué vas a elegir? ¿Va a diseñar tus propios entrenamientos basados en la fuerza durante 15 minutos por día, o tal vez usarás
OsteoStrong para que puedas volverte más fuerte y ampliar las demandas
con el tiempo? ¿Optimizarás tu rendimiento y tu vida diaria con la ayuda
de una WHOOP Strap? ¿Encontrarás un circuito impulsado por IA para
maximizar tus resultados o un campo de juegos de realidad virtual como
Black Box o Supernatural VR Fitness? ¿O reducirás tu riesgo de muerte
en un 14 % y agregarás 3 años a tu vida haciendo ejercicio solo 15 minutos
por día?

Independientemente de lo que decidas, aquí tienes realmente una oportunidad para que cambies tu calidad de vida hoy en todos los sentidos: mental,

emocional, físico e incluso sexual, desde tu sentido del atractivo y tu sentido del poder hasta tu sentido de la salud y la vitalidad.

¿Por qué no comprometerse ahora mismo? Decide una, dos o tres cosas que aprendiste en este capítulo que quieras convertir en un hábito. Inventa un ritual, un hábito simple que puedas hacer de 10 a 15 minutos por día, 2 o 3 veces por semana. Los rituales lo hacen real. Una vez que desarrolles un hábito, este se volverá fácil y querrás seguir adelante. Tal vez sea algo que hagas con un amigo o con un entrenador. Pero haz algo ahora mismo y comprométete: envía un mensaje de texto a alguien que pueda responsabilizarte. Si lo haces, emergerás más fuerte y más decidido no solo por tu salud y bienestar, sino que encontrarás que esta simple disciplina en tu cuerpo te proporcionará mayor poder y disciplina en cada área de tu vida. La forma en que nos sentimos determina la forma en que actuamos, la forma en que interactuamos y cuánto disfrutamos. Como he dicho muchas veces, no basta con tomar una decisión: en el momento en que lo haces, debes tomar medidas para convencerte de seguir adelante. Diseña un plan rápido, prográmalo. Siempre le digo a la gente: cuando hablas de algo, es un sueño; cuando lo imaginas, es posible; cuando lo programas, es real.

Este capítulo ha destacado algunas herramientas invaluables, pero no son las únicas que existen. Encuentra las herramientas adecuadas que funcionen para ti, tu cuerpo y tus objetivos, y prepárate para sorprenderte de cómo revitalizarás tu energía, rejuvenecerás tu cuerpo y maximizarás tu fuerza vital. Soy alguien que confía en estas herramientas para enriquecer la calidad de mi experiencia diaria, así que créeme si te digo que construir tu fortaleza se traduce en construir una vida extraordinaria. Ahora pasemos a descubrir los últimos avances para el rejuvenecimiento visible de nuestra salud y vitalidad...

15

BELLEZA: MEJORAS VISIBLES DE SALUD Y VITALIDAD

¿Quieres verte y sentirte más joven? La tecnología punta puede rejuvenecer tu cuerpo, piel y cabello de maneras que antes parecían inimaginables

«Si hubiera sabido que iba a vivir tanto tiempo, me habría cuidado más».

—EUBIE BLAKE—.

¿Puedes recordar un momento en que regresaste de unas vacaciones sintiéndote bien, descansado y feliz, con un brillo visible? Lo notaste, y todos los demás también, ¿no? O la última vez que volviste de una carrera vigorizante, una clase de yoga revitalizante o un día emocionante de esquí. Tus mejillas se sonrojaban de pura buena salud. Tus ojos brillaban, claros y alerta. Parecía que podías enfrentarte al mundo, ¡y probablemente podías!

La cuestión es que tu apariencia externa no es superficial, después de todo. Es un reflejo de tu salud interior y vitalidad. Por ejemplo, la piel, que representa aproximadamente el 15 % de tu peso, es el órgano más grande del cuerpo, y la calidad de tu piel revela la calidad de tus sistemas internos. El enrojecimiento, la hinchazón y otros problemas visibles sirven como señales de alerta que te advierten de que algo anda mal con tu dieta, tus medicamentos o tu sistema autoinmune. En otras palabras, tu bienestar general se refleja en la superficie de tu piel. Piensa en ello como el canario en la mina de carbón de tu cuerpo.

Si estás deshidratado, también se nota en tu piel. Cuando has dormido mal o has consumido demasiado alcohol o comida poco saludable, también se ve en tu piel. Y lo sabes, incluso cuando tratas de cubrirlo con gafas de sol o una gorra de béisbol. Es posible que podamos ocultar nuestros hábitos, pero se revelan en la forma en que nos vemos. Eso incluye el bienestar psicológico, especialmente el estrés.

¿Puedo hacerte una pregunta personal? Cuando te miras al espejo, ¿cómo te sientes? ¿Te gusta cómo te ves? ¿Te amas incondicionalmente en toda tu gloriosa imperfección? ¿O a veces te miras con preocupación, disgusto o incluso consternación por los efectos secundarios sutiles (y no tan sutiles) del tiempo en tu cuerpo? Algunas personas sienten que su tono muscular se ha suavizado o que su cintura se ha expandido. Otras notan que su cabello se ha debilitado, exponiendo áreas de su cuero cabelludo que nunca antes habían sido vistas por la humanidad. O tal vez su rostro se ha vuelto más arrugado, ¡un testimonio vivo de décadas de sol y risas!

Tarde o temprano, todos experimentamos estos momentos en los que el tiempo parece alcanzarnos. Es una parte natural de envejecer y ser más sabio, ¿verdad? De todos modos, sabemos que nuestra apariencia no es la medida real de nuestro valor. Son tu corazón y tu alma lo que realmente generan tu belleza.

Pero, tanto si lo admitimos como si no, la mayoría también nos preocupamos mucho por nuestra apariencia. No es solo una cuestión de vanidad o condicionamiento social, aunque obviamente eso es parte de ello. También es una cuestión de supervivencia. Desde un punto de vista evolutivo, los humanos están programados para evaluar el atractivo de las parejas potenciales, su apariencia, en busca de pistas físicas sobre su salud y estado.

Las apariencias también importan en el lugar de trabajo. Los investigadores que estudian los efectos del llamado «sesgo de belleza» han documentado una correlación entre el atractivo y el éxito profesional. Un artículo de 2019 en la *Harvard Business Review* lo resume así: «Las personas físicamente atractivas tienen más probabilidades de ser entrevistadas para puestos de trabajo y y de ser contratadas, es más probable que avancen rápidamente en sus carreras a través de promociones frecuentes y ganan salarios más altos que las personas poco atractivas».

No es justo, y no siempre es cierto. Pero esta investigación sugiere que literalmente vale la pena tener el mejor aspecto posible. Imagina que dos personas son entrevistadas para el mismo trabajo. Una tiene el cabello radiante, la piel resplandeciente, los dientes relucientes y un peso corporal proporcional a su altura. La otra tiene cabello lacio, mejillas demacradas y ojeras. Básicamente, el segundo solicitante parece medio recuperado de una borrachera. En igualdad de condiciones, ¿quién crees que conseguirá el trabajo? Tanto tú como yo sabemos que lo que realmente importa son cualidades como la inteligencia, las habilidades de comunicación, las destrezas de liderazgo, la ética de trabajo y la pasión. Pero lo que no es equitativo, tu apariencia, a veces puede inclinar la balanza.

Otra razón, y es mejor, para preocuparte por tu aspecto es que puede afectar en gran medida a cómo te sientes consigo mismo. Irradias confianza cuando te ves y te sientes lo mejor posible. Esa sensación de bienestar físico es la serotonina de la autoestima.

No estoy diciendo que debas obsesionarte con tu apariencia, ya que hay muchas cosas que importan más. Pero ¿por qué no querrías tener el mejor aspecto posible, para poder disfrutar de esa vibrante sensación de bienestar en todos los niveles, tanto por dentro como por fuera? La buena noticia es que tener buen aspecto no requiere que te gastes los ahorros de tu vida en el tipo de intervenciones drásticamente invasivas que tendemos a asociar con las estrellas de cine de cierta edad. En cambio, de lo que hablamos aquí es de tecnologías innovadoras que hacen retroceder el tiempo de maneras sorprendentemente suaves, amables y naturales, pero que también resultan ser increíblemente efectivas.

Como descubrirás en este capítulo, la tecnología relacionada con la belleza avanza tan rápidamente que ahora es posible:

- Hacer crecer cabello nuevo a cualquier edad sin medicamentos (ni sus efectos secundarios) a través de regímenes de plantas y regeneración celular.

- Rejuvenecer drásticamente la piel con productos personalizados específicamente para ti, tomando en cuenta tu ADN, las bacterias en tu rostro, tu estilo de vida y factores ambientales como las condiciones climáticas y los niveles de contaminación en tu vecindario.
- Derretir la grasa corporal no deseada en minutos utilizando radiofrecuencia y luego usando ondas de ultrasonido para corregir el exceso de piel que queda.
- Controlar tu peso con la ayuda de un supresor del apetito no químico aprobado por la FDA que es completamente natural, por lo que ni siquiera está clasificado como medicamento. Esto llega en un momento en que más del 70 % de los adultos en los Estados Unidos tienen sobrepeso y el 39 % son obesos, un recordatorio de que nuestra apariencia y nuestra salud están inextricablemente vinculadas.

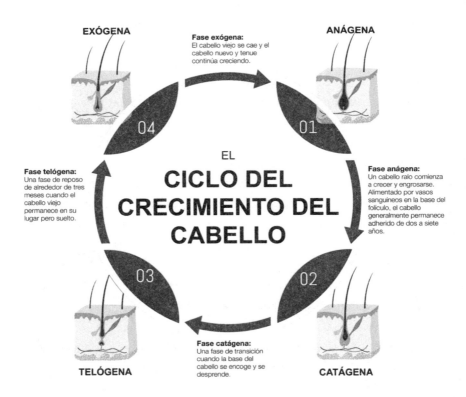

EXÓGENA

ANÁGENA

Fase exógena:
El cabello viejo se cae y el cabello nuevo y tenue continúa creciendo.

04

01

EL

CICLO DEL CRECIMIENTO DEL CABELLO

Fase telógena:
Una fase de reposo de alrededor de tres meses cuando el cabello viejo permanece en su lugar pero suelto.

Fase anágena:
Un cabello ralo comienza a crecer y engrosarse. Alimentado por vasos sanguíneos en la base del folículo, el cabello generalmente permanece adherido de dos a siete años.

03

02

Fase catágena:
Una fase de transición cuando la base del cabello se encoge y se desprende.

TELÓGENA

CATÁGENA

Por supuesto, los ricos y famosos siempre han tenido acceso a los tratamientos y tecnologías de belleza más sofisticados. Créeme, no es solo un milagro genético que las celebridades se vean décadas más jóvenes que su edad biológica. ¡He visto a amigas mías salir de los spas y de las intervenciones estéticas más exclusivas como si acabaran de bañarse en la fuente de la juventud!

Pero lo emocionante de las innovaciones que vamos a ver en este capítulo es que son cada vez más accesibles y asequibles para la persona promedio. No es necesario ser una estrella de cine en Beverly Hills para experimentar el rejuvenecimiento de la piel a nivel celular o las terapias para quemar grasa. No es necesario ser millonario para comprar productos reparadores para el cabello y el cuidado de la piel diseñados exclusivamente para ti. Están fácilmente disponibles, como parte de un nuevo movimiento hacia lo que se conoce como «personalización masiva».

Aquí está el *quid*. Necesitas información fiable para beneficiarte de esta explosión de innovación tecnológica, porque hay muchas opciones para elegir, y los resultados a menudo no están a la altura de las expectativas. Por lo tanto, te llevaremos a través de un recorrido breve y extremadamente selectivo por ese hermoso paisaje, presentándote algunos avances notables que realmente merecen tu atención.

¡NO TODO ESTÁ PERDIDO! CÓMO RESTAURAR TU BRILLANTE CABELLO

«Perder la confianza en el propio cuerpo es perder la confianza en uno mismo».

—SIMONE DE BEAUVOIR—.

¿Sabías que la persona promedio pierde de 50 a 100 cabellos al día como parte del ciclo normal de crecimiento del cabello? Eso no es un problema, a menos que en el folículo comience a crecer un cabello más fino en su lugar, volviéndose más pequeño y fino a cada ciclo. En caso de que estés de humor para una breve lección de ciencias (¡no!), así es como funciona el ciclo sano de crecimiento del cabello en cuatro sencillos pasos.

Cada cabello pasa por cuatro etapas. Y cada cabello de tu cabeza se encuentra en una etapa diferente del ciclo de crecimiento. Con el tiempo, la duración de la etapa anágena disminuye y el cabello se vuelve más débil y delgado hasta que desaparece, al menos a simple vista.

¿Qué causa la caída del cabello? Los mayores culpables son el envejecimiento y la genética. Pero hay otros factores que contribuyen, como el estrés, la dieta, diversas enfermedades y trastornos autoinmunes, medicinas y tratamientos farmacológicos que dañan el cuero cabelludo... A los 50 años de edad, alrededor del 85 % de los hombres y el 50 % de las mujeres han experimentado una pérdida significativa de cabello. En 2020, Ricki Lake, la actriz que saltó a la fama como la estrella de la película original no musical *Hairspray,* reveló su propia lucha contra la caída del cabello, al igual que la representante de Massachusetts, Ayanna Pressley. Solo en los Estados Unidos, alrededor de 30 millones de mujeres sufren una notable pérdida de cabello hereditaria, en comparación con los 50 millones de hombres.

Afortunadamente, nunca ha habido un mejor momento para encontrar maneras seguras, efectivas y económicas de revertir la caída del cabello. Eso es un gran alivio para gente como Beth Ann Corso. Hace unos años, cuando tenía 62 años, esta madre de Connecticut con tres hijos adultos notó que su cabello se estaba volviendo más fino. No poco, sino mucho. Intentó levantarlo de manera que pudiera ocultar los lugares donde clareaba, pero fue inútil. Su cuero cabelludo empezaba a ser visible en sus sienes y en la coronilla.

Beth Ann sospechaba que su pérdida de cabello se debía al estrés, y con razón. Su entonces esposo había sido condenado por delitos económicos, fue atrapado robando 5 millones de dólares de sus clientes. Y en el proceso del caso legal, muy publicitado, se enteró de que él tenía una segunda vida, y una segunda relación, en Las Vegas, donde había acumulado una deuda significativa.

Beth Ann sabía que debía encontrar una manera de convertir el estrés en curación. A través de Facebook, encontró un pequeño grupo de mujeres cuyos cónyuges habían sido condenados por delitos similares y se embarcó en una aventura de conducción campo a través para visitar a quince de ellas. Ella llama a esa experiencia «un cambio de vida», que le infundió un nuevo sentido de coraje y autoestima. No impidió que se le cayera el pelo. Pero, cuando regresó a casa, le dio el impulso psicológico necesario para hacer algo al respecto.

Como muchos de nosotros, Beth Ann no quería inundar su cuerpo con químicos. Así que descartó los tratamientos con minoxidil (el ingrediente activo de Rogaine) y finasterida (que originalmente se vendía bajo la marca Propecia y ahora se utiliza en productos como Keeps y Hims). Finasteride está aprobado por la FDA para hombres con problemas de debilidad del cabello. Muchas mujeres también lo utilizan, pero se recomienda solo para aquellas que ya pasaron la edad fértil porque se ha relacionado con nacimientos de bebés con defectos. A decir verdad, también puede haber algunos efectos secundarios bastante desagradables para los hombres, como impotencia y pérdida de la libido. Un hombre me dijo: «¡Tienes cabello, pero no te importa!».

Luego, Beth Ann leyó sobre Harklinikken, cuyas clínicas de pérdida de cabello han ganado seguidores devotos entre la realeza europea y las celebridades de Hollywood. El fundador danés de la compañía, Lars Skjoth, ha pasado décadas trabajando con extractos de plantas y productos hechos de leche de vaca, combinando estos ingredientes naturales para crear su propia línea de champús, acondicionadores y sueros de noche, todos personalizados para cada cliente.

¿El resultado? Como supo Beth Ann, los clientes de Harklinikken notaron un aumento rutinario del 30 % al 60 % en el volumen de su cabello, según las mediciones precisas de la compañía de la masa del cabello y la cantidad y el diámetro del cabello en las áreas tratadas. Ella vio resultados similares. Su cabello rubio rojizo ahora cae lleno y esponjoso sobre sus hombros, un sorprendente contraste con las fotos de su viaje por el país, cuando su cabello caía lacio y pegado a su cabeza. Recuerdo que me sorprendió verla después de haber experimentado un aumento de aproximadamente el 50 % en el volumen de su cabello. ¡Era hermosa y tenía un brillo tan juvenil, vibrante y alegre que habría jurado que tenía al menos diez años menos que los 62 años que decía tener!

SunHee Grinnell, exdirectora de belleza de *Vanity Fair*, tuvo una experiencia igualmente impactante. Después de la cirugía por una condición médica, se alarmó al descubrir que estaba perdiendo el cabello, que había sido largo y grueso durante toda su vida. SunHee estaba tan emocionada de que Harklinikken restaurara su cabello (y, como ella dice, de devolverle su «encanto») que accedió a aparecer en un vídeo con sus fotos de antes y después. Otra clienta de Harklinikken que salía en el vídeo era una joven rubia de unos 20 años, con partes de su cabeza casi completamente calva. Ver su cabello restaurado a su grosor y vitalidad anteriores sin cirugía fue realmente conmovedor, sin mencionar el impacto que tuvo en la vida de estas personas. A veces olvidamos que la pérdida de cabello e incluso la calvicie pueden ocurrirles a las personas cuando son muy jóvenes, posiblemente debido al estrés o a los químicos en el medio ambiente. Cualesquiera que sean las razones, no puedo decirte lo conmovedor que es conocer a estos clientes y ver lo felices que están de entrar a una habitación con confianza renovada, en lugar de preocuparse de que todos noten su cabello ralo.

El fundador de Harklinikken sabe un par de cosas sobre esta angustia. Cuando tenía poco más de veinte años, Skjoth tenía una afección en el cuero cabelludo que requería muchas visitas a un dermatólogo y que le hizo perder cabello. Pudo revertir la afección, pero esa experiencia lo dejó con un deseo duradero de ayudar a otras personas que no están contentas con su pérdida de cabello. «Perder el cabello es un ataque brutal a la imagen que tienes de ti mismo», dice.

«Es como perder un órgano que dabas por sentado. Y luego, de repente, sufres un ataque brutal, y te encuentras en una situación desesperada en busca de ayuda».

Lars renunció a su sueño de convertirse en piloto para perseguir su nueva pasión, lo que lo llevó a obtener un máster en nutrición y bioquímica. Lanzó su primera clínica de pérdida de cabello en Copenhague en 1992 y ahora tiene ubicaciones en Alemania, Islandia y Dubái, así como en Los Ángeles y Tampa. Más recientemente, inauguró su clínica insignia de Estados Unidos en la ciudad de Nueva York. Harklinikken también ofrece consultas en línea por una tarifa nominal a través de FaceTime y Skype.

Ubicada en un *loft* con vistas a la Quinta Avenida, la clínica de Nueva York parece más un apartamento o una escuela de cocina que un centro de tratamiento para la caída del cabello. Un ascensor se abre directamente a la «cocina» de la clínica, donde una isla central de mármol con taburetes de bar está rodeada por dos paredes de estantes y gabinetes revestidos con frascos de productos. En la encimera junto al fregadero, una fila de tarros llenos de líquidos de diferentes colores también podría contener aderezos para ensaladas. Las consultas con los clientes tienen lugar en una larga mesa de madera con diez sillas debajo de una moderna lámpara de araña cuya forma recuerda la imagen de una molécula. Un área de descanso adyacente está decorada con un sofá y sillas, iluminación tenue y fotografías en blanco y negro. Es la encarnación del *hygge*, ese concepto danés de vida acogedora.

No es casualidad que el ambiente sea tan cálido y acogedor. «Creo que recuperar el cabello tiene mucho menos que ver con la vanidad que con la calidad de vida», dice Lars. «Hay muchas personas para quienes el cabello significa más que un simple pañuelo en la cabeza, y se sorprenden de la reacción emocional que se deriva. De muchas mujeres que vienen, ¿puedes decir que son vanidosas solo porque quieren tener cabello? ¿O que tienen miedo de que las miren como si estuvieran enfermas?

Lars estima que las mujeres representan el 80 % de su práctica. Cuando se trata de la pérdida de cabello, las mujeres suelen estar más dispuestas a buscar ayuda que los hombres, quienes tienden a creer que la calvicie es solo parte de la vida. Aun así, conozco muchos hombres que están horrorizados por su precipitado descenso a la calvicie. Tomemos como ejemplo a Andre Agassi, un amigo y antiguo cliente mío, y uno de los mejores tenistas de todos los tiempos. Andre se sintió tan cohibido cuando comenzó a quedarse calvo a los 19 años de edad que optó brevemente por utilizar una gran peluca en la cancha. En sus memorias, confiesa que probablemente perdió el Open de Francia de 1990 porque estaba muy preocupado de que se le cayera la peluca, exponiendo su pérdida de cabello al mundo.

Hace unos años, me di cuenta de que mi propio cabello también se estaba debilitando. Nada dramático. Solo una pequeña mancha en las sienes izquierda y derecha y un poco en la coronilla. ¡Afortunadamente, la gente tenía que ser muy alta para ver lo que estaba pasando allí arriba! Pero no soy alguien que espera pasivamente a que las cosas empeoren y disfruto encontrando soluciones de alta calidad que pueda compartir con otros para mejorar sus vidas. Cuando descubrí Harklinikken, me sorprendió lo fácil que puede ser el proceso de restauración del cabello.

El régimen de tratamiento de Lars comienza con una consulta para determinar el grado de pérdida de cabello. Mide la densidad del cabello en diferentes partes del cuero cabelludo y trata de identificar la razón por la cual se está adelgazando. Él cree que los problemas de pérdida de cabello hereditaria pueden transformarse mediante rejuvenecimientos a través de cambios en el entorno y en los hábitos, incluida una reducción del estrés, y con la combinación adecuada de extractos de raíces plantas y proteínas, ácidos grasos y leche de vaca. Algunos de sus ingredientes favoritos incluyen extracto de suero, caléndula y raíz de bardana. Cada uno de sus clientes recibe una mezcla formulada específicamente para satisfacer sus propias necesidades. Pero el objetivo es siempre el mismo: revitalizar el folículo, que es literalmente la raíz de la salud del cabello.

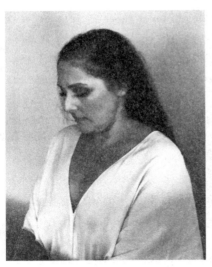 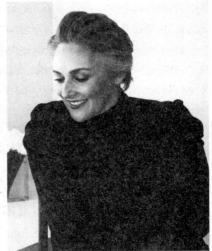

Ricki Lake luchó contra la caída del cabello durante tres décadas y había probado de todo, desde Rogaine, hasta medicamentos recetados, pasando por la terapia PRP. Nada funcionó. A través de su recorrido con Harklinikken, recuperó su confianza en sí misma.)

Para mí, los resultados fueron increíbles. En lugar de perder cabello a medida que envejezco, ¡lo estoy recuperando! De hecho, las medidas de Harklinikken muestran que tengo un 40% más de volumen de cabello, ¡y es más grueso de lo que era! Y todo lo que necesito es frotar algunos ingredientes naturales en mi cuero cabelludo antes de acostarme cada noche y utilizar el champú personalizado de Lars cada vez que me ducho. ¿Qué podría ser más fácil? Para Beth Ann Corso, las pociones mágicas de Harklinikken han sido un regalo del cielo.

Todo lo que tienes que hacer para seguir revitalizando tu cabello es continuar usando el champú, el acondicionador y el suero de la compañía indefinidamente como parte constante de tus rituales capilares. Si dejas de hacerlo, corres el riesgo de volver a perder el cabello. El costo del mantenimiento es de alrededor de 100 euros al mes. ¡Conozco a muchas personas que preferirían quedarse con el dinero y perder el cabello! Aun así, 100 dólares al mes está muy lejos de, digamos, los 15.000 dólares o más que cuesta una cirugía de reemplazo de cabello.

Beth Ann dice que ha valido la pena cada centavo. «No vivo una vida lujosa, no me hago masajes ni tratamientos de spa, e incluso me corto el pelo yo misma. Pero pagaría estos productos antes que la comida que pongo en la mesa», se ríe. «No pretendo que suene superficial, porque tu apariencia no es quien eres. Pero cuando te ves mejor, te sientes segura y te sientes mejor contigo misma frente al mundo y probando cosas nuevas. Tengo una confianza que antes no tenía».

CÓMO LAS CÉLULAS MADRE PUEDEN REJUVENECIR TU CABELLO

«El dogma era que nacías con la cantidad total de folículos pilosos que alguna vez ibas a tener. Su pérdida se consideraba permanente. Ahora, sabemos que no lo es».

—DR. GEORGE COTSARELIS, cofundador de Follica—.

Lo que me encanta del enfoque basado en plantas de Harklinikken para la restauración del cabello es que es muy simple, discreto y no invasivo. En cierto sentido, es lo opuesto a los trasplantes de cabello quirúrgicos, que no solo son costosos sino que también pueden ser dolorosos y (si no tienes suerte) pueden causar infecciones y cicatrices. En muchos casos, las personas tampoco advierten que los beneficios de la cirugía pueden ser transitorios.

Pero también comenzamos a ver avances increíbles de científicos que abordan el problema de la caída del cabello desde una dirección completamente diferente. ¿Su misión? Aprovechar el poder de las células madre para reparar y estimular el cuero cabelludo, para que tu cabello pueda volver a crecer.

Como hemos explicado en capítulos anteriores, las células madre derivadas del líquido amniótico y de las placentas que de otro modo serían desechadas están revolucionando la manera en que tratamos y sanamos nuestros cuerpos, haciendo posible reemplazar y rejuvenecer todo tipo de tejido dañado: una verdadera magia biológica. Este concepto de regeneración celular también se puede aplicar para restaurar tu belleza juvenil.

Aquí es donde las cosas se ponen especialmente interesantes y competitivas. En este momento, al menos diez empresas están inmersas en una carrera mundial para demostrar que han encontrado la mejor solución científica para hacer crecer el cabello. Laboratorios en Japón, Suecia, Francia, el Reino Unido y los Estados Unidos compiten para terminar los primeros en los ensayos clínicos, para que puedan llegar al mercado lo antes posible. Varios se están acercando ya.

Uno de los principales candidatos es TissUse, que ha desarrollado una tecnología patentada: Smart Hair Transplant. El proceso consiste en extraer treinta folículos pilosos de la parte posterior del cuero cabelludo y multiplicarlos para crear 10.000 «neopapilas», que luego se inyectan nuevamente en el cuero cabelludo. Las neopapilas son células promotoras del cabello que pueden hacer crecer nuevos folículos pilosos y rejuvenecer los debilitados. TissUse ha obtenido la licencia de J. Hewitt, una empresa de medicina regenerativa de Japón. Es una ventaja porque las regulaciones japonesas ofrecen una aprobación rápida para las tecnologías de células madre.

Otro pionero en esta carrera es una empresa de biotecnología con sede en Boston llamada Follica. Ha desarrollado un proceso que utiliza un «dispositivo de interrupción de la piel» patentado para crear microheridas en el cuero cabelludo durante una serie de tratamientos breves en el consultorio.

Suena brutal, ¿verdad? De hecho, el proceso de curación crea una valiosa «ventana embrionaria» de oportunidad para que crezcan nuevos folículos a partir de las células madre epiteliales (del revestimiento de la superficie). La idea de utilizar abrasiones para estimular la piel no es nueva. Lo que es nuevo es el enfoque de Follica de introducir un compuesto tópico durante esa ventana de oportunidad para persuadir a las células a formar cabello, en lugar de formar epidermis. ¡Así es! ¡Los magos tecnológicos de Follica han descubierto una manera de influir en una célula madre en su cuero cabelludo para que tome la decisión de convertirse en una célula que produzca cabello nuevo!

Este efecto regenerador, que se denomina «neogénesis del folículo piloso», se originó en el laboratorio de investigación del cofundador de Follica, el Dr. George Cotsarelis, presidente del departamento de dermatología de la Universidad de Pensilvania. Como declara en el sitio web de la compañía, «El dogma era que nacías con la cantidad total de folículos pilosos que alguna vez ibas a tener. Su pérdida se consideraba permanente. Ahora, sabemos que no lo es».

En 2019, Follica informó de los resultados de un ensayo fundamental, que mostró una asombrosa mejora del 44 % en el recuento de vello visible después de tres meses de tratamiento. La compañía señala que actualmente hay dos medicamentos aprobados en este campo, que ofrecen un modesto 12 % de mejora del recuento de vello visible. En otras palabras, la tecnología de Follica promete un gran salto adelante, no un pequeño avance incremental. ¿El siguiente paso? Demostrar en la etapa crítica de fase 3 de los ensayos clínicos que su innovador tratamiento para la caída del cabello funciona de manera efectiva a mayor escala.

Muchas otras compañías van tras el mismo premio, y nadie sabe quién ganará. Por ejemplo, RepliCel trabaja con el gigante de la belleza Shiseido en un tratamiento que cultiva las propias células foliculares de una persona, creando millones que se pueden implantar en la cabeza. Biosplice Therapeutics, cuyo extraordinario trabajo sobre el cáncer y otras enfermedades hemos tratado anteriormente, en el capítulo 9, está desarrollando una solución tópica para activar la vía WNT para pasar señales a través de los receptores de superficie, señalando la fase de crecimiento de la célula ciliada.

426 • LA FUERZA DE LA VIDA

L'Oréal también es un jugador clave. Colabora con una empresa de bioimpresión, Poietis, en la impresión 3D de organoides de folículos pilosos. ¿Qué significa eso? En esencia, significa que L'Oréal nos acerca un paso más al Santo Grial de la clonación capilar.

Si estás un poco perdido, lo entiendo. Todo esto se parece mucho a un episodio para adultos de *Bill Nye the Science Guy*. Pero aquí está el resultado final: si tu cabello se vuelve más fino, estás viviendo el mejor momento para hacer algo al respecto. ¡Y los próximos años serán infinitamente mejores!

¿Y TU PIEL?

«La naturaleza te da la cara que tienes a los veinte años;
depende de ti merecer la cara que tienes a los cincuenta».

—COCO CHANEL—.

Las aplicaciones relacionadas con la belleza de la regeneración celular no se detendrán ahí. Después de todo, si las células madre se pueden utilizar para hacer crecer cabello nuevo, ¿por qué no se pueden utilizar también para rejuvenecer la piel? Efectivamente, esto ya sucede en spas médicos antienvejecimiento como el Centro de Rejuvenecimiento de Beverly Hills, que cuenta con alrededor de 50 ubicaciones en los Estados Unidos. Su copropietario, Dan Holtz, a menudo es aclamado en los medios como un «experto en el bienestar de las estrellas» porque ha ayudado a gente como Superman (Dean Cain) con sus rodillas o a Miss América (Ali Landry) con su dolor de espalda.

En estos días, Holtz está fascinado por el poder regenerativo de las células madre derivadas de los cordones umbilicales. La sangre del cordón tiene una alta concentración de células madre mesenquimales (MSC), que se utilizan para la regeneración en todo tipo de reparación de tejidos. El tejido conectivo de los cordones umbilicales, rico en MSC, se denomina «gelatina de Wharton». Eso puede sonar como algo que untarías en una tostada. Pero ahora es apreciada como una sustancia potente que se puede inyectar en todo el cuerpo para curar heridas.

«Tener células de un recién nacido, esos factores de crecimiento muy, muy jóvenes... es tan joven y bueno como parece», dice Holtz. «Se puede utilizar en la reparación regenerativa de articulaciones y tejidos. Pero también hay oportunidades para utilizar esos factores de crecimiento en el rejuvenecimiento facial, la restauración del cabello y el rejuvenecimiento general de la piel». Holtz estaba tan intrigado que probó un tratamiento facial de gelatina de Wharton en sí mismo, y le gustaron tanto los resultados que decidió ofrecer esta terapia innovadora al público.

Como puedes imaginar, existe un gran interés dentro de la industria de la belleza en el desarrollo de terapias antienvejecimiento como esta. A ello ayuda que la FDA esté ansiosa por alentar la innovación que amplía los límites de lo que sabemos, por lo que ha hecho que el proceso de aprobación sea relativamente fácil. En 2016, como parte de la Ley de Curas del Siglo XXI, la FDA ofreció un atajo para medicamentos y dispositivos clasificados como terapia avanzada de medicina regenerativa (RMAT). Los productos basados en células y tejidos humanos se consideran RMAT, por lo que no requieren autorización previa a la comercialización. ¿Línea de fondo? Personas como Holtz, que están trabajando en la regeneración, no tardaron en obtener la aprobación.

Landry, quien se convirtió en un actor de éxito después de ganar el título de Miss América en 1996, comparte la apertura de Holtz a nuevos tratamientos. Ya había recibido inyecciones de la gelatina de Wharton en la espalda y estaba encantada de encontrarse libre del dolor que la había atormentado desde un accidente dos décadas antes. Así que Holtz la invitó a probar un tratamiento facial con gelatina de Wharton, lo que implicaría que le inyectaran estos factores de crecimiento en la cara. Landry se apuntó. «Estas células mesenquimales son como pequeños misiles que van donde los necesitas para combatir la inflamación», dice ella. «No me importa ser un conejillo de indias. Me gusta experimentar. ¡Vamos a por ello, y compartamos la información!».

El procedimiento se filmó para un programa de televisión, *The Doctors*, y Landry fue después para hablar sobre la experiencia, armada con imágenes de antes y después. Su veredicto: «Cuando vi por primera vez las imágenes una al lado de la otra, me sorprendió. No sabía que lo tenía todo caído: la papada y los párpados, y los poros agrandados». No sé tú, ¡pero sospecho que no debía de estar tan mal incluso antes de las inyecciones de células madre! Pero Landry no tiene dudas de que el tratamiento tuvo un impacto positivo. Ella dice: «No podía creer los resultados que obtuvimos, los años que eliminamos».

Pero ¿y si no te gusta la idea de que te inyecten células madre en la cara? Bueno, hay muchas otras terapias de vanguardia para revitalizar tu piel. Como explicamos en el capítulo 12, «El estilo de vida y la dieta de la longevidad», la crioterapia es una herramienta poderosa para combatir la inflamación que, si no se controla, puede convertirse en un campo de juego del diablo para el dolor y la hinchazón.

Imagina aplicar el mismo principio para rejuvenecer la piel de tu rostro. Los criofaciales funcionan así: te tumbas con unos protectores oculares sobre los ojos y un médico se pone frente a ti con un dispositivo que sopla lentamente un haz de nitrógeno líquido vaporizado sobre la cara y el cuello. La explosión hace que los vasos sanguíneos se contraigan, cerrando los poros dilatados, reduciendo la hinchazón y exfoliando la capa externa de células muertas de la piel. Cuando termina, la avalancha del flujo sanguíneo que regresa brinda una oleada de nutrientes y elimina todo tipo de desechos no deseados, incluidas las toxinas ambientales y las bacterias. Los efectos regenerativos provienen del mensaje de «emergencia» que acelera las funciones naturales de las células, impulsando la producción de colágeno, una capa de proteína de la piel que se descompone con el tiempo debido al envejecimiento y al daño solar.

Mis amigos lo han probado y me dicen que un criofacial es una experiencia mucho más placentera de lo que parece. Aparentemente, el frío no es peor que un paseo vigorizante en un telesilla en una estación de esquí, y emerges con una tez más suave, pigmentación reducida y mejillas sonrosadas. Las personas a las que les gustan estos resultados tienden a hacerse criofaciales regularmente, de la misma manera que algunas personas se hacen la manicura o la pedicura. Y el precio es casi el mismo.

Otra opción popular es utilizar luces para combatir los efectos del envejecimiento en la piel. Los láseres, que emiten un pequeño foco de luz de alta intensidad, minimizan todo tipo de daños en la piel, desde arrugas y pigmentación hasta cicatrices, venas y crecimientos precancerosos. Y la variedad y especialización de los láseres sigue mejorando.

La Dra. Ellen Marmur tiene no menos de cuarenta láseres diferentes y los maneja como una artista. Por ejemplo, utiliza Fraxel para las líneas finas alrededor de los ojos de sus pacientes y PiQ04 para las manchas marrones en las manos y la cara. Antes de abrir Marmur Medical en Nueva York, fue la primera mujer jefa de cirugía dermatológica del Hospital Mount Sinai. Desde entonces, se ha convertido en una de las favoritas de los medios en programas como *Good Morning America* y el programa *Today* porque tiene el don de explicar ciencia compleja al mismo tiempo que brinda consejos de sentido común sobre la protección solar. Como superviviente de un cáncer de piel, conoce el tema desde todos los ángulos.

Cuando se convirtió en una de las pacientes de Marmur, Lauren Quinn luchaba con las secuelas del cáncer de piel, que le habían diagnosticado cuando solo tenía 38 años de edad. La cirugía había dejado a Quinn con un orificio significativo en el puente de la nariz, 170 puntos y un injerto sustancial con piel extraída de la frente. «Parecía un monstruo», dice. «Tenía un aspecto horrible».

Después de ocho cirugías más, Quinn se recuperó notablemente. Pero todavía debía vigilar de cerca los nuevos crecimientos. Cuando apareció una pequeña mancha precancerosa, Marmur la trató con terapia fotodinámica, que combina energía luminosa con un fármaco. También le dio a Quinn un dispositivo LED para llevarse a casa, una tecnología que emite diferentes longitudes de onda de luz para penetrar en la piel a diferentes niveles. Se ha demostrado que los LED (diodos emisores de luz) ayudan significativamente a curar heridas, reducir el dolor y la inflamación, mejorar el acné y la rosácea, suavizar las cicatrices, aumentar el flujo sanguíneo y la oxigenación, y aliviar el dolor.

La terapia LED de Quinn, que consistía en veinte minutos de luz azul cada mañana para sus células anormales y veinte minutos de luz roja por la noche para su inflamación, funcionó muy bien. Meses después de que terminara el tratamiento para las manchas, todavía utiliza su dispositivo LED religiosamente porque mejora la calidad general de su piel. «Se nota la diferencia de inmediato», dice ella. «Reduce los poros y tensa la piel. Vi a mi antigua dermatóloga en California y me dijo: "Mírate. ¿Qué estás haciendo? ¡Estás genial!"».

Las terapias que utilizan luces LED han ganado popularidad recientemente, en parte porque las máquinas de cuerpo completo que se encuentran en los spas médicos se han reproducido en tamaños más pequeños para uso doméstico. Pero lo que hace que las terapias de luz LED sean especialmente atractivas es el concepto accesible (las luces de diferentes colores sirven para diferentes propósitos) combinadas con la sensación relajante de imaginar que estás sentado en una terraza soleada.

«Existen todos los beneficios para la piel: generar colágeno y mejorar el acné y el daño solar, reducir el enrojecimiento y la hiperpigmentación. Pero hay muchos usos diferentes», dice Marmur. «Sabemos que tienen un gran impacto en el insomnio y en los ritmos circadianos, en el trastorno afectivo estacional y en la frecuencia cardíaca. Le da resplandor a tu piel, y todo tipo de sanación».

Marmur es solo uno de los muchos expertos que abren nuevos caminos en el campo de los láseres médicos. Otro líder en este campo que presentamos en el capítulo 11, «Vivir sin dolor» es el Dr. Antonio Casalini, un ingeniero eléctrico e inventor cuyos láseres me han ayudado a mí y a muchos de mis amigos y clientes atletas profesionales. El impacto ha sido impagable para mí y para ellos. Solía diseñar láseres médicos para corporaciones, médicos y veterinarios. De hecho, uno de los láseres más reconocidos en este tipo de prácticas es el láser Thor. Además, después de diseñar láseres para corporaciones, el Dr. Casalini construyó modelos cada vez más complejos y efectivos del Thor para 904 Laser, su práctica grupal en el condado de Orange, California, que se especializa en tratamientos antienvejecimiento y gestión del dolor.

La mayoría de los láseres tienen de una a cuatro ondas. Los del Dr. Casalini tienen de nueve a diecisiete ondas sincronizadas, con diferentes niveles de potencia. Tienen ionizadores incorporados para bombear la sangre con oxígeno fresco y puro. Incluso tienen temporizadores, en caso de que te relajes tanto que te quedes dormido. Algunos de sus clientes, incluidos atletas profesionales, compran sus propios láseres personalizados para utilizar en casa. «Nuestros láseres brindan ondas múltiples, lo que significa que son multipropósito», dice el Dr. Casalini. «Así que puedes trabajar en el tratamiento del dolor, en el tejido cicatricial, en el antienvejecimiento, todo en una sola unidad, porque cada onda tiene un poder diferente».

Habiendo comprado varios de los láseres del Dr. Casalini para mí y mi esposa, Sage, y habiendo invertido en su compañía, esto es lo que puedo decirte. Es una locura cuántas cosas diferentes pueden lograr. Pueden acelerar la cicatrización de heridas, aliviar el dolor, combatir la inflamación y la hinchazón y reducir la tensión. En configuraciones cosméticas más bajas, también pueden reparar cicatrices e hiperpigmentación, suavizar la superficie de la piel y revertir algunos efectos del daño solar. Hay todo tipo de estudios que demuestran esto. Imagínate mirarte al espejo, ver una nueva arruga o un parche descolorido y poder hacer algo al respecto en el acto. También hacen maravillas después de un día agotador en el escenario. ¡Ojalá hubiera existido esta tecnología cuando jugaba al fútbol!

¿CONGELAR TU GRASA?

«El zapato que uno calza bien a otro le aprieta, no hay una receta de vida que se adapte a todos los casos».

—CARL JUNG—.

Uno de los mejores ejemplos de esta tendencia hacia las intervenciones de bajo perfil implica la congelación de bolsas persistentes de grasa corporal, que tienden a acumularse en áreas difíciles de ejercitar una vez que alcanzamos la mediana edad. ¡Estamos hablando de tus muslos, tu espalda, tus michelines o posiblemente debajo de tu barbilla! Algunas personas solían pasar por el quirófano para deshacerse de este exceso de grasa. Pero los tratamientos actuales no requieren incisiones ni anestesia, ni daños colaterales como hematomas o cicatrices.

En cambio, probablemente hayas oído hablar de una tecnología no invasiva llamada CoolSculpting, que debilitará las células de almacenamiento de grasa al exponerlas a un frío extremo. Las células grasas mueren y tu cuerpo elimina naturalmente los desechos a través de la orina. ¿No es genial? ¿Y te gustaría saber cómo se descubrió CoolSculpting? ¡Fueron dos médicos de Boston que notaron que los niños perdían hoyuelos de grasa dentro de sus mejillas por comer helados! Increíble pero cierto.

¡Otros dispositivos (con nombres como Thermage y Vanquish) adoptan el enfoque opuesto, utilizando ondas de radiofrecuencia para calentar y eliminar la grasa derritiéndola! Un dispositivo de gama alta, Exilis Ultra, hace maravillas cosméticas al combinar ondas de radiofrecuencia con ondas de ultrasonido para derretir la grasa no deseada y al mismo tiempo tensar la piel estirada que queda atrás. El dispositivo utiliza un efecto de estratificación, entregando energía a diferentes profundidades, desde la capa superficial hasta el tejido profundo. De nuevo, estos tratamientos son mucho menos intrusivos que la cirugía. Si son tratados por un profesional cualificado, los pacientes generalmente salen sin nada más desagradable que una hinchazón o enrojecimiento temporal.

Loco, ¿no? Si estuvieras escribiendo una novela de ciencia ficción, este es el tipo de tecnología que soñarías con tu fértil imaginación, ¡y tus lectores podrían pensar que es demasiado exagerado! Sin dolor, sin cirugía, sin tiempo de recuperación. Simplemente algo que puedes hacer sin esfuerzo durante la hora del almuerzo.

PRODUCTOS PERSONALIZADOS DISEÑADOS ESPECÍFICAMENTE PARA TI

«Recuerda siempre que eres absolutamente único.
Como todo el mundo».

—MARGARET MEAD—.

Hay una última tendencia que quiero mencionar aquí porque transformará los productos que utilices en los próximos años. Ahora nos precipitamos a toda velocidad hacia una era de «personalización masiva». ¿Qué significa eso? Significa que las empresas crearán cada vez más productos personalizados que se adapten a las idiosincrasias de tu cuerpo, tu estilo de vida y tu entorno. En lugar de adoptar un enfoque único para todos, ya están ajustando los productos para tener en cuenta todo tipo de factores, desde las bacterias en tu rostro (tu microbioma) hasta la humedad en la ciudad donde vives.

Considera una marca de vanguardia como SkinCeuticals. Ahora ofrece un producto personalizado llamado Custom DOSE, que la revista *Time* nombró como una de las 100 mejores innovaciones de 2019. (En caso de que te lo preguntes, DOSE significa Diagnostic Optimization Serum Experience). La experiencia comienza con una consulta en la que un especialista de la piel evalúa tus necesidades con la ayuda de una herramienta de diagnóstico patentada. Luego, en menos de diez minutos, observas con asombro cómo una máquina de composición elegantemente diseñada mezcla y dispensa un «suero corrector» exclusivamente para ti, combinando los ingredientes después de considerar más de 250 combinaciones posibles de rasgos de la piel. Se dice que el proceso implica más de 2.000 algoritmos.

L'Oréal, propietaria de SkinCeuticals, es una fuerza impulsora en la investigación de la belleza, y su incubadora de tecnología es responsable de algunos de los avances más fascinantes de la industria. En la feria Consumer Electronics de 2019, L'Oréal lanzó Perso, un dispositivo inteligente que elabora productos personalizados para el cuidado de la piel en tu propia casa. El proceso comienza cuando tomas una fotografía de tu rostro. La aplicación Perso entonces utiliza inteligencia artificial para analizar la condición de tu piel. La aplicación también considera factores ambientales como las condiciones climáticas locales, los niveles de radiación UV y la contaminación. Una vez hayas introducido algunos detalles adicionales sobre tus objetivos de cuidado de la piel, el dispositivo dispensa una fórmula de dosis única en el acto, ¡según tus necesidades en ese día específico!

Para la industria cosmética, una de las ventajas de la IA es que se puede utilizar para analizar cantidades alucinantes de datos con el fin de proporcionar recomendaciones de productos personalizadas. Considera una empresa como PROVEN Skincare, que ganó el premio MIT Artificial Intelligence en 2018. La compañía fue fundada por Ming Zhao (una ejecutiva de capital privado de altos vuelos a la que le preocupaba que los efectos del agotamiento comenzaran a notarse en su piel) y Amy Yuan (científica de datos con un doctorado en física computacional).

Con la ayuda del aprendizaje automático y los algoritmos de inteligencia artificial, Zhao y Yuan analizaron más de 20.000 ingredientes para el cuidado de la piel, 100.000 productos, 4.000 artículos de revistas científicas y millones de reseñas de consumidores para descubrir cómo los distintos ingredientes afectan a diferentes personas. Esa montaña de información se almacena dentro de su Skin Genome Project, que es nada menos que la base de datos de cuidado de la piel más completa del mundo.

¿Cómo extraen ese vasto tesoro de datos? Los clientes de la empresa realizan un cuestionario sobre el genoma de la piel, que permite a PRO-VEN construir un perfil detallado de su piel, incorporando unos cuarenta y cinco factores que van desde la edad y el origen étnico hasta el entorno y la dieta. Luego, la IA hace posible que la empresa navegue a través de su enorme base de datos a gran velocidad y recomiende productos para el cuidado de la piel personalizados para adaptarse al perfil específico de ese cliente.

Hay muchos otros participantes en el juego de la personalización, y cada uno lo hace de manera un poco diferente. Algunos rastrean tu código postal para medir la dureza del agua de tu zona. Algunos utilizan sensores y datos biométricos para rastrear tus necesidades de hidratación y protección solar. Una empresa, LifeNome, puede incluso ayudar a los consumidores a elegir los productos de belleza adecuados en función de su ADN. Ali Mostashari, uno de los fundadores de LifeNome, comenta: «Se puede saber mucho a partir del modelo del ADN de una persona acerca de cómo su entorno y sus hábitos afectarán a su envejecimiento».

La tecnología de LifeNome es muy sofisticada. Pero el principio subyacente es simple: tú y yo somos diferentes. Entonces, ¿por qué deberíamos esperar que el mismo producto funcione igual de bien para ambos? ¿No sería más inteligente comprar productos diseñados específicamente para ti, según tu estructura genética, dónde vives y cómo vives? No obstante, dice Mostashari, «La mayoría de las personas tratan de seguir las mismas recetas que funcionan para otras personas. Y eso es realmente desastroso».

Finalmente, hay otra empresa pionera en este campo que quiero que conozcas porque está impulsando la ciencia del rejuvenecimiento de la piel en una dirección nueva y muy prometedora. Su nombre es OneSkin Technologies y fue cofundada en 2016 por un equipo pionero de cuatro doctoras. Incluyen a la CEO Carolina Reis Oliveira (experta en biología de células madre) y la directora científica Alessandra Zonari (experta en regeneración de la piel), quienes deslumbraron a la audiencia en un evento reciente organizado por Peter Diamandis sobre la ciencia de la longevidad.

Los científicos pioneros de OneSkin están obsesionados con la biología del envejecimiento. Con base en este conocimiento fundamental, creen que pueden reducir la edad molecular de las células de la piel. Por decirlo de otra manera, su misión es revitalizar tu piel desde el interior y extender tu *«skinspan»*, es decir, el período en el que tu piel se mantiene sana y joven.

¿Cómo? «Nos estamos enfocando en lo que creemos que es la causa raíz del envejecimiento de la piel», dice la Dra. Reis Oliveira. Como explica ella, las principales culpables son las células senescentes, que son células dañadas que se acumulan en el cuerpo y contribuyen al envejecimiento y a las enfermedades relacionadas con la edad. A medida que las células senescentes se acumulan en nuestra piel, crean arrugas y flacidez, producen inflamación y también nos hacen más susceptibles al cáncer de piel. Así que OneSkin se dispuso a eliminarlas.

La compañía desarrolló un poderoso mecanismo de detección que hizo posible evaluar alrededor de 1.000 péptidos pequeños para ver si alguno de ellos eliminaba las células senescentes. Se llevaron el premio gordo al descubrir un péptido pequeño muy eficaz que bautizaron como OS-01. Los experimentos de OneSkin han demostrado que este péptido patentado puede disminuir significativamente el nivel de células senescentes, reduciendo la edad de la piel en varios años a nivel molecular.

Este descubrimiento llevó a la compañía a lanzar su primer producto a finales de 2020. Es un suplemento tópico que contiene OS-01. Se aplica en la cara, el cuello y las manos dos veces al día como una crema hidratante después de limpiar la piel. A diferencia de la mayoría de los tratamientos para la piel, el producto de OneSkin no es un arreglo superficial a corto plazo, ¡aunque ciertamente hace que tu piel se vea genial! Más bien, está diseñado para reducir la acumulación de células envejecidas, reparar daños y mejorar la función celular general de la piel. En resumen, se trata de restauración y rejuvenecimiento a largo plazo.

Como espero que ya puedas ver, la excelencia de la belleza de hoy en día es que tus opciones son infinitas. Si deseas realzar o revitalizar algún aspecto de tu apariencia, casi todo es posible. Pero créeme, no estoy sugiriendo que tengas que hacer nada en absoluto. Para muchas personas, las líneas de la sonrisa, las patas de gallo y otros signos visibles del envejecimiento son insignias de honor que representan toda una vida de experiencias. ¡Llévalas con orgullo! Andre Agassi, por su parte, finalmente decidió abrazar su calvicie, afeitándose la cabeza por completo a la edad de 25 años. Mirando hacia atrás muchos años después, declaró: «Al hacerlo, me sentí más libre que en toda mi vida».

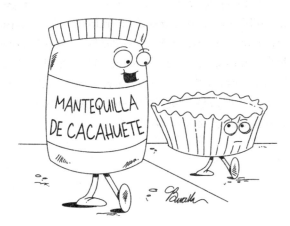

«Solo recuerda esto: es el interior
lo que cuenta»

Pero si no quieres participar de ello, la decisión es tuya. La tecnología está disponible ahora para que elijas qué aspecto quieres tener y cómo quieres envejecer, independientemente de tu fecha de nacimiento. ¿No es alentador saber que tantas soluciones efectivas e indoloras están disponibles para ti en este preciso momento? Así que echa un vistazo a algunas de las compañías de las que hemos hablado, investiga algunos de sus tratamientos y terapias más innovadores, y luego decide por ti mismo si es hora de revertir el tiempo revitalizando las células de tu magnífico cuerpo.

Ahora, antes de terminar esta tercera sección del libro, leerás un último capítulo escrito específicamente sobre la longevidad y la salud reproductiva de las mujeres. Como no soy experto en este campo, le he pedido ayuda a la Dra. Jennifer Garrison, PhD, fundadora del Consorcio Global para la Longevidad e Igualdad Reproductiva y profesora asistente de farmacología molecular celular en la Facultad de Medicina de la Universidad de California, San Francisco, y a la Dra. Carolyn DeLucia, MD, quien ha practicado obstetricia y ginecología durante casi treinta años y es especialista en ese campo.

Si bien este capítulo está diseñado para mujeres, si eres un hombre y deseas una comprensión y una apreciación más profundas del ciclo de vida femenino y los desafíos y oportunidades únicos en la salud reproductiva de las mujeres, es posible que encuentres el capítulo muy interesante.

Luego pasaremos a la sección 4, «Abordar las 6 principales asesinas», y revelaremos los últimos avances en la prevención y lucha contra las «seis grandes»: enfermedades cardíacas, cáncer, accidentes cerebrovasculares, enfermedades autoinmunes, obesidad y diabetes, y Alzheimer.

Así que, continuemos nuestro viaje...

16

LA SALUD DE LA MUJER: EL CICLO DE LA VIDA

Este capítulo es específico para el bienestar de las mujeres, la longevidad femenina, la vitalidad, la duración de la vida, la duración de la salud y el envejecimiento reproductivo. Es un tema muy importante. Si bien veinte o más páginas no son suficientes para abarcar todas las maravillosas complejidades y capacidades milagrosas exclusivas de las mujeres, ten en cuenta que no hay un capítulo específico para hombres en este libro.

Siento mucho respeto por las mujeres y vivo asombrado por los dones que poseen y que hicieron posible que todos y cada uno de nosotros estemos aquí ahora. No hay un ser humano vivo que no haya venido a este mundo sin el coraje, la resistencia y el compromiso del espíritu y el alma de una mujer, o las maravillosas facultades del cuerpo físico de una mujer que lo llevó a la vida.

Las oscilaciones y los ciclos bioquímicos de las mujeres son, de hecho, indicaciones complejas y biomarcadores de la salud corporal total, lo cual es parte de la razón por la que el envejecimiento reproductivo en las mujeres es quizá el campo de la medicina más importante y al mismo tiempo menos estudiado. También es la razón por la que no intentaré interpretar de segunda mano los avances que se han hecho en este campo.

Le paso la antorcha a la Dra. Jennifer Garrison, PhD, directora de la facultad del Consorcio Global para la Longevidad e Igualdad Reproductiva y profesora asistente en el Instituto Buck para la Investigación sobre el Envejecimiento. Ella escribe con el consejo de la Dra. Carolyn DeLucia, MD, y la Dra. Lizellen La Follette, MD, quienes han practicado obstetricia y ginecología durante 25 y 30 años, respectivamente. Las tres están mucho mejor preparadas que yo para abordar esta área crítica de la salud que afecta a más de la mitad de la población y a todos los que la amamos y adoramos.

POR QUÉ LA LONGEVIDAD DE LAS MUJERES NOS IMPORTA A TODOS DR. JENNIFER GARRISON, PHD, DR. CAROLYN DELUCIA, MD Y DR. LIZELLEN LA FOLLETTE, MD

La mayoría de las personas no se dan cuenta de que la edad a la que una mujer pasa por la menopausia se correlaciona con su vida útil general. En pocas palabras, una mujer que pasa por la menopausia más tarde tenderá a vivir más tiempo. La ciencia de la longevidad reproductiva acaba de comenzar a despegar. No solo tiene el potencial de mejorar drásticamente la salud, la realización y el bienestar de las mujeres y permitirles disfrutar de una alta calidad de vida hasta bien entrada la vejez, sino que también tiene el potencial de generar conocimientos innovadores sobre por qué envejecemos en general.

En este capítulo, compartiremos contigo...

- Los mitos comunes sobre la salud de la mujer, y las verdades, y el trabajo en progreso que puede liberarlas.
- Por qué la ciencia de la longevidad reproductiva femenina puede ser la clave individual menos explorada para descubrir los secretos del envejecimiento.
- Por qué tu período es un signo vital invaluable de tu salud subyacente.
- Cosas que puedes hacer ahora mismo que tendrán un profundo impacto en tu vida, vitalidad, salud hormonal, bienestar corporal total y fertilidad, tanto si los hijos forman parte de tus planes futuros como si no.

EL VÍNCULO ENTRE LA LONGEVIDAD Y LA OVULACIÓN

«La ovulación ha sido reconocida como un evento relacionado con la reproducción. Sin embargo, la evidencia reciente respalda el papel de la ovulación como un signo de salud».

—DR. PILAR VIGIL, MD, PHD—.

Por primera vez en nuestra historia pronto habrá más personas mayores de 65 años que menores de cinco años. Según el informe de Estadísticas de Salud Mundial de 2021, las mujeres de todo el mundo pueden esperar vivir un promedio de cinco años más que los hombres. De hecho, las hembras de la mayoría de las especies viven vidas más largas que los machos. La poseedora confirmada del récord mundial de longevidad humana fue una mujer francesa que vivió hasta la edad madura de 122 años antes de fallecer en 1997, y la persona viva más anciana del mundo en el momento en que este libro se imprimirá en 2022 es una mujer japonesa que tiene 118 años. (En aras de la comparación, el hombre vivo más viejo solo ha alcanzado unos vigorosos 112 años de edad). Los estudios sugieren que las mujeres poseen una ventaja genética sobre los hombres que en parte explica una vida más larga, pero las diferencias en las hormonas sexuales y los factores sociales también juegan un papel. Sin embargo, a pesar de que las mujeres viven estadísticamente más que los hombres, pasan más tiempo con mala salud (34 años de promedio) en comparación con los hombres (26 años).

Si bien todavía hay muchas cosas que no entendemos, parece que hay algo de lo que los investigadores están seguros: para las mujeres, el envejecimiento está estrechamente relacionado con el envejecimiento reproductivo. ¿Por qué? Porque los estudios muestran evidencia de que la menopausia acelera el proceso de envejecimiento en el cuerpo de una mujer.

A estas alturas, te sonará familiar el reloj de Horvath, una manera de determinar la edad biológica de alguien. El equipo de Horvath descubrió que la menopausia acelera el envejecimiento celular en un promedio del 6 %. La investigación y los argumentos resultantes «sugieren muy, muy fuertemente que la pérdida de hormonas que acompaña a la menopausia acelera o aumenta la edad biológica», dijo Horvath a *Time* en 2016.

La cuestión es que las mujeres nacidas hoy tienen una esperanza de vida prevista de casi 100 años. Piensa en eso, significa que pronto las mujeres vivirán más tiempo después de la menopausia que antes. Si bien muchas mujeres llegan a temer «el cambio de vida» porque el final de la era reproductiva puede desencadenar una cascada de efectos incluso en el cuerpo de una mujer sana, como un mayor riesgo de enfermedad cardíaca, accidente cerebrovascular, deterioro cognitivo, insomnio, depresión, aumento de peso, osteoporosis y artritis, combinados con otros síntomas que afectan al menos al 75 % de las mujeres durante la menopausia, que incluyen sofocos, confusión mental, insomnio y disfunción sexual. Cualquiera de estos podría disminuir la calidad de vida de una mujer (¡como muchas mujeres que leen este capítulo sabrán por propia experiencia!), pero hay un lado positivo.

Si bien muchas estarán de acuerdo en que la menopausia puede experimentarse como algo sombrío, la mayoría de las mujeres descubren que la vida posmenopáusica (después de que ha transcurrido un año desde el último período) es uno de los secretos mejor guardados de la naturaleza. Muchas mujeres dicen que, después de la menopausia, a medida que los niveles hormonales se estabilizan de manera natural o mediante la terapia de reemplazo hormonal (tocaremos este tema de nuevo más adelante en este mismo capítulo), los síntomas desaparecen y se sienten mejor que nunca; aunque es diferente para cada mujer.

La buena noticia es que los grandes problemas brindan grandes oportunidades. La esperanza de vida de las mujeres ya es extensa y, si bien existen desafíos únicos más adelante en la vida, la investigación científica finalmente está dando un paso adelante para brindar soluciones reales para una vida útil sostenida que hará que valga la pena vivir durante mucho tiempo en los años dorados.

> **Muchas mujeres dicen que, después de la menopausia, a medida que los niveles hormonales se estabilizan de manera natural o mediante la terapia de reemplazo hormonal, los síntomas desaparecen y se sienten mejor que nunca.**

Antes de llegar a los últimos desarrollos que brindan soluciones revolucionarias, es importante comprender la ovulación como un marcador de salud, la historia que cuenta el ciclo de una mujer y lo que sucede en el cuerpo de una mujer mucho antes de la menopausia.

DESMITIFICAR LA MENOPAUSIA

«Mi madre siempre solía decir: "Cuanto mayor te haces,
mejor te vuelves. A menos que seas un plátano"».

—BETTY BLANCO—.

En los Estados Unidos, la mayoría de las personas reciben información sobre los cambios hormonales que ocurren durante la pubertad en esa incómoda clase de educación sexual en la escuela primaria, pero en realidad no hay un momento en nuestras vidas como adultos maduros en el que recibamos algún tipo de orientación formal sobre una menstruación saludable, la ovulación, la fertilidad o la menopausia. Durante mucho tiempo, la fertilidad de las mujeres ha sido relegada a las sombras como un tema tabú del que las mujeres apenas hablan, incluso con amigas cercanas.

El silencio y la falta de información fiable ha llevado a amenazadores mitos y malentendidos sobre la salud de la mujer. La mayoría de las personas no se dan cuenta de que mientras los hombres producen espermatozoides a lo largo de toda su vida, las mujeres nacen con su suministro de óvulos para toda la vida. Así es, mientras aún está en el útero de la madre, de hecho, un feto femenino ya ha desarrollado un sistema reproductivo, que contiene alrededor de 6 millones de óvulos (ovocitos) en los ovarios. Entonces, aunque la Dra. Garrison nació en la década de 1970, el óvulo del que provino ya estaba en el feto que se convirtió en su madre, en el útero de su abuela en 1956. ¡Como la ciencia ficción de la vida real! La cantidad de óvulos que tiene una mujer disminuye abruptamente, y mucho antes de que ella quiera utilizarlos, cayendo a aproximadamente a 1 millón en el momento del nacimiento, y luego a alrededor de 350.000 en la pubertad. En ese momento, los óvulos comienzan a morir a un ritmo de aproximadamente 1.000 al mes con cada ciclo menstrual. En total, solo alrededor de 400 óvulos maduros pasan por la ovulación a lo largo de la vida (liberados de los ovarios, a través de las trompas de Falopio y hacia el útero).

La menopausia ocurre cuando los ovarios dejan de funcionar porque se han quedado sin óvulos. La supresión de la ovulación con medicamentos anticonceptivos hormonales (como la píldora, el parche, las inyecciones, el DIU, el diafragma, etc.) no hace nada para retrasar la pérdida de óvulos. Como resultado, el 10 % de las mujeres son infértiles cuando cumplen 35 años, y solo cinco años después, a la edad de 40, las mujeres tienen solo un 5 % de probabilidades de quedarse embarazadas en un mes determinado.

De hecho, las mujeres que se quedan embarazadas después de los 35 años son clasificadas por la comunidad médica como de «edad materna avanzada». ¿Cómo puede ser así cuando se predice que les quedan unos sesenta años de vida? Obviamente, esa es una clasificación obsoleta. Especialmente con la ayuda de la poderosa ciencia del desarrollo de tecnologías de reproducción asistida (TRA), las tasas de mujeres que se quedan embarazadas a los 40 años de edad están aumentando. Casi el 20 % de los nacimientos son de mujeres mayores de 35 años. Las investigaciones sugieren que es posible retrasar la menopausia en mujeres utilizando injertos de tejido crioconservado para reemplazar las hormonas en concentraciones fisiológicas. Esto ya se ha logrado con éxito en ratones, pero nos falta aún mucho camino por recorrer para que esto sea una realidad para los humanos. Más allá de ese escenario soñado, los investigadores están trabajando en muchas ideas diferentes para extender el período reproductivo de las mujeres. Imagínate si pudiéramos retrasar el momento de la insuficiencia ovárica. Esto cambiaría las reglas del juego para la salud general de las mujeres, sin mencionar la fertilidad.

AHORA DESTRUYAMOS ALGUNOS MEGAMITOS

El gráfico que muestra la dramática disminución en la cantidad y calidad de los óvulos con la edad, que se caracteriza por un solo punto de inflexión y luego un valle descendente, está grabado a fuego en el cerebro de las mujeres como una verdad inevitable. Si bien puede haber algo de verdad en esa descripción en promedio, a nivel individual no es cierto en absoluto. Cada mujer tiene su propia trayectoria reproductiva única. La fertilidad no es tan regular como se puede pensar, más bien es estocástica y cíclica. Las mujeres jóvenes y saludables a menudo pasan por períodos de infertilidad, mientras que algunas mujeres tienen picos aleatorios de períodos fértiles hasta bien entrados los 50 años de edad.

Casi el 20 % de los nacimientos son de mujeres mayores de 35 años. Las investigaciones sugieren que algún día las células madre podrían utilizarse para producir nuevos óvulos y retrasar así la menopausia en las mujeres.

En cuanto a ese ciclo de veintiocho días que te enseñaron que era «normal» ¡es otro mito! Solo el 12 % de los ciclos menstruales duran veintiocho días. Como todo lo relacionado con la longevidad reproductiva femenina, la duración del ciclo «normal» es variable a nivel individual y cambia con la edad. El ciclo natural varía en respuesta al estrés, la nutrición, el ejercicio, las enfermedades, la exposición a la luz y muchos otros factores relativos al estilo de vida. ¿Y qué tal el evento principal, la ovulación, que se enseña (y se cree) que cae en el día 14 del ciclo? Considera que un estudio que midió 1.060 ciclos menstruales en 141 mujeres encontró que solo una cuarta parte de las participantes experimentaron su ventana fértil (ovulación) entre los días 10 y 17 de su ciclo. Eso significa que el 75 % cayó fuera de ese rango «normal», lo que significa que lo que en realidad es «normal», cuando se trata del ciclo menstrual, está sujeto a una variabilidad considerable.

Y si bien creemos que todas las mujeres deben tener acceso a métodos anticonceptivos cuando lo deseen, existe un mito que es tan engañoso y popular que queremos señalarlo aquí: muchas mujeres piensan que los anticonceptivos les impiden perder óvulos. Pero el único óvulo que se ovula cada mes no es el único que se pierde. Con cada ciclo, alrededor de 1.000 óvulos mueren sin importar qué, incluso si estás embarazada o estás tomando anticonceptivos. Por lo tanto, tomar píldoras anticonceptivas no hace nada para retrasar la tasa de envejecimiento de los ovarios. Además, hay datos emergentes sobre los efectos secundarios del uso de anticonceptivos hormonales a largo plazo, por lo que es importante hablar con el médico e informarse sobre todas las opciones y sobre lo que es mejor para cada una.

La buena noticia es que hay muchas opciones anticonceptivas no hormonales a considerar que no secuestran la bioquímica de la mujer. Explora todas tus opciones, no te conformes con una respuesta fácil. En resumen, la función reproductiva es una de las firmas multivariadas más milagrosas, individualizadas y complejas del cuerpo humano, por lo que debemos abordarla con la atención, la gratitud y el respeto que merece.

LA SALUD DE LOS OVARIOS ES INDICATIVO DE LA SALUD DEL CUERPO ENTERO

Los ovarios se asemejan a dos uvas y, aunque son pequeños, son uno de los órganos más significativos y poderosos de todo el cuerpo y una de las claves que distinguen a las hembras de los machos. Los ovarios son los principales responsables de producir óvulos y secretar hormonas sexuales que promueven la fertilidad. Lo interesante es que también son el primer órgano del cuerpo humano en envejecer.

Un ovario se compone de muchos tipos de células y estructuras diferentes, y a lo largo de cada ciclo menstrual, estos pequeños órganos complejos experimentan una remodelación dinámica de una manera que no ocurre en otros tejidos. De hecho, envejecen al doble de velocidad que el resto de los órganos. Eso significa que cuando una mujer sana tiene veintitantos años y su cuerpo funciona al máximo rendimiento, sus ovarios ya están mostrando signos evidentes de envejecimiento, un hecho que a muchas mujeres jóvenes les sorprende cuando intentan quedarse embarazadas. Por eso, mucho antes de la menopausia, existe una fuerte conexión entre la función reproductiva y la salud en general.

Incluso en mujeres jóvenes, si existe una disfunción subyacente en los órganos reproductivos, eso afecta drásticamente a otras partes del cuerpo. Por ejemplo, las mujeres con síndrome de ovario poliquístico (SOP) son propensas a enfermedades metabólicas más adelante en la vida. Así que está claro que estudiar la salud de los ovarios podría desbloquear descubrimientos revolucionarios y de gran alcance sobre el envejecimiento en otros tejidos humanos y cómo podríamos revertir o retrasar su progresión tanto en mujeres como en hombres.

A estas alturas debes de preguntarte: ¿Cómo es posible que no sepamos ya cómo funcionan estos aspectos fundamentales de la salud de la mujer? Considera estos dos grandes culpables:

- *Falta de financiación de la investigación.* La investigación sobre la salud de la mujer en general está muy mal financiada si se tiene en cuenta que hablamos de la mitad de la población. En 2021, los Institutos Nacionales de Salud gastaron el 11,9 % del presupuesto total en la salud de la mujer. Y de eso, menos del 0,1 % se destinó a estudiar el envejecimiento reproductivo en las mujeres.
- *Falta de datos.* La fisiología femenina ha sido lamentablemente poco estudiada y deliberadamente excluida de la investigación durante décadas porque los ciclos ovulatorios se consideran variables «ruidosas» y confusas. ¡No fue hasta 2016 cuando los Institutos Nacionales de Salud exigieron a los beneficiarios de subvenciones que incluyeran ambos sexos en estudios con animales!

LA MENOPAUSIA NO ES UN IMPERATIVO BIOLÓGICO

Entonces, esto es lo que sabemos: la menopausia es una estrategia reproductiva inusual que va en contra de la teoría evolutiva. ¿Por qué las mujeres sobreviven a la fertilidad? Los humanos somos una minoría extrema en el reino animal, las únicas otras criaturas que pasan por la menopausia son unas pocas especies de ballenas. Algunos monos tienen patrones hormonales comparables a los humanos, pero continúan teniendo ciclos menstruales muy cerca de la edad en que mueren. La realidad es que, si bien existen varias teorías (como la popular «hipótesis de la abuela»), nadie sabe exactamente por qué los ovarios de las mujeres interrumpen los procesos de menstruación y ovulación, también conocidos como menopausia, y esta es una pieza clave del rompecabezas que necesitamos para extender tanto el período reproductivo como el período de salud.

Ahora, consideremos un escenario en el que las mujeres no estén restringidas en sus opciones reproductivas por un reloj biológico limitado e inmutable, un mundo en el que las mujeres no estén sujetas a los efectos perjudiciales para la salud de los niveles reducidos de hormonas sexuales...

El Instituto Buck para la Investigación sobre el Envejecimiento, en asociación con la Fundación Bia-Echo, realizó recientemente un esfuerzo extraordinario para abordar el envejecimiento reproductivo femenino.

Financiamos la investigación y construyendo el ecosistema para apoyar el descubrimiento y la innovación en torno a la longevidad reproductiva. Aceleramos el desarrollo de productos y terapias para impactar positivamente en la vida de las mujeres, desde objetivos celulares como las mitocondrias del óvulo hasta la inflamación de los ovarios. Algunos de los científicos que hemos financiado redefinen ahora los diagnósticos para decir a las mujeres dónde se encuentran en su período reproductivo individual, mientras que otros desarrollan terapias novedosas para extender la longevidad reproductiva. En el camino, creemos que comprender por qué los ovarios envejecen prematuramente proporcionará pistas importantes sobre cómo funciona el envejecimiento en el resto del cuerpo. Francamente, tenemos la intención de cambiar el mundo; después de todo, el futuro de la humanidad depende literalmente de ello.

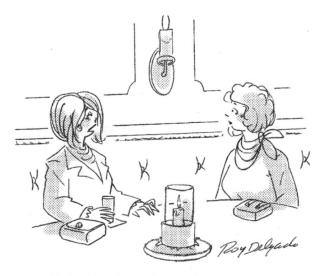

«Todavía estoy caliente. Solo que ahora
viene a ráfagas».

TERAPIAS DISPONIBLES AHORA MISMO

«Debido a que cada una tiene su propia trayectoria de fertilidad única,
el estándar actual de atención no es adecuado para todas las mujeres.
Necesitamos adaptar las terapias a las personas».

—LIZELLEN LA FOLLETTE, MD—.

Mientras esperamos esos importantes descubrimientos científicos sobre la raíz del envejecimiento ovárico, ahora hay algunas soluciones excelentes disponibles para abordar la salud y la fertilidad a medida que la mujer envejece. Cabe señalar que la antigua máxima «Conócete a ti misma» es un consejo poderoso y relevante aquí. Sintonízate con la sabiduría inherente de tu cuerpo y escucha las señales que te envía cada mes. Reúne tantos datos de referencia sobre tu cuerpo y tu ciclo únicos como sea posible para que sepas cuál es tu «normalidad». Recuerda que el Congreso Estadounidense de Obstetras y Ginecólogos recomienda «utilizar el ciclo menstrual como un signo vital», y varias aplicaciones (MyFLO, Clue, Ovia, Period Tracker, Glow) pueden ayudarte a medir los cambios fisiológicos a lo largo de las cuatro fases de tu período. Surgen nuevas empresas para ayudar a las mujeres con un seguimiento individualizado en tiempo real durante un periodo establecido. (Una sola instantánea estática no es suficiente para capturar información significativa sobre los ciclos hormonales dinámicos y fluctuantes de una mujer, así que captura la mayor cantidad de información posible durante varios meses).

Si te enfrentas a algún problema —como la incapacidad para concebir, fibromas, endometriosis, períodos dolorosos o cualquier otra afección que interfiere con tu ciclo o calidad de vida—, reúne a un equipo de diversos especialistas en atención médica para ayudarte a comprender los datos que recopilas. Piensa en tus síntomas como en información valiosa, señales que envía tu cuerpo y, tal como hemos recomendado a lo largo de todo el libro, obtén más de una opinión. Puedes consultar a un médico de familia, enfermera practicante, obstetra o ginecólogo, endocrinólogo, especialista en fertilidad, osteópata, naturópata, partera y/o practicante de medicina tradicional china. Recuerda que puedes decidir qué opciones quieres seguir y qué es lo mejor para ti. Si no estás satisfecha con las opciones que se te presentan, ¡no te rindas, consulta a otra persona! Es posible que tengas el médico más amable del mundo, pero si se enfrenta a algo que no está dentro de su área de especialización, te alentamos a que busques un médico cuya experiencia te respalde mejor a ti y a tu salud vital. Veamos cuatro soluciones para tu salud hormonal, función sexual, fertilidad y bienestar general...

1. Elecciones de estilo de vida saludables con sentido común: sabemos que el envejecimiento ovárico puede acelerarse por muchos factores, incluidos los factores estresantes ambientales, los alimentos que comemos —o no comemos—, el ejercicio, el sueño, la carga de toxinas, los agentes inducidos médicamente como la quimioterapia o la radiación, y una miríada de otras afecciones. El marketing de las soluciones rápidas y los elixires mágicos pueden atraer dólares, pero la verdad es que hacer elecciones de estilo de vida intuitivas y acertadas puede afectar drásticamente a todos los aspectos de la salud y el bienestar, y esto incluye la regulación hormonal y la experiencia menstrual. Mira cómo Amanda Laird, nutricionista holística y autora de *Heavy Flow*, explica el circuito:

Nuestras hormonas son muy sensibles al estrés y la nutrición, lo que significa que un estilo de vida de alto estrés y una dieta deficiente afectarán negativamente nuestra salud hormonal y, en última instancia, nuestros períodos. El estrés suprime la ovulación y necesitamos ovular para obtener los beneficios de la progesterona. Si no producimos suficiente progesterona, el estrógeno puede dispararse sin el contrapeso de la progesterona, lo que contribuye a los problemas menstruales. Y en un giro extraño, los niveles más altos de estrógeno conducen a niveles más altos de cortisol, una hormona que regula nuestra respuesta al estrés, lo que a su vez afectará a nuestra capacidad para ovular. Y así, el ciclo sigue y sigue. La buena noticia, sin embargo, es que… eso significa que hacer algunos cambios en lo que comemos, cómo nos movemos y los pensamientos que tenemos, puede tener un impacto positivo en nuestra salud hormonal y, a su vez, en nuestros ciclos menstruales.

Sé amable con tu cuerpo. Aprecia sus dones. Dormir. Moverte. No consumas alimentos excesivamente procesados. Come verduras. Elige lo orgánico cuando puedas. Descansa y digiere. Por el amor de Dios, no fumes. Limita o elimina el alcohol. Limita o elimina el estrés. Debes saber que si eliges ingerir productos lácteos de leche de vaca, eliges ingerir hormonas y alérgenos comunes. Bebe abundante agua. Mantén tu nivel de azúcar en sangre equilibrado. Mantente alejada de los edulcorantes artificiales. Deshazte de las toxinas de productos de limpieza, detergentes, productos para el cuidado del cuerpo y artículos personales como desodorantes con aluminio o aerosoles. ¡Respira! Sabemos que sabes estas cosas, todos sabemos estas cosas, pero un recordatorio amistoso nunca está de más, ya que a menudo nos empujan en tantas direcciones que en realidad no estamos haciendo lo básico de manera consistente. (¡Y lo básico es muy importante!)

Los suplementos pueden proporcionar un alivio y una estabilidad increíbles, y ayudar a mantener el cuerpo durante todo el ciclo de la mujer. Sabemos que los suplementos de calcio pueden retardar la pérdida de densidad ósea asociada a la menopausia. El yodo es un oligoelemento esencial necesario para la producción de todas las hormonas en el cuerpo y juega un papel vital en el apoyo de la tiroides de la mujer. Las vitaminas del complejo B y el zinc ayudan a reponer los suministros de nutrientes (que se sabe que los anticonceptivos hormonales agotan). El magnesio es clave para apoyar el sistema nervioso y también funciona como relajante muscular para ayudar a calmar los calambres uterinos. También se ha demostrado que la vitamina E reduce el dolor menstrual. Esta es otra área para explorar e investigar. Mantén un diálogo abierto con tu equipo de atención médica. Comunícate con ellos para que puedan ayudarte a adaptar sus recomendaciones y terapias a ti como persona única; no sabes lo que están experimentando a menos que te lo digan.

2. Terapia de reemplazo hormonal (TRH): el cerebro controla todos los aspectos de la reproducción femenina, y no gobierna como un dictador, sino escuchando e integrando constantemente la retroalimentación. Hay una conversación dinámica y continua entre el cerebro y los órganos reproductivos que determina lo que sucede en el sistema. El lenguaje de la comunicación neuronal está mediado por sustancias químicas (también conocidas como hormonas) que viajan de un lado a otro transmitiendo mensajes entre el cerebro, los ovarios y el útero. Si bien conocemos algunas de las palabras clave de esta conversación, que incluyen hormonas esteroides (estrógeno, progesterona y testosterona) y neuropéptidos (oxitocina, GnRH y kisspeptina), aún no se ha definido el léxico completo. Cómo estas piezas encajan en la compleja red de comunicación para impulsar la fertilidad y el envejecimiento es un rompecabezas que todavía estamos trabajando para resolver. Cuando una mujer se queda sin óvulos y sus ovarios dejan de funcionar, esa conversación química con el cerebro se interrumpe, lo que lleva a los efectos negativos de la menopausia. La terapia de reemplazo hormonal (TRH) es una manera de suplir algunas de esas señales químicas faltantes que disminuyen durante la perimenopausia y desaparecen en la menopausia.

La TRH puede reducir los riesgos generales para la salud asociados a la menopausia y también puede aliviar los síntomas que afectan de manera tan drástica a la calidad de vida de una mujer.

La TRH puede reducir los riesgos generales para la salud asociados a la menopausia y también puede aliviar los síntomas que afectan de manera tan dramática a la calidad de vida de una mujer. Dicho esto, hay matices de la TRH que requieren una cuidadosa consideración de los riesgos y beneficios en consulta con un obstetra-ginecólogo. Cada mujer, de manera individual, debe hablar de estos riesgos con su médico, incluidos los antecedentes familiares de cáncer de mama, para decidir si la TRH es adecuada para ella.

La TRH no es perfecta, pero a veces ha sufrido injustamente una mala reputación. En 2002, un ensayo clínico aleatorizado fue noticia cuando sugirió que la TRH podría aumentar el riesgo de cáncer de mama y los médicos comenzaron a evitar recetarla. Desafortunadamente, el estudio tuvo fallos de diseño que llevaron a conclusiones incorrectas sobre la TRH, y esos errores de percepción fueron amplificados y ampliamente informados por los medios de comunicación, lo que llevó a una desinformación generalizada. Se ha escrito mucho sobre este tema en otros lugares, pero en resumen: la edad de la cohorte de pacientes y la administración de hormonas se consideraron impresionantes, y las conclusiones ampliamente repetidas de este estudio en realidad no alcanzaron significación estadística. Desde entonces, múltiples estudios han confirmado que la TRH redujo el riesgo de aterosclerosis y ataque cardíaco en miles de mujeres entre los 35 y los 55 años de edad.

Múltiples estudios han confirmado que la TRH redujo el riesgo de aterosclerosis y ataque cardíaco en miles de mujeres entre los 35 y los 55 años de edad.

Estudios más recientes también muestran que la edad a la que una mujer comienza la terapia de reemplazo hormonal es de vital importancia. La TRH no solo es más efectiva cuando se inicia más cerca de la menopausia, sino que no se demostró ningún beneficio al comenzar la TRH en mujeres con más de diez años de menopausia, e incluso hubo evidencia de que podría ser perjudicial si se iniciaba demasiado tarde. Además, es importante considerar el método de administración de la TRH, con parches transdérmicos o cremas tópicas preferibles a la administración oral debido a un pequeño aumento en el riesgo de coágulos de sangre asociados con el metabolismo en el hígado cuando se ingieren por vía oral. Estos resultados aparentemente dispares apuntan a un componente clave de la salud endocrina y la señalización hormonal reproductiva: es complicado. Hay un punto óptimo de sincronización, hormonas específicas o combinaciones de moléculas similares a hormonas y biología individual requerida para obtener beneficios de la TRH. Tampoco se recomienda para todas, en particular para las mujeres con un riesgo familiar de cáncer: ¡es importante que realices un análisis cuidadoso de los riesgos y beneficios individuales con tu médico! Uno de los desarrollos más emocionantes en este frente son las compañías de telemedicina personalizada como Evernow, que combinan historiales detallados de pacientes con preparaciones novedosas de TRH para personalizar y democratizar la TRH a nivel personal.

3. Tratamiento láser térmico y basado en radiofrecuencia: los láseres emiten energía térmica que es absorbida por el agua en los tejidos objetivo. El calor emitido provoca daños microscópicos que desencadenan la cicatrización de heridas, lo que a su vez favorece la remodelación de los tejidos. En dermatología, esto se traduce en la restauración de la estructura del tejido de la piel. Los mismos principios se aplican al tejido vaginal. Aunque los láseres han sido utilizados de manera segura por dermatólogos, cirujanos y en spas médicos durante años, los tratamientos con láser aún no han sido aprobados por la FDA específicamente para tratar los síntomas relacionados con la salud y la función sexual femenina. Muchos médicos, incluidos la Dra. Carolyn DeLucia y La Dra. Lizellen La Follette ofrece estos tratamientos a sus pacientes de manera no regulada porque han observado de primera mano que las terapias con láser pueden ser útiles para tratar los síntomas de la incontinencia urinaria, la atrofia vaginal (inflamación de las paredes vaginales que puede causar dolor, generalmente después de la menopausia), dolor durante el coito y falta de satisfacción sexual. Hay estudios que respaldan la eficacia de la tecnología láser para estos fines, y creemos que serán una solución clave en un futuro cercano y en constante evolución.

4. Tratamiento con plasma rico en plaquetas (PRP): cuando se extrae una muestra de sangre del brazo de una paciente y se centrifuga durante varios minutos, y luego se eliminan los glóbulos rojos, lo que queda es un concentrado de plasma rico en plaquetas (PRP). Este plasma, con altas concentraciones de citocinas, factores de crecimiento y otros compuestos bioactivos, se inyecta nuevamente en el tejido de la paciente, iniciando la angiogénesis (desarrollo de nuevos vasos sanguíneos) y estimulando la regeneración y reparación celular. Múltiples estudios demuestran que el PRP es efectivo cuando se utiliza en cirugía dental, y ha sido aprobado por la FDA para tratar la osteoartritis y las lesiones deportivas. El trabajo preliminar muestra que el PRP puede ser efectivo para mejorar el grosor del revestimiento uterino y tratar el vaginismo (contracciones espasmódicas dolorosas), la endometritis (inflamación), la sequedad vaginal, el daño del suelo pélvico y la incontinencia, aunque se necesitan más estudios.

••

EL PODER DEL LÁSER
Dra. Carolyn DeLucia

Los problemas vaginales son, sin duda, una experiencia muy delicada y personal, aunque muchas mujeres se enfrentan a tales problemas. Los cambios hormonales, el inicio de la menopausia, el parto o afecciones médicas que pueden causar cambios en la estructura del tejido vaginal y las secreciones mucosas, todos pueden tener un impacto negativo en su calidad de vida.

He visto en primera persona los tratamientos curativos como el PRP y los láseres de radiofrecuencia. Solo como ejemplo, una mujer de 42 años vino a mi consultorio con incontinencia urinaria y anorgasmia primaria (incapacidad para tener un orgasmo). Aunque llevaba sufriendo varios años, no había compartido sus desafíos con nadie, ni siquiera con su esposo. Decidimos utilizar el láser FemiLift para tratar la longitud total del canal vaginal para aumentar la vasculatura de colágeno. El calor también mejora el flujo en los vasos sanguíneos vaginales, lo que proporciona a los tejidos una nutrición esencial y estimula la regeneración de los nervios y la secreción de la mucosa. Decidimos que esta paciente se beneficiaría aún más del uso de plasma rico en plaquetas en la pared anterior de la vagina. Todo esto se logró completamente sin dolor y ahora experimenta satisfacción sexual.

Se necesitan más estudios antes de que la FDA apruebe estos tratamientos para estas indicaciones. Una vez más, volvemos al imperativo de que debe proliferar la investigación científica más básica en las áreas de necesidad específicas de las mujeres. Piensa en el impacto que solo estas cuatro soluciones pueden tener para mejorar la calidad de vida de tantas mujeres en este momento. Estamos emocionadas por lo que depara el futuro y la promesa de que llegará de inmediato. Recuerda, es importante que trabajes siempre con tu equipo de médicos y especialistas en atención médica para determinar las mejores soluciones posibles para ti.

PREGUNTAS QUE LAS MUJERES PUEDEN HACER A SUS MÉDICOS

1. ¿Tiene sentido la TRH para mí (si no tengo antecedentes de cáncer de mama)?
2. Sufro de sofocos y sudores nocturnos. ¿Cuáles son mis opciones para lidiar con ellos?
3. No duermo por la noche. Aparte de los medicamentos para dormir, ¿qué pasos puedo dar para mejorar la calidad de mi sueño?

4. ¿Cuándo debo hacerme una densitometría ósea inicial?

5. ¿Hay alguna característica de mi ciclo menstrual que presagie problemas futuros que pueda tener con la fertilidad?

6. Hace años que tomo la píldora anticonceptiva y en esta etapa de mi vida estoy empezando a pensar en la planificación familiar y quedarme embarazada. ¿Hay pasos que podría tomar ahora para apoyar la preconcepción?

7. He perdido todo deseo sexual. ¿Solo me queda aceptarlo?

8. El coito es tan doloroso que es casi imposible realizarlo. ¿Cuáles son mis opciones?

9. Pierdo orina al toser, estornudar o reír. ¿Qué puedo hacer?

10. ¿Qué puedes decirme sobre la termografía (aprobada por la FDA) como una herramienta valiosa en mi cartera de productos para la salud de los senos?

11. Después de tener a mis hijos, siento menos placer al tener intimidad con mi pareja. ¿Hay tratamientos disponibles para esto?

12. Mis emociones están descontroladas. Tengo cambios de humor de rabia a gran tristeza. ¿Qué podría estar contribuyendo a esto y cuáles son algunas soluciones?

13. Cada vez me resulta más difícil controlar mi peso. ¿Podemos hablar sobre cuáles podrían ser las mejores opciones para mí en esta etapa?

ANTICONCEPTIVOS HORMONALES
Dra. Carolyn DeLucia, MD, FACOG.

Como defensora de la salud y el empoderamiento de la mujer, ciertamente creo que todas las mujeres deberían tener acceso a métodos anticonceptivos, y aunque la píldora anticonceptiva es ciertamente efectiva para prevenir el embarazo y, a menudo, es una necesidad a corto plazo durante los ciclos de tratamiento de fertilidad, siempre defiendo educar e informar a las mujeres sobre todos los beneficios y posibles efectos secundarios de cualquier medicamento. Creo en el consentimiento informado, es decir, la divulgación completa de riesgos y beneficios. Los beneficios son bien conocidos: mejor control del ciclo, menos sangrado y calambres, y protección contra el cáncer de ovario.

Puede parecer extraño para mí, una obstetra/ginecóloga durante casi 30 años, no rebosar elogios por el uso a largo plazo de anticonceptivos hormonales sintéticos. Lo que hay de cierto sobre la píldora, el parche, el diafragma, el implante, la inyección, el DIU, etc., es que suprimen de tu cuerpo la producción natural de estrógeno, progesterona y liberan testosterona. Cuando miramos el perfil hormonal de una mujer que toma anticonceptivos hormonales, se parece al de una mujer en la menopausia porque, en palabras de la especialista en hormonas Alisa Vitti, en su libro In *The Flo*, «los anticonceptivos sintéticos no corrigen los desequilibrios hormonales, simplemente suprimen su propia función hormonal».

Si bien la píldora tiene ventajas que muchas mujeres aprecian, también hay algunos efectos secundarios a tener en cuenta, que pueden incluir dolores de cabeza, depresión, hinchazón, aumento de peso, fatiga, pérdida de la libido y mayor riesgo de cáncer de mama, solo por nombrar algunos. Algo que muchas mujeres no saben es que tomar anticonceptivos hormonales también puede multiplicar el riesgo de trombosis (coágulos de sangre), entre cuatro y siete veces. La píldora también se asocia al aumento de riesgo de sufrir riesgo enfermedades de la vesícula biliar, presión arterial alta e ictus.

Hay muchos recursos, incluido *The Fifth Vital Sign* de Lisa Hendrickson-Jack, con investigaciones a considerar antes de tomar decisiones que afectarán a tu cuerpo, a tu satisfacción sexual y a tu fertilidad mientras utilizas anticonceptivos hormonales y, a veces, incluso años después de que dejes de tomarlos. Me siento obligada a incluir esta información aquí porque afecta la fuerza vital de muchas mujeres. Te animo, como hago con todas mis pacientes, a considerar los posibles riesgos junto con los beneficios y tomar decisiones informadas después de trabajar con tu médico y equipo de atención médica para considerar todas las opciones y alternativas.

• •

En resumen...

Aunque ciertamente hay una complejidad única en la bioquímica de una mujer y una individualidad en cada experiencia de su ciclo de vida, el cuerpo femenino —sin importar la edad, el tamaño, la forma o el color—, es una obra maestra magnífica. Algunas mujeres tienen la asombrosa capacidad de fomentar una nueva vida a través del nacimiento, si así lo deciden. El cuerpo femenino es un mecanismo extraordinario para este fenómeno. La intención de este capítulo es simplemente proporcionar algunas opciones adicionales en las diferentes etapas del viaje. Este libro está dedicado en general a las herramientas y conocimientos que pueden mejorar poderosamente la calidad de vida de todos. Muy bien, querida lectora y querido lector, estamos llegando a la última sección de este libro, la sección cuatro, donde abordamos las «seis grandes»: enfermedades cardíacas, cáncer, derrames cerebrales, enfermedades autoinmunes, obesidad y diabetes, y Alzheimer. Estos capítulos profundizarán para mostrarte las últimas ideas sobre lo que puedes hacer para prevenir estas enfermedades, lo que puedes hacer actualmente para tratarlas si tú o alguien a quien amas os veis afectados, ¡y lo que vendrá pronto!

Empecemos...

ABORDAR LAS 6 PRINCIPALES ASESINAS

Los últimos avances científicos disponibles para ayudarte a prevenir, tratar y potencialmente curar algunas de las enfermedades más temidas, que incluyen...

- Enfermedad cardíaca: cómo reparar un corazón roto.

- Tu cerebro: tratamiento de ictus.

- Cómo ganar la guerra contra el cáncer.

- Vencer la inflamación y la enfermedad autoinmune: llevar la paz al cuerpo.

- Diabetes y obesidad: vencer una doble amenaza.

- Enfermedad de Alzheimer: erradicar a la bestia.

17

CÓMO REPARAR UN CORAZÓN ROTO

**Nuevas herramientas para la protección y restauración
del órgano más importante del cuerpo**

*«Hay algo en la vida y también en el corazón humano que quiere
renovarse».*

—JACK KORNFIELD, PHD, autor de *A Path with Heart*—.

Damos por sentado los latidos de nuestro corazón. Todos los días, las veinticuatro horas del día, mientras dormimos o estamos despiertos, este musculoso caballo de batalla de 275 gramos está bombeando continuamente el equivalente al oro líquido, nuestra sangre, la fuente de vida, a través de 96.000 kilómetros de vasos sanguíneos para nutrir cada célula de nuestro cuerpo. Para darte un poco de perspectiva, estas arterias, venas y capilares, colocados uno al lado del otro, darían dos vueltas al ecuador del planeta. Ese es el poder con el que nacimos, y el poder que damos por sentado.

El corazón continuará haciendo su trabajo fundamental, entregándonos esta fuerza vital de manera fiable una y otra vez, latiendo alrededor de 35 millones de veces cada año, hasta que finalmente, un día, se detiene. Se ha debilitado tanto por el estilo de vida, por las arterias —que se han obstruido tanto que el flujo de sangre no puede pasar—, por la enfermedad o por la vejez, que el corazón finalmente falla. Y en ese momento, cuando deja de latir, nada más importa. Se llama a una ambulancia y llegan los paramédicos para intentar persuadir al corazón para que vuelva a latir, electrocutarlo para que reviva y así mantener el flujo de oxígeno. Porque sin oxígeno estás perdido. Las células cerebrales comienzan a morir a los pocos minutos de verse privadas de oxígeno. Para aquellos que sobreviven a la reanimación, la vida se ve alterada de manera radical.

¿Qué puedes hacer en treinta y seis segundos? Eso es probablemente el tiempo que has tardado en leer los dos párrafos anteriores. Bueno, un estadounidense muere cada treinta y seis segundos por enfermedad cardiovascular. Es la asesina número uno de los estadounidenses y representa una de cada cuatro muertes. Pero eso ni siquiera comienza a transmitir la escala de esta destrucción. A nivel mundial, una de cada cinco personas morirá de una enfermedad cardíaca, más que cualquier otra enfermedad en el planeta. Representa alrededor de 18 millones de muertes por año. En otras palabras, mata a casi 50.000 personas todos los días.

Demos un paso atrás por un momento y pensemos en lo que significan esos números. Porque lo cierto es que no son solo números, ¿verdad? Estamos hablando de vidas humanas invaluables: personas como tú y yo, nuestros padres, nuestras parejas, nuestros amigos más cercanos y posiblemente nuestros hijos. Así que tú y yo sabemos lo que está en juego. Entendemos, intelectual, emocional y visceralmente, la urgente necesidad de protegernos a nosotros mismos y a nuestros seres queridos de esta devastadora amenaza.

Como pronto verás, esta es una guerra en la que cada vez estamos mejor equipados para luchar y ganar, gracias a una impresionante ola de avances tecnológicos enfocados en la prevención y la regeneración. Pero antes de llegar a eso, me gustaría compartir contigo un aspecto poco conocido del corazón. Probablemente no sepas que tu corazón tiene su propio «cerebro», su propia inteligencia. El corazón segrega hormonas que afectan al funcionamiento del cerebro. Tu corazón fue tu inteligencia guía original. En el capítulo final de este libro, hablaremos sobre la inteligencia del corazón y cómo utilizar el cerebro y el corazón juntos para tomar mejores decisiones para una mejor calidad de vida: emocional, física, financiera, espiritual y, por supuesto, también en lo que se refiere a tu salud.

Por ahora, permíteme enfatizar una simple verdad que espero que nunca olvides: tienes el poder de influir en la salud de tu corazón a través de factores que tú, ¡sí, tú!, puedes controlar. Eso incluye elegir los comer alimentos correctos y evitar los incorrectos, mantener un peso corporal saludable, limitar el consumo de alcohol, no fumar, dormir lo suficiente y hacer ejercicio con regularidad. Ya hemos hablado de estas acciones preventivas simples que puedes realizar, en caso de que te las haya perdido, en los capítulos 12 a 14.

Es muy enriquecedor darse cuenta de que incluso los cambios más básicos en tu comportamiento pueden salvar, extender y vigorizar tu vida. Como mencionamos en el capítulo 14, «Fuerza, estado físico y rendimiento: una guía rápida para obtener los máximos resultados», un importante estudio del Reino Unido demostró que simplemente caminar de veinte a treinta minutos al día puede reducir a la mitad el riesgo de morir de un ataque al corazón. Entonces, incluso un compromiso modesto como decidir hacer ejercicio constantemente durante, digamos, 150 minutos cada semana (veinte o treinta minutos por día, cinco o seis días a la semana) puede transformar tu salud, reduciendo radicalmente el riesgo de muchas enfermedades crónicas, incluidas las enfermedades cardiovasculares.

Si eso no te convence, ¿qué tal el hecho de que el ejercicio también aumenta el flujo de sangre a tu cerebro, mejorando tu función cognitiva? Ahora, a menos que hayas vivido bajo una roca durante toda tu vida, probablemente no te sorprenda saber que el ejercicio regular hace maravillas para tu salud y vitalidad. Del mismo modo, ya sabes que tu corazón y tu cerebro te servirán mejor si comes de manera saludable —por ejemplo, consumiendo más frutas, verduras y cereales integrales— y si al mismo tiempo limitas los alimentos grasos, los carbohidratos refinados y las bebidas azucaradas. Entonces, ¿por qué me molesto en recordarte estas reglas básicas?

Porque la prevención es la mejor defensa individual contra las enfermedades cardíacas y muchas otras que amenazan la vida. Quiero que te cuides y que te mantengas con vida, para que puedas beneficiarte de todas las increíbles tecnologías que llegarán a buen término en los próximos años. Si bien este libro te brinda muchas herramientas fundamentales para ayudarte a revitalizar todo tu cuerpo, incluido el corazón, el enfoque de este capítulo recae en el poder de la medicina regenerativa. Como probablemente ya sepas, la medicina regenerativa es diferente a otros tipos de terapias porque su objetivo es curar o revertir las lesiones subyacentes, en lugar de simplemente tratar los síntomas temporalmente.

Profundicemos en los avances científicos que pueden ayudar a prevenir la enfermedad y también ayudar a una persona a recuperarse. Estoy escribiendo este libro para ti, primero para asegurarme de que sabes qué hacer para cuidarte a ti mismo y que puedas tener esa increíble fuerza de vida latiendo en tu interior. Pero también para que si tú o alguien a quien amas tenéis un problema, puedas saberlo todo sobre las últimas tecnologías de la medicina regenerativa para ayudarte a recuperar tu salud o quizá acabar incluso mejor de lo que estabas en primer lugar. ¡Espero que también te entusiasmes con el futuro, que te prepares para una vida más larga e incluso más placentera de lo que habías planeado!

En este punto, es posible que te preguntes si estas tecnologías son solo una quimera: ¡una fantasía futurista! Pero déjame decirte que esta revolución está ocurriendo ahora mismo. Mientras escribo, están disponibles nuevas herramientas, tratamientos y terapias, y el ritmo del progreso es tan rápido que esperamos que una cascada de soluciones innovadoras esté disponible en un periodo de doce a treinta y seis meses. El último cambio de juego en el mundo de la insuficiencia cardíaca fue el dispositivo de asistencia ventricular, que bombea cuando el corazón no puede hacerlo por sí solo. Se ha demostrado que prolonga la vida y mejora la calidad para aquellos que esperan un trasplante de corazón. Pero donde realmente se encuentra la revolución futura es en la bioingeniería y la medicina regenerativa. En muchos casos, los ensayos con animales o humanos ya están en marcha, lo que alimenta expectativas realistas de un futuro más brillante y saludable. Estarás informado para que, una vez se implementen estas tecnologías, puedas mejorar tu calidad de vida y ayudar a otros también. En otras palabras, si te preocupas por mantener tu nivel actual de salud, en poco tiempo la medicina regenerativa desencadenará una variedad de herramientas verdaderamente milagrosas para ayudarte a vivir mejor y más tiempo.

Estamos a punto de presentarte una cohorte de élite de científicos pioneros y cinco herramientas, tecnologías y tratamientos que te dejarán boquiabierto. Por ejemplo:

- Conocerás una empresa llamada Caladrius Biosciences que está utilizando células madre para revisar la circulación, ayudando al corazón a regenerarse. Y conocerás otras empresas que aprovechan las células madre y otras tecnologías alternativas para permitir que los supervivientes de un ataque cardíaco recuperen las funciones de su corazón, desde generar nuevas células del músculo cardíaco hasta desarrollar nuevos vasos sanguíneos.

- Conocerás a científicos de Elevian que están inyectando moléculas naturales y observando la milagrosa reparación y regeneración del corazón y la reversión de los síntomas del accidente cerebrovascular.

- Conocerás a una científica brillante que ha sido pionera en descubrimientos en la Universidad Duke y en el Texas Heart Institute, donde descubrió cómo construir «corazones fantasma» en el laboratorio, proporcionando una nueva herramienta para los trasplantes de órganos.

- También conocerás una empresa de biotecnología incubada en Harvard que usa terapia genética para ayudar al mejor amigo del hombre a superar la insuficiencia cardíaca, allanando el camino para tratamientos similares para nosotros, sus amigos no caninos.

Sin embargo, sabes tan bien como yo que muchas personas ven el futuro a través del miedo y la preocupación. Lo entiendo. Por un lado, es fácil desanimarse cuando se está expuesto a un ritmo diario de cobertura de noticias pesimistas. Empiezas a creer que el mundo se está yendo al garete y te concentras en todo lo que podría salir mal. ¡Olvidas que los medios de comunicación prosperan con historias de miseria y dolor porque eso es lo que vende! Todos conocemos el término *clickbait* o «cebo de clic», pero, como verás aquí, hay muchas razones para ser optimista sobre el futuro, y nada me da más esperanza que el progreso espectacular que los científicos están logrando en la prevención y el tratamiento de enfermedad cardiovascular. Estos avances por sí solos podrían salvar millones de vidas. ¡Así que sigue leyendo, amigo mío, y anímate!

HERRAMIENTA NÚM. 1: EL PODER PARA REVERTIR LAS CICATRICES

Ya has visto mucho sobre las células madre y los exosomas y sobre su increíble poder para curar. Caladrius Biosciences está canalizando la increíble versatilidad de las células madre y está haciendo algo realmente asombroso. El Dr. Doug Losordo, jefe global de investigación y desarrollo y director médico de la empresa, confía en las llamadas células madre CD34+ para reparar el tejido dañado. Losordo fue testigo del poder transformador de estas células madre para reconstituir células sanguíneas maduras en pacientes con cáncer que se han sometido a quimioterapia y radiación. Losordo comenzó a preguntarse cómo podría «entrenar» a estas células madre para que hicieran su magia de otras maneras. Sabía que las células CD34+ también pueden estimular el crecimiento de nuevos vasos sanguíneos, incluidos los más pequeños que forman la microcirculación del cuerpo. (Piensa en el sistema circulatorio como en un mapa. Claro, las carreteras transportan la carga más pesada. Pero son las carreteras secundarias las más numerosas).

En lugar de concentrarse en reparar obstrucciones arteriales importantes, Losordo se enfoca en el uso de láser con células CD34+ para fortalecer la circulación, la esencia de la fuerza vital del cuerpo. ¿Será una terapia efectiva? Nadie puede decirlo realmente. Pero resulta que una sola dosis de estas células reparadoras dio como resultado la normalización de la circulación en pacientes con disfunción microvascular coronaria, una afección que compromete la microcirculación del corazón. Cuando la circulación se ve afectada, el tejido no recibe suficiente sangre oxigenada, lo que puede provocar ataques al corazón e insuficiencia cardíaca. Así que el trabajo de Losordo con las células CD34+ puede potencialmente salvar muchas vidas.

Ahora, podrías estar pensando, «Tony, esto suena como algo que ocurrirá dentro de veinte años». Pero estoy aquí para decirte que la línea de tiempo es mucho más corta de lo que piensas.

Verás, Losordo comenzó esta investigación en la Universidad de Tufts antes de unirse a la Universidad de Northwestern como director del programa de medicina regenerativa cardiovascular en el Hospital Northwestern Memorial. Posteriormente se incorporó a Baxter para supervisar la cartera de medicina regenerativa de la empresa. Ahora, en Caladrius Biosciences, Losordo es optimista sobre un ensayo de fase 3 (este es el paso final antes de la aprobación de la FDA) inyectando células CD34+ en pacientes con isquemia crítica de las extremidades, una afección crónica en la que el suministro de sangre a las extremidades inferiores está severamente restringido y por la que el tejido comienza a descomponerse. Si tiene éxito, esta podría ser la clave para mejorar la circulación en una amplia variedad de afecciones, fortaleciendo la fuerza vital de la sangre sana y oxigenada.

El ensayo se lleva a cabo en Japón, que es extremadamente optimista con la medicina regenerativa desde que el Dr. Shinya Yamanaka de la Universidad de Kioto ganara el premio Nobel de Medicina 2012 por su descubrimiento, junto con James Thomson, un biólogo del que hablaremos más tarde, de que las células madre pluripotentes inducidas pueden reprogramarse para convertirse en cualquier tipo de línea celular en el organismo.

Ten en cuenta que la fase 1 examina la seguridad y la fase 2 analiza la eficacia; Losordo ya ha pasado esas pruebas. La fase 3 es la eficacia a gran escala y, después de obtener la aprobación de la FDA, el siguiente paso es la distribución generalizada de este tratamiento que salva vidas.

Losordo anticipa que la primera aprobación de terapia celular para el tratamiento de enfermedades cardiovasculares involucrará a las células CD34+. Dada su asombrosa capacidad para impulsar el crecimiento de nuevos vasos sanguíneos, cree que estas células serían unas «candidatas adecuadas» para cualquier tipo de enfermedad cardíaca degenerativa. ¿Podrían fortalecer el sistema circulatorio después de un infarto?

«Caladrius», el nombre de la empresa de Losordo, proporciona una pista. En la mitología romana antigua, el *caladrius* era un ave mítica con el poder de hacer desaparecer las enfermedades de las personas. Hoy, Caladrius Biosciences intenta una hazaña mágica similar, con la esperanza de vencer el daño causado por un ataque al corazón.

HERRAMIENTA NÚM. 2: REJUVENECER LOS CORAZONES VIEJOS

Considera una visión inspiradora de un futuro en el que los corazones y cerebros más viejos puedan volver a ser jóvenes. ¿Suena descabellado? Eso es exactamente lo que se está desarrollando en una empresa llamada Elevian, que me presentó mi coautor Peter (ambos somos inversores) y cofundada por el Dr. Mark Allen, MD, con un equipo de científicos de vanguardia que incluye estrellas como Amy Wagers y Lee Rubin (ambos profesores de Células madre y Biología regenerativa en Harvard) y Brock Reeve (director ejecutivo del Instituto de Células Madre de Harvard).

Elevian, que desarrolla medicamentos diseñados para restaurar la capacidad regenerativa del cuerpo, utiliza una molécula natural llamada «factor de diferenciación de crecimiento 11» (GDF11) para reproducir los efectos rejuvenecedores de la «sangre joven». Los ratones envejecidos que recibieron una inyección de GDF11 vieron una reducción en la hipertrofia cardíaca relacionada con la edad, un corazón agrandado o engrosado, que es un sello distintivo del envejecimiento cardíaco. El GDF11 también impulsó la función cerebral, mejoró la reparación del músculo esquelético y aumentó la capacidad de ejercicio. Solo o junto con otras moléculas, el GDF11 podría impulsar al cuerpo humano a acelerar su capacidad de regeneración. En última instancia, se puede esperar que tecnologías como esta ayuden a revitalizar el organismo, incluidos el corazón y el cerebro.

El principal candidato a fármaco de Elevian, el GDF11 humano recombinante, ha demostrado su eficacia en modelos preclínicos de insuficiencia cardíaca y accidente cerebrovascular, además de la enfermedad de Alzheimer y la diabetes tipo 2. ¿Podría esto significar que los corazones y cerebros envejecidos son cosa del pasado? El tiempo, y una investigación minuciosa, lo dirán. Mientras escribo esto, Elevian se está moviendo hacia un ensayo de fase 1 temprano para establecer que su enfoque es seguro para los seres humanos.

HERRAMIENTA NÚM. 3: UN PARCHE DE CÉLULAS MADRE PARA LOS VASOS DEL CORAZÓN

Las células madre también desempeñan un papel protagonista en un parche recientemente aprobado por la FDA para la reparación y reconstrucción de vasos, incluso aquellos que se han visto gravemente afectados por la acumulación de colesterol. CorMatrix Cardiovascular ha inventado una estructura que permite que las propias células madre del paciente regeneren el tejido. Ya utilizado en más de 100.000 pacientes en todo el mundo, casos en los que los cirujanos suturan el material excepcionalmente fuerte, flexible y delgado en el corazón, logrando una reparación permanente. Dado que utiliza tus propias células para sanar, no se ve como una sustancia extraña que el cuerpo necesita atacar, lo que lo hace mucho mejor que los parches quirúrgicos actuales.

Pese a este desarrollo tan asombroso, el parche aún requiere cirugía para ser aplicado. Pero en realidad existe otra terapia que podría evitar por completo la necesidad de una cirugía. Como mencionamos antes, después de que alguien sufre un ataque al corazón, este experimenta un daño estructural permanente. Ahora, Ventrix, una empresa surgida de la Universidad de California en San Diego, está perfeccionando VentriGel, un hidrogel que se puede inyectar a través de un catéter para curar áreas con gran formación de cicatrices. En 2019, Ventrix finalizó su primer ensayo clínico en humanos, que demostró que el gel es seguro y factible. Ahora, la compañía está analizando si VentriGel puede llegar a áreas del corazón a las que no puede acceder el abordaje quirúrgico típico, el injerto de derivación de la arteria coronaria. Los investigadores esperan que esto pronto pueda reemplazar la necesidad de una de las cirugías cardíacas más invasivas.

HERRAMIENTA NÚM. 4: CONSTRUIR CORAZONES NUEVOS

«Me aposté el rancho a que podía regenerar el corazón de un mono».

—CHUCK MURRY—.

Después de leer el comienzo de este capítulo, ya sabes que la enfermedad cardiovascular es la principal causa de muerte en los Estados Unidos y en todo el mundo. Es posible que incluso lo supieras antes de leer este capítulo. Después de todo, es de conocimiento común. Pero, ¿alguna vez te has preguntado por qué?

«La enfermedad cardiovascular es la principal causa de muerte porque el corazón es el órgano menos regenerativo», dice el Dr. Chuck Murry, director del programa de regeneración cardíaca de la Universidad de Washington y presidente del Instituto de Células Madre y Medicina Regenerativa de la universidad. «Tal vez el cerebro sea el órgano menos regenerativo, pero al menos hay células madre genuinas en el cerebro y la médula espinal que pueden producir nuevos nervios. La mejor evidencia es que no hay células madre en el corazón». En otras palabras, el corazón no puede curarse por sí solo después de una lesión como un ataque al corazón.

Aquí está el problema: si no cuidas tu cuerpo, haciendo ejercicio y comiendo alimentos saludables, puede sufrir insuficiencia cardíaca gradual o un ataque cardíaco repentino. Considera que el corazón contiene 6 o 7 mil millones de células de músculo cardíaco. Si tienes un ataque cardíaco grave y tienes la suerte de sobrevivir, puedes haber perdido más de mil millones de esas células. El corazón no las reemplaza, por lo que tampoco reemplaza su capacidad para contraerse. El intento del corazón de curarse a sí mismo da como resultado cicatrices, que interfieren con la conducción del corazón, haciéndolo aún más propenso a sufrir ataques, como arritmias. Después de eso, a menudo es una lenta espiral descendente: cuando el corazón no puede bombear adecuadamente la sangre a través del cuerpo, se produce una insuficiencia cardíaca. El pronóstico es peor que el de muchas formas de cáncer, razón por la cual es la principal causa de muerte en el mundo.

Si pudiéramos descubrir cómo hacer que el corazón se regenere, podríamos curar muchos tipos de enfermedades cardíacas. Esa comprensión echó raíces en la mente de Murry en la década de 1990, y ha estado obsesionado con eso desde entonces.

La idea se le ocurrió por primera vez mientras estaba sentado ocupándose de un autoproclamado «trabajo de mierda» que había dejado sin terminar mientras trabajaba en su doctorado. Murry, becario posdoctoral en ese momento, se estaba capacitando en biología de los vasos sanguíneos. Empezó a tratar de reprogramar las células cicatriciales (fibroblastos) en células del músculo cardíaco. Un trabajo emocionante, excepto que Murry fracasó estrepitosamente. «Gasté mucho dinero y la gente estaba seriamente preocupada sobre si podría ser un científico viable», recuerda. «El jefe de mi departamento estaba tocando su reloj frente a mis narices».

Murry no estaba seguro de adónde acudir a continuación. Pero sus próximos pasos quedaron claros cuando él y el mundo entero fueron testigos de un avance científico. En 1998, un biólogo legendario llamado James Thomson obtuvo la primera línea de células madre embrionarias humanas. (Más tarde obtuvo el mismo logro con las células madre pluripotentes inducidas por humanos, programadas genéticamente para parecerse a las células madre embrionarias que tienen la capacidad de convertirse en cualquier célula especializada del cuerpo humano). El laboratorio de Murry tuvo la suerte de ser el primero en la Universidad de Washington en obtenerlas y comenzar a cultivarlas. «Comenzamos a ver pequeños grupos de células cardíacas embrionarias latiendo, un corazón en un plato, latiendo espontáneamente», dice Murry. «Fue una gran alegría verlo».

Si bien el estudio que Murry realizó a continuación no es uno que personalmente apoye, porque no apoyo el uso de monos para la investigación, me siento obligado a compartirlo contigo, porque creó un avance que ha generado resultados prometedores para aquellos que sufren de corazones dañados.

«Comenzamos a ver pequeños grupos de células cardíacas embrionarias latiendo, un corazón en un plato, latiendo espontáneamente».

Ahora que Murry tenía las células que necesitaba para su investigación, comenzó a utilizarlas para desarrollar nuevo músculo cardíaco. Indujo ataques cardíacos en ratones y ratas, insertó células madre cardíacas embrionarias y las observó multiplicarse con el tiempo y remuscularizar parte de la pared del corazón. «Eso fue genial», dice. Luego hizo un estudio con animales un poco más grandes (conejillos de indias) y demostró que las células cardíacas inyectadas en una región dañada del corazón se injertarían, se multiplicarían y mejorarían la función. Puede sonar a ciencia ficción, pero es real. En realidad, Murry creó un nuevo músculo cardíaco.

El progreso fue constante, pero lento. «Siempre parecíamos estar a cinco años de la clínica», dice Murry. «Sentía que si leía mi hipotético certificado de defunción, diría «incrementalismo». Así que tomé las mejores células del músculo cardíaco que tenía y decidí meterlas en un macaco, que podía predecir mejor la respuesta humana. Agoté mis últimos recursos en ese experimento. Me aposté el rancho a que podía regenerar el corazón de un mono».

Introdujeron las células de músculo cardíaco humano en las regiones dañadas del corazón de un mono. Y el equipo de Murry había introducido ya una variante de un gen de medusa que parpadeaba en verde con cada latido del corazón. «Pudimos ver las células latiendo y a qué velocidad y ritmo», dice. «Estaban en hermosa sincronía con el corazón en el que residían. Fue uno de los días más hermosos de mi vida como científico».

En 2018, en un artículo que generó no poco revuelo, Murry demostró que los macacos a los que les habían producido ataques cardíacos y luego habían recibido inyecciones de células de músculo cardíaco humano en la pared del corazón habían logrado una fracción de eyección normal (la cantidad de sangre movida con cada latido del corazón) en los tres meses posteriores al tratamiento. Las células inyectadas generaron nuevas células en el músculo cardíaco, lo que ayudó al corazón a reanudar el bombeo vigoroso y restaurar su función.

Décadas después de que Murry comenzara su trabajo, finalmente es hora de ver si los resultados prometedores logrados en monos se pueden replicar en humanos. El objetivo: trasplantar células madre a supervivientes de ataques cardíacos para prevenir la insuficiencia cardíaca. Una vez más, esto suena a guion de película de ciencia ficción de Hollywood, ¿no? Tal vez el sueño de Murry se haga realidad dentro de cincuenta años.

Murry pretende inyectar células madre en corazones humanos en 2023. Esta será una de las mayores revoluciones en la reparación del corazón en la historia de la medicina.

Pero no tendrás que esperar tanto tiempo. Un ensayo clínico realizado en 2015 por el Centro de Ciencias de la Salud de la Universidad de Texas y el Instituto Nacional del Corazón, los Pulmones y la Sangre inyectó una combinación de células madre mesenquimales y cardíacas como terapia regenerativa para pacientes con insuficiencia cardíaca grave. Este es uno de los primeros ensayos clínicos en introducir células madre cardíacas modificadas en pacientes. Es solo una cuestión de tiempo que veamos más innovaciones como estas en los ensayos clínicos.

De vuelta a Seattle, el equipo de Murry cambió recientemente su investigación a una empresa local de ingeniería celular, Sana Biotechnology, de la que Murry es el director de terapia celular cardíaca. Siempre optimista, Murry espera inyectar células madre en corazones humanos en 2023. Funciona en animales y, si funciona de manera similar en humanos, esta será una de las mayores revoluciones en la reparación del corazón en la historia de la medicina. «Es un trabajo complicado y agotador», dice. Sin un toque de ironía, observa: «Esto no es para los pusilánimes».

Como recordatorio rápido de otra extraordinaria tecnología regenerativa cardíaca que ya vimos en el capítulo 8, «Terapia genética y CRISPR: la cura para la enfermedad», el Dr. Deepak Srivastava, cardiólogo y presidente de los Institutos Gladstone, aprendió a controlar el destino de las células de fibroblastos cardíacos (tejido conectivo), reprogramarlos para que puedan realizar una función completamente diferente dentro del corazón. Srivastava utilizó la terapia genética para cambiar el destino de las células de fibroblastos, convirtiéndolas en células cardíacas latentes. ¡Pudo crear músculo nuevo en un corazón que fallaba al convencer a las células de fibroblastos que ya estaban en el corazón para que cambiaran de trabajo!

HERRAMIENTA NÚM. 5: CREAR CORAZONES FANTASMA

«Respiré hondo y escuché el viejo rebuzno de mi corazón. Soy yo. Soy yo. Soy yo».

—SYLVIA PLATH—.

Mientras Murry trabaja en remuscularizar un corazón, una de sus colegas, Doris Taylor, PhD, se enfoca en descelularizarlo. Se llama «corazón fantasma». ¿Y qué diablos es eso? Bueno, en 1998, el equipo de Taylor en la Universidad Duke fue el primero en trasplantar un tipo de célula animal en el corazón de un animal y mostró una función mejorada tras un ataque al corazón. Lo sorprendente es que algunas de las células sobrevivieron e imitaron a las células del corazón. Sin embargo, unos diez años después, no había hecho progresos significativos. Comenzó a dudar de que alguna vez lograra convertir una delgada cicatriz correosa de un ataque al corazón en células cardíacas sanas y funcionales. Era hora de una estrategia completamente nueva. Se volvió hacia su aprendiz, Harald Ott, y le dijo: «¿No sería genial que pudiéramos hacer esto de una manera diferente?».

Y así fue como surgió el corazón fantasma.

Su equipo tomó un corazón de rata, lo despojó de sus células y luego introdujo células de corazón de rata inmaduras para construir un corazón que latiera. El proceso ha evolucionado desde aquellos primeros días, y Taylor logró hacer lo mismo con un corazón de cadáver, utilizando sal para descomponer la estructura y un detergente para eliminar las células. ¡Ta-chán! Un corazón descelularizado, fantasmalmente opaco porque está desprovisto de sangre y de células, constituido únicamente por el andamiaje esencial, las ramificaciones que suministran sangre al cuerpo. Como dice Taylor, «colgamos un corazón en un laboratorio mientras esperamos a que se descelularice».

En todo caso, el siguiente paso suena aún más extraño. Implica recelularizar el corazón fantasma al infundirle millones de células cardíacas inmaduras hechas de células madre humanas, conectar todo el artilugio a una bomba y esperar a que el corazón se regenere y comience a latir. Esto suena como una escena de científico loco, ¿verdad? Pero Taylor, que ahora es una científica independiente, en realidad hizo crecer más de 100 de estos corazones en el Texas Heart Institute, donde fue directora de investigación de medicina regenerativa.

Como hemos visto en el capítulo 5 sobre la regeneración de órganos, esta es solo una de las muchas formas en que se está creando una nueva generación de órganos de reemplazo.

Recuerda que la medicina regenerativa es fundamental para el corazón porque las células del corazón no se dividen. Las células del corazón perdidas por un ataque al corazón se han ido para siempre. Hay poco espacio para el fracaso. «El corazón es un órgano que realmente tiene que funcionar perfectamente cuando lo colocas», dice Taylor. «No tienes dos corazones como si tuvieras dos riñones o dos pulmones o múltiples lóbulos hepáticos».

Recuerda, la medicina regenerativa es diferente a otros tipos de terapias porque su objetivo no es tratar los síntomas, sino curar la lesión subyacente. «Nuestra responsabilidad es mayor», dice Taylor. «No es como un medicamento en el que la terapia desaparece en días o semanas. Esperamos que esta terapia haya llegado para quedarse».

Mientras Murry trata de sanar un corazón roto, uno que ha sufrido un infarto, Taylor crea nuevos corazones que potencialmente podrían trasplantarse a personas que sufren insuficiencia cardíaca u otras afecciones del corazón. «Nuestro objetivo final es automatizar la producción de corazones humanos», dice Taylor. «Creo que lo haremos en los próximos dos años».

Taylor atribuye su éxito en parte a su género. «Como mujer, veo relaciones entre ideas que no todos ven», dice. «La razón por la que vamos a tener éxito es porque estamos regenerando el corazón a nivel emocional, espiritual, mental y físico».

Durante los primeros días en que trataba de construir los corazones recelularizados originales, a Taylor le preocupaba que no pudieran mantenerse durante mucho tiempo, que sus latidos cardíacos no alcanzaran una cadencia regular. «¿Lo amabas lo suficiente?» le preguntó un técnico de laboratorio. Estaba bromeando. Sin embargo, dice Taylor, «creo que tenía razón».

Esto es lo sorprendente: Taylor también ha utilizado estos corazones fantasma como fuente para un parche cardíaco, cortando un trozo de corazón descelularizado e injertándolo en un corazón dañado. Y, en lo que parece una página de *Frankenstein*, ella experimenta triturando un corazón fantasma hasta convertirlo en un polvo que forma la base de un gel que se inyecta en un corazón cicatrizado. ¿No es eso pensar fuera de lo normal?

Gran parte de su trabajo reciente se ha centrado en construir corazones humanizados de tamaño pediátrico. «Estos corazones responden a los medicamentos», dice Taylor. «Tienen señales eléctricas. Esperamos convencer al mundo de que hemos creado el primer corazón intacto a partir de células madre pluripotentes inducidas por humanos».

Los estudios en animales grandes, y luego los ensayos clínicos en humanos, son los siguientes en la línea. «Tengo confianza», dice Taylor. «Sabes cómo llegas a un punto y piensas, "Esto es todo, estamos ahí". Así es como me siento acerca de esto. Le doy crédito a mi equipo por hacer que esto funcione. La ciencia es un deporte de equipo. Y hemos llegado a una coyuntura fundamental».

De hecho, espero que esa sea una de las lecciones clave que extraigas de este capítulo: hemos llegado a una coyuntura fundamental. Es decir, hemos llegado a un momento en el que la investigación es tan sofisticada que a veces es difícil distinguir entre ciencia y ciencia ficción. Todo este progreso hacia la regeneración del corazón humano es verdaderamente motivo de asombro.

Mientras tanto, el Dr. Harald Ott, aprendiz de Taylor desde hace muchos años, también está abriendo camino con el trabajo histórico de la regeneración de órganos. Sus esfuerzos se concentran principalmente en diseñar un corazón bioartificial para pacientes que necesitan trasplantes de corazón. «Todos somos soñadores en este campo», dice Ott, cirujano torácico del Hospital General de Massachusetts (donde también dirige el Centro de Ingeniería de Órganos) y profesor asociado de cirugía en la Facultad de Medicina de Harvard. «La regeneración de órganos, la creación de tejido vivo a partir de tejido vivo, es uno de los próximos grandes obstáculos». Y añade: «Debemos encontrar una manera de no morir por el fallo de un órgano».

En el aspecto académico, el trabajo de Ott gira en torno a la ingeniería de corazones y pulmones. Pero con el respaldo financiero de inversionistas como Peter y yo, también creó una empresa, Iviva Medical. Utiliza estructuras biológicas para crear riñones y páncreas de reemplazo, órganos que no son tan complejos como los corazones. Crea injertos de órganos personalizados despojando un órgano de sus células y luego lo vuelve a sembrar con células del donante previsto, lo que puede eliminar una de las mayores amenazas que acompañan a los trasplantes de órganos: la posibilidad de que el cuerpo del donante rechace tejido extraño.

Es más desalentador trabajar con corazones que con riñones. «No se puede simplemente reemplazar un poco de la función cardíaca y salirte con la tuya», dice Ott. Por el contrario, se necesita solo del 10 % al 15 % de la función renal para salir de la diálisis. Pero su investigación sobre los riñones y el páncreas puede proporcionarle información útil que también lo ayudará en sus esfuerzos por regenerar el corazón. «Si nos enfocamos en tejidos más simples», dice Ott, «podemos aprender mucho y podemos aplicar ese conocimiento a tejidos más complejos, lo que puede contribuir a que lleguemos a aplicaciones clínicas más rápido». Con tantas vidas en juego, el sentido de urgencia es palpable.

Espero que ahora aprecies algunas de las formas radicales en las que la medicina regenerativa está comenzando a sanar el corazón humano. Solo piensa por un momento en algunos de los notables avances que hemos explicado. Por ejemplo, hemos hablado sobre la infusión de células CD34+ a los pacientes para restaurar su circulación, sobre la utilización de células madre para desarrollar nuevo músculo cardíaco después de un ataque al corazón y sobre la bioingeniería de corazones artificiales para su uso en trasplantes.

Cuando piensas en lo que representan estas innovaciones, te das cuenta de que esta revolución científica desafía algunas suposiciones fundamentales que han sido ciertas desde que los humanos caminan sobre la Tierra. Después de todo, ¿qué podría ser más fundamental que la suposición de que, a medida que envejecemos, nuestros cuerpos deben deteriorarse inevitable e inexorablemente? La medicina regenerativa trae nuevas esperanzas de que este proceso de declive se pueda revertir, de que el rejuvenecimiento sea una opción práctica.

Pero no estamos dispuestos a detenernos ahí, ¿verdad? ¡Los humanos lo queremos todo! Entonces, quizá no debería sorprendernos descubrir que algunos de los científicos más inteligentes en el campo ahora se esfuerzan por aplicar el mismo tipo de tecnología innovadora para extender también la vida de nuestras mascotas. Por ejemplo, los cofundadores de Rejuvenate Bio, una compañía con sede en San Diego, que están locos por los perros, están trabajando para avanzar en una tecnología de terapia genética para aumentar la salud de los perros y curar enfermedades relacionadas con la edad. Si tienes una mascota querida, asegúrate de prestar atención porque también hay algunos avances dirigidos a nuestros amigos peludos.

¿Cuál es la inspiración detrás de este trabajo? Bear, un pastor alemán de 45 kilos que pertenece al cofundador y director científico de Rejuvenate Bio, Noah Davidsohn. Se convirtió en propietario de Bear seis meses después de su beca postdoctoral en el laboratorio de la Escuela de Medicina de Harvard del renombrado profesor de genética George Church. Rejuvenate Bio tiene sus raíces en este laboratorio, donde los investigadores utilizaron una terapia genética combinada para tratar la obesidad, la diabetes tipo 2, la insuficiencia renal y la insuficiencia cardíaca en ratones. La terapia se administra como una inyección intravenosa única. Pero lo realmente interesante de todo esto es que no cambia el ADN existente de los ratones, por lo que no hay preocupaciones sobre la transmisión de cambios genéticos permanentes a las generaciones futuras.

Aún más interesante, los ratones criados con estas mutaciones genéticas (estas «criaturas de diseño» se llaman ratones transgénicos) aumentaron su esperanza de vida hasta en un 30 %. Dan Oliver, director ejecutivo y cofundador de Rejuvenate Bio, comenta: «Debido a estos experimentos con ratones transgénicos, tenemos más de tres años de datos seguros que muestran que el principal efecto secundario de este tratamiento es que los ratones viven más tiempo». Para los amantes de las mascotas como yo, eso suena como una razón para celebrarlo.

Ahora Rejuvenate Bio estudia si esta tecnología puede tratar la enfermedad de la válvula mitral, el principal tipo de insuficiencia cardíaca canina. Entre 5 y 7 millones de perros en los Estados Unidos padecen esta afección. ¡Imagina que tu mascota se cura milagrosamente y vive más tiempo! «Lo que a todos les interesa es mejorar la duración de la salud: aumentar la salud y aumentar la cantidad de años de salud», dice Oliver. «Los perros comparten nuestro entorno y también algunas de nuestras afecciones relacionadas con la edad. Entonces, si queremos pasar a los humanos, será más fácil. Los datos se transfieren muy bien».

En otras palabras, descubrir cómo ayudar a los perros a vivir vidas más largas y saludables podría conducir a avances similares para sus dueños, lo que sería una hazaña increíble. Esta perspectiva agrega una dimensión completamente nueva a la frase «el mejor amigo del hombre».

Ciertamente desearía que esta tecnología hubiera existido para ayudar a mi mejor amigo, Buda, que pesaba 38 kilos, un pitbull que era la cosa más dulce que puedas imaginar. Se subía a mí como si fuera un pequeño terrier, ponía sus patas delanteras a mi alrededor y trataba de que lo abrazase. Parecía tan fuerte y poderoso, la encarnación de la salud. Pero murió de un infarto cuando solo tenía tres años. Nos quedamos desolados. Con este tipo de tecnología de terapia genética, hoy podría estar vivo.

Gracias a los científicos que has conocido en este capítulo, esa visión de rejuvenecimiento, para perros y humanos, se está convirtiendo rápidamente en una realidad.

«Lo único más grande que el poder de la mente es el coraje del corazón».

—JOHN NASH—.

En primer lugar, no puedo enfatizar lo suficiente las pequeñas cosas que puedes hacer para no necesitar la mayoría de estas terapias. Así que por favor considera este libro para tu beneficio y el de tus seres queridos. Cuídate y anima a tus seres queridos (madres, padres, hermanos, hermanas, amigos queridos, parientes) a hacer lo mismo. Si lo hacéis, la tecnología puede curar uno de los órganos más importantes de nuestro cuerpo y abordar la principal causa de muerte en la tierra. Cuídate, porque la tecnología está llegando más rápido de lo que imaginas. Pronto podremos aprovechar el poder de las células madre, la terapia genética y la construcción literal de nuevos corazones, corazones fantasma, para garantizar un futuro que brille más de lo que jamás creímos posible. Cuídate, mi querido amigo, y celebra una vida larga, saludable, enérgica, fuerte, llena de fuerza vital impulsada por este hermoso y magnífico regalo de nuestro creador, el corazón.

En el próximo capítulo, te hablaremos de técnicas y tecnologías revolucionarias que ayudan a prevenir y tratar la quinta causa principal de muerte en los Estados Unidos: los ataques cerebrovasculares.

....

AVANCE ADICIONAL: UNA INYECCIÓN DOS VECES AL AÑO PARA COMBATIR EL COLESTEROL ALTO

La tecnología de silenciamiento de genes es una nueva biotecnología que permite prevenir la expresión de ciertos genes. Los genes todavía están presentes; simplemente han sido silenciados. Este tipo de avance revolucionario ha existido durante veinte años hasta ahora, la mayoría de los tratamientos que utilizaban esta tecnología se destinaban a tratar enfermedades genéticas raras. Eso está a punto de cambiar.

El Servicio Nacional de Salud del Reino Unido aprobó recientemente un medicamento llamado inclisiran, una inyección para reducir el colesterol que debe administrarse solo dos veces al año. Está destinado a aquellos que sufren de una condición genética que conduce a colesterol alto, que han sufrido un ataque al corazón o un derrame cerebral, o que no han respondido bien a los tratamientos principales como el Lipitor. Este nuevo tratamiento se prescribirá a 300.000 personas durante los próximos tres años.

Hay una proteína, la PCSK9, que regula el colesterol en nuestro cuerpo. Pero está presente en exceso en personas con niveles altos de LDL, el colesterol malo. ¿Y si pudiéramos evitar que la PCSK9 se produzca?

Si recuerdas, el ARNm es el tipo de ARN que se encarga de codificar proteínas. Resulta que una versión diferente del ARN, el ARNpi (ARN de interferencia pequeño) tiene un papel importante en apuntar al ARNm e «interferir con él» o destruirlo. Inclisiran es un ARNpi que se dirige al ARNm que codifica la PCSK9. Ha sido fuertemente modificado para soportar la degradación en la sangre y es capaz de dirigirse específicamente a las células del hígado así que los efectos secundarios son mínimos.

Inclisiran es el primer uso de silenciamiento de genes en una enfermedad tan común. ¿El Lipitor no lo corta cuando existe alto riesgo de un evento cardiaco debido al colesterol alto? Según los expertos, solo dos inyecciones al año y listo. Vale la pena consultar con tu médico si tienes el colesterol LDL genéticamente alto.

18

TU CEREBRO: TRATAMIENTO DE ACCIDENTES CEREBROVASCULARES

Las técnicas revolucionarias prevendrán, tratarán y eliminarán cada vez más la quinta causa principal de muerte en los Estados Unidos: el accidente cerebrovascular

«El cerebro humano tiene 100 mil millones de neuronas, cada neurona conectada con hasta 10.000 neuronas más. Sobre tus hombros está el objeto más complicado del universo conocido».

—MICHIO KAKU, profesor de física teórica en el City College of New York y el CUNY Graduate Center—.

Cuando la mayoría de la gente piensa en alguien que sufre un derrame cerebral, la imagen que les viene a la cabeza es la de alguien con cabello gris, de unos 70 u 80 años. No se imaginan a la joven dinámica, llamémosla Susan, que resulta ser una de mis propias asistentes y nos dio permiso para compartir su historia. Susan tenía solo 32 años el día que se encontró en una reunión, de repente incapaz de decir ciertas palabras. Cuando trató de tomar un sorbo de agua, el líquido se le escurrió por la boca y el ojo izquierdo se le giró hacia adentro, hacia la nariz. Susan no trabajaba para mí entonces, y su jefe en ese momento estaba confundido. «Pensó que estaba bromeando porque siempre bromeaba en el trabajo», recuerda ella. «Me dijo, "Basta o voy a llamar al 911"». Afortunadamente para Susan, procedió a hacer exactamente eso.

En la ambulancia, los paramédicos estaban bastante seguros de que había sufrido un derrame cerebral, a pesar de ser tan joven. De hecho, las tasas de accidente cerebrovascular entre los adultos jóvenes están aumentando, en parte debido al aumento de los factores de riesgo de accidente cerebrovascular en las personas más jóvenes, como la obesidad y/o la presión arterial alta. Los accidentes cerebrovasculares generalmente se producen cuando un coágulo de sangre bloquea un vaso en el cerebro; también pueden ser causados por una ruptura. La clave para aumentar las posibilidades de recuperarse de un accidente cerebrovascular causado por un coágulo es algo llamado activador tisular del plasminógeno o t-PA (siglas en inglés de *tissue plasminogen activator*). Es el único tratamiento aprobado por la FDA para accidentes cerebrovasculares causados por coágulos y se ocupa de disolver el coágulo. Pero las comunidades pequeñas y los hospitales rurales no siempre cuentan con un equipo de accidentes cerebrovasculares para evaluar rápidamente a un paciente y decidir administrar el medicamento. Para empeorar las cosas, hay un período de tiempo muy pequeño durante el cual se puede administrar el t-PA de manera efectiva en una persona que sufre un derrame cerebral: entre tres y cuatro horas y media. Puedes imaginar que esto no siempre es posible de lograr, especialmente porque muchas personas que experimentan un derrame cerebral no reconocen lo que está sucediendo y no acuden al hospital.

Como su jefe entró en acción, Susan tuvo suerte; recibió el t-PA y se sometió a una trombectomía, en la que se introdujo un catéter fino a través de una arteria en la ingle hasta la arteria del cerebro que estaba bloqueada. Un pequeño tubo de malla se abrió en abanico para atrapar el coágulo, que sacaron de su cuerpo. Susan había recibido una nueva oportunidad de vivir, gracias al hospital adecuado, los expertos adecuados y la mentalidad adecuada. En rehabilitación, si se aplicaba y trabajaba más duro que nunca, sus terapeutas le prometieron que podría volver a ser la que era antes. Efectivamente, en unas pocas semanas caminaba por el pasillo del centro de rehabilitación con tacones altos. Esa psicología positiva ayudó a Susan a recuperarse por completo. Cuatro años después, vuelve a ser la misma de antes.

No sorprenderá que muchas personas muy inteligentes se centren en la prevención y el tratamiento de los accidentes cerebrovasculares; después de todo, el cerebro es el centro de mando del cuerpo. Tiene alrededor de 100 mil millones de neuronas empaquetadas en una esponja gris arrugada de 1,4 kilos y controla la capacidad para hablar, sentir, ver, oír, parpadear, formar recuerdos, poner un pie delante del otro y, por supuesto, pensar. Damos todo esto por sentado, pero es realmente maravilloso, ¿no? Piénsalo de esta manera: ¡básicamente cargas con el superordenador más sofisticado del mundo en tu propia cabeza!

Entonces, cuando algo sale mal, el funcionamiento de ese sofisticado superordenador está en juego. El accidente cerebrovascular es la quinta causa principal de muerte en los Estados Unidos y mata a casi 150.000 ciudadanos al año. Cada cuarenta segundos, alguien, en algún lugar de los Estados Unidos, sufre un derrame cerebral. Más del 50 % de los supervivientes de accidentes cerebrovasculares de 65 años o más sufren problemas de movilidad. Eso es desgarrador para un superviviente e igualmente desgarrador para los miembros de su familia, quienes se sienten impotentes al ver a una persona, que anteriormente era capaz, luchar para abrir un frasco de salsa para pasta o una lata de refresco. Este capítulo quiere traer esperanza a lo que puede parecer una situación desesperada. Pero la esperanza es real y tangible porque existen soluciones médicas regenerativas que ya están aquí y otras que están surgiendo y que pueden marcar una gran diferencia; soluciones que no solo atacan los síntomas, sino que, en realidad, revierten las lesiones.

Por supuesto, la prevención es la reina, tanto para los derrames cerebrales como para todo tipo de enfermedades degenerativas. Así que asegúrate de hacer ejercicio regularmente, comer muchas frutas y verduras, evitar fumar y mantener un peso saludable para maximizar la circulación de tu cuerpo. A lo largo de este libro, también te explicaremos otros avances que influirán en la manera en que las personas se enfrentan a los accidentes cerebrovasculares y recuperan sus vidas. Hay más información acerca de cómo puedes acceder a las formas más eficientes y avanzadas de obtener un entrenamiento de cuerpo completo en el capítulo 14, «Fuerza, estado físico y rendimiento: una guía rápida para obtener los máximos resultados». Pero, en este capítulo, nos enfocamos con precisión en tecnologías innovadoras que ayudan a los supervivientes de accidentes cerebrovasculares como Susan, y a aquellos que son décadas mayores, no solo a sobrevivir sino a prosperar, ahora y en el futuro. Voy a compartir contigo cuatro desarrollos increíbles que ya están en juego. Por ejemplo:

1. Estás a punto de conocer a algunos investigadores ingeniosos que utilizan guantes robóticos para ayudar a los supervivientes de accidentes cerebrovasculares a recuperar el movimiento, dándoles nuevas esperanzas de recuperación.

2. Descubrirás cómo los cascos de realidad virtual, los sensores de alta tecnología y los videojuegos que aprovechan la coordinación mano-ojo se implementan ahora para mejorar la destreza y la movilidad de los supervivientes de accidentes cerebrovasculares.

3. También verás cómo los científicos inyectan exosomas liberados de células madre en cerdos en una búsqueda notablemente prometedora para disminuir el impacto de los accidentes cerebrovasculares en el funcionamiento diario de las personas.

4. Verás cómo los científicos de Elevian, a quienes conociste en el capítulo anterior, utilizan la molécula GDF11 para la milagrosa reparación y reversión de los síntomas del accidente cerebrovascular isquémico.

5. Conocerás a la brillante Dra. Mary Lou Jepsen, cuya empresa, Openwater, utiliza luz láser roja y holografía para medir el flujo sanguíneo cerebral de un paciente en la ambulancia, durante ese primer período crítico de tres a cuatro horas para determinar si se requiere terapia con t-PA y para diagnosticar cada accidente cerebrovascular.

AVANCE NÚM. 1: UN TRATAMIENTO QUE FUNCIONA COMO UN GUANTE

«La función principal del cuerpo es transportar el cerebro».

—THOMAS EDISON—.

¿Has oído hablar de los guantes que pueden enseñarte a tocar el piano en menos tiempo del que se tarda en lavar la ropa? Esa no es una idea descabellada, ¡realmente funciona! Además, esos guantes mágicos también se utilizan para un propósito más noble: restaurar la función en los supervivientes de accidentes cerebrovasculares. Estaba sentado frente a un verdadero genio, Thad Starner, profesor de la Escuela de Computación Interactiva de Georgia Tech, ansioso por escuchar acerca de sus creaciones que parecen de otro mundo.

El profesor Starner no es ajeno a la tecnología portátil. Es posible que haya sido la primera persona en realizar sus actividades diarias utilizando un ordenador. Verás, ayudó a ser pionero en el campo de la informática portátil y se desempeñó como líder técnico en el desarrollo de las Google Glass, esas gafas futuristas de realidad aumentada que generaron mucho revuelo pero que estaban demasiado adelantadas a su tiempo para llegar a los consumidores. Pero yo estaba allí para hablar con él sobre un tipo de dispositivo portátil muy diferente, un descubrimiento verdaderamente milagroso que se produjo tras sugerir a uno de sus estudiantes de posgrado que hiciera un guante —imagínate un guante de ciclismo sin dedos o un guante de golf sin dedos—, y lo llenara de diminutos motores vibratorios.

¿El objetivo? Ver si el patrón de vibraciones del guante podría enseñar a los usuarios a tocar el piano sin una pizca de práctica. Eso puede sonar ridículo. Pero resulta que el potencial sin explotar de los seres humanos es aún más profundo de lo que imaginas. Los guantes vibran, tocando el dedo asociado con cada nota mientras imitan el patrón de los dedos de una canción al piano. A medida que utilizas los guantes, continúas con tu día: doblas la ropa, sales a correr, revisas los correos electrónicos, mientras tu cerebro se entrena pasivamente en segundo plano. La teoría es que el cerebro comienza a memorizar la secuencia de estímulos, al igual que memorizas movimientos al practicar.

Thad pudo ver que yo todavía era algo escéptico. «Tony», me dijo, «déjame enseñarte un video». Apenas podía creer lo que estaba viendo: un meteorólogo de televisión sin experiencia musical pudo tocar *Oda a la alegría* en vivo en la CNN después de utilizar los guantes. El reportero en el plató estaba tan asombrado como yo. Incluso Thad estaba asombrado. ¿Qué tiene esto que ver con la recuperación de un accidente cerebrovascular? Bueno, los guantes que te enseñan pasivamente cómo tocar una canción equivalen a un truco de magia de salón bastante impresionante. Pero Thad me contó una historia sobre algo que estos guantes pueden hacer que es aún más impresionante.

Thad tiene una amiga llamada Deborah Backus, que fue directora asociada de investigación de lesiones de la médula espinal en el Centro Shepherd de Atlanta, uno de los principales hospitales de rehabilitación del país. Backus ayuda a las personas con esclerosis múltiple y lesiones de la médula espinal. Se preguntó si los guantes vibradores de Thad podrían mejorar la destreza de sus pacientes. Thad recuerda: «Llegó y dijo: "Quiero tus cosas de piano para mis pacientes paralíticos". Pensé que estaba bromeando. Dijo: "No lo entiendes". Me explicó que intuía que el cerebro reclutaría más neuronas. Me quedé boquiabierto y dije: "Empecemos"».

Efectivamente, estos guantes hápticos (un campo de la tecnología que involucra el sentido del tacto), también funcionaron con estos pacientes. Un estudiante de doctorado demostró que las personas con lesiones parciales de la médula espinal mostraban una marcada mejora en la sensibilidad de la mano discapacitada, lo que les ayudaba a realizar tareas cotidianas fundamentales, como abotonarse una camisa.

Thad estaba emocionado. Su madre era enfermera geriátrica y él la había acompañado a hogares de ancianos cuando era niño. «Cuando tenía diez años», dice, «la mayoría de mis amigos tenían más de ochenta». Esos antecedentes lo ayudaron a reconocer que los guantes hápticos, que habían comenzado como poco más que una novedad divertida, tenían implicaciones incalculables para ayudar a las personas a tener una vida mejor.

Esa corazonada se confirmó aún más cuando otra estudiante de doctorado, Caitlyn Seim, utilizó la misma tecnología háptica para tratar a personas ciegas con esos mismos guantes. Las vibraciones pudieron enseñarles a escribir y leer Braille en cuatro horas, en lugar de los cuatro meses que normalmente se tarda. Es un hermoso recordatorio de que somos capaces de mucho más de lo que muchas personas pueden siquiera concebir.

Estos éxitos inesperados plantearon una pregunta intrigante: ¿qué sucedería si se pudiera aprovechar la misma tecnología para ayudar a los pacientes con accidentes cerebrovasculares? Lo que está en juego difícilmente podría ser más importante, dado que el accidente cerebrovascular es la principal causa de discapacidad a largo plazo en los Estados Unidos. Los puños cerrados son uno de los efectos secundarios más debilitantes: un derrame cerebral puede convertir una mano en una garra, lo que imposibilita la realización de tareas mundanas pero esenciales de la vida diaria, como agarrar un tenedor, manejar un cepillo de dientes o girar el pomo de una puerta.

Las vibraciones pudieron enseñarles a escribir y leer Braille en cuatro horas, en lugar de los cuatro meses que normalmente se tarda.

Las personas que no han tenido un derrame cerebral dan por sentada la flexibilidad de sus manos, felizmente inconscientes de que el cerebro y la médula espinal envían señales sin esfuerzo de un lado a otro para mantener los músculos en equilibrio. Pero en los supervivientes de accidentes cerebrovasculares, las señales que indican a los músculos que abran la mano se interrumpen, mientras que los músculos que cierran la mano se vuelven dominantes, lo que da como resultado que la mano se cierre en un puño.

AVANCE NÚM. 2: TECNOLOGÍA HÁPTICA

La tecnología háptica proporcionó un avance crucial. Los mismos principios empleados en el ejercicio del piano se utilizaron para generar mejoras en los supervivientes de accidentes cerebrovasculares: a medida que el cerebro se activa para reaccionar a las señales, activa patrones en las neuronas y atrae más neuronas. Eso aumenta la sensación, lo que por supuesto con el tiempo lleva a mejorar la destreza. En otras palabras, utilizar los guantes parece «despertar» los músculos de la mano.

La manera en que el accidente cerebrovascular afecta a los supervivientes depende de qué parte del cerebro haya muerto. El accidente cerebrovascular, después de todo, provoca la falta de oxígeno de una parte del tejido cerebral y la muerte cerebral. Uno de los mayores desafíos que deben superar los supervivientes de accidentes cerebrovasculares es que su cuerpo ya no hace lo que ellos quieren que haga. ¿Qué quiero decir con eso? Quiero decir que las articulaciones pueden moverse involuntariamente; una mano puede agarrar una taza pero no puede soltarla debido al aumento de la tensión muscular. Imagina la frustración de no tener el control de tus manos: agarrar algo, tocar algo, simplemente sentir dónde está. ¿Y si hubiera una manera de aflojar esos puños para siempre? Bueno, ¡la hay!

Hasta hace unas décadas, los científicos estaban convencidos de que cuando las células cerebrales morían, no podían restaurarse nunca más. Pero, gracias a décadas de investigación, sabemos que el cerebro tiene plasticidad, tiene la capacidad de adaptarse, lo que significa que los pacientes que han sufrido accidentes cerebrovasculares son capaces de recuperarse de manera drástica. «El cerebro puede cambiarse a sí mismo», dice la Dra. Seim, ahora con una beca postdoctoral en la Universidad de Stanford. «Así que hay mucho potencial para la recuperación».

Como parte de su investigación, la Dra. Seim les pidió a los supervivientes de accidentes cerebrovasculares que utilizaran guantes hápticos durante tres horas diarias en el transcurso de dos meses. La estimulación táctil a través del aprendizaje háptico pasivo (utilizar los guantes informatizados preprogramados para vibrar en configuraciones específicas) condujo a mejoras significativas en la sensación, el rango de movimiento y el tono muscular, junto con una disminución en la tensión muscular.

¿No es muy gratificante? La Dra. Seim dice que uno de los momentos más satisfactorios se produjo durante una reunión con un paciente con derrame cerebral y su esposa. Cuando le preguntó a la mujer si había notado alguna mejora en las manos de su esposo, la esposa acarició amorosamente sus manos manchadas por la edad y respondió: «Puedo mover sus dedos. Antes, estaban agarrotados. Era realmente difícil incluso movérselos para que se pusiera los guantes. Pero ahora veo mucha más flexibilidad. Y cuando damos un paseo puedo cogerlo de la mano».

En última instancia, la Dra. Seim espera que los guantes hápticos puedan aprobarse como un tratamiento duradero y a largo plazo para los pacientes con accidente cerebrovascular. Con ese fin, se asoció con Starner y otro de sus exalumnos graduados para crear una empresa llamada Stimulus Labs, que está trabajando para llevar guantes al mercado en 2023 en beneficio de los supervivientes de accidentes cerebrovasculares. Pase lo que pase, ahora sabemos que a las manos que una vez estuvieron inmovilizadas se les puede enseñar a moverse nuevamente mediante una tecnología audazmente imaginativa que, hasta hace poco, no estaba en el radar de nadie. ¡Qué manera tan increíble de remodelar literalmente la vida de alguien!

AVANCE NÚM. 3: LA REALIDAD VIRTUAL HECHA REALIDAD

Estoy seguro de que has oído hablar mucho de la realidad virtual: cómo puedes entrar en un mundo de fantasía que parece tan real que el corazón comienza a latirte más rápido. Tanto si caes como si vuelas, parece tan real que induce el mismo tipo de miedo o emoción que experimentarías en la vida real. Ahora imagina lo genial que sería que pudiéramos utilizar la realidad virtual para volver a entrenar el sistema nervioso para que funcione de nuevo.

Eso es exactamente lo que se está desarrollando en un mundo de realidad virtual que fue concebido en la ciudad de Alameda, California. En ese mundo de fantasía, los pacientes con derrames cerebrales realizan el proceso de rehabilitación, decididamente poco divertido, con la ayuda de un visor de realidad virtual, algunos sensores y una tableta. Ese juego es en realidad una herramienta terapéutica aprobada por la FDA conocida como REAL System, desarrollada por una empresa con sede en Alameda llamada Penumbra.

Permíteme contarte algo sobre una mujer, Deb Shaw, de Los Gatos, California, superviviente de un derrame cerebral que ayuda a desarrollar el REAL System. Ella prueba los ejercicios de realidad virtual y le da retroalimentación a Penumbra bajo la atenta mirada de su terapeuta ocupacional, Lisa Calloway. Shaw tenía 55 años cuando sufrió un derrame cerebral inicial en 2016. Sucedió mientras dormía. Cuando se despertó e intentó levantarse de la cama, se sintió confundida al darse cuenta de que no podía mover el brazo. Su esposo la llevó a la urgencias, donde un escáner mostró que había tenido un derrame cerebral.

Shaw comenzó la rehabilitación con terapia tradicional, que odiaba. No hacía los ejercicios lo suficientemente bien como para progresar. Luego, su esposo se enteró de la existencia de REAL System por uno de los desarrolladores originales, quien invitó a Shaw y a su esposo a visitar sus oficinas y probarlo. «Fue como la noche y el día», dice Shaw. «Inmediatamente llevó mi terapia al siguiente nivel». Los ingenieros de software de Penumbra le preguntaron: «¿Qué es lo que más te gusta hacer?» Shaw respondió: «¡Observar a las aves!». Sugirió a los ingenieros que crearan un juego en el que un pajarito aterrizara en su mano y luego tendría que volver a meterlo en su nido. La realidad virtual transformó ese tedioso ejercicio de rehabilitación que involucra los hombros, las manos y los dedos en entretenimiento. Shaw se pone el visor de realidad virtual, se coloca seis sensores y desaparece en un universo animado alternativo llamado Happy Valley, con sus coloridos pájaros, colinas verdes y un sol radiante. «Eres transportada a otro mundo donde todo es posible», dice ella. «Cambia la forma en que los pacientes vemos la terapia».

La tableta recopila datos sobre cada movimiento que hace Shaw durante el transcurso de una sesión de tratamiento, lo que permite a Calloway ver claramente las áreas en las que Shaw está mejorando y aquellas en las que necesita atención adicional. Shaw siempre está motivada para superar su puntuación anterior, por lo que su progreso es mucho más rápido que cuando solo estaba haciendo ejercicios con Calloway.

Shaw no es ajena a las terapias para accidentes cerebrovasculares. Lo ha probado todo: fisioterapia de cintura para abajo, terapia ocupacional de cintura para arriba, acupuntura craneal, digitopuntura, cámara hiperbárica de oxígeno e hidroterapia. ¿Su conclusión? «La realidad virtual amplifica todo eso».

La última vez que hablamos con la gente de Penumbra, habían comenzado a enviar su producto de realidad virtual al mercado. Anticipan que pronto estará disponible en muchos hospitales, centros de rehabilitación para pacientes hospitalizados y centros para pacientes ambulatorios, en cualquier lugar donde un terapeuta pueda trabajar con un superviviente de un accidente cerebrovascular. ¡Qué manera tan hermosa de que alguien recupere habilidades con un pequeño juego, un pequeño paso, cada vez!

AVANCE NÚM. 4: GDF11, EL PODER PARA CURAR EL ACCIDENTE CEREBROVASCULAR

Considera una visión inspiradora de un futuro en el que los cerebros y corazones más viejos podrían volver a ser jóvenes. ¿Suena descabellado? Eso es exactamente lo que se desarrolla ahora mismo en Elevian, la compañía dirigida por el Dr. Mark Allen, MD, a quien conocimos en el capítulo anterior, que trabaja con un equipo de científicos de vanguardia que incluye a estrellas como Amy Wagers, Richard Lee y Lee Rubin (todos profesores de Células madre y Biología regenerativa en Harvard).

Como hemos visto, Elevian ha desarrollado una proteína natural llamada factor de diferenciación de crecimiento 11 (GDF11) con poderosas propiedades regenerativas. Los ratones envejecidos que recibieron una inyección de GDF11 vieron una reducción en la hipertrofia cardíaca relacionada con la edad, un corazón agrandado o engrosado, que es un sello distintivo del envejecimiento cardíaco. El GDF11 también impulsó la función cerebral, mejoró la reparación del músculo esquelético y aumentó la capacidad de ejercicio. Por sí solo o junto con otras moléculas, el GDF11 podría impulsar al cuerpo humano a acelerar su capacidad de regeneración. En última instancia, se puede esperar que tecnologías como esta ayuden a revitalizar el cuerpo, incluidos el cerebro y el corazón.

Mientras que el tratamiento estándar de oro de los accidentes cerebrovasculares isquémicos debe administrarse dentro de una ventana estrecha de cuatro horas, el GDF11 puede actuar hasta una semana más tarde. Los datos científicos de sus estudios preclínicos parecen alentadores tanto para la prevención como para la recuperación, aunque se necesita más investigación. Mientras escribo esto, Elevian avanza hacia un ensayo de fase 1 con el objetivo de tratar los accidentes cerebrovasculares isquémicos agudos a principios de 2023.

Un tratamiento potencial que puede funcionar hasta una semana después del accidente cerebrovascular isquémico cambiaría drásticamente la actuación o de la medicina en los accidentes cerebrovasculares. Pero Elevian ha puesto sus miras aún más altas. Su próximo objetivo son los accidentes cerebrovasculares hemorrágicos, que son accidentes cerebrovasculares causados por una hemorragia cerebral. Como también se ha descubierto que el GDF11 desempeña un papel en el metabolismo de la glucosa, la sensibilidad a la insulina y la reducción de grasa, esperan expandirse a enfermedades cardiovasculares y metabólicas como la diabetes y la obesidad. ¿Quién pensó que una molécula podría ser tan poderosa?

Si bien los esfuerzos se concentran en los tratamientos para los accidentes cerebrovasculares agudos, dirijamos ahora nuestra atención a otra compañía que va a cambiar drásticamente la vida de los pacientes con accidentes cerebrovasculares crónicos y la de sus familias.

AVANCE NÚM. 5: SERAYA MEDICAL, EL ESTÁNDAR DE ORO PARA LA ESTIMULACIÓN CEREBRAL

No existe un tratamiento eficaz y aprobado para el daño cerebral crónico causado por los accidentes cerebrovasculares. Incluso los tratamientos para accidentes cerebrovasculares agudos no hacen nada para curar el daño al tejido cerebral, dejando a los pacientes discapacitados de manera permanente. Seis millones de supervivientes de accidentes cerebrovasculares en Estados Unidos han sido abandonados a su sufrimiento: su enfermedad en curso no tiene tratamiento ni cura.

Pero ahora hay esperanza con un tratamiento innovador. Tras una década de investigación y desarrollo, Seraya Medical demostró recientemente una nueva y revolucionaria tecnología de estimulación cerebral no invasiva, la estimulación magnética permanente rotatoria transcraneal (TRPMS). En un ensayo de fase 1/fase 2a, la TRPMS restauró la actividad funcional del tejido cerebral dañado, hasta dieciséis años después del accidente cerebrovascular. El dispositivo, que consiste en una gorra portátil liviana controlada a través de una aplicación de *smartphone*, permite el autotratamiento en el hogar por parte de los pacientes, sin riesgo de efectos secundarios. Se han planificado ensayos futuros para demostrar que, al curar el cerebro, TRPMS puede ayudar a los pacientes a recuperar el uso de sus extremidades u otras funciones: el Santo Grial de la medicina para el accidente cerebrovascular.

Como la mayoría de los avances médicos, la TRPMS requería que alguien reconociera su potencial desde el principio. Ahí es donde entraron Leeam Lowin y Seraya Medical. En 2012, el fundador e inversor Leeam Lowin se involucró en una investigación sobre la tartamudez, buscando estimular el cerebro de los pájaros cantores. El único dispositivo disponible para utilizar en ese momento era una máquina de estimulación magnética transcraneal de 140 kilos destinada a cerebros humanos, demasiado grande para enfocarse en estos cerebros de aves más pequeños. Para resolver ese problema, el equipo inventó un nuevo estimulador magnético en miniatura, que consiste en una gorra portátil de apenas 225 gramos con seis estimuladores dirigidos a áreas programadas por separado.

Lowin había creído durante un largo periodo de tiempo que muchos trastornos neurológicos basados en el cerebro eran el resultado de una conectividad defectuosa entre las regiones del cerebro. Se dio cuenta de que este nuevo dispositivo portátil, más pequeño, podría ofrecer una herramienta nunca antes disponible para recalibrar una conectividad tan perturbada. Combinando una cartera de sus propios pacientes de estimulación cerebral con una licencia para el nuevo invento, Lowin formó Seraya Medical como el primer paso en la construcción de una plataforma de terapia de tratamiento cerebral completamente nueva.

Como objetivo inicial, Seraya Medical eligió el accidente cerebrovascular, el candidato más difícil de tratar con cualquier terapia. Sería el primer tratamiento de tejido cerebral dañado que restaura la funcionalidad que antes se pensaba que se había perdido «permanentemente». Los investigadores esperan que al tratar a los pacientes con accidentes cerebrovasculares, la TRPMS se convierta rápidamente en el estándar de oro para la estimulación cerebral como un servicio en otros objetivos de trastornos cerebrales, como el TOC, el TEPT, el tartamudeo y la depresión refractaria. De hecho, mientras escribo esto, Seraya ya colabora con laboratorios de investigación de todo el país para probar la TRPMS en adicciones, tartamudeo y esclerosis múltiple. Las posibilidades de esta tecnología son infinitas.

Sería el primer tratamiento de tejido cerebral dañado que restaura la funcionalidad que antes se pensaba que se había perdido «permanentemente».

AVANCE NÚM. 6: OJOS BIEN ABIERTOS

«Lo más hermoso que podemos experimentar es lo misterioso. Es la fuente de todo arte verdadero y de toda ciencia. Aquel para quien esta emoción es extraña, que ya no puede detenerse a maravillarse y permanecer embelesado con asombro, es como si estuviera muerto: sus ojos están cerrados».

—ALBERT EINSTEIN—.

Hace unos treinta años, cuando tenía siete, el Dr. John-Ross Rizzo notó que tenía problemas para ver de noche. No podía moverse entre las filas de asientos de un cine a oscuras. Cuando jugaba al escondite con sus amigos por la noche, se quedaba cerca de la base porque no podía ver nada. «Era como mirar un agujero negro a medianoche», recuerda. Pasaron otros siete años antes de que le diagnosticaran algo llamado coroideremia, un raro trastorno genético que provoca problemas con la visión periférica, la visión nocturna y las cataratas.

En la escuela de medicina, el Dr. Rizzo aprendió sobre el campo de la medicina de la discapacidad. Motivado por su experiencia personal, decidió especializarse en rehabilitación. No había mejor lugar para hacerlo que la Universidad de Nueva York, donde Howard Rusk, considerado el padre de la medicina de rehabilitación, había lanzado el campus y donde el Dr. Rizzo hizo su residencia médica. Hoy, el Dr. Rizzo es director del Laboratorio de Integración Visomotora de alta tecnología, que forma parte de Rusk Rehabilitation en la Facultad de Medicina de la NYU. Inspirado por sus propios problemas de visión, el Dr. Rizzo está particularmente interesado en cómo las personas utilizan la visión para ayudar con el control motor: cómo el ojo se enfoca en un objeto y cómo ese movimiento ocular luego se comunica con las manos para recoger el objeto.

¿Sabías que la persona promedio realiza 11.000 movimientos oculares por hora? Resulta que los supervivientes de accidentes cerebrovasculares hacen muchos más movimientos oculares; tienen que esforzarse más para hacer lo mismo. Es agotador y, cuanto más compleja es la tarea, más agotadora se vuelve. Piensa en tratar de acariciarte la cabeza y frotarte el vientre al mismo tiempo. «Es el mismo tipo de idea, pero amplificada con el ojo y la mano», dice el Dr. Rizzo. «Tan pronto como tienes un derrame cerebral y tratas de hacer la coordinación de tareas ojo-mano, se vuelve muy difícil».

En un estudio enfocado en restaurar la coordinación ojo-mano, el Dr. Rizzo utilizó un sistema que se asemeja a un juego de ordenador para dar retroalimentación y corregir errores de alcance. Utilizó unos auriculares equipados con cámaras para rastrear los movimientos oculares de los participantes y un sensor en el dedo índice para seguir los movimientos de la mano. Luego, él y su equipo probaron una técnica basada en biorretroalimentación que apunta a enfocarse tanto en la mano como en el ojo. ¿Sabes lo que vieron cuando evaluaron a un grupo de supervivientes de un accidente cerebrovascular y a un grupo de control no afectado? Descubrieron que los movimientos de manos y ojos no están coordinados en pacientes con accidente cerebrovascular como lo están en personas no afectadas. «Somos el único lugar del país, quizá del mundo, que trata de comprender este mecanismo», dice el Dr. Rizzo. «No hay un libro de jugadas sobre esto porque nadie más lo está haciendo».

El enfoque en los ojos de los pacientes con accidente cerebrovascular es importante. El Dr. Rizzo cree que podría ser la clave para comprender mejor las dificultades a las que se enfrentan cuando intentan recoger objetos, y esa comprensión podría conducir a aplicaciones terapéuticas que pueden acelerar el ritmo de la recuperación. En proceso: tecnología basada en tabletas y juegos e inteligencia artificial y sistemas de rehabilitación de realidad virtual que incorporan el seguimiento ocular en sus programas. «Creemos que estamos ante algo bastante fuerte», dice el Dr. Rizzo. «Es muy prometedor y tratamos de transmitir el mensaje para que otros puedan comenzar a investigar los vínculos entre el ojo y la mano».

AVANCE NÚM. 7: EL PODER DE LOS EXOSOMAS PARA AYUDAR A LA RECUPERACIÓN DE LOS ACCIDENTES CEREBROVASCULARES

«Soy aficionado a los cerdos. Los perros nos admiran. Los gatos nos miran con desprecio. Los cerdos nos tratan como a iguales».

—WINSTON CHURCHILL—.

¿Recuerdas la suerte que tuvo mi asistente Susan de ser llevada a un hospital donde recibió el único tratamiento aprobado por la FDA para los accidentes cerebrovasculares causados por coágulos, que representan más del 85 % de los accidentes cerebrovasculares en los Estados Unidos? Este medicamento, llamado t-PA, no siempre está disponible en los hospitales rurales o más pequeños. No repara el tejido que ya ha sido dañado. Y tiene que administrarse muy rápidamente porque es efectivo solo unas pocas horas después del inicio de un derrame cerebral. Actúa descomponiendo el coágulo y restableciendo el flujo sanguíneo, como un desatascador farmacológico para el cerebro.

Pero ¿y si hubiera un tratamiento que pudiera funcionar hasta dos días completos después de un accidente cerebrovascular, un tratamiento que alentara la recuperación total en cuestión de semanas? Eso sería revolucionario. Y está sucediendo en Atenas, Georgia.

Este sueño se está convirtiendo en realidad por la estudiante de MD/PhD Samantha Spellicy, quien ha estado investigando en un laboratorio dirigido por Steven Stice en el Centro de Biociencia Regenerativa de la Universidad de Georgia. El laboratorio de Stice estudia cerdos. Resulta que los cerebros de cerdo y los cerebros humanos tienen similitudes. De hecho, la neuroanatomía de los cerdos, su materia gris y blanca, se parece más a la de los humanos que la de los ratones, que son los típicos sujetos de la investigación con animales. Pero los roedores tienen menos del 10 % de materia blanca en comparación con los humanos y los cerdos, que tienen más del 60 %. Y los cerebros de roedores también son 650 veces más pequeños que un cerebro humano, mientras que el cerebro de un cerdo es solo 7,5 veces más pequeño, lo que lo convierte en un modelo más útil cuando se trata de determinar la dosis correcta de un medicamento. En conjunto, esto constituye un argumento convincente a favor del uso de cerdos para estudiar los accidentes cerebrovasculares.

El laboratorio de Stice desarrolló un enfoque alternativo para crear usos terapéuticos para las células madre neurales: ¡aquí estamos de nuevo, maravillándonos de la magia de la terapia con células madre! Se trata de aprovechar los efectos beneficiosos de los exosomas neurales derivados del «baño» en el que se cultivan las células madre. Los exosomas son vesículas de tamaño nanométrico que transportan los factores de crecimiento clave involucrados en la comunicación de célula a célula. Factores de crecimiento que se cree que son clave para el rejuvenecimiento y la reparación celular. Los exosomas son creados y eliminados por todas las células, especialmente las células madre. Incluso hay exosomas en la cerveza y el pan debido a que las células de levadura los desprenden.

¡En las cuatro semanas del tratamiento con exosomas, el grupo de exosomas caminaba normalmente mientras que el grupo sin tratamiento todavía experimentaba dificultades!

Personalmente, utilicé exosomas junto con células madre para abordar una variedad de desafíos que experimenté como resultado del trabajo que había hecho en mi hombro y del que te hablé en el capítulo 2, «El poder de las células madre». «Lo bueno de estas vesículas es que contienen algún componente de ácido nucleico o proteína de la célula de la que fueron secretadas», dice Spellicy. «Quizá simplemente dando exosomas en lugar de dar la célula madre completa, podamos obtener los beneficios de las células madre y evitar las desventajas». Aquí hay otra cosa interesante sobre los exosomas: se pueden congelar durante meses. Por lo tanto, un hospital puede mantener lotes de exosomas en un congelador y descongelarlos bajo demanda cuando un paciente los necesite, mientras que las células madre deben cultivarse individualmente, lo que lleva tiempo.

Esto es lo que aprendieron Spellicy y sus colegas: en un estudio inicial, la resonancia magnética mostró que los cerdos que habían recibido un tratamiento con exosomas después de sufrir un accidente cerebrovascular tenían un volumen cerebral menos afectado, menos hinchazón y una materia blanca mejor conservada que aquellos que no habían recibido exosomas. ¡Aún más impresionante, en las cuatro semanas del tratamiento con exosomas, el grupo de exosomas caminaba normalmente mientras que el grupo no tratado todavía experimentaba dificultades! Spellicy comenta: «Es bastante sorprendente ver lo bien que se recuperaron los animales tratados».

Sorprendentemente, los cerdos tratados también tuvieron tasas de supervivencia significativamente más altas, y la idea es que este increíble resultado se pueda trasladar a los humanos. «Si lo extrapolamos al uso clínico, si eres un paciente que llega con un accidente cerebrovascular muy grave y te administramos exosomas, no estás destinado a tener un mal resultado o una supervivencia deficiente», dice Spellicy. «La gravedad de un accidente cerebrovascular puede estar mediada por los exosomas, lo cual es realmente emocionante de ver. Esto nos dice que hay esperanza para las personas que tienen derrames cerebrales realmente malos». Stice ha sido cofundador de una empresa, Aruna Bio, que trabaja en el ámbito de las pruebas de la terapia con exosomas en ensayos clínicos en humanos. Busca utilizar exosomas neuronales patentados para atacar y reparar células enfermas, y proporcionar así una nueva manera de tratar el accidente cerebrovascular y otros trastornos neurodegenerativos. Como ya sabes, existe una necesidad desesperada de tratamientos más efectivos para los accidentes cerebrovasculares, considerando que el fármaco t-PA tiene un período de tiempo muy corto en el que puede ser un anticoagulante efectivo. Por el contrario, los exosomas parecen funcionar en experimentos que Spellicy ha realizado con cerdos hasta cuarenta y ocho horas después de un accidente cerebrovascular.

AVANCE NÚM. 8: DETECCIÓN DEL ACCIDENTE CEREBROVASCULAR EN EL CAMINO AL HOSPITAL

Lo mejor de todo es que las tecnologías de diagnóstico mejoran todo el tiempo y se vuelven más baratas, precisas y compactas. Uno de los héroes en el campo del diagnóstico es Mary Lou Jepsen, PhD, fundadora y directora ejecutiva de una empresa emergente llamada Openwater. Están desarrollando un nuevo enfoque para las imágenes médicas. Jepsen, exejecutiva de Facebook y Google que ha sido nombrada una de las 100 personas más influyentes del mundo por la revista *Time*, dice que su objetivo es «reducir mil veces el coste de las imágenes médicas similares a las resonancias magnéticas de alta calidad».

Hace un cuarto de siglo, cuando Jepsen estudiaba para su doctorado en física óptica en Brown, una resonancia magnética reveló que tenía un tumor cerebral. «Todos los que conocía estaban mortificados», dice ella. «Pero hacía tiempo que no me sentía a mí misma y no sabía por qué. Cuando finalmente obtuve mi diagnóstico, me emocioné porque, con un diagnóstico, puedes solucionarlo. Puedes encontrar un neurocirujano para realizar la cirugía». Años más tarde, dirige una empresa que cumple su visión de un dispositivo portátil que ofrece imágenes de calidad de IRM que son mil veces más económicas, con una máquina que es mil veces más pequeña. Para hacerlo, combina tecnologías como láseres de estado sólido, pulsos de ultrasonido, aprendizaje automático y los últimos chips de cámara. Cabalgando sobre el tsunami del cambio exponencial, Jepsen está a la vanguardia de la desmaterialización, la desmonetización y la democratización del campo de la imaginación. «No hay razón para que el dispositivo en sí tenga que costar más que un teléfono inteligente», dice Jepsen.

¿Y dónde planea Openwater aplicar esta nueva tecnología? Están pensando utilizar esta tecnología para examinar el flujo sanguíneo cerebral en una ambulancia, para detectar un derrame cerebral de camino al hospital. A mediados de 2020, Openwater realizó estudios en humanos con pacientes con accidente cerebrovascular en la UCI neurológica y, a principios de 2022, se ha ampliado a un ensayo multicéntrico.

Como discutimos anteriormente, hay una valiosa ventana de tiempo de dos horas para diagnosticar un derrame cerebral severo antes de que signifique tener una discapacidad debilitante durante el resto de la vida. Hoy en día, el 55 % de los pacientes con accidentes cerebrovasculares graves (obstrucción de vasos grandes) mueren o quedan gravemente discapacitados. Durante esa ventana de dos horas, si tienes un bloqueo de un vaso grande, la eliminación del coágulo te da un 90 % de posibilidades de un buen resultado sin déficit.

Según Jepsen, la resonancia magnética portátil de Openwater se puede utilizar en ambulancias para diagnosticar rápidamente un accidente cerebrovascular y así poder administrar el tratamiento adecuado de manera segura. No más horas de espera para llegar al hospital y hacerse una resonancia magnética cerebral. ¿Te preocupa que un dispositivo portátil no sea tan bueno como el equipo multimillonario del hospital? ¡No debería! Según Jepsen, la detección del flujo sanguíneo de Openwater ya es doscientas veces mejor que el ultrasonido o la resonancia magnética.

¿Y dónde va esta tecnología más allá de la ambulancia? Esta es la visión de Peter Diamandis para el futuro a medida que trasladamos la atención médica del hospital al hogar: «Imagina la tecnología de Openwater, en combinación con la inteligencia artificial, integrada en tu cama o en tu escritorio, escaneando pasivamente de manera regular en la privacidad de tu casa», dice Peter. «Esto te permitiría a ti (y a tu IA) encontrar cualquier problema en el momento más temprano, cuando es más fácil de solucionar». Si es así, entonces millones de personas como tú y como yo detectarán los problemas temprano, cuando la probabilidad de solucionarlos es mayor. ¿Cuántas vidas podría salvar esto? Peter y yo estamos tan entusiasmados que hemos invertido en Openwater para ayudar a que esté disponible más rápido.

Por supuesto, también hay muchas maneras de prevenir un accidente cerebrovascular que están bajo tu control. El ejercicio regular para aumentar la circulación, como explicamos en el capítulo 14, puede reducir significativamente el riesgo. En otras palabras, este libro contiene información valiosa sobre herramientas adicionales que pueden estimular la circulación y ayudar a prevenir un accidente cerebrovascular. Pero ahora también sabes que si alguien sufre un derrame cerebral, hay un camino claro y poderoso hacia la recuperación. Ya sea aprendiendo a abrir las manos nuevamente con la ayuda de guantes hápticos, explorando un mundo de fantasía con la realidad virtual donde la rehabilitación es todo diversión y juegos, tratando de mejorar la coordinación mano-ojo o usando exosomas para persuadir al cerebro de que se repare a sí mismo. Aparece una nueva esperanza en lo que respecta a los tratamientos para los accidentes cerebrovasculares.

Gracias a todos estos avances, este es un gran momento para estar vivo. Cuídate y, si conoces a alguien que haya tenido un derrame cerebral, tal vez quieras considerar recomendarle estas increíbles herramientas y tecnologías. Como siempre, puedes encontrar más detalles en Lifeforce.com.

Ahora, pasemos a nuestro siguiente capítulo, sobre un tema aterrador del que a nadie le gusta hablar, el cáncer. Pasa la página y observa cómo estamos ganando la guerra contra esa temida enfermedad...

· ·

REINVENTAR CÓMO DIAGNOSTICAMOS Y TRATAMOS EL CEREBRO

REACT Neuro es una empresa de salud digital que reinventa cómo diagnosticamos y tratamos el cerebro. Han digitalizado con éxito todo el examen neurológico.

Todo comenzó cuando el entrenador de los New England Patriots, Bill Belichick, notó que el examen médico (evaluación neurológica) que siguió a una lesión en la cabeza en el campo parecía muy anticuado. Básicamente, el médico dijo: «Siga mi dedo», moviéndolo hacia arriba y hacia abajo, hacia la izquierda y hacia la derecha. «Parecía que el médico estuviera santiguándome en el campo», dijo Belichick.

REACT Neuro surgió de esa observación, haciendo la pregunta «¿Cómo tomamos todas estas pruebas vitales y las ponemos en un dispositivo que alguien pueda utilizar en el campo o en la comodidad de su hogar?». La respuesta resultó ser el uso de la tecnología de realidad virtual (VR) con sensores incorporados para rastrear los movimientos oculares, grabar la voz y capturar los movimientos del cuerpo, como una solución integral. Hoy en día, la tecnología de REACT tarda menos de un minuto en ejecutar un diagnóstico completo de salud cerebral y determinar la atención, la memoria y el estado de ánimo de alguien. REACT ha desarrollado la plataforma de salud cerebral más completa, con más de veinte exámenes digitales. REACT tiene una amplia gama de aplicaciones, desde el control del rendimiento y el envejecimiento saludable hasta el seguimiento de enfermedades como el Alzheimer.

Incluso han hecho mella en el espacio terapéutico. Además de evaluar la salud del cerebro, REACT ha creado experiencias digitales que brindan terapia a las personas que han sufrido una conmoción cerebral o un derrame cerebral. Estas terapias digitales son experiencias similares a juegos que se personalizan según la capacidad de cada persona en tiempo real; maximizan el compromiso mientras aumentan gradualmente la dificultad de las tareas.

Los elegantes auriculares de REACT ya se utilizan en hogares para personas mayores, en el ejército y en los sistemas de salud de atención primaria. Están bien encaminados para lograr su misión de democratizar el acceso a la atención médica cerebral de la más alta calidad desde la comodidad del hogar.

19
CÓMO GANAR LA GUERRA CONTRA EL CÁNCER

Nuevas pruebas, nuevos medicamentos y nuevas tecnologías están transformando la manera en que tratamos el cáncer y, lo que es más importante, cómo podemos prevenirlo

«El cáncer no me puso de rodillas. Me puso de pie».

—MICHAEL DOUGLAS, actor y superviviente de cáncer—.

Todo el mundo conoce a alguien a quien se le ha diagnosticado la «gran C»: cáncer. Este flagelo, que es la segunda causa de muerte en Estados Unidos, probablemente haya tocado a algún miembro de tu familia. Tal vez a un amigo. Tal vez a un colega. Tal vez a ti.

Pero, aunque el cáncer afecta a millones de personas cada año, es un club al que nadie quiere unirse. Junto con las enfermedades cardíacas y la demencia, el cáncer completa la lista de enfermedades asesinas que acortan nuestra vida y roban nuestros años dorados con nuestras familias. Cada año, solo en los Estados Unidos, a 1,8 millones de personas se les diagnostica cáncer por primera vez. Más de un tercio de ese número muere de cáncer anualmente. Eso son 1.600 personas al día: 1.600 maridos y esposas, madres y padres e hijos, hermanos y hermanas, multimillonarios y pobres, científicos y artistas. A nivel mundial, hay alrededor de 9,5 millones de muertes relacionadas con el cáncer cada año.

Lo que es verdaderamente impactante es la probabilidad de que tengamos cáncer. Se espera que casi el 40 % de los estadounidenses desarrollen cáncer durante el transcurso de sus vidas. El coste para las familias de perder a un ser querido no se puede medir. El coste de la atención es casi igual de sorprendente: en 2018, casi 151 mil millones de dólares se destinaron a la atención del cáncer en los Estados Unidos. Es una cifra tan inmensa que es difícil comprender lo que significa en términos personales. Permíteme intentarlo: el coste promedio del tratamiento de un paciente con cáncer se estima en 250.000 dólares, y la factura a menudo se dispara a millones de dólares. En países como los Estados Unidos, la carga de estos costes solo aumentará a medida que crezca la población mayor. Recuerda: en su mayor parte, el cáncer es una enfermedad del envejecimiento.

Como mencioné anteriormente, me aterrorizaba que el cáncer viniera a por mí y temía morir lenta y dolorosamente a una edad temprana. Mi miedo era irracional, pero no del todo infundado. Había visto a la querida amiga de mi madre sucumbir al cáncer. Vi al director ejecutivo de una de mis empresas perder a su esposa a causa del cáncer. Fue insoportable. Luego vi pasar por ello a un socio comercial, un amigo cercano y un compañero de trabajo. Afortunadamente, con la nueva tecnología, el año pasado una de mis amigas a la que le dijeron que su estado era terminal probó una nueva forma de tratamiento que incluía células madre; ¡un año después, está libre de cáncer!

El cáncer se afianza cuando nuestro sistema inmunitario nos falla, por lo que tiene sentido que un sistema inmunitario de alto rendimiento sea una de las maneras más importantes de defenderse contra el cáncer y prácticamente todas las enfermedades.

Ahora se sabe ampliamente que el sistema inmunitario normalmente brinda protección contra el cáncer. ¿Sabías que siempre estamos desarrollando cáncer en nuestro cuerpo? Es solo que nuestro sistema inmunológico lo encuentra desde el principio y lo derrota. El cáncer se afianza cuando nuestro sistema inmunitario nos falla, por lo que tiene sentido que un sistema inmunitario de alto rendimiento sea una de las maneras más importantes de defenderse contra el cáncer y prácticamente todas las enfermedades.

Lo que me llamó la atención entonces, y ahora, es cómo el tratamiento tradicional (la quimioterapia y la radiación necesarias para mejorar tus posibilidades de supervivencia) terminó devastándolos, en cuerpo y alma. Y después de pasar por el infierno, ese trato brutal ni siquiera tuvo éxito. Soy empático. Mi habilidad para relacionarme profundamente con los demás me permite ayudarles. Pero esa misma profundidad de empatía me hizo sentir que estaba pasando por esa enfermedad agotadora junto con mis amigos. Su dolor dejó una impresión indeleble y un deseo apasionado de ver avances en la guerra contra el cáncer, para que millones de personas pudieran evitar ese sufrimiento.

Todos tenemos interés en esta guerra. Por eso, me complace informar que el futuro de la detección y el tratamiento del cáncer nunca ha sido más prometedor. Como verás en este capítulo, la marea tecnológica finalmente está cambiando de maneras que antes parecían inconcebibles. Es un logro impresionante y un gran alivio porque la verdad es que hace mucho tiempo que necesitamos una revolución en la forma en que abordamos esta enfermedad. Necesitamos romper su aterrador control sobre nuestros cuerpos y nuestras mentes.

En los últimos años, hemos visto un progreso lento pero constante en la lucha contra el cáncer. Entre 2001 y 2017, la tasa de muertes por cáncer de hombres se redujo en un 1,8 % y la de mujeres en un 1,4 %. Eso se debe en parte a que fumar, que aumenta drásticamente el riesgo de cáncer, ha perdido algo de su atractivo. A medida que los tratamientos se vuelven más sofisticados y aumenta la detección temprana, es probable que continúe esta tendencia decreciente en la tasa de mortalidad. En 2019, Estados Unidos tenía casi 17 millones de supervivientes de cáncer. Para 2030, se espera que ese número supere los 22 millones. Es un gran comienzo. Pero no es nada comparado con lo que estamos a punto de ver.

¿Por qué soy, junto con mis coautores, Peter y Bob, y muchos de los principales expertos en cáncer, tan optimista? Porque la ciencia ahora avanza a un ritmo exponencial para ofrecer una abundancia sin precedentes de tecnologías innovadoras. En este capítulo, te presentaremos una variedad de herramientas para la prevención y la detección temprana, que proporciona de manera consistente un enfoque menos invasivo y más efectivo para la curación. Y finalmente, una serie de terapias, curas y tratamientos de vanguardia que pueden potenciar nuestro propio sistema inmunológico para combatir y detener el cáncer, que incluyen, por nombrar un par, una píldora diaria que desactiva los mecanismos letales del cáncer y una infusión que derrotó al agresivo melanoma del presidente Jimmy Carter, salvándole la vida.

Esta amplia gama de innovaciones revolucionarias que pueden ayudarte a evitar el viaje debilitante del cáncer y los tratamientos de radiación incluye:

1. En el capítulo de diagnóstico, compartimos contigo un análisis de sangre simple que puede detectar hasta cincuenta tipos de cáncer en su etapa más temprana y tratable. Aquí profundizaremos en nuestra comprensión sobre esto y cómo una resonancia magnética de cuerpo completo pronto se trasladará del hospital a la comodidad de tu hogar. ¡Recuerda, la detección temprana es clave para la supervivencia!

2. Un ingrediente natural que miles de estudios han demostrado que puede reducir significativamente el riesgo de cáncer, e incluso se ha demostrado que reduce las células de cáncer de mama en un 80 %.

3. Un procedimiento innovador para el cáncer de próstata, el cáncer más común entre los hombres, que elude ingeniosamente los efectos secundarios comunes de la incontinencia y la pérdida de la función sexual, y puede realizarse de manera segura en el consultorio de un médico, sin radiación ni hospitalización.

4. Cuatro terapias personalizadas que pueden aumentar y potenciar tu propio sistema inmunológico para atacar el cáncer. Ya has visto las células CAR-T. Pero, como verás pronto, las terapias celulares relacionadas que involucran células inmunitarias y sus derivados, como las células asesinas naturales (NK), junto con vacunas personalizadas contra el cáncer y linfocitos que filtran tumores, por fin hacen posible

vencer incluso aquellos cánceres que se han considerado incurables. ¡Incluso hay refuerzos inmunológicos llamados inhibidores de puntos de control que han cambiado en cuestión de semanas el pronóstico de las personas con cáncer en fase 3!

5. ¿Recuerdas los exosomas, esas diminutas «bolsas» de moléculas o factores de señalización que liberan todas las células de tu cuerpo? Resulta que se pueden reprogramar para atacar el cáncer.

Esta bonanza de nuevas tecnologías debería darnos a todos una gran esperanza.

Cada día mejoramos en la detección temprana del cáncer, mucho antes de que se convierta en una amenaza para la vida, y en el tratamiento con técnicas de vanguardia que eventualmente harán que la radiación y la quimioterapia parezcan tan primitivas como las sanguijuelas.

Este tema es muy importante, y este capítulo es un poco más largo que la mayoría del resto en este libro. Pero, si quieres asegurarte de estar armado con los últimos avances para ti o para alguien a quien amas, este capítulo es de lectura obligada.

La primera parte de este capítulo se centrará en las maneras de prevenir el cáncer. La segunda parte compartirá los avances más recientes que se están dando si tu o alguien que conoces ya ha desarrollado cáncer, para brindarte lo que está disponible hoy y lo que está por venir, y así que tengas opciones sobre cómo atacar e idealmente ganar la guerra contra esta enfermedad.

Estos nuevos desarrollos son tan creativos, tan imaginativos, tan transformadores, que hablar de vencer al cáncer ya no es una quimera. Es real y podría cambiar el curso de tu vida. Así que vamos a sumergirnos en ello.

EL MEJOR TRATAMIENTO DE TODOS: LA PREVENCIÓN

«Un gramo de prevención vale un kilo de cura».

—BENJAMIN FRANKLIN—.

¿Qué podría ser mejor que curar el cáncer? ¡Evitarlo! Para decir lo obvio, la mejor manera de abordar el cáncer es no desarrollarlo nunca. En definitiva, no hay mejor tratamiento que la prevención, y ahí radica nuestra más ferviente esperanza.

Soy muy optimista sobre el poder de la prevención. Y una de las razones por las que uní fuerzas con el Dr. Bob Hariri, el Dr. Peter Diamandis y el Dr. Bill Kapp para formar la compañía Fountain Life, que presentamos en el capítulo 2, fue alentar a más personas a aprovechar las pruebas de diagnóstico de precisión a las que nosotros, nuestras familias y muchos de nuestros amigos más cercanos nos sometemos regularmente como una manera de detectar enfermedades en sus etapas más tempranas y tratables. Recuerda, el objetivo de nuestra empresa es ser una fuente fiable para la salud y el bienestar de las personas, que selecciona las mejores soluciones para optimizar tu vitalidad, mejorar tu salud y extender tu vida útil.

Si deseas mantenerte saludable y evitar problemas, no hay mejor herramienta de diagnóstico que las formas más nuevas de resonancia magnética de cuerpo entero. Como dice el Dr. Bill Kapp, «la resonancia magnética de todo el cuerpo es la prueba más útil en este momento para encontrar cualquier aberración. Por supuesto, también puedes encontrar anomalías en la secuenciación de tu genoma y en la química de tu sangre. Pero la mayoría de todas las enfermedades inmediatas y emergentes que amenazan la vida se encuentran en las resonancias magnéticas».

¿Qué implica una resonancia magnética de cuerpo entero? Te recuestas inmóvil dentro de una máquina ruidosa que cuesta millones de dólares y toma alrededor de 15.000 imágenes de tu cuerpo, y para ello utiliza ondas de radio e imanes muy potentes. Pero los datos de diagnóstico que obtienes de esta prueba pueden ser absolutamente invaluables. Entre otras cosas, la resonancia magnética puede detectar tumores sólidos del cuello, el tórax, el abdomen, la pelvis y el cerebro, junto con otros problemas que ponen en peligro la vida, como enfermedades cardíacas, aneurismas y enfermedades neurodegenerativas como el Alzheimer y el Parkinson.

¿Por qué molestarse en buscar toda esta información? ¿No es mejor vivir en una dichosa ignorancia, esperando ciegamente lo mejor? Entiendo por qué algunas personas se sienten así. Pero si has leído el capítulo 3, «El poder del diagnóstico: avances que pueden salvarte la vida», ya sabes que la detección temprana mejora enormemente tus probabilidades de tratar con éxito innumerables enfermedades, incluida una amplia gama de cánceres potencialmente letales. Supongo que conoces a personas a las que se les diagnosticó cáncer en fase 3 o fase 4, lo que significa que estaba relativamente avanzado y era extremadamente difícil de tratar. ¿Cuánto mejor hubiera sido detectar ese cáncer en la fase cero cuando aún era pequeño y estaba en un solo lugar y aún no se había propagado a los tejidos cercanos, ganglios linfáticos u otras partes del cuerpo?

Durante el viaje Abundance Platinum de Peter en agosto de 2020 a San Francisco y San Diego, hizo que todos los participantes se sometieran a una serie de pruebas de diagnóstico muy sofisticadas. Esta evaluación incluyó la secuenciación del genoma completo (una prueba asombrosamente compleja que puede revelar mutaciones genéticas que causan cáncer), una tomografía computarizada (para determinar la condición de las arterias y medir el riesgo de un ataque al corazón), análisis de sangre avanzados y una evaluación mediante resonancia magnética completa del cuerpo.

Como puedes imaginar, algunas de estas personas se sentían bastante inquietas ante la perspectiva de lo que podría revelar ese aluvión de pruebas. Hablando en la cena la noche antes de que comenzaran las pruebas, Peter les aseguró que estos conocimientos sobre su salud les permitirían vivir con un nivel completamente nuevo de confianza y claridad. Comentó: «La mayoría de nosotros somos optimistas acerca de nuestra salud. Todos caminamos diciendo: "¡Oh, las cosas están genial, me siento bien!" Hasta que no te sientes bien. Y ese es el desafío. ¡Sabemos más sobre lo que sucede dentro de nuestro automóvil o nuestro frigorífico que en nuestro cuerpo! El problema es que a menudo es demasiado tarde cuando encontramos algo. La alternativa más inteligente es utilizar imágenes de alta resolución para escanearnos cada año, encontrar cualquier problema desde el principio y solucionarlo de inmediato».

Como explicó Peter, hay una pregunta general que buscamos responder con todas estas pruebas de diagnóstico de última generación: «¿Hay algo dentro de tu cuerpo que necesites saber ahora? Y si encuentras algo, la respuesta no es "Oh, Dios mío". Es "Está bien, ¡lo voy a aplastar!". Entonces,

514 • LA FUERZA DE LA VIDA

cuando la gente me dice: "No quiero saberlo", digo: "¡Mentira! Por supuesto que quieres saberlo. Quieres saber lo antes posible cuándo puedes hacer algo al respecto"». En pocas palabras, se trata de empoderamiento.

Uno de los oradores invitados en la cena de Peter esa noche fue nuestro propio Dr. Bill Kapp, director ejecutivo de Fountain Life. Como he mencionado anteriormente, el Dr. Kapp se desilusionó con el énfasis arraigado de su profesión en el «cuidado de los enfermos», lo que implica esperar hasta que comience a desmoronarse antes de intentar recomponer al paciente, y hacerlo a un coste que puede acabar contigo. Tu pasión impulsora es promover la atención médica que previene el problema en primer lugar.

«Podemos hacer un trabajo increíble para mantenerte con vida e incluso podemos ayudar a los pacientes a recuperarse del cáncer en fase 3 o fase 4», explica el Dr. Kapp. «Pero ¿no sería maravilloso si supieras que vas a tener cáncer antes de que suceda?».

Esa es precisamente la razón por la que Bill Kapp, Peter, Bob y yo estamos tan emocionados en hacer que este tipo de prueba de diagnóstico de precisión esté más disponible. De lo que estamos hablando aquí es de un cambio radical de mentalidad, es cambiar el enfoque de la atención de los enfermos a la atención sana, de la medicina reactiva a la medicina proactiva, de la lucha contra la enfermedad a la prevención de la enfermedad. Después de todo, ¿tienes alguna duda de que la prevención es la mejor opción de todas?

Nuestro amigo y socio, el Dr. David Karow, presidente de Human Longevity, Inc., y MD PhD, experto líder en imágenes corporales avanzadas y análisis genómico, ha visto cómo se salvan innumerables vidas porque estas pruebas de diagnóstico detectaron el cáncer en una etapa temprana, mucho antes de que escalara y se volviera catastrófico. El Dr. Karow señala que también hay ahorros masivos de coste asociados al diagnóstico temprano. Por ejemplo, el uso de inmunoterapia para tratar el cáncer renal en fase 3 o fase 4 puede costar cientos de miles de dólares. Pero si detecta ese mismo cáncer en la fase 1, a menudo puede tratarse casi sin esfuerzo calentando o congelando el tumor para destruir las células cancerosas, una solución segura y económica que generalmente se realiza con un procedimiento ambulatorio.

Si me preguntas, la elección no es difícil. Preferiría someterme a pruebas de diagnóstico periódicas y detectar un problema como este en sus primeros días que esperar hasta que se convierta en Godzilla.

El uso de inmunoterapia para tratar el cáncer renal en fase 3 o etapa 4 puede costar cientos de miles de dólares. Pero si detectas ese mismo cáncer en la fase 1, a menudo puedes tratarlo casi sin esfuerzo calentando o congelando el tumor para destruir las células cancerosas, una solución segura y económica que generalmente se realiza con un procedimiento ambulatorio.

Además, una vez que sabes lo que sucede dentro de tu cuerpo, tienes la opción de realizar ajustes inteligentes para optimizar tu salud y vitalidad. Por ejemplo, las pruebas de diagnóstico que utilizamos en Fountain Life te dan una idea clara de cuánta inflamación hay en tu cuerpo. ¿Por qué importa? Porque los científicos consideran que la inflamación es una culpable clave del envejecimiento y específicamente del cáncer. Habiendo determinado tu edad inflamatoria, podemos optimizarla brindándote herramientas como péptidos que, como recordarás del capítulo 10, «Tu farmacia para una mejor vitalidad», son versiones más pequeñas de proteínas que combaten la inflamación y el envejecimiento. Y esa es solo una forma de reducir el riesgo de cáncer.

El Dr. Kapp, quien también tiene un máster en inmunología y genética, lo explica así: «A medida que envejeces, pierdes la capacidad de estimular el sistema inmunológico con tanta fuerza como cuando eras niño. Utilizamos péptidos para aumentar la inmunidad al estimular las células T. Las células T y su progenie, las células asesinas naturales que también se conocen como células NK, circulan en busca de células tumorales». Volveremos a este tema más adelante porque las células T y las células NK son aliadas muy importantes en la lucha contra el cáncer. Pero, por ahora, sepamos que es bueno tener más células T y células NK en tu cuerpo porque estas células inmunitarias ayudan a defenderte contra el cáncer. Protegen contra los invasores mero-deadores.

Otro aspecto fundamental de todas estas pruebas de diagnóstico consiste en medir con precisión la composición de tu cuerpo. Por un lado, puedes descubrir con precisión cuánta grasa visceral se almacena en secreto dentro de tu cavidad abdominal. Como sabrás, el exceso de grasa visceral aumenta el riesgo de una amplia gama de enfermedades desagradables que te encantará evitar, como el cáncer colorrectal, el cáncer de mama, las enfermedades cardíacas y la diabetes tipo 2. Nuestras pruebas también miden la proporción de grasa y músculo para evaluar el riesgo de síndrome metabólico.

«Cuanto mayor sea la masa muscular, mayor será la función inmunológica, más tiempo vivirás», dice el Dr. Kapp. «Hay casi una correlación directa con la longevidad. El entrenamiento de fuerza también puede detener el deterioro cognitivo».

La cuestión es que, una vez sepas exactamente dónde te encuentras, puedes hacer algo al respecto. Eso incluye tomar decisiones informadas de estilo de vida sobre nutrición, sueño y ejercicio, todo lo cual juega un papel fundamental en la reducción del riesgo de varios tipos de cáncer, como se analiza en los capítulos 12, 13 y 14. Como recordarás, la manera más efectiva de evitar enfermedades y mejorar tu vitalidad es dormir ocho horas cada noche, minimizar el consumo de azúcar y hacer ejercicio con regularidad, con especial énfasis en desarrollar la fuerza muscular.

No se trata de lucir musculoso y guapo en la playa, aunque eso no tiene nada de malo. El hecho es que el músculo es el órgano endocrino más grande del cuerpo, y las personas con suficiente masa muscular tienen una incidencia significativamente menor de cáncer (y otras enfermedades). «Cuanto mayor sea la masa muscular, mayor será la función inmunológica, más tiempo vivirás», dice el Dr. Kapp. «Hay casi una correlación directa con la longevidad. El entrenamiento de fuerza también puede detener el deterioro cognitivo. Por lo tanto, aumentar la masa muscular es fundamental». Sin embargo, la verdad es que la mayoría de las personas no tienen ni idea de cuán fundamentalmente importante es hacer entrenamiento muscular, tanto para su salud como para su vida.

Espero que ahora veas un nuevo patrón: una forma de pensar más informada y proactiva que nos aleja de ser impotentes en la guerra contra el cáncer. Las pruebas de diagnóstico avanzadas nos permiten adelantarnos a la curva, identificando problemas antes de que sea demasiado tarde. Y los datos de precisión que recopilamos sobre nuestros cuerpos nos permiten ajustar nuestro comportamiento de manera que reduzcan drásticamente el riesgo de enfermedad. Es una actitud completamente diferente, ¿no? No esperamos con pasividad a que ocurra un desastre. Maximizamos proactivamente la probabilidad de una vida larga, saludable y vibrante.

INVENTAR EL SANTO GRIAL: ENCONTRAR EL CÁNCER TEMPRANO

«El heroísmo no siempre ocurre en un estallido de gloria. A veces pequeños triunfos y grandes corazones cambian el curso de la historia».

—MARY ROACH, autora de *Grunt: The Curious Science of Humans at War*.

Uno de los mayores desafíos para detectar el cáncer es que existen muy pocas pruebas preventivas. Las más conocidas son la mamografía para detectar el cáncer de mama, la colonoscopia para identificar el cáncer de colon y las pruebas de Papanicolaou para el cáncer de cuello uterino. Sin embargo, la mayoría de los cánceres se detectan solo en una etapa avanzada, una vez que aparecen los síntomas. Y como ya sabes, puede ser demasiado tarde para entonces. Por eso te mencioné en el capítulo 3, el capítulo sobre el diagnóstico, el poder de un nuevo análisis de sangre para el cáncer llamada Galleri, de GRAIL.

En uno de los avances de diagnóstico más prometedores en décadas, GRAIL ha desarrollado una biopsia líquida, un simple análisis de sangre que puede detectar la mayoría de los principales tipos de cáncer en una etapa temprana, cuando son significativamente más fáciles de tratar. Jeff Huber, CEO fundador y vicepresidente de GRAIL, ve esta innovación como una manera de «cambiar el campo de juego» al encontrar el cáncer «cuando las probabilidades están a tu favor».

Si el cáncer se detecta en la fase 1 o la fase 2, dice Huber, «hay alrededor de un 80 % de posibilidades de que te cures y puedas continuar con tu vida». Si se detecta en la fase 3 o en la fase 4, «hay un 80 % de posibilidades de que no te guste el resultado». De hecho, «la tasa de supervivencia a cinco años cuando el cáncer se detecta temprano es de casi el 90 %». Esa tasa se hunde a solo el 21 % cuando se detecta tarde. Lamentablemente, «alrededor del 80 % de los cánceres se diagnostican tarde, en la fase 3 y la fase 4».

Antes de fundar GRAIL en 2016, Huber era un gran profesional en Google. Durante sus trece años allí, construyó algunos de los sistemas más grandes de la empresa, incluido Google Maps, para lo que dirigió un equipo de más de 5.000 personas. Como cofundador de Google X, la «fábrica de lanzamientos a la luna» de la compañía, acababa de comenzar a explorar formas de aplicar la tecnología genómica para impulsar futuros avances en las ciencias de la vida. Luego recibió una profética llamada de Illumina, líder en secuenciación genómica, invitándolo a unirse a su directorio. En una de sus primeras reuniones de directorio, Huber revisó el progreso de un nuevo proyecto de I+D inspirado en un descubrimiento accidental en mujeres embarazadas. Illumina había adquirido una empresa que realizaba pruebas prenatales no invasivas. La prueba consistía en tomar una muestra de sangre de una futura madre y analizarla en busca de rastros de ADN fetal que pudieran indicar anomalías como el síndrome de Down. Mientras realizaban miles de pruebas, los investigadores descubrieron algunos resultados desconcertantes que no se correlacionaban con ninguna afección fetal. Extrañamente, se correlacionaban con algo completamente diferente: el cáncer. Cuando los investigadores realizaron el seguimiento, resultó que esas futuras madres tenían casos no diagnosticados de cánceres en fase 3 y fase 4, y el análisis de sangre había detectado de alguna manera la enfermedad.

«Eso encendió la bombilla», dice Huber. «Era una prueba que había sido desarrollada para un propósito completamente diferente. Pero estaba claro que había una señal en la sangre que podríamos utilizar para detectar el cáncer». Este hallazgo no intencionado generó una nueva iniciativa. ¿Qué pasaría si el análisis de sangre pudiera ajustarse, haciéndolo lo suficientemente sensible como para detectar una amplia gama de cánceres «en esa fase temprana cuando las intervenciones marcarían una diferencia en los resultados»?

Durante los siguientes meses, la investigación fue bien. En realidad, todo en la vida de Huber parecía ir bien. Pero entonces ocurrió el desastre. Empezó cuando su esposa, Laura, que tenía «cuarenta y cinco años, era supersaludable y estaba en una excelente forma física», comenzó a sentirse «más cansada de lo normal» y tenía «algo de dolor en la cadera, dolores en las articulaciones, cosas que eran inusuales e imprecisas». Al no ver nada de qué preocuparse, su médico dijo: «Bienvenida a la premenopausia. Te pondrás mejor». Pero los síntomas no desaparecieron y Laura pronto desarrolló también problemas gastrointestinales.

Finalmente, se hizo una colonoscopia y una endoscopia, que revelaron un tumor de dos centímetros en el colon. Al principio, dice Huber, parecía motivo de celebración. Habían encontrado el cáncer lo suficientemente temprano como para tratarlo con eficacia. Pero una tomografía computarizada y una resonancia magnética mostraron más tarde que «lo que parecía ser un pequeño tumor de colon en realidad había hecho metástasis muy agresivamente a través de su sistema linfático hasta el hígado y, en última instancia, hasta el pulmón».

Laura se sometió a una agresiva campaña de quimioterapia. Pero en noviembre de 2015, tras dieciocho meses de tratamiento, falleció. «Tuvimos acceso a los mejores expertos del mundo, las mejores pruebas posibles», dice Huber. «Pero fue evidente que a pesar de todo el trabajo que se ha hecho, estamos muy lejos de entender el cáncer y cómo tratarlo».

Una semana antes de la muerte de Laura, Illumina decidió crear una nueva empresa que se concentraría en desarrollar su prueba de cáncer basada en la sangre. Más o menos un mes después, se ofreció a un afligido Huber el trabajo de liderar esta nueva empresa, que se llamaría GRAIL. El momento era terrible, y la junta de Illumina sugirió amablemente instalar un director ejecutivo interino hasta que Huber se sintiera preparado. Pero cuanto más pensaba en ello, más sabía que debía estar preparado. Laura hubiera querido que estuviera preparado. En verdad, no había otra opción, dice Huber, y dijo de la prueba de GRAIL que era «un imperativo moral y ético debido al impacto que podría tener» en tantas vidas. Si su análisis de sangre «hubiera estado disponible tres, cuatro o cinco años antes, podría haber cambiado fundamentalmente el resultado para Laura» y «muchos, muchos otros».

Impulsado por un irresistible sentido de urgencia, Huber tomó las riendas de GRAIL en 2016, contrató a cuarenta personas en un solo día, recaudó rápidamente mil millones de dólares para estudios clínicos e inscribió a 15.000 personas en el primer estudio de la empresa. Como dice, «nos dispararon desde un cañón».

Ese primer estudio involucró a 10.000 personas a las que se les había diagnosticado cáncer recientemente, junto con un grupo de control de 5.000 personas sanas. ¿El objetivo? Construir una enorme base de datos de todo lo que sabemos sobre el cáncer que se puede medir en la sangre. Sobre la base de esa investigación, GRAIL desarrolló una prueba de detección basada en sangre llamada Galleri, que podía detectar más de cincuenta tipos de cáncer. ¿Como funciona? La prueba busca pequeños fragmentos de ADN y ARN que un tumor ha liberado al torrente sanguíneo y que reflejan las características genómicas del tumor. La tecnología del test de GRAIL es tan sensible que puede detectar incluso una señal débil de que existe un tumor temprano.

Para poner este avance en contexto, debes comprender cuán limitada ha sido nuestra capacidad para detectar el cáncer hasta ahora. Hubert señala que «el 80 % de los cánceres no tienen ningún mecanismo de detección. Y muchos de esos cánceres son los que se han ganado la reputación de ser mortales, por ejemplo, el cáncer de páncreas y el cáncer de ovario. Pero la razón por la que son tan mortales es porque con frecuencia se detectan tarde. En los raros casos en los que se detectan a tiempo, el pronóstico es bastante bueno».

Si te han hecho una prueba para detectar una enfermedad como el cáncer de mama, colorrectal, de pulmón o de cuello uterino, sabes de primera mano que los mecanismos de detección en los que confiamos ahora son valiosos, pero están lejos de ser perfectos. Por ejemplo, muchas mujeres evitan la incomodidad de que les aplasten los senos entre placas de metal. Asimismo, una colonoscopia no es la idea de diversión de nadie. Las pruebas para enfermedades como el cáncer de próstata también se han topado con serios problemas con altas tasas de falsos negativos y falsos positivos, lo que agrega otra capa de incertidumbre y estrés. La misión final del test Grial es ofrecer una prueba que pueda detectar simultáneamente todos los tipos de cáncer. Huber, que tiene talento para pensar en grande, dice: «En lugar de someterte a una colonoscopia, una prueba de Papanicolaou o una mamografía para el cáncer de mama, ¿cómo sería si pudiéramos, con una sola prueba, detectar eficazmente todos los tipos de cáncer?».

GRAIL lanzó comercialmente su prueba de sangre Galleri en los Estados Unidos en 2021. Por ahora, no está diseñada para reemplazar las pruebas existentes para el cáncer, sino para complementarlas. Promete mejorar la detección del 20 % de los cánceres para los que ya tenemos un mecanismo de detección, al tiempo que proporciona una nueva manera de detectar el otro 80 %.

Al igual que muchas innovaciones médicas, es probable que la prueba de GRAIL tarde un tiempo en estar ampliamente disponible. Galleri cuesta 949 dólares, lo que puede sonar caro para una prueba anual regular. Pero solo piensa en los costes colosales del tratamiento y el sufrimiento humano innecesario que podrían evitarse si una prueba como esta se volviera rutinaria. Y, de hecho, la visión de Huber es que en realidad podrás acceder a esta prueba cada vez que visites a tu médico para un examen físico anual, de la misma manera que esperarías que te controlaran los niveles de colesterol y glucosa. Y, como toda tecnología, el coste debería bajar significativamente. De hecho, a partir de 2021, el Servicio Nacional de Salud del Reino Unido ofrecerá la prueba a 140.000 personas mayores de 50 años sin signos de cáncer y a 25.000 personas mayores de 40 años que se sospeche que tienen cáncer. Si todo va bien, la prueba podría adoptarse en el Reino Unido para su uso rutinario.

Después de que su esposa Laura falleciera, Huber calculó cuánto habían costado sus dieciocho meses de agonizante tratamiento contra el cáncer en etapa avanzada: «Fueron 2,7 millones de dólares que finalmente se gastaron en vano». No has leído mal: el coste del tratamiento de una persona era de 2,7 millones. No solo no funcionó; el tratamiento era un proceso agonizante en esa fase. Por el contrario, un diagnóstico temprano podría haber llevado a una simple intervención quirúrgica de 10.000 dólares que bien podría haber producido un resultado positivo.

El hecho es que debemos empezar a pensar en la atención preventiva de una manera más pragmática. Es un poco como visitar al dentista para una limpieza regular y un chequeo para evitar una costosa endodoncia. Pero, cuando se trata de cáncer, hablamos de vida o muerte.

Mientras tanto, el futuro parece prometedor para GRAIL. En 2020, la empresa que incubó GRAIL como una compañía emergente, Illumina, anunció su plan para adquirir completamente GRAIL en un acuerdo valorado en 8 mil millones de dólares. Ese alto precio debería darte una idea de cuánta emoción está generando esta tecnología. Pero no te sorprenderá saber que GRAIL no es la única empresa de diagnóstico genético que busca este mercado abierto de biopsias líquidas. En el otoño de 2020, una empresa llamada Freenome anunció 270 millones de dólares en financiación de serie C para avanzar en un ensayo clínico para su propio análisis de sangre para detectar el cáncer colorrectal, así como análisis de sangre adicionales para otros tipos de cáncer.

El cofundador de Freenome, Charles Roberts, señala que el diagnóstico temprano es especialmente fundamental en la batalla contra el cáncer colorrectal. Si se detecta el cáncer cuando aún está localizado, la «tasa de supervivencia a cinco años es del 92 %», dice Roberts, «frente al 14 % cuando hay alguna propagación». Si se detecta en la fase 1 o antes, «en realidad hay casi un 100 % de supervivencia. Dado que el cáncer colorrectal es el segundo cáncer más mortal en todo el mundo —el cáncer de pulmón es el primero—, se salvan muchas vidas».

Si todo sale según lo planeado, Freenome lanzará su prueba en 2022. Se administra cada tres años y se espera que cueste unos 500 dólares. A mí eso me suena a ganga. Si alguna vez te has hecho una colonoscopia, ¡nunca olvidarás la experiencia de ahogarte con un galón de laxante viscoso, dulce y enfermizo y pasar horas en el trono de porcelana! Nunca desalentaría a nadie de hacerse una colonoscopia, porque realmente puede salvarle la vida. Pero ¿es de extrañar que 45 millones de estadounidenses no estén al día con sus pruebas de colonoscopia? Si Freenome puede proporcionar un test fácil, asequible y sin laxantes para el cáncer colorrectal, ¡inscríbeme!

UN GRAMO DE PREVENCIÓN VALE UN KILO DE CURA

Si bien las pruebas de detección son de vital importancia, no sería sorprendente nutrirse con un ingrediente central que miles de estudios han demostrado que puede reducir el riesgo de cáncer, e incluso se ha demostrado que reduce las células de cáncer de mama hasta en un 80 %: los humildes brotes de brócoli son un superalimento que contiene niveles altísimos de glucorafanina, un precursor del sulforafano fitoquímico que combate el cáncer, una de las moléculas más poderosas derivadas de los alimentos. De hecho, los brotes de brócoli son hasta cincuenta veces más potentes que el brócoli solo.

Miles de estudios sobre el sulforafano muestran que el 80 % de los fitoquímicos que ingieres llegan a las células de tu cuerpo. Y la investigación también ha identificado al sulforafano como protector contra el cáncer porque acelera los antioxidantes y las enzimas de desintoxicación que protegen contra la enfermedad. El sulforafano en los brotes de brócoli puede frenar el crecimiento tumoral y desempeñar un papel importante en la regulación de cientos de genes.

El sulforafano de los brotes de brócoli puede frenar el crecimiento tumoral y desempeñar un papel importante en la regulación de cientos de genes.

Entonces, tal vez sea hora de comenzar un nuevo pasatiempo: ¡germinar semillas de brócoli u otras semillas crucíferas, como rábano, repollo y rúcula! Por supuesto, también puedes comprar estos germinados en muchos supermercados o tiendas de alimentos naturales. (Incluso si no comes coles, asegúrate de tener vegetales como la coliflor y las coles de Bruselas en el menú; junto con el brócoli, están repletos de sulforafano). Ten en cuenta que las sustancias químicas que combaten el cáncer en las coles están en sus niveles más robustos al tercer día, así que es muy probable que quieras cosecharlos tú mismo. Hay muchas opciones en cápsulas, aunque personalmente prefiero obtener brotes frescos, espolvorearlos en mis ensaladas o mezclarlos con mis bebidas verdes. Cuestan muy poco y, sin embargo, su capacidad de prevención es extraordinaria.

PREPARADOS, APUNTEN, FUEGO: ENVIAR EL SISTEMA INMUNITARIO A LA BATALLA

«Cuanto más duro es el conflicto, mayor es el triunfo».

—GEORGE WASHINGTON—.

Armados con estas tecnologías tan increíbles como las biopsias líquidas, la secuenciación del genoma completo y las resonancias magnéticas de cuerpo entero, e incluso algo tan simple como comer brotes de brócoli, tenemos más posibilidades que nunca de frenar el cáncer al prevenir el problema en primer lugar. Pero sabes tan bien como yo que esto no siempre es factible. En millones de casos cada año, perdemos la oportunidad de intervenir temprano. Y eso nos vuelve demasiado dependientes de tratamientos que dejan mucho que desear.

La supervivencia media que proporcionan setenta y un medicamentos de quimioterapia para tumores sólidos es de 2,1 meses.

¿Sabías que solo unos pocos medicamentos de quimioterapia producen una remisión duradera, y mucho menos una cura? En la mayoría de los casos, cualquier fármaco brinda meros meses de mayor supervivencia o tiempo antes de que el tumor crezca o se propague. De los treinta y seis fármacos contra el cáncer aprobados por la FDA entre 2008 y 2012, solo cinco demostraron mejorar la supervivencia en comparación con los tratamientos existentes o, sorprendentemente, en comparación con ningún tratamiento en absoluto. Y si somos honestos, «mejora» es una palabra generosa para lo que estamos describiendo aquí. La supervivencia media que proporcionan setenta y un medicamentos de quimioterapia para tumores sólidos es de 2,1 meses.

¿Qué pasa con la radioterapia, que utiliza altas dosis de radiación para eliminar las células cancerosas y reducir los tumores? El problema es que también mata el tejido normal, por lo que los efectos secundarios como náuseas, vómitos, pérdida de cabello, fatiga y diarrea son inevitables. Para empeorar las cosas, la radiación no puede tratar las células cancerosas que se han diseminado. ¿Por qué no? Porque la radiación de todo el cuerpo lo suficientemente intensa como para curarte te mataría antes de que pudiera beneficiarte. Y luego, por supuesto, está el hecho de que la radiación en sí también puede causar nuevos cánceres.

Ya es hora de que tengamos mejores opciones. ¿Y sabes qué? ¡Las tenemos! Ahora, por primera vez en la historia, el brutal armamento anticancerígeno de la medicina: cortes (cirugía), veneno (quimioterapia) y quemaduras (radioterapia), tiene una cuarta arma: reunir para la batalla las propias fuerzas anticancerígenas naturales del cuerpo.

Hay muchas variedades diferentes de inmunoterapia contra el cáncer. Pero todas se basan en la misma idea trascendental: el sistema inmunitario puede eliminar el cáncer. Es difícil explicar lo asombroso que es esto.

Ya hemos hablado de la espectacular promesa de las terapias de células CAR-T, que son un híbrido de inmunoterapia y terapia genética. Como viste en el capítulo 6, un científico pionero llamado Dr. Carl June ha ideado una técnica patentada para modificar las células T (que son la infantería de nuestro sistema inmunológico) para defendernos contra el cáncer. Ahora quiero contarte un poco más sobre las células T, así como otras siete formas de terapia, que son:

1. Inhibidores de puntos de control.
2. Vacunas personalizadas contra el cáncer.
3. Células asesinas naturales que se extraen de placentas humanas y se modifican para atacar el cáncer.
4. Linfocitos filtradores de tumores que multiplican las células T de un paciente para combatir tumores sólidos.
5. Exosomas que combaten el cáncer que muestran resultados prometedores en la lucha contra uno de los cánceres más letales de todos: el cáncer de páncreas.
6. Una nueva tecnología que está ayudando a tratar el cáncer de próstata sin los efectos secundarios debilitantes.
7. Un camino hacia la curación que utiliza un solo fármaco de molécula pequeña para atacar seis tipos de cáncer diferentes.

Todo suena alucinantemente futurista, ¿no? Y lo es. Lo que presenciamos aquí es una ola de innovación sin precedentes que genera nuevas esperanzas de que el cáncer pueda curarse.

Herramienta núm. 1: inhibidores de puntos de control

¿Cómo llegó el sistema inmunitario a desempeñar este papel central en la cruzada para curar el cáncer? El lugar obvio para comenzar esa historia es retroceder unos años hasta un avance revolucionario: el desarrollo de medicamentos de inmunoterapia llamados «inhibidores de puntos de control».

Sharon Belvin tenía solo 22 años cuando en 2002 le diagnosticaron melanoma metastásico. El cáncer ya se había extendido a sus pulmones y a su cerebro. Belvin, una dura chica de Jersey que estaba estudiando para convertirse en maestra, se abrió camino a través de una serie de tratamientos diferentes: cirugía con bisturí de rayos gamma; tres tipos de quimioterapia, e infusiones de interleucina-2, una proteína producida por los glóbulos blancos que se supone que ataca al sistema inmunitario contra el cáncer. Nada funcionó. Otros pacientes con melanoma en fase 4 generalmente morían en cuestión de meses, por lo que Belvin pensó que pronto se convertiría en una de las 10.000 personas en los Estados Unidos que sucumbirían al melanoma ese año. Un par de años después de su diagnóstico, tenía grupos de tumores en todo el pecho y le costaba respirar. «Me sentía como si la muerte me estuviera esperando al otro lado de la puerta», recuerda. «Y nos quedamos sin opciones».

Luego, en 2005, el oncólogo de Belvin del Centro de Cáncer Memorial Sloan Kettering en Nueva York le lanzó un salvavidas. «Existe un nuevo fármaco experimental contra el cáncer que funciona desencadenando el sistema inmunitario sobre los tumores», le dijo. «¿Te gustaría participar en el estudio que lo está probando?». Sin nada que perder, Belvin accedió a inscribirse. Ese otoño, recibió un total de cuatro infusiones de este nuevo medicamento, ipilimumab, con tres semanas de diferencia. «Después de dos o tres tratamientos, comencé a sentirme mejor». Por primera vez en meses, incluso tuvo la fuerza para pasear a su perro. Aun así, dice, «todavía no me permitía tener esperanzas».

Después de su infusión final, Belvin se sometió a una tomografía computarizada. La radióloga del Sloan Kettering le preguntó a su médico si podría haber habido una confusión. Seguramente, esa no podía ser la exploración de una paciente que había estado plagada de tumores solo unas semanas antes. Lo era. Los tumores de Belvin habían desaparecido, destruidos por sus propios glóbulos blancos, los guerreros del sistema inmunitario que habían desatado el ipilimumab.

Por coincidencia, el mismo día que el médico de Belvin le dijo que no tenía cáncer, también mencionó con indiferencia que James Allison, el científico que inventó el ipilimumab, estaba en el edificio. ¿Le gustaría conocerlo? «Vino a la habitación donde yo estaba», dice Belvin. «Le di un abrazo gigante y ambos lloramos». Era la primera vez que Jim Allison conocía a un paciente cuya vida había salvado su descubrimiento.

Los tumores de Belvin habían desaparecido, destruidos por sus propios glóbulos blancos, los guerreros del sistema inmunitario que habían desatado el ipilimumab.

Puede que nunca hayas oído hablar de él. Pero créeme, el Dr. Allison, quien ganó el premio Nobel de Medicina en 2018, es una leyenda entre los biólogos del cáncer. Su avance salvó cientos de miles de vidas y revolucionó la medicina contra el cáncer. Originario de Texas, su carrera inicialmente lo llevó a California y Nueva York. Pero regresó al estado de la estrella solitaria como un científico preeminente en el Centro de Cáncer MD Anderson de Houston. Al igual que con muchas de las historias que has oído sobre científicos cuyo trabajo de toda la vida condujo a grandes avances, la motivación de Allison fue profundamente personal, no solo profesional: perdió a un tío por cáncer de pulmón, a otro por melanoma y a un hermano por cáncer de próstata. Él también ha tenido melanoma invasivo y cáncer de próstata. Así que parece apropiado que él fuera la persona que hizo que estas células inmunes curaran el cáncer.

Allison es un «susurrador de células T». En la década de 1980, aprendió más sobre las células T de lo que nunca se había sabido. Descubrió una molécula en su superficie que reconoce a los invasores extraños. Se llama receptor de células T. Descubrió otra molécula (la CD28) que acelera el ataque de las células T contra los invasores. Descubrió una tercera (la CTLA-4) que actúa como un freno de células T, que debe desconectarse para que la célula T se despliegue en la batalla.

Toda esta investigación llevó a Allison a una idea reveladora: tal vez los tumores tengan un mecanismo diabólico para mantener activado el freno CTLA-4 para esas células T en su entorno. En 1994, él y un colega joven realizaron un experimento innovador. Introdujeron una molécula capaz de impedir que las células tumorales interfirieran con el mecanismo de frenado CTLA-4 de una célula T. Cuando administraron esta misma molécula a ratones a los que se les había inyectado células cancerosas humanas, las células T de los animales se acumularon y destruyeron los tumores. El Dr. Allison había desatado el propio sistema inmunológico del animal contra el cáncer. Esa molécula, ipilimumab, es lo que salvó la vida de Sharon Belvin.

Aprobada por la FDA en 2011, ipilimumab fue la primera de una nueva clase de inmunoterapias contra el cáncer conocidas como «inhibidores de puntos de control». El nombre proviene del hecho de que bloquean (o inhiben) los frenos (o puntos de control) que utilizan los tumores para defenderse de las células T. Desde el avance de Allison, otros científicos han descubierto otros puntos de control (sí, las células tumorales tienen más de una manera de mantener a raya a las células T) e inventaron otros fármacos con el poder de desactivarlas.

Uno de los más conocidos de estos medicamentos es el Keytruda, que se usa para tratar una multitud de cánceres, incluidos el melanoma, el cáncer de estómago, el cáncer de vejiga, el cáncer del tracto urinario y el cáncer de esófago. El Keytruda bloquea un punto de control llamado PD-1. Pero puede que lo conozcas simplemente como «el medicamento de Jimmy Carter». Cuando al expresidente le diagnosticaron un melanoma metastásico que se había extendido a su cerebro, esta es la inmunoterapia que erradicó todos los signos de su cáncer, dándole una nueva oportunidad de vida cuando tenía 91 años, y otorgándole la distinción de ser el presidente más longevo de los Estados Unidos. Otros bloqueadores de puntos de control del PD-1 incluyen Opdivo (utilizado para tratar el melanoma y otros tipos de cáncer) y Tencentriq (utilizado para tratar el cáncer de pulmón de células pequeñas).

Al despejar el camino para que las células T ataquen el cáncer, las inmunoterapias como estas hacen posible sobrevivir a los cánceres que solían ser una sentencia de muerte segura. Pero, por razones que aún no están claras, los inhibidores de puntos de control curan solo alrededor de una cuarta parte de los pacientes que los reciben. Una razón puede ser que algunos pacientes no tienen suficientes células T, o células T con suficiente energía, para penetrar y matar a las células tumorales, un concepto llamado agotamiento inmunológico. Por lo tanto, en ese caso, evitar que los tumores anulen a las células T, como hacen los medicamentos de punto de control, no supone ninguna diferencia.

Afortunadamente, hay una nueva ola de terapias basadas en células que podrían resultar aún más poderosas. Conocidas como tratamientos de «transferencia de células adoptivas», estas terapias utilizan células inmunitarias naturales o mejoradas genéticamente para tratar el cáncer. Como dije anteriormente, el sistema inmunitario puede eliminar el cáncer. Pero «puede» no significa «siempre lo hace». Estas terapias de nueva ola tratan de conseguir que suceda con más frecuencia, generalmente ayudando a las células inmunitarias. La Dra. Elizabeth Jaffee, subdirectora del Johns Hopkins Sidney Kimmel Comprehensive Cancer Center de Baltimore, le dijo a un reportero de STAT News: «La esperanza es que podamos convertir los cánceres que no atraen células inmunitarias en aquellos que sí lo hacen».

Al despejar el camino para que las células T ataquen el cáncer, las inmunoterapias como estas hacen posible sobrevivir a los cánceres que solían ser una sentencia de muerte segura.

En el capítulo 6, te hablé de la terapia de células CAR-T y de su increíble capacidad para vencer los cánceres de la sangre como la leucemia. Los científicos crean células CAR-T al introducir un nuevo gen en miles de millones de células T de un paciente, que han sido previamente retiradas mediante una simple extracción de sangre. Una vez las células T modificadas genéticamente se devuelven al paciente, se dirigen directamente a las células tumorales y se transforman, al estilo Transformers, en una máquina de combate letal. Mejor aún, las células CAR-T se replican a sí mismas. Como resultado, todo un ejército de células T dirigidas contra el invasor canceroso recorre el cuerpo y, hasta donde los científicos pueden decir, ¡lo hace para siempre! Sí, un solo tratamiento, no semanas de quimioterapia o radiación, podría ser una cura para siempre.

Herramienta núm. 2: vacunas personalizadas contra el cáncer

Si bien las células CAR-T son las primeras terapias celulares para el cáncer, ciertamente no serán las últimas. Pisándoles los talones están las vacunas personalizadas contra el cáncer. Así es como funcionan: si observas detenidamente la superficie de una célula tumoral, verás que está repleta de antígenos, generalmente una proteína única que las terapias de células CAR-T pueden detectar y adherirse.

Pero ¿y si las células T pudieran diseñarse para encontrar y atacar docenas de antígenos tumorales a la vez? Con más objetivos en su haber, a las células tumorales les resultaría más difícil escapar de las células T que los científicos desatan sobre ellas. Y las células T que cazan esos tumores no destruirían las células sanas que deberían dejarse en paz.

Ese es el razonamiento detrás de las vacunas de neoantígenos contra el cáncer. Neoantígeno significa que los antígenos son nuevos, el resultado de mutaciones que se encuentran solo en las células tumorales. Una vacuna, por supuesto, se refiere a un mecanismo que envía al sistema inmunológico a la batalla, en este caso, no para prevenir una enfermedad (como lo hacen las vacunas de la COVID-19), sino para atacarla. Parte del desafío es que los neoantígenos tumorales de dos pacientes no son iguales. Por lo tanto, una vacuna de neoantígenos deben personalizarse de manera única, diseñada para encontrar los neoantígenos en el tumor de un paciente preciso.

¿Cómo es esto posible? Los científicos comienzan por secuenciar pequeños fragmentos del tumor obtenidos mediante biopsia, en busca de mutaciones que produzcan neoantígenos. Luego seleccionan los aproximadamente treinta neoantígenos «mejores», aquellos que se encuentran en abundancia y que tienen más probabilidades de atraer células T. Esos neoantígenos se sintetizan en el laboratorio y se introducen en una vacuna. Durante varios meses, los pacientes reciben inyecciones que contienen millones de estos neoantígenos, diseñados para activar el sistema inmunitario para que produzca células T que atacarán a los neoantígenos y al tumor. Bastante ingenioso, ¿verdad? En 2020, los ensayos clínicos estaban en marcha o en la mesa de proyectos para una gran cantidad de vacunas de neoantígenos desarrolladas para combatir enfermedades como el glioblastoma, el cáncer de mama triple negativo, el melanoma avanzado y el cáncer de pulmón de células no pequeñas.

Herramienta núm. 3: células asesinas naturales

Mientras tanto, también se abre otro frente importante en la guerra contra el cáncer. En este caso, el batallón de lucha contra el cáncer consiste en células asesinas naturales (NK). Sí, ese es su nombre real, y hay buenas razones para pensar que estas primas de las células T, más musculosas y de mayor resistencia, pueden estar a la altura de las expectativas. Una ventaja de las células NK es que no provocan la respuesta inmunitaria, a veces desastrosa, que pueden alimentar las células CAR-T. Además, las células NK ni siquiera tienen que provenir del paciente que van a tratar: la sangre de un solo donante o la sangre del cordón umbilical almacenada puede suministrar células NK para innumerables pacientes.

El Dr. Bob Hariri, mi coautor, es uno de los pioneros en el uso de células NK para combatir el cáncer. Su empresa, Celularity, mencionada en el capítulo 2, recolecta células NK de placentas humanas. La placenta a menudo se considera un órgano desechable, pero está llena de células madre y de células NK, y son más jóvenes que las que se encuentran en la médula ósea de adultos o incluso de niños. Xiaokui Zhang, director científico fundador de Celularity, las llama células del «Día Cero» porque son recién nacidas con «ese atributo intrínseco de persistir por más tiempo». Las pruebas en placas de laboratorio y ratones sugieren que estas células NK placentarias pueden durar el doble que las células NK ordinarias. Eso tiene un valor incalculable porque las células NK ordinarias «permanecen alrededor de dos semanas y luego desaparecen», dice Zhang. «Así que preguntamos, ¿cómo podemos convertir las células NK en un producto para combatir el cáncer que pueda durar más tiempo?».

Zhang dice que las células NK de la placenta también secretan niveles más altos de enzimas que rompen las células tumorales, junto con una mezcla tóxica de proteínas llamadas citocinas que también mata a las células tumorales. Además, las células NK de la placenta están llenas de más receptores, las moléculas de la superficie que detectan objetivos como «los antígenos extraños en las células tumorales». Al igual que los detectives tienen una mejor oportunidad de rastrear a un sospechoso que huye si sueltan más sabuesos en el camino, las células NK con su profusión de receptores tienen una mejor oportunidad de rastrear las células tumorales.

En resumen, cada vez hay más pruebas de que las células NK de la placenta se pueden utilizar para patrullar el torrente sanguíneo en una misión de búsqueda y destrucción del cáncer. Pero Celularity no planea enviar células NK a la batalla solo con sus armas naturales. La compañía también selecciona aquellas con altos niveles de un receptor que aumenta el poder de destrucción de las células NK, y las modifica genéticamente para que sean más resistentes. Las células NK también parecen ser eficaces contra los tumores sólidos. «Para las células CAR-T de hoy en día, los tumores sólidos son el cementerio a donde van a morir», dice Zhang. «Creemos que las células NK pueden superar lo que limita a las CAR-T».

La terapia experimental de células NK de Celularity, Taniraleucel, se ha mostrado bastante prometedora en ratones de laboratorio a los que se les habían inyectado células de glioblastoma multiforme humano, una forma mortal de cáncer cerebral que se cobró la vida de dos destacados senadores estadounidenses, Edward Kennedy y John McCain. Tras inyectar células NK especialmente formuladas por Celularity en los cerebros de los ratones, las células cancerosas desaparecieron por completo o se redujeron drásticamente. Desde entonces, Celularity ha lanzado un estudio clínico en humanos de sus células NK.

Herramienta núm. 4: linfocitos infiltrantes de tumores

Otro batallón más en el ejército de células T está compuesto por los linfocitos infiltrantes de tumores (TIL), que son glóbulos blancos que ya han excavado en un tumor. Los TIL son un popurrí de células, repleto de diferentes receptores. Se pueden utilizar para atacar una variedad de antígenos tumorales diferentes, por lo que tienen más posibilidades de atacar a toda célula tumoral. Aun así, los TIL se han infiltrado en territorio enemigo, están muy superados en número y necesitan refuerzos urgentes. Afortunadamente, el Dr. Steven Rosenberg del Instituto Nacional del Cáncer ha descubierto una manera de enviar más tropas para ayudarlos a completar su misión.

Hasta ahora, sus resultados han sido extraordinarios. Un poco más de la mitad de los pacientes con melanoma avanzado se han beneficiado de sus TIL y su enfermedad permanece en remisión. Después de más de tres años de seguimiento, solo uno de los veinticuatro pacientes que habían tenido una «respuesta completa» (su melanoma se había vuelto indetectable) había sufrido una recurrencia. En estudios pequeños, los TIL de Rosenberg también han curado a pacientes con cáncer avanzado de las vías biliares, cáncer de mama, cáncer de colon y cáncer de cuello uterino. Una *startup* de biotecnología, Iovance Biotherapeutics, está probando TIL en múltiples variedades de cáncer, con la esperanza de replicar el notable éxito de Rosenberg a una escala mucho mayor.

A juzgar por las circunstancias, los TIL podrían tener dos ventajas de las que carece la generación actual de CAR-T. Son capaces de destruir tumores sólidos, como ha descubierto Rosenberg. Y podrían vencer al cáncer durante más tiempo que las CAR-T, posiblemente incluso de manera permanente.

Un poco más de la mitad de los pacientes con melanoma avanzado se ha beneficiado de la TIL y su enfermedad permanece en remisión.

Herramienta núm. 5: los exosomas

Finalmente existe incluso la esperanza de derrotar a uno de los enemigos más temibles de todos: el cáncer de páncreas. Por el momento, tiene un pronóstico verdaderamente sombrío. Solo el 20 % de los pacientes sobrevive un solo año después del diagnóstico; solo el 7 % sobrevive durante cinco años. El Dr. Raghu Kalluri del MD Anderson está desarrollando exosomas para combatir el cáncer. Como se mencionó en capítulos anteriores, los exosomas son bolsas diminutas (o «vesículas») excretadas por las células que contienen factores de crecimiento para estimular la reparación y el rejuvenecimiento. Su contenido va desde ADN y proteínas hasta moléculas grasas llamadas lípidos. Si bien normalmente consideramos que los exosomas producidos por células madre son favorables a la regeneración, se cree que los exosomas producidos por células cancerosas desempeñan un papel importante en la propagación del cáncer, saliendo de las células tumorales, fusionándose con células sanas y volviéndolas malignas.

Esta capacidad de entrar en otras células y alterar su destino puede sonar aterradora, pero también podría resultar fantásticamente útil. «Queremos ver si podemos explotar la capacidad de los exosomas para entrar en células específicas proporcionándoles una carga que tenga efectos anticancerígenos», dice Kalluri. «Queremos utilizar exosomas como un caballo de Troya», pero para entregar una carga útil y beneficiosa, no letal.

Para lograrlo, Kalluri está diseñando exosomas para entregar material genético anticancerígeno a los tumores. Sus «iExosomas» están diseñados para contener pequeños fragmentos de un pariente de ADN llamado ARNpi, por «ARN de interferencia pequeño». Estos ARNpi interfieren con una proteína cancerígena llamada KRAS, que es el resultado de una mutación que se encuentra en el 80 % de las personas con cáncer de páncreas. «Incorporamos el ARNpi en exosomas aislados y purificados, en billones de ellos», dice Kalluri. Desarrollado primero en células de cáncer de páncreas que crecían en placas de laboratorio y luego inyectado en ratones con tumores de páncreas, sus iExosomas parecían agruparse alrededor del páncreas, donde encogían los tumores, detenían la propagación del cáncer y prolongaban la supervivencia de los animales.

Por supuesto, los científicos han curado el cáncer en innumerables ratones utilizando terapias que fallaron cuando se probaron en seres humanos. Por lo tanto, no debemos dejar que nuestras expectativas se vuelvan locas cuando se trata de tratamientos experimentales. Pero cuando nos pusimos en contacto con Kalluri, sus esperanzas eran justificadamente altas mientras se preparaba para probar sus iExosomas en un estudio humano. Lo mejor de todo es que cree que la terapia basada en exosomas no se limitará a los pacientes con cáncer de páncreas.

Sus iExosomas parecían agruparse alrededor del páncreas, donde encogían los tumores, detenían la propagación del cáncer y prolongaban la supervivencia de los animales.

Herramienta núm. 6: tecnología Focalyx para el cáncer de próstata

«El tiempo no se detiene. Así que, lo que sea que vayas a hacer, hazlo.
Hazlo ahora. No esperes».

—ROBERT DE NIRO, actor y superviviente de cáncer de próstata—.

Antes de continuar, también quiero hablarte brevemente de otro avance importante en el tratamiento del cáncer que está disponible en este momento. Es una solución innovadora para el cáncer de próstata, la forma de cáncer más común entre los hombres en los Estados Unidos, aparte del cáncer de piel. Aproximadamente uno de cada ocho hombres es diagnosticado con cáncer de próstata durante su vida, una enfermedad que mata a más de 34.000 hombres cada año. Por lo tanto, debes conocer este tratamiento altamente efectivo que podría ayudarte a ti o a alguien cercano a ti.

Como sabrás, un problema del enfoque tradicional para tratar el cáncer de próstata es que puede tener un efecto desastroso en tu calidad de vida. En muchos casos, un cirujano salva al paciente extirpando toda su glándula prostática pero le roba su potencia sexual y lo deja incontinente. Es un precio brutal a pagar. Necesitábamos desesperadamente otra opción y la encontramos gracias a un urólogo de Florida, el Dr. Fernando Bianco. Me lo presentaron porque mi próstata se había agrandado, lo que me obligaba a levantarme varias veces cada noche para orinar, un problema común a medida que los hombres envejecen.

Como pronto descubrí, el Dr. Bianco ha creado una tecnología ingeniosa llamada Focalyx que funciona de manera brillante para muchos hombres con próstata agrandada o cáncer de próstata. Comienza haciendo una resonancia magnética especializada para detectar tumores —malignos y benignos— en la próstata. Luego, en lugar de una biopsia rectal estándar, descubrió una manera rápida e indolora de recolectar muestras de tumores atravesando la piel perineal, un enfoque menos invasivo que reduce enormemente el riesgo de infección. Una vez localizada cualquier lesión sospechosa con una precisión similar a la de un GPS, el Dr. Bianco destruye las células cancerosas con frío o calor intensos, preservando el tejido prostático sano y su función.

Lo bueno de este tratamiento ultradirigido es que es mucho menos disruptivo que el enfoque quirúrgico estándar. Con la metodología patentada del Dr. Bianco, no hay cirugía, radiación ni hospitalización. Todo el procedimiento se realiza en el consultorio de un médico. Lo mejor de todo es que su enfoque discreto permite al paciente preservar su función prostática para que no tenga que vivir con miedo a la incontinencia y la impotencia.

Cuando me senté con el Dr. Bianco para hablar sobre su gran avance, me habló de la crisis personal que lo había inspirado. Durante años, había realizado cirugías radicalmente invasivas a la manera tradicional, creyendo sinceramente que estaba marcando una diferencia en la vida de sus pacientes. Luego, un estudio de doce años reveló en 2012 que el enfoque estándar a menudo era peor que la enfermedad misma. El Dr. Bianco estaba atónito. Como me dijo, «Me sumió en una profunda depresión, pero luego se convirtió en un impulso para encontrar una nueva forma que no pusiera a los hombres en riesgo de sufrir incontinencia e impotencia». La «nueva forma» de la que fue pionero el Dr. Bianco ofrece una alternativa segura y precisa: «una intervención que no es un evento que cambia la calidad de vida». Yo mismo utilizo sus servicios e incluso invertí en la empresa.

Es importante tener en cuenta que, en la mayoría de los casos, la enfermedad no causará daño a la mayoría de los hombres que la padecen, y la mayoría de los hombres tienden a sobrevivir a la enfermedad. Por lo tanto, es importante no realizar tratamientos innecesarios pero, cuando son necesarios, sin duda es bueno tener una opción que se pueda llevar a cabo en el consultorio de un médico en lugar de en un hospital, y que no deje al hombre incontinente o impotente. Para obtener más información sobre cómo acceder a su tecnología, visita focalyx.com.

Herramienta núm. 7: el camino a la restauración

«Simplemente tómate una pastilla diaria y estarás libre de cáncer».

—OSMAN KIBAR—.

Hasta ahora, hemos hablado principalmente de dos enfoques transformadores en la campaña contra el cáncer: el desarrollo de pruebas de diagnóstico que detectan la enfermedad antes que nunca y una variedad de terapias innovadoras que aprovechan el poder de nuestro propio sistema inmunológico. Pero hay otro avance que también quiero mencionar brevemente. Imagínate si el cáncer pudiera detenerse en seco y convertirse en una enfermedad crónica y manejable. Por supuesto, nada mejor que prevenir o curar el cáncer. Pero esta es la siguiente mejor opción.

En el capítulo 9, te he presentado a Osman Kibar, el fundador de Samumed, ahora conocido como Biosplice, una empresa de biotecnología que intenta renovar por completo la manera en que curamos nuestros cuerpos de las enfermedades. Biosplice está desarrollando tratamientos específicos para hacer frente a una serie de flagelos, incluido el cáncer. La compañía lidera el camino en lo que Kibar llama «medicina restaurativa», que incluye medicamentos que evitarán que los tumores sólidos (como el cáncer de pulmón o de mama) y los tumores líquidos (como las leucemias) se multipliquen sin control.

Una manera de pensar en estos medicamentos es que funcionan como una válvula de escape, lo que permite dejar salir el aire tóxico de los neumáticos cancerosos. La clave es la vía de señalización WNT, que dicta a las células cómo diferenciarse en varios tipos de células y regula cómo se dividen. A medida que envejecemos, esta vía se deteriora, dando lugar a problemas que pueden conducir al cáncer. ¿La solución? Crear medicamentos que rejuvenezcan el camino para que la división celular no se desvíe del curso. Esencialmente, el cáncer es el resultado de una división celular descontrolada. Por lo tanto, restaurar la vía WNT a su gloria juvenil puede restablecer el equilibrio saludable del cuerpo.

El secreto probablemente esté en tus quinasas. ¿Eh? ¿Qué? Como explica Kibar, hay más de 500 tipos de proteínas especializadas en el cuerpo llamadas quinasas. Son maestras reguladoras, capataces moleculares que supervisan procesos biológicos fundamentales. Biosplice ha descubierto una subrama de la quinasa que juega un papel crucial en la traducción de genes en varias proteínas. La compañía aprovechó ese descubrimiento al inventar la química para guiar de manera segura y efectiva a esas quinasas en la dirección correcta, asegurando que se genere la composición correcta de proteínas dentro de una célula. «Una vez que haces eso, la célula vuelve a estar sana», dice Kibar, ¡hablando como si esa magia biológica no fuera gran cosa!

Ayuda pensar en la producción de proteínas como en una fábrica. Si la línea de montaje se sale de control, el producto sale mal. «En el cáncer, algún interruptor es defectuoso, por lo que la línea de montaje para esa producción va por un camino diferente y te da una proteína diferente», dice Kibar. «Nuestros medicamentos de molécula pequeña pueden intervenir en el punto correcto en esa línea de ensamblaje para canalizar la producción lejos de esas proteínas malas y defectuosas y volver a las proteínas saludables».

Hay muchas mutaciones diferentes que pueden causar cáncer. Pero en lugar de desarrollar diferentes medicamentos para cada una de estas situaciones, el revolucionario plan de juego de Biosplice es solucionar el problema en la fuente: el camino. Solo piensa. No necesitarías numerosos medicamentos diferentes para tratar numerosos tipos de cáncer diferentes. En cambio, Biosplice está utilizando un solo fármaco de molécula pequeña para atacar seis tipos de cáncer diferentes que espera que respondan bien: cáncer de próstata, cáncer de mama triple negativo, cáncer de pulmón de células no pequeñas, cáncer de ovario, cáncer de endometrio y cáncer colorrectal.

Biosplice también está ajustando ese compuesto farmacológico, dividiéndolo en cuatro compuestos adicionales que son aún más específicos. «Buscamos una selectividad exquisita», dice Kibar. «Precisión láser». Cuanto más preciso, menos efectos no deseados fuera del objetivo.

Mientras tanto, para participar en sus ensayos clínicos, Biosplice ha estado reclutando pacientes que se consideran terminales. Se trata de personas de las que se espera que sobrevivan unos meses como máximo, cuyas perspectivas difícilmente podrían ser peores. Pero escucha esto: en el ensayo clínico de fase 1 de Biosplice, varios de estos pacientes han permanecido estables hasta doce meses.

Una molécula que Biosplice está estudiando en realidad penetra la barrera hematoencefálica, depositando un alto porcentaje de la terapia biológicamente activa en el cerebro. ¿Por qué es un avance tan importante? Porque el cáncer que se propaga al cerebro puede ser una sentencia de muerte, con pocas opciones de tratamiento disponibles. «Tenemos la esperanza de que esta molécula trate tanto los tumores primarios como los metastásicos», dice Kibar. «Creemos que deberíamos poder mejorar la supervivencia de estos pacientes».

Aún más increíble, la molécula anticancerígena de Biosplice se puede administrar en forma de píldora diaria. Kibar dice: «La idea es que si tienes cáncer y la mutación que causa el cáncer coincide con una de nuestras indicaciones objetivo, entonces comienzas a tomar la píldora. La píldora no corrige la mutación. Pero mientras la tomes, la mutación no se traduce en cáncer». ¿No es verdaderamente asombroso?

Una vez más, para científicos a la vanguardia de la innovación como Kibar, esta búsqueda es profundamente personal. Su padre murió de cáncer y eso llevó a Kibar a considerar preguntas en las que no había pensado mucho. ¿Por qué estamos aquí en la Tierra? ¿Cuál es nuestro propósito? «Cuando escuchas la noticia de que tienes un cáncer terminal, pierdes la capacidad de dar un paso atrás y hacer un balance de lo que has hecho en la vida y lo que no tuviste la oportunidad de hacer», dijo. «Solo estás preocupado por morir y no morir, y estás desequilibrado con respecto a todos tus sentimientos y emociones».

Como yo, como tú, como todos nosotros, Kibar quiere ganar esta guerra contra el cáncer de una vez por todas, para que nadie tenga que sufrir de esta manera, para que podamos devolver la salud y la felicidad a millones de familias. Su visión final es «convertir el cáncer en una condición crónica manejable en la que simplemente se toma una pastilla diaria para permanecer libre de la enfermedad». ¿Tomar una pastilla al día para acabar con el cáncer? ¡Esa podría ser la mejor receta de la historia!

Como espero que hayas visto, esta cascada de avances tecnológicos acumulativos está creando un impulso casi imparable. Y con pioneros apasionados y brillantemente realizados como Jeff Huber, Mary Lou Jepsen, el Dr. Jim Allison, el Dr. Bob Hariri, el Dr. Steven Rosenberg, el Dr. Raghu Kalluri y Osman Kibar en el caso, nunca hemos tenido tanto motivo de optimismo.

Entonces, por favor, según lo que has leído aquí, no esperes, pasa a la acción. Hazte la prueba, idealmente con una resonancia magnética de cuerpo completo y el análisis de sangre de GRAIL. Encuentra una ubicación cerca de ti, o puedes comunicarte con Fountain Life para programar una prueba, o concertar una cita mediante tu propio médico. En este capítulo, has visto que una multitud de enfoques que aprovechan tu sistema inmunológico personal, como las vacunas individualizadas contra el cáncer y las células NK, ayudan a decenas de personas a tratar y vencer cánceres que solían ser terminales. Y también el poder de los brotes de brócoli, mi técnica de prevención favorita, que están llenos de fitoquímicos que combaten el cáncer. Hay tantas opciones para combatir el cáncer que ya no tienes que conformarte solo con los métodos tradicionales, como la quimioterapia y la radiación, que algunos experimentan con tan malos efectos como la enfermedad misma.

Lo que es más importante, recuerda que el cáncer es un flagelo de la igualdad de oportunidades: nadie piensa que lo va a atacar y, sin embargo, el cáncer afectará al 40 % de la población. Las herramientas que has visto en este capítulo pueden ayudarte a prevenirlo, detectarlo cuando es pequeño y muy tratable, o aprovechar los tratamientos que podrían ser excelentes alternativas y son mucho menos tóxicos y, en muchos casos, mucho más efectivos que las opciones estándar. Espero que este capítulo intensivo te haya inspirado y ayudado a quizá reducir el miedo que tantos le tienen a esta enfermedad.

Muy bien, nuestro siguiente capítulo trata sobre un tema inmensamente importante que impacta a la asombrosa cantidad de 50 millones de personas en los Estados Unidos: las enfermedades autoinmunes. Pasemos la página para conocer cómo la inflamación conduce a mutaciones peligrosas en todo el cuerpo y los últimos avances que la tratan en su origen…

20

VENCER LA INFLAMACIÓN Y LA ENFERMEDAD AUTOINMUNE: LLEVAR LA PAZ AL CUERPO

Las últimas investigaciones sobre el tratamiento de la enfermedad de Crohn, la esclerosis múltiple, la artritis reumatoide y la psoriasis

En este capítulo, te daremos información acerca de la curación y el alivio reales de personas que alguna vez no tuvieron esperanza, personas que luchan contra enfermedades autoinmunes, que afectan a decenas de millones de personas. Pero también es el escenario de muchos de los avances más emocionantes e imaginativos de la medicina regenerativa. Estas son algunas de las nuevas ideas que cubriremos:

- Un tratamiento innovador que puede eliminar el dolor y el sufrimiento de la enfermedad de Crohn y la artritis reumatoide con estimulación eléctrica de precisión.
- Un nuevo enfoque que utiliza el poder de las células madre para tratar la artritis reumatoide en niños y ayudar a los adultos con insuficiencia cardíaca en etapa avanzada o dolor lumbar agonizante.
- Un salto en el tratamiento de la diabetes tipo 1 al reemplazar las «células beta» faltantes, lo que antes parecía imposible.
- La base de las enfermedades autoinmunes (y de muchas otras enfermedades) está en la inflamación, que conduce a mutaciones peligrosas. Así se descompone el cuerpo. Recibirás información sobre nuevas

terapias para detener la inflamación, incluida una que elimina los factores inflamatorios del plasma sanguíneo.

- También compartiremos contigo formas sencillas de modificar lo que comes y seguir una dieta antiinflamatoria.

Antes de comenzar, demos un paso atrás por un momento. ¿Qué entendemos por enfermedad autoinmune? En esencia, es una guerra civil celular, y la destrucción es brutal. Peter Diamandis lo llama una «ruptura de la homeostasis», el delicado equilibrio entre dejar que las infecciones se vuelvan salvajes (lo que te mataría en un instante) y emboscar nuestras propias células. Nuestro sistema inmunológico sintonizado se descarrila y se desregula. En lugar de seguir las órdenes genéticas para acabar con los microbios hostiles, nuestros glóbulos blancos se pasan al lado oscuro. Comienzan a asaltar nuestros propios tejidos y los órganos que se supone que deben proteger. El amigo se convierte en enemigo. ¿El resultado? Dolor implacable, agotamiento que mata el alma, pérdida severa de la función y, en casos severos, reducción de la esperanza de vida.

Prueba rápida: ¿Cuál es la clase más común de enfermedades crónicas en los Estados Unidos? Si eres como la mayoría de las personas, o como yo antes de que tuviera la oportunidad de investigar para este libro, es posible que hayas aventurado una enfermedad cardíaca, diabetes o cáncer. Pero como yo, estarías equivocado. Las amenazas más frecuentes para nuestra energía y bienestar son las enfermedades autoinmunes, más de cien en total.

- En la enfermedad de Crohn, el sistema inmunitario daña las células del intestino grueso o delgado.
- En la artritis reumatoide, destruye las membranas que recubren los dedos de las manos y los pies, los tobillos y las muñecas.
- En la diabetes tipo 1, destruye las células productoras de insulina del páncreas.
- En la esclerosis múltiple, provoca un cortocircuito en el cableado de nuestro sistema nervioso central.
- En el lupus, la invasión es global y desgarra los riñones, los pulmones, la piel, el corazón y el cerebro.

- La autoinmunidad puede incluso estar relacionada con el autismo.

La organización nacional líder en el campo estima que 50 millones de personas en los Estados Unidos tienen problemas de autoinmunidad: casi el doble del total diagnosticado con enfermedades cardíacas, más del doble del número que vive con cáncer. Afecta más a las mujeres, tres o cuatro veces la tasa general en hombres. (Entre ellos, los cantantes Toni Braxton y Selena Gomez, y mi amiga Kim Kardashian). La enfermedad autoinmune es una de las diez principales causas de muerte en niñas y mujeres en todos los grupos de edad hasta a los 64,8 años. Además, cada año es más frecuente. Durante el último medio siglo, los estudios muestran que la incidencia de enfermedades autoinmunes comunes se ha duplicado e incluso triplicado. Las tasas entre los niños se están disparando. Es lo más parecido en el mundo occidental a una plaga del siglo XXI.

¿Te suena esto como una crisis de salud nacional? A mí también me pasa. Sin embargo, hasta el día de hoy, las enfermedades autoinmunes están subdiagnosticadas, subtratadas, subnotificadas, subestudiadas y subfinanciadas. Los médicos de atención primaria suelen pasarlas por alto. Los especialistas de primera línea (reumatólogos, gastroenterólogos, neurólogos) a menudo no logran conectar los puntos. La financiación federal para la investigación de enfermedades autoinmunes se ha estancado en una cantidad equivalente al 15 % de lo que se asigna para estudiar el cáncer (7.170 millones de dólares). Es difícil imaginar que una afección que afecta a uno de siete estadounidenses pueda pasar desapercibida, pero ahí está.

ENTONCES, ¿DE DÓNDE VIENE LA ENFERMEDAD AUTOINMUNE?

«Es una tarea colosal para el sistema inmunitario mantener la tolerancia a sí mismo y, al mismo tiempo, estar listo para reaccionar ante todo lo que nos rodea».

—BRUCE BEUTLER, inmunólogo, genetista y premio Nobel—.

Con la ayuda de la secuenciación del genoma completo, sabemos que algunas personas están predispuestas a enfermedades autoinmunes desde el nacimiento. Pero la herencia no es toda la historia, ni mucho menos. Los estudios de gemelos idénticos sugieren que nuestros genes representan tal vez un tercio de nuestro riesgo, o incluso menos. Por lo tanto, la genética por sí sola no puede explicar por qué estos trastornos se están multiplicando. Decir que el genoma humano no ha cambiado en los últimos cincuenta años es cierto.

Entonces, ¿de dónde viene la enfermedad autoinmune? Los sospechosos habituales incluyen infecciones, productos químicos tóxicos en el medio ambiente, metales pesados y radiación ultravioleta. (En un estudio, los investigadores encontraron 287 toxinas industriales en la sangre del cordón umbilical fetal, transmitidas a los recién nacidos por sus madres antes del nacimiento). Pero aunque los científicos pueden diferir sobre los desencadenantes específicos de la autoinmunidad, ahora se acepta ampliamente que la causa principal de la enfermedad autoinmune es la inflamación.

¿Qué sucede realmente cuando el tobillo torcido se pone rojo y se hincha hasta el doble de su tamaño? ¿Por qué sentimos tanto dolor? La respuesta es la inflamación, la respuesta natural de tu cuerpo para sanar, un antiguo mecanismo de supervivencia para combatir infecciones y reparar el tejido dañado. El problema es que un tipo incorrecto de inflamación en exceso tiene un gran impacto en tu cuerpo.

Hay dos tipos principales de inflamación: aguda y crónica. La inflamación aguda es dolorosa pero generalmente positiva, porque inicia el proceso de curación. En los primeros minutos después de una lesión, el tejido dañado envía una alarma S.O.S. por todo el cuerpo. Al hacer que los vasos sanguíneos tengan fugas (de ahí la hinchazón), la inflamación aguda permite que las células inmunitarias entren rápidamente en el área afectada y comiencen las reparaciones de inmediato.

Pero ¿y si ese ataque original al cuerpo nunca se arregla o se repite constantemente? El resultado puede ser una inflamación crónica, que activa el sistema inmunológico en un estado de preparación para la guerra durante meses o años a la vez. La inflamación crónica puede provocar daño epigenético en el ADN y enfermedades que van desde la artritis reumatoide hasta el cáncer. La mayoría de los pacientes autoinmunes quedan atrapados en un ciclo inflamatorio, una vida de dolor y analgésicos adictivos. Necesitan desesperadamente un nuevo enfoque, una manera de restaurar su equilibrio y volver al punto de ajuste inmunológico natural de su cuerpo.

Entonces, ¿cuál es la solución? Una vez perdida, ¿se puede recuperar la homeostasis? Varias terapias emergentes sugieren que sí. Te alegrará mucho haber leído este capítulo. Si conoces a alguien que tenga lupus, artritis reumatoide o enfermedad de Crohn, te recomiendo que sigas leyendo. Porque estamos a punto de abordar uno de los mayores avances en la lucha contra las enfermedades autoinmunes: el apasionante campo de la bioelectrónica. Comencemos con la historia de una chica valiente que estaba al borde del tormento de la autoinmunidad, para quien no parecía haber ayuda... pero que no aceptaría un no por respuesta.

HISTORIA DE KELLY OWENS

«Nos hemos encontrado con el enemigo y él somos nosotros».

—WALT KELLY, creador de la tira cómica *Pogo*—.

A los 13 años, Kelly Owens era una chica saludable y físicamente activa, como cualquier otro niño normal. Estaba bailando claqué en su obra escolar de Nueva Jersey cuando pareció torcerse el tobillo. No es gran cosa, ¿verdad? Supuso que volvería a la normalidad en una semana o dos.

Pero la hinchazón se negaba a bajar. La lesión envió «una ola tóxica» por todo su cuerpo, como nos dijo Kelly. Durante los siguientes meses, el dolor irradió las piernas de la adolescente, luego los brazos... ¡hasta que aterrizó en sus entrañas con fuerza! Kelly se encontró corriendo al baño veinte veces al día, como si tuviera el peor caso de intoxicación alimentaria del mundo. Excepto que no era eso. Las exploraciones mostraron una inflamación extensa tanto en el intestino delgado como en el grueso, la firma de la enfermedad de Crohn, una de las enfermedades autoinmunes más conocidas.

La enfermedad de Crohn es una afección dolorosa y potencialmente fatal que atormenta a casi 800.000 personas solo en los Estados Unidos.

Veinte mil más son diagnosticadas cada año. (Alrededor del mismo número sufre de colitis ulcerosa, una enfermedad intestinal inflamatoria relacionada). La enfermedad de Crohn afecta a las personas en su mejor momento, generalmente antes de que cumplan 35 años. Provoca dolores y calambres abdominales inimaginables, diarrea tan intensa que sientes que te estás volviendo del revés, pérdida de peso y fatiga tan aplastante que levantarse de la cama es como escalar el Himalaya. Las personas con enfermedad de Crohn corren un mayor riesgo de cáncer de colon, así como de obstrucciones intestinales peligrosas. Del 70 % al 90 % acaba en cirugía, que a menudo termina fallando al cabo de diez años. Es posible que se deban extirpar grandes porciones de los intestinos, dejando a los enfermos dependientes para siempre de una bolsa de ostomía para eliminar los desechos de su cuerpo.

Desafortunadamente, no había una cura definitiva para la enfermedad de Crohn o para las enfermedades autoinmunes en general. Cuando el tracto gastrointestinal de Kelly entró en huelga, hace casi veinte años, los tratamientos estándar eran como lanzar los dados, en el mejor de los casos. En un momento de la vida en el que sus amigas estaban estresadas por el baile de graduación o por su próximo examen de álgebra, Kelly entraba y salía de las salas de urgencias con problemas tan insoportables que pensó que moriría. A pesar de todo, Kelly sobresalió en la escuela y se convirtió en maestra de secundaria en Hawái. Luego cumplió 25 y todo su cuerpo se vio afectado. Así como el envejecimiento es realmente una enfermedad con muchas caras, los trastornos autoinmunes son un subconjunto del envejecimiento con un amplio abanico de afecciones. Una vez tienes una de ellas, es mucho más probable que obtengas otras dos o tres más.

Las rodillas y los tobillos de Kelly se hincharon como globos. Caminar se convirtió en una agonía, hasta el punto en que su esposo, Sean, tenía que llevarla en brazos de una habitación a otra. Esta complicación demasiado común de la enfermedad de Crohn es la artritis inflamatoria. Afecta a adultos jóvenes, niños e incluso bebés.

Kelly se vio obligada a dejar su trabajo como maestra. Perdió 14 kilos de peso. Había días, decía, en los que se sentía como una mujer de 90 años. Se obligó a recorrer todo el país en busca de una mejor opción de tratamiento, algún nuevo medicamento que pudiera ayudar. La aspirina y el ibuprofeno, los medicamentos antiinflamatorios estándar, pueden ser irritantes gastrointestinales para las personas con enfermedad de Crohn o colitis. El metotrexato, una versión de dosis más baja de un medicamento de quimioterapia contra el cáncer, hizo que Kelly sintiera náuseas sin aliviar sus síntomas.

Por el momento, el tratamiento estándar de oro para la enfermedad de Crohn es un grupo de medicamentos celulares llamados productos biológicos. Son proteínas modificadas genéticamente derivadas de células humanas, y oirás hablar más de ellas más adelante. Los productos biológicos han beneficiado a millones de pacientes y han llevado a algunos a la remisión. Sin embargo, no ayudan a todos, y no ayudaron a Kelly. Sus médicos no tenían nada más que ofrecer que altas dosis de prednisona, un corticoesteroide, excelente para el alivio rápido de los síntomas, pero inútil para retrasar el progreso de la enfermedad. Peor aún, los esteroides montan un asalto de tierra arrasada en nuestro sistema inmunológico. La prednisona puede provocar glaucoma, diabetes, tuberculosis y linfoma, cáncer de glóbulos blancos. Cuando tenía unos veinticinco años de edad, a Kelly le diagnosticaron osteoporosis, un adelgazamiento de los huesos relacionado con el uso prolongado de esteroides. «Nada funcionaba», dijo, «pero seguía teniendo los efectos secundarios».

HERRAMIENTA NÚM. 1: TRATAMIENTO DE CROHN CON BIOELECTRÓNICA

«Si vas pasando por una tormenta, sigue caminando».

—WINSTON CHURCHILL, primer ministro británico durante la Segunda Guerra Mundial—.

Aunque su futuro parecía sombrío, Kelly era insumergible. Se negó a ceder, no se daba por vencida. Mantenía su espíritu de lucha con una perspectiva que yo recomendaría a todos. Kelly admitió que la enfermedad de Crohn era suya ahora, pero se negó a aceptarla para siempre.

Su historia cambió cuando encontró a un neurocirujano pionero en Long Island, un inventor innovador con una nueva idea para lo que la aquejaba. Esta terapia revolucionaria no es una píldora mágica, una poción o una proteína. No se mete con nuestros genes. Es totalmente no tóxica. Aprovecha la fuerza fundamental que ya hace funcionar nuestro sistema nervioso y también tiene un gran impacto en nuestro sistema inmunológico.

¿Cuál fue el secreto del inventor? Como habrás adivinado, una esperanza incipiente para las personas con enfermedad de Crohn, y muchos otros problemas, se basa en la electricidad. Es un área con un potencial inmenso. Verily Life Sciences de Google y GlaxoSmithKline han invertido más de 715 millones de dólares en ello desde 2015. La bioelectrónica es un excelente ejemplo de cómo las mentes brillantes trabajan para reponer nuestra fuerza vital natural. Las curas potenciales más prometedoras son milagros que esperan ser desatados desde nuestro interior, en este caso, de la electricidad que crepita hacia arriba y hacia abajo del nervio más largo de nuestro cuerpo.

Como te dirá Kelly Owens: «Si te vas a enfrentar a una enfermedad terrible, este es el mejor siglo para hacerlo».

KEVIN TRACEY, PIONERO DE LA BIOELECTRÓNICA

«Cuando hayas agotado todas las posibilidades, recuerda esto: no lo has hecho».

—THOMAS EDISON, icónico inventor estadounidense—.

Cuando Kevin Tracey era residente de neurocirugía en el Hospital Presbiteriano de Nueva York, una niña de 11 meses llamada Janice entró con quemaduras en las tres cuartas partes de su cuerpo: un accidente con una olla de pasta con agua hirviendo. De alguna manera el equipo médico la estabilizó. Tres semanas más tarde, con la familia aliviada y sonriendo, Tracey celebró el primer cumpleaños de Janice en una habitación adornada con serpentinas y globos. El bebé no podría estar más alegre. Un día después de eso, sus órganos se apagaron. Su presión arterial se hundió hasta el suelo. Janice sucumbió a la letal respuesta inmunológica conocida como shock séptico. Su cuerpo se inundó con una sustancia inflamatoria llamada factor de necrosis tumoral o TNF. Murió en los brazos del joven cirujano.

Tracey había perdido pacientes antes, pero no podía dejar pasar este. El TNF es una citocina, un mensajero químico que promueve el dolor, la hinchazón, el calor y el enrojecimiento, los componentes reveladores de la inflamación. Cuando detecta una infección, nuestro sistema inmunitario despliega citocinas para indicar a otras células inmunitarias que se alisten para un período de servicio limitado. Una vez que la infección está bajo control, el cuerpo cambia su respuesta inmune generando citocinas antiinflamatorias y regresando a su base de operaciones.

Pero Janice nunca tuvo una infección. Simplemente aquello no cuadraba. ¿Por qué los glóbulos blancos del bebé secretaron tanto TNF? ¿Qué descarriló su sistema inmunológico?

Dejando en suspenso una prometedora carrera quirúrgica, Tracey se desvió hacia el campo de la inmunología y un sinfín de estudios con ratones. Su investigación lo llevó a desafiar un evangelio médico: la teoría de los gérmenes de la enfermedad, que se remonta a la década de 1860 y al químico francés Louis Pasteur. Basándose en experimentos con alimentos en mal estado, Pasteur concluyó que las enfermedades provenían de microorganismos fuera de nuestro cuerpo. De ahí se pasó a comprobar que nuestro sistema inmunológico trabajaba para mantenernos bien, que desempeñaba un papel protector puramente positivo.

EL AVANCE EN LAS ENFERMEDADES AUTOINMUNES: COMPRENSIÓN DEL PODER DEL NERVIO VAGO

Cuando el Dr. Kevin Tracey descubrió por primera vez el agujero en la teoría de los gérmenes, comenzó a buscar respuestas. ¿Qué podría causar que el sistema inmunológico ataque al cuerpo en lugar de protegerlo? Encontró una pista en una investigación con animales de mediados de la década de 1990 que se había centrado en el poder del nervio vago.

¿Qué es? El nervio vago se extiende desde la base del cerebro, aproximadamente paralelo a las orejas, a través del cuello, el tórax y el abdomen, y luego llega literalmente a todos los órganos principales a través de haces de miles de fibras. Controla la respiración, la deglución y el habla. También conecta el cerebro con el intestino, nuestro «segundo cerebro». ¿Alguna vez has tenido una «sensación en el estómago» o «mariposas en el estómago»? ¿Alguna vez has respirado hondo para calmarte? Tanto si lo sabes como si no, tu nervio vago estaba controlando tu estado emocional.

Y Tracey se preguntó: ¿podría ser el nervio vago el eslabón perdido en la inflamación crónica? ¿Podríamos tratar la enfermedad pirateando el sistema nervioso? Y aquí está el avance: ¿podrían los impulsos eléctricos ayudar a una persona enferma a recuperarse?

En 1998, probó su hipótesis en ratas de laboratorio anestesiadas. Utilizando una herramienta quirúrgica manual, tocó el nervio vago de las ratas con un cable con corriente. Las citocinas inflamatorias del animal se redujeron a un nivel saludable e inofensivo. Ese fue un gran momento eureka para Tracey. Condujo a lo que él llamó «el nacimiento de la medicina bioeléctrica».

¿QUÉ ES LA MEDICINA BIOELÉCTRICA?

Los «electrocéuticos» han estado con nosotros desde que los antiguos egipcios aliviaron su dolor en las articulaciones al tocar peces gato eléctricos. (Te pido que no lo intentes en casa: ¡esos peces pueden generar hasta 450 voltios!). Algunos ejemplos más conocidos de medicina bioeléctrica incluyen el marcapasos cardíaco y los implantes cocleares. Estoy seguro de que has oído hablar de la estimulación cerebral profunda, en la que se implantan electrodos para reducir el temblor en los pacientes de Parkinson. En 1997, la FDA aprobó la estimulación del nervio vago para el tratamiento de la epilepsia y unos años más tarde para la depresión, uno de los avances más espectaculares de la medicina moderna.

Pero antes del Dr. Tracey, nadie había demostrado que el sistema nervioso hablara con el sistema inmunológico. De hecho, la idea era una herejía. Además, los nervios se fijan dentro de los tejidos. ¿Cómo podrían comunicarse con los glóbulos blancos que flotan libremente? Sin embargo, los experimentos con animales demostraron que esas señales se recibían, alto y claro. Señalaron un momento en que la electricidad movilizará la propia maquinaria del cuerpo para manejar todo tipo de enfermedades. (¡Hablando de shock futuro!).

Durante los siguientes once años, como director del Instituto Feinstein y cofundador de SetPoint Medical, Tracey trabajó con su equipo para comprender mejor la vía nerviosa-inmune, o el reflejo inflamatorio, como él lo llamó. Resulta que el cuerpo humano es una gran placa de circuito, con neuronas entrando y saliendo de los órganos para regular su respuesta inmunológica. El nervio vago está sintonizado para reconocer el exceso de inflamación y enviar alertas al cerebro. Luego lleva la respuesta eléctrica del cerebro a nuestro bazo, una parada de camiones para los glóbulos blancos.

A Tracey hay que agradecerle la «teoría de las citocinas de la enfermedad», que aclaró el concepto de autoinmunidad. La teoría de los gérmenes no estaba equivocada, pero estaba incompleta. Con el debido respeto a Pasteur, algunas de las mayores amenazas para nuestra salud provienen del interior.

Gracias a Tracey y otros científicos pioneros, descubrimos que algunas de las mejores soluciones provienen del mismo lugar.

«Somos más fuertes en los lugares en los que nos han roto».

—ERNEST HEMINGWAY—.

En la década de 1980, Tracey desempeñó un papel importante en el desarrollo de productos biológicos, esos medicamentos basados en células muy comercializados como Humira y Rituxan. Ahora quiere hacerlos obsoletos. Como lo ve Tracey, los productos biológicos son un pincel demasiado amplio. Aunque son más seguros y más específicos que los esteroides o las quimioterapias, son medicamentos de por vida que aún debilitan el sistema inmunitario en su lucha contra la neumonía, la diabetes, la presión arterial alta y el linfoma. Y como señaló Tracey, los productos biológicos «ni siquiera funcionan en aproximadamente la mitad de los pacientes que los toman».

La excelencia de la bioelectrónica es que apunta a un haz específico de fibras nerviosas. Se dirige a los tejidos u órganos donde el sistema inmunitario se ha vuelto loco, pero a ningún otro lugar. La terapia calma la inflamación al reducir los niveles de citocinas en todos los ámbitos, pero no llega a eliminarlas. El sistema inmunológico se mantiene intacto para luchar un día más: ganancia sin dolor.

Una mujer entró incapaz de sostener un lápiz en su mano y pronto recorría en bicicleta quince kilómetros.

En 2011, Tracey lanzó un ensayo de prueba de concepto para pacientes con artritis reumatoide, un trastorno persistente y rampante que acorta la vida de más de 1,3 millones de estadounidenses. Los primeros resultados fueron asombrosos. Dentro de las dos semanas de recibir estimulación del nervio vago, los sujetos informaron menos dolor. Su hinchazón disminuyó y las resonancias magnéticas revelaron que la erosión ósea en realidad se había revertido. Seis de ocho pacientes vieron disminuir su enfermedad. Una mujer entró incapaz de sostener un lápiz en su mano y pronto recorría en bicicleta quince kilómetros.

En 2017, Kelly Owens encontró un aviso para otro ensayo bioelectrónico temprano, para la enfermedad de Crohn, en Clinicaltrials.gov. (Aparte, permíteme recomendar ese recurso a cualquier persona que padezca una enfermedad que no tenga un tratamiento efectivo. Las terapias experimentales no tienen garantías. Pero inscríbete en un ensayo legítimo, y Clinicaltrials.gov es el mejor lugar para hacerlo. Encuentra uno).

El estudio estaba a cargo de los socios de Kevin Tracey en Ámsterdam. ¿Algo tan nimio como mudarse a Europa detuvo a Kelly? De ninguna manera. Ella y su esposo, Sean, vendieron su coche «y todo lo que no estaba clavado al suelo de nuestra casa», dice ella. Recaudaron dinero de amigos y familiares y de GoFundMe. Con el bastón y la silla de ruedas de Kelly a cuestas, se mudaron a Holanda durante cinco meses.

En un procedimiento de cuarenta y cinco minutos, un cirujano implantó en el pecho de Kelly un dispositivo del tamaño de una memoria USB, un «microregulador» que hablaba el idioma del nervio vago: un patrón de impulsos eléctricos, repartidos en pequeñas dosis de miliamperios. El dispositivo se activaba con un pequeño imán que Kelly sostenía sobre su pecho cuatro veces al día, un minuto cada vez. Los resultados fueron casi instantáneos. Al ir a dormir la noche después de la cirugía, se dio cuenta de que no necesitaba analgésicos. Dos semanas más tarde, como llegaba tarde a una cita con el médico, subió dos tramos de escaleras sin pensarlo dos veces y luego miró a su esposo, todavía abajo, quieto y con la boca abierta.

El ensayo inscribió a dieciséis pacientes con enfermedad de Crohn, ninguno de los cuales había respondido a las terapias convencionales. Si bien el número de sujetos en este ensayo fue pequeño, los resultados fueron impresionantes. Con la bioelectrónica, ocho lograron un progreso espectacular: marcadamente menos inflamación, mayor movilidad, menos ingresos hospitalarios. Cuatro de los ocho llegaron a la remisión, con poca o ninguna enfermedad residual, y sin efectos secundarios. Kelly es uno de esos cuatro. Su colon inflamado ha sanado. Ella come ensaladas sin pensárselo dos veces. La hinchazón de sus articulaciones ha desaparecido. Hoy en día hace ejercicio en una elíptica y camina kilómetros, cuando tiene tiempo libre, es decir, en su trabajo de tiempo completo como directora de educación y divulgación en el Instituto Feinstein en Manhasset, Nueva York. Tres años después de su viaje a Holanda, no presenta síntomas, ni dolor. No toma ningún medicamento. Kelly ha restablecido su sistema inmunológico adonde estaba a los 12 años de edad, antes de comenzar a luchar en su guerra a los quince años.

Kevin Tracey es el primero en reconocer que la bioelectrónica no es una panacea para las enfermedades autoinmunes, al menos no todavía. La búsqueda de la «dosificación» óptima es todavía un trabajo en curso. Algunos sujetos han mostrado poca mejoría. Tracey sospecha que diferentes pacientes con enfermedad de Crohn podrían beneficiarse de pulsos dirigidos a diferentes haces de fibras nerviosas, al igual que varios tipos de cáncer de mama responden a diversos productos biológicos.

En un excelente ejemplo de la Ley de Moore, el implante de segunda generación de SetPoint es del tamaño de una goma de borrar, sujeto directamente al nervio vago. Una batería integrada tiene una vida útil de más de diez años y se recarga de manera inalámbrica. Los médicos controlan las dosis eléctricas con una aplicación para iPad. A medida que avanza la tecnología y la ciencia adelanta a través de ensayos más grandes, la medicina bioelectrónica está preparada para ayudar a millones de pacientes. Tracey cree que algún día podría reemplazar tanto a los medicamentos químicos como a los biológicos, con menos riesgo y costes más bajos. El potencial de la tecnología para eliminar el dolor no solo en la espalda, sino en todo el cuerpo, es impresionante. (Recuerda que cubrimos múltiples soluciones para vivir sin dolor en el capítulo 11).

Para mostrar su gratitud por «la persona que me devolvió la vida», Kelly Owens le envió un regalo a Tracey: su bastón rosa. Se muestra con orgullo en la oficina del científico, entre sus diplomas y placas enmarcados y montones de papeles sobre su descubrimiento que sacudió el mundo.

Kelly está segura de que nunca más necesitará el bastón.

Ahora pasemos a una segunda herramienta poderosa que se muestra aún más prometedora a corto plazo para tratar las enfermedades autoinmunes más difíciles.

HERRAMIENTA NÚM. 2: USO DE CÉLULAS MADRE PARA TRATAR ENFERMEDADES AUTOINMUNES

«Estas diminutas células [células madre] pueden tener el potencial de ayudarnos a comprender, y posiblemente curar, algunas de nuestras enfermedades y afecciones más devastadoras».

—BARACK OBAMA, 44º presidente de los Estados Unidos—.

Si bien la bioelectrónica aún se encuentra en una etapa relativamente temprana de pruebas en varias enfermedades autoinmunes, hay otra terapia que ya está en ensayos avanzados de la FDA. Fue promovida por el Dr. Silviu Itescu, a quien tuve el gran placer de conocer en la conferencia del Vaticano Unite to Cure. Como director ejecutivo de Mesoblast y exjefe de inmunología de trasplantes en el Centro Médico de la Universidad de Columbia, el Dr. Itescu descubrió que el organismo, la médula ósea, contiene una despensa de medicamentos antiinflamatorios no esteroideos de cosecha propia. Las conocemos como células madre. En la lucha contra las enfermedades autoinmunes, la evidencia preliminar sugiere que todas estas células pueden necesitar algún refuerzo.

Las células madre nativas también se conocen como células precursoras mesenquimales, algunos de los componentes básicos más versátiles y potentes del cuerpo. Se diferencian en hueso, cartílago, músculo o grasa, lo que necesitemos. Después de una lesión, son cruciales por dos motivos. Mantienen la inflamación dentro de los límites normales y saludables, además de reparar el tejido dañado. El problema, como ya sabes, es que las células madre se vuelven más escasas con la edad, especialmente en personas con problemas crónicos como la artritis reumatoide. A medida que nuestro ejército de células madre se agota, explica Itescu, llega «un punto de inflexión en el que la enfermedad inmunitaria se desmorona y no tienes suficientes células madre propias para controlar la respuesta inmunitaria».

La solución de Mesoblast es reponerlas en el organismo. Una dosis altamente concentrada de células madre llega justo a los lugares correctos, ya sea el torrente sanguíneo, las rodillas o el músculo cardíaco. La empresa recolecta las células de donantes adultos sanos, las cultiva y las expande a escala industrial, y las inyecta a los pacientes. Aunque los diferentes subtipos de células se combinan con la «firma» inflamatoria de una enfermedad, la terapia de dos pasos sigue siendo esencialmente la misma: lo que Itescu llama «un paquete de golosinas» de «vehículos de entrega vivos». Cuando las células madre inyectadas detectan señales del tejido lesionado, entran en modo de acción y liberan una primera ola de citocinas antiinflamatorias. Luego viene la segunda ola, la fase de recuperación, en la que las células madre secretan cócteles de factores de crecimiento para construir nuevos vasos sanguíneos y mejorar la circulación y el suministro de oxígeno. Como describí en el capítulo 2, esta es la manera en que las células madre resolvieron mi desgarro del manguito rotador y la estenosis en mi columna, sin cirugía. Quitaron la inflamación y estimularon mi cuerpo para curarse a sí mismo.

Mientras que las células madre abandonan el cuerpo después de solo uno o dos meses, los factores de crecimiento secretados pueden circular durante un año o más. Esas moléculas antiinflamatorias son la salsa secreta de Mesoblast. Recalibran el termostato inmunológico del cuerpo a su configuración natural. Y dado que no suprimen el sistema inmunitario, no hay riesgo añadido de infección o malignidad. Como beneficio adicional, los medicamentos patentados de Mesoblast se pueden administrar listos para utilizar. Nuestro sistema inmunológico no marca estas células como «extrañas». Como resultado, los donantes y los receptores no necesitan ser emparejados.

«En un ensayo de fase 3, después de una sola inyección de Mesoblast en el disco problemático, el 60 % de los pacientes reportaron un dolor mínimo o nulo después de doce meses».

De nuevo, ¡eso es exactamente lo que sucedió conmigo!

En pruebas avanzadas, Mesoblast está logrando triples, no simples puntos. El primer producto aprobado de la compañía ha logrado avances notables en la lucha contra lo que Itescu llama «la madre de todas las inflamaciones»: la enfermedad de injerto contra huésped. La EICH es una complicación peligrosa de los trasplantes de médula ósea después de la quimioterapia contra el cáncer de la sangre. La mayoría de estos pacientes trasplantados son niños. Incluso con esteroides como amortiguador, la mitad de ellos son atacados por la médula del donante. La respuesta inmunológica es tan violenta que su tasa de mortalidad llega al 90 %. A mediados de 2020, no había terapias aprobadas en los Estados Unidos para niños menores de 12 años.

El ensayo de fase 3 completado de Mesoblast involucró cuatro infusiones intravenosas semanales de un producto llamado Remestemcel-L. Se probó en niños que no habían respondido a los esteroides (que estaban al borde de la muerte) y, sin embargo, el 69 % alcanzó el punto de supervivencia de seis meses. Las células madre los impulsaron a la remisión. Así de simple, el campo de juego para la EICH cambió.

Otras terapias con Mesoblast también se han mostrado prometedoras en estudios recientes y están cerca de la aprobación de la FDA. Aquí hay algunas:

1. **Artritis reumatoide:** en un ensayo de fase 2 controlado con placebo con pacientes con artritis reumatoide que no habían respondido a los productos biológicos, el 36 % mostró una mejoría clínica significativa después de una infusión de células madre, en comparación con ninguno en el grupo de placebo.

2. **Insuficiencia cardíaca en etapa terminal:** estos pacientes se enfrentan a una tasa de mortalidad de un año de más del 50 %, lo que significa que la mitad muere a lo largo del siguiente año. En el pasado, estas personas solo tenían dos opciones: trasplantes de corazón, cuya demanda supera con creces la oferta, y dispositivos mecánicos de bombeo, que a menudo envían a los pacientes al hospital con hemorragia gastrointestinal. Itescu cree que la insuficiencia cardíaca en etapa avanzada «tiene que ver con la inflamación» y las citocinas inflamatorias fuera de control. En otro ensayo de fase 2, un medicamento celular de Mesoblast llamado Revascor, inyectado en los músculos cardíacos de los pacientes, resultó en un 76 % menos de capítulos de sangrado gastrointestinal y un 65 % menos de hospitalizaciones.

3. **Dolor de espalda:** más de 3 millones de personas en los Estados Unidos sufren de dolor lumbar persistente, una afección crónica que representa más de la mitad de todas las recetas de opioides. Muchos se sienten atraídos por la cirugía de fusión espinal invasiva y costosa, que falla al menos la mitad de las veces. Si bien el diagnóstico típico es «enfermedad degenerativa del disco», Itescu está convencido de que la raíz de esta agonía es la inflamación, específicamente, una respuesta autoinmune que involucra nervios y vasos sanguíneos encarnados.

En un ensayo de Fase 3, después de una sola inyección de Mesoblast en el disco problemático, el 60 % de los pacientes reportaron dolor mínimo o nulo después de doce meses y el 54 % después de veinticuatro meses. Esta terapia ya ha recibido aprobación condicional en Japón, donde se está acelerando su introducción en el mercado. En lugar de fusionar o eliminar el disco problemático, la medicina regenerativa lo cura. Según Hyun Bae, profesor de Cirugía en el Cedars-Sinai Spine Center, «nos estamos acercando rápidamente a un punto de inflexión en el tratamiento del dolor lumbar».

Mientras escribo esto, no existe una sola cura aprobada para ninguna de las cientos de enfermedades autoinmunes. Pero hay muchos motivos para el optimismo, como has visto en este capítulo. Vivimos una etapa en la que las intervenciones innovadoras pueden estar más cerca de lo que la mayoría de la gente piensa. Al igual que la bioelectrónica de Kevin Tracey y las células madre mesenquimales del Dr. Itescu, estas soluciones innovadoras tienen como objetivo ayudar a nuestro sistema a autocorregirse, restablecer la respuesta inmunitaria, no suprimirla. De hecho, para las personas con diabetes tipo 1, una enfermedad que se cree que es manejable pero no curable, el Dr. Douglas Melton de Harvard está trasplantando células beta productoras de insulina cultivadas en laboratorio, y escondiéndolas de las células inmunitarias hostiles mediante la modificación del epigenoma. Su objetivo es nada menos que una cura.

Aquí hay otro ejemplo, un derivado de la terapia del cáncer de células CAR-T. Los científicos extraen células inmunitarias que han disminuido su rendimiento. Se rediseñan para cumplir con su deber y luego se reinyectan en el paciente.

Finalmente, el Centro Médico Cedars-Sinai en Los Ángeles utiliza la terapia de «distracción» de realidad virtual para aliviar el dolor crónico y severo, uno de los aspectos más desmoralizantes de la enfermedad autoinmune. En un estudio reciente, los pacientes que utilizaban gafas VR durante treinta minutos al día informaron significativamente de menos dolor que el grupo de control. ¿Cómo funciona la realidad virtual? La respuesta es que los seres humanos son malos para realizar múltiples tareas, no estaba en nuestra agenda evolutiva. Una experiencia inmersiva en 3D inunda el cerebro con tanta información multisensorial que el dolor no puede pasar.

HERRAMIENTA NÚM. 3: LA SANGRE JOVEN Y EL PODER DEL PLASMA SANGUÍNEO

Nuestro próximo enfoque es el poder de la «sangre joven», una tecnología que mencionamos brevemente en los capítulos 17 y 18 sobre enfermedades cardíacas y accidentes cerebrovasculares. ¿Has oído hablar de la «parabiosis»? Permíteme explicártelo de esta manera: si unes los sistemas circulatorios de un ratón joven con un ratón viejo, ¡el ratón viejo se vuelve biológicamente más joven! El concepto fue satirizado en la serie de HBO *Silicon Valley*, en la que un multimillonario de las tecnológicas le paga a un joven para que sea su «chico de sangre» y transfunda su plasma como un refuerzo de longevidad.

Dejando a un lado las cuestiones morales, al menos en lo que respecta a los ratones, el impacto del rejuvenecimiento fue impactante. Los tejidos y órganos del ratón viejo, incluso su pelaje, recuperaron las características de un animal mucho más joven y sano. Los estudios de seguimiento confirmaron este hallazgo y mostraron que lo contrario también era cierto. Transfundir a los ratones más jóvenes sangre de los más viejos y el reloj biológico gira hacia adelante, acelerando la decrepitud y el envejecimiento.

Entonces, ¿cómo funciona exactamente la parabiosis? No faltan las teorías. Elevian, el equipo de Harvard, se enfoca en una proteína llamada GDF11, un factor de «sangre joven» que se agota en el suero sanguíneo a medida que envejecemos. Lo utilizan para tratar enfermedades cardíacas y accidentes cerebrovasculares. Otra idea es que el envejecimiento genera tantas moléculas proinflamatorias que cambia el cuerpo a un modo de alerta «siempre activo» y pone al sistema inmunológico a toda marcha. Con el tiempo, este estado hiperactivo hace que el organismo sea más propenso a accidentes cerebrovasculares, ataques cardíacos y enfermedades neurodegenerativas, tanto en personas como en ratones.

Aquí es donde entra el plasma sanguíneo. ¿Qué es el plasma? Es el componente líquido de la sangre que no contiene glóbulos pero es rico en cientos de proteínas diferentes; además, en personas con problemas autoinmunes, también tiene autoanticuerpos que causan enfermedades. El concepto, al menos en teoría, es simple: si podemos expulsar moléculas proinflamatorias, podemos retrasar o incluso bloquear el proceso de envejecimiento, ¿verdad? Esa es la pregunta que Irina y Michael Conboy, un equipo de bioingenieros de la Universidad de California, Berkeley, intentaron responder.

En su importante estudio de 2005, conectaron los sistemas circulatorios de dos ratones consanguíneos genéticamente idénticos: uno viejo y otro joven. Para el ratón mayor, fue como el mejor fin de semana de spa. En cinco semanas, sus células madre envejecidas y latentes comenzaron a dividirse nuevamente, y repararon sus células musculares y hepáticas. La inflamación disminuyó. A nivel celular, el ratón más viejo se volvió absolutamente más joven y el ratón más joven se hizo objetivamente más viejo.

Ahora, gracias a un nuevo giro, podemos obtener estos beneficios rejuvenecedores sin el elemento vampírico o sin necesidad de nuestro propio «chico de sangre». Los investigadores están explorando un concepto llamado «intercambio de plasma terapéutico», o IPT, para replicar los resultados de los Conboy y retardar los efectos del envejecimiento en los seres humanos. El intercambio de plasma terapéutico separa el plasma envejecido y reinfunde a la persona con sus células sanguíneas viejas más un líquido de reemplazo de plasma compuesto principalmente de albúmina fresca (la proteína principal en el plasma) y solución salina. De esta manera, los factores sanguíneos inflamatorios se eliminan. Ya se ha demostrado que el IPT ayuda a los pacientes con enfermedades autoinmunes como la miastenia grave y el síndrome de Guillain-Barre, o aquellos con recaídas de esclerosis múltiple. Más recientemente, el notable estudio AMBAR mostró que el IPT ralentiza el deterioro cognitivo de los pacientes con Alzheimer en un 66 %.

ESQUEMA DEL CIRCUITO IPT

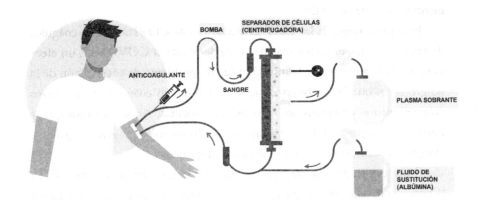

Mientras que el jurado todavía delibera sobre exactamente cómo el IPT hace lo que hace, la combinación de la terapia de resultados rápidos, un fuerte perfil de seguridad y profundos efectos regenerativos podrían darle un papel protagonista en el futuro de la medicina regenerativa.

HERRAMIENTA NÚM. 4: REDES DE DISOLUCIÓN DE NEUTROLIS: UNA CURA POTENCIAL PARA LA ENFERMEDAD AUTOINMUNE

¡Nuestra próxima tecnología innovadora podría cambiar el rostro de las enfermedades autoinmunes, la inflamación y la COVID-19! Así es, he dicho COVID. Probablemente te estés preguntando qué tienen todas en común. Se trata de los glóbulos blancos más frecuentes en nuestro sistema inmunológico, los neutrófilos. Cuando los neutrófilos ayudan a reparar una herida después de que te dañas la piel, en realidad liberan el ADN del núcleo, como Spider-Man tejiendo una red para atrapar a su enemigo. Esta masa de ADN, llamada «trampa extracelular de neutrófilos», o NET, se pega y ayuda a cerrar y curar una herida, una especie de vendaje biológico. Los problemas comienzan cuando se indica a los neutrófilos que liberen sus NET en el momento o lugar equivocados.

Problema núm. 1: las NET parecen ser una de las causas fundamentales de las enfermedades autoinmunes en todo el organismo (lupus, enfermedad de Crohn, psoriasis, artritis reumatoide) porque los neutrófilos liberan incorrectamente sus NET.

Problema núm. 2: las NET activadas por la COVID causan coágulos de sangre. En los primeros días de la pandemia de la COVID-19, un efecto secundario siniestro de la infección fue un problema de coagulación de la sangre en el que las víctimas de la COVID tenían coágulos en sus vasos sanguíneos más pequeños por razones desconocidas. Ahora sabemos que la causa fueron estos NET, que atrapaban glóbulos rojos en grandes grupos, bloqueando el flujo a través de los vasos sanguíneos.

Entonces, ¿cómo se deshace el organismo de estas peligrosas NET? ¿Existe alguna solución que pueda afectar esta dolencia subyacente generalizada llamada inflamación? Resulta que una brillante empresa de biotecnología con sede en Boston llamada Neutrolis (Peter y yo somos inversores) ha creado varias terapias prometedoras, incluido un ensayo clínico de COVID en curso.

Dirigida por un par de jóvenes inmunólogos del Instituto Max Planck y la Escuela de Medicina de Harvard, la compañía ha inventado una tecnología, unas tijeras moleculares que cortan el ADN que flota libremente, para cortar las NET (compuestos de ADN) en pedazos pequeños. Una vez que se cortan las NET, sus fragmentos se eliminan del cuerpo. ¿Resultados? Inflamación significativamente más baja y fin de la formación de grumos peligrosos en pacientes con COVID.

HERRAMIENTA NÚM. 5: UNA DIETA ANTIINFLAMATORIA

«Dime lo que comes y te diré quién eres».

—JEAN ANTHELME BRILLAT-SAVARIN, abogado y ensayista francés del siglo XIX y padre de la dieta baja en carbohidratos—.

La segunda mejor manera de lidiar con la enfermedad autoinmune es aprovechar los diagnósticos y las terapias más potentes disponibles. Pero la mejor manera, la primera, es evitar enfermarse. En cualquier caso, el enemigo número uno es la inflamación crónica, lo cual no es del todo una mala noticia. No podemos hacer mucho con respecto a nuestro genoma, pero sí podemos hacer mucho para bloquear las toxinas inflamatorias que causan estragos en nuestros organismos.

Se necesita algo de planificación y esfuerzo, pero todos podemos tomar medidas positivas para proteger nuestro sistema inmunológico. Puedes comenzar por el manejo del estrés: los eventos estresantes están asociados a un mayor riesgo de tener recaídas de esclerosis múltiple, y los períodos de alto estrés están relacionados con el inicio y el empeoramiento de la artritis reumatoide. Abordaremos este tema con mayor profundidad en el contexto de la atención plena, en nuestro capítulo final.

Una herramienta especialmente poderosa para contener o prevenir la autoinmunidad es una dieta antiinflamatoria. La investigación nutricional se basa en datos autoinformados y, en general, no es fiable, especialmente cuando trata de vincular la dieta y la enfermedad. Los estudios sobre ciertos alimentos, incluidos los productos lácteos y la carne roja, están por todas partes. Aun así, existe un consenso bastante claro sobre las siguientes dos listas, según lo citado por el Observatorio de Salud de la Mujer de Harvard:

Alimentos que causan inflamación	Alimentos que combaten la inflamación
Carbohidratos refinados, pan blanco y bollería	Aceite de oliva
Refrescos y otras bebidas azucaradas	Vegetales de hoja verde
Carne procesada (perritos calientes, salchichas)	Verduras de colores vivos
Patatas fritas y frituras en general	Pescado graso (salmón salvaje, caballa)
Margarina y manteca	La mayoría de las frutas
	Nueces y semillas
	Té verde

En conjunto, estoy seguro de que puedes ver cómo estos cinco últimos avances en enfermedades autoinmunes pueden ser invaluables para combatir esta enfermedad debilitante. Aunque muchos de estos avances se encuentran en etapas relativamente tempranas, los resultados hasta ahora son muy alentadores. Si tú o alguien que te importa estáis luchando contra una de estas afecciones, ahora tenéis respuestas reales que podéis analizar con vuestro médico. Al controlar el estrés y la dieta, podemos contribuir en gran medida a aliviar e incluso prevenir este flagelo del siglo XXI.

Ahora que sabemos cómo lidiar con la inflamación, el siguiente capítulo examina un par de desafíos que afectan a un gran número de personas tanto en los Estados Unidos como en todo el mundo, cuyos problemas de raíz, y algunas de las soluciones más prometedoras, tienen que ver con el estilo de vida: la obesidad y la diabetes tipo 2.

MEDIR TU EDAD INFLAMATORIA

Para controlar y aliviar la inflamación crónica, primero debemos aprender a medirla. Edifice Health ha creado la primera prueba de diagnóstico del mundo para revelar la «edad inflamatoria» o «iAge» de una persona. Se basa en datos del 1000 Immunomes Project de Stanford, que utiliza inteligencia artificial y aprendizaje automático para concentrarse en los biomarcadores sanguíneos más importantes. ¿Su conclusión? Los mejores indicadores de nuestro nivel de inflamación, y nuestra edad inflamatoria, son alrededor de 7.500 proteínas. Edifice Health ha condensado este gran conjunto en un panel central de cinco biomarcadores de proteínas, y su poder predictivo es sorprendente. Pueden predecir la fragilidad siete años antes de que suceda. Pueden predecir el envejecimiento cardiovascular (rigidez arterial y grosor del corazón) incluso en personas actualmente sanas. El análisis de sangre de Edifice Health y la métrica iAge también pueden identificar a las personas con enfermedades autoinmunes no diagnosticadas.

Esta tecnología ya funciona y debería estar disponible comercialmente a mediados de 2022. Cuesta 250 dólares por prueba, o puedes obtener un servicio de suscripción por 60 dólares al mes. Pero Edifice Health no se detiene ahí. Una vez que conozcas tu iAge, ¿qué puedes hacer para mejorar tus perspectivas? Más allá de la orientación sobre el estilo de vida, Edifice Health también ofrece suplementos personalizados, actualmente bajo estudio de una Junta de Revisión Institucional, para mejorar el perfil inflamatorio de un cliente.

21

DIABETES Y OBESIDAD: VENCER UNA DOBLE AMENAZA

Cómo vencer las epidemias gemelas que se esconden a simple vista

«Es probable que la epidemia de "diabesidad" sea la mayor epidemia en la historia de la humanidad».

—PAUL ZIMMET, MD, PHD—.

La diabetes y la obesidad son gemelas peligrosas que se combinan para producir una de las peores epidemias que el mundo jamás haya visto. La epidemia de «diabesidad» se está extendiendo en las partes más ricas del mundo y también ha comenzado a infectar muchas naciones en desarrollo a medida que adoptan aspectos de nuestro estilo de vida occidental, tan poco saludable. Así que déjame hacerte algunas preguntas directas. ¿Tú o alguien que realmente te importa tiene sobrepeso u obesidad? ¿Estás frustrado por la falta de progreso para lograr el nivel de condición física y energía que deseas y mereces? ¿Tú o alguno de los miembros de tu familia lidia actualmente con el flagelo moderno de la diabetes?

Déjame ser claro. Eso no se trata de tu apariencia. En lo que me estoy enfocando aquí es en mejorar tu salud y optimizar tu fuerza vital, para que te sientas alegremente vivo. Con eso en mente, este capítulo te pondrá al día sobre dónde estamos como sociedad y cómo llegamos aquí. ¿Por qué? Porque necesitamos entender qué ha salido mal para corregir y evitar esos errores. Lo más importante es que te brindaremos algunas herramientas simples pero altamente efectivas que pueden cambiarlo todo, ayudándote a perder peso y a prevenir, o incluso revertir, la diabetes. Muchas personas, incluidos muchos médicos, han llegado a creer que la diabetes es simplemente algo a lo que acomodarse y adaptarse: una inevitabilidad sombría. Pero los mejores expertos en este campo han demostrado cómo darle la vuelta. Compartiremos contigo sus estrategias probadas para el éxito.

Las soluciones que encontrarás en este capítulo son sorprendentemente sencillas, aunque, como la mayoría de las cosas en la vida, llegar a donde quieres estar requiere conocimiento, motivación y determinación. ¿Línea de fondo? La tenemos cubierta, sea cual sea tu situación. En este capítulo, se incluyen algunas de las herramientas y conocimientos clave:

- La diversa gama de enfermedades aceleradas por la obesidad y la diferencia entre diabetes tipo 1 y tipo 2, y qué significa ser prediabético y por qué es importante.
- Cómo, si tienes un peso promedio o un poco de sobrepeso, reducir tu ingesta calórica diaria en solo 300 calorías (alrededor de un bollo por día) puede ofrecer una mejora sorprendente en tu salud cardiometabólica.
- Nuestro desafío con la obesidad no está en nuestros genes, o el fracaso de nuestra fuerza de voluntad. Descubrirás que el verdadero culpable es nuestro entorno alimentario y qué hacer al respecto.
- Que la diabetes tipo 2 es en realidad reversible y que las células de los islotes pancreáticos productores de insulina pueden volver a la vida y funcionar.
- Finalmente, te mostraré dos medicamentos de última generación para bajar de peso que pueden cambiar radicalmente tu vida: una píldora totalmente natural llamada Plenity que ha sido aprobada por la FDA como una nueva herramienta para controlar el apetito y el peso y ha mostrado una pérdida de peso promedio de 10 kilos. Además de un notable medicamento para bajar de peso llamado Wegovy que salió al mercado en junio de 2021.

Pero primero, comencemos simplemente reconociendo la gravedad y urgencia de nuestra situación...

ENTENDIENDO LOS DATOS SOBRE LA OBESIDAD

Por mucho que digamos que queremos estar en forma, hoy en día hay más personas obesas que nunca. «Una epidemia mundial de aumento de sobrepeso y obesidad, la "globesidad", se está apoderando de muchas partes del mundo», advierte la Organización Mundial de la Salud (OMS). «Si no se toman medidas inmediatas, millones de personas sufrirán una variedad de trastornos de salud graves». La *globesidad* casi se ha triplicado desde 1975, según la OMS. Casi el 40 % de los adultos del mundo ahora tienen sobrepeso y más del 13 % son obesos. Y como si eso no fuera suficientemente malo, más de 340 millones de niños y adolescentes de 5 a 19 años son obesos o tienen sobrepeso.

Estados Unidos encabeza la lista de países de altos ingresos con obesidad y mantiene la dudosa distinción de tener algunas de las tasas de obesidad de más rápido crecimiento en el mundo. En 2018, la obesidad en adultos en los Estados Unidos superó el 42 %, frente al 30 % desde 2000, según los Centros para el Control y la Prevención de Enfermedades. Alrededor del 74 % de los estadounidenses mayores de 20 años ahora tienen sobrepeso o son obesos. Vale la pena hacer una pausa, un momento de silencio atónito, para dejar que eso se asiente.

Para darte una idea de cuán importante puede ser tu peso, tomemos la COVID-19 como ejemplo. El factor número uno para que alguien muera de COVID en 2020-2021 fue la edad (la edad promedio fue de 80 años). El segundo factor más importante fue la obesidad. Los estudios han demostrado que el 78 % de las personas que murieron a causa de la COVID tenían sobrepeso o eran obesas. La obesidad estresa tu sistema inmunológico y tu corazón, y conduce a la diabetes, por lo que no sorprende que la obesidad aumente radicalmente el riesgo de morir a causa de la COVID.

· ·

CÓMO SABER SI ERES OBESO

El índice de masa corporal (IMC) se calcula dividiendo tu peso en kilogramos por el cuadrado de tu altura en metros. Pero es importante reconocer que el IMC, que fue inventado por un matemático en la década de 1830, no es una medida ideal, por decir lo menos. Según investigadores de la Universidad de Pensilvania, el IMC no tiene en cuenta la masa muscular, la densidad ósea, la composición corporal general o las diferencias de raza y género. Podrías ser un culturista, con un 1 % de grasa corporal, ¡pero tu peso bien podría significar que serías etiquetado como obeso mórbido!

Lo que estoy a punto de compartir contigo no es exacto, pero debería darte una idea. La mayoría de nosotros sabemos si tenemos sobrepeso si somos conscientes de nuestros propios cuerpos. Entonces, por ejemplo, si eres un hombre promedio de 1,78 m de altura, tendrías sobrepeso si pesaras aproximadamente de 80 a 90 kilos, serías obeso si pesaras entre 100 a 120 kilos y sufrirías obesidad severa si pesaras 130 kilos o más.

Si eres una mujer promedio de 1,65 metros de altura, tendrías sobrepeso si pesaras de 70 a 75 kilos, serías obesa entre 80 a 100 kilos y obesa severa a partir de los 110 kilos. Nuevamente, no son cifras precisas por la manera en que se calcula el IMC.

Ahora, a ver si puedes leer el siguiente párrafo sin entrar en un profundo trance matemático.

El índice de masa corporal (IMC) se calcula dividiendo tu peso en kilogramos por el cuadrado de tu altura en metros. Un IMC saludable se define como de 18,5 a 25, mientras que un IMC de 25 a 30 se considera sobrepeso. La obesidad se define a partir de IMC de 30 a 34. La obesidad severa o mórbida se define por un IMC superior a 40,1.

Hay muchas otras maneras de medir de qué manera tu peso contribuye a tu salud, como la circunferencia de la cintura, la relación cintura-cadera, el grosor de los pliegues cutáneos y las exoraciones

DEXA para determinar la densidad ósea. Esto no quiere decir que debamos deshacernos del IMC por completo. Sigue siendo una forma útil de realizar un seguimiento de tu progreso. Pero solo quiero enfatizar que es solo un único punto de datos entre muchos y que no te da una imagen completa.

••

Y con tres cuartas partes de los estadounidenses con sobrepeso u obesos, el pronóstico para la salud de este país solo empeora. Un destacado equipo de científicos médicos ha predicho que, para 2030, casi la mitad de todos los adultos en los Estados Unidos serán obesos. Casi uno de cada cuatro tendrá lo que los CDC llaman obesidad «moderada», un nivel más alto de obesidad que está a solo un paso de la obesidad «grave». Ese informe, publicado en el *New England Journal of Medicine*, revela con gran relieve un país que tiene un sobrepeso peligroso que cada día lo es más.

¿Cómo puedes saber si eres obeso? Bueno, la obesidad se define en términos médicos como tener un índice de masa corporal de 30 a 34. Según los CDC, la obesidad moderada se define como un IMC de 35 a 39, mientras que la obesidad severa se define como un IMC de 40 o más. Para poner esto en términos menos técnicos, la obesidad severa corresponde a alrededor de 45 kilos de exceso de peso corporal. Otro acontecimiento impactante es que hoy en día hay más niños obesos que nunca. Desde 1990, las tasas de obesidad se han más que duplicado entre los niños de dos a cinco años y casi se han triplicado en los niños mayores de seis años, según los CDC. Más del 20 % de los adolescentes en los Estados Unidos ahora son obesos. Es una locura, ¿verdad? ¡Más de uno de cada cinco de nuestros niños se enfrenta a los peligros de la obesidad! ¿Por qué debería importarnos que nuestros hijos estén gordos?

En un metaanálisis de veintiún estudios en los que participaron más de 300.000 personas, los participantes obesos tenían un riesgo 81 % mayor de desarrollar enfermedad de las arterias coronarias.

Desafortunadamente, resulta que la obesidad es el predictor número uno de la diabetes tipo 2, que también se ha disparado en las últimas décadas. La diabetes tipo 2 ocurre cuando tu cuerpo no responde adecuadamente a la insulina. Ahora se ubica como la séptima causa principal de muerte relacionada con enfermedades en los Estados Unidos. Además de ser el principal contribuyente a la diabetes tipo 2, la obesidad está asociada con todas las principales causas de muerte, incluidas las enfermedades cardíacas, el cáncer y los accidentes cerebrovasculares. En general, La obesidad es el segundo factor de riesgo de muerte prematura en América del Norte y Europa, solo superado por el tabaquismo, según la OMS.

De hecho, es difícil exagerar cuán perjudicial para tu salud es ser obeso. Según la Escuela de Salud Pública T. H. Chan de Harvard, «el exceso de peso, especialmente la obesidad, disminuye casi todos los aspectos de la salud, desde la función reproductiva y respiratoria hasta la memoria y el estado de ánimo». Por ejemplo, en un metaanálisis de veintiún estudios que implicó a más de 300.000 personas, los participantes obesos tenían un 81 % más de riesgo de desarrollar enfermedad de las arterias coronarias que aquellos cuyo peso se clasificó como normal. La Escuela T. H. Chan de Harvard también cita estudios que muestran que la obesidad aumenta el riesgo de múltiples enfermedades:

- El riesgo de accidente cerebrovascular isquémico aumenta en un 64 %.
- El riesgo de asma aumenta en un 50 %.
- El riesgo de enfermedad de Alzheimer aumenta en un 42 %.

La obesidad tiene asociaciones directas con muchos tipos de cáncer, incluidos los cánceres de mama, útero, vesícula biliar, colon, esófago, páncreas, hígado, tiroides y riñón.

Y finalmente, la obesidad tiene asociaciones directas con muchos tipos de cáncer, incluidos los cánceres de mama, útero, vesícula biliar, colon, esófago, páncrea, hígado, tiroides y riñón.

Entonces, ¿qué haces? ¿Cómo empiezas? Para empezar, necesitas saber ahora mismo que la obesidad es prevenible, si no al 100 %, bastante cerca. Lo mismo ocurre con la diabetes tipo 2. Y para aquellos de nosotros que ya sufrimos, la ciencia que rodea lo que podemos hacer para ayudarnos a nosotros mismos (y a los demás) nunca ha sido más clara.

Lo más emocionante de todo es que en el Reino Unido ha surgido evidencia de que la diabetes tipo 2 es potencialmente reversible. Así es, reversible.

Estudios innovadores están haciendo añicos la creencia generalizada de que la diabetes tipo 2 es una enfermedad de por vida que empeora con el tiempo.

Esta investigación muestra que nuestros cuerpos tienen una inmensa capacidad de regeneración, que nuestros organismos realmente quieren rejuvenecer y restaurarse. Es lo que estamos programados para hacer. Específicamente, perder peso rejuvenece las células fundamentales productoras de insulina en el páncreas conocidas como células beta. Y la regeneración de esas células en realidad puede hacer que la diabetes tipo 2 entre en remisión.

Entonces, cuando se trata de disminuir la carga de la obesidad y la diabetes, en muchos sentidos se trata de regenerar nuestras células pancreáticas o células beta. ¿Y por dónde empezamos en este viaje de regeneración y reparación? Por la comida, por supuesto. En gran medida, somos lo que comemos.

LOS SEDUCTORES PELIGROS DE NUESTRO ENTORNO ALIMENTARIO

«El azúcar es ahora el alimento más ubicuo en todo el mundo y se ha agregado a prácticamente todos los alimentos procesados, lo que limita las opciones del consumidor y la capacidad de evitarlo.
Aproximadamente el 80 % de los 6 millones de alimentos envasados para el consumidor en los Estados Unidos tienen edulcorantes calóricos agregados».

—ROBERT LUSTIG, MD—.

¿Nuestro desafío es la obesidad en nuestros genes, o el fracaso de nuestra fuerza de voluntad, o incluso la falta de ejercicio (en todo caso, las tasas de ejercicio han aumentado en las últimas dos décadas)? No, dicen los expertos. ¿El verdadero culpable? Nuestro entorno alimentario. La comida está en todas partes, todo el tiempo. «El ambiente alimentario es un predictor poderoso de cómo comemos», dice Scott Kahan, MD, director del Centro Nacional para el Peso y el Bienestar. «Y en Estados Unidos, los alimentos menos saludables son los alimentos clave, los alimentos más baratos, las porciones más grandes, los alimentos más disponibles, los alimentos más atractivos».

Como probablemente habrás notado, la comida ahora aparece en lugares donde nunca antes estuvo: gasolineras, jugueterías, farmacias e incluso librerías. La variedad de alimentos y bebidas que tenemos a nuestra disposición es vertiginosa, y la gran mayoría son altamente procesados. Para empeorar las cosas, un número creciente son ultraprocesados.

Estas categorías de alimentos se han identificado recientemente como factores de riesgo para la obesidad, así como para enfermedades como la diabetes tipo 2, las enfermedades cardiovasculares y el cáncer.

Muchos de estos productos también contienen azúcares añadidos u otros edulcorantes como el jarabe de maíz con alto contenido de fructosa, sustancias asociadas con la obesidad, la diabetes tipo 2 y la enfermedad del hígado graso no alcohólico. Los investigadores han descubierto que la fructosa también puede alterar el funcionamiento saludable del sistema inmunitario al causar inflamación. Mientras tanto, estos ingredientes incluso aparecen en los alimentos considerados saludables, como las barritas de granola, el yogur y las bebidas de frutas.

Sí, muchos de los alimentos y bebidas que se hacen pasar por saludables son parte del problema, no la solución. ¿Por qué? Porque «bajo en grasa» a menudo significa «alto en azúcar». Como mencioné en el capítulo 1, realmente necesitas designarte a ti mismo como el director ejecutivo de tu propia salud, educándote para tomar decisiones informadas e independientes mientras conservas siempre una gran cantidad de escepticismo saludable.

Otro desafío es que comemos mucho fuera y las personas generalmente consumen entre un 20 % y un 40 % más de calorías cuando comen en un restaurante. En 2015, en el primer registro que se hizo, las cifras dijeron que los estadounidenses gastaron más dinero en restaurantes que en supermercados, lo que significa que cocinamos menos. Y eso significa que consumimos más calorías que nunca. Según algunas estimaciones, el estadounidense promedio ahora consume más de 3.600 calorías por día, un aumento del 24 % desde 1961, cuando el promedio era de unas 2.880 calorías. ¿Cuántas calorías debemos consumir? Bueno, las Pautas Dietéticas de Estados Unidos 2015-2020 especifican que las mujeres deben consumir alrededor de 2.000 calorías diarias y los hombres alrededor de 2.500, aunque los requisitos pueden variar según factores como la edad, la altura y el ejercicio.

Lo que es aún más loco es que las comidas en los restaurantes de hoy son cuatro veces más grandes que en la década de 1950, según los CDC. Aquí hay unos ejemplos:

- En 1995, el panecillo promedio medía unos 8 cm y contenía 140 calorías. En 2015, solo dos décadas después, se había más que duplicado en tamaño y calorías, según los Institutos Nacionales de Salud.
- La hamburguesa con queso promedio se expandió de 333 a 590 calorías.
- ¡El refresco promedio aumentó de 200 cc y 82 calorías a 500 cc y 250 calorías!

Lo hemos agrandado todo, ¡también a nosotros mismos!

Ese último ejemplo, el tamaño promedio del refresco, no solo en los Estados Unidos sino en todo el mundo, apunta a uno de los mayores problemas de todos: el sabor seductor del azúcar líquido.

El mayor contribuyente individual a las calorías y el azúcar añadido en la dieta estadounidense ahora proviene de las bebidas azucaradas, también conocidas como SSB (siglas en inglés de *sugar-sweetened beverages*), que incluyen todo, desde refrescos y bebidas de frutas hasta bebidas deportivas y energéticas. En promedio, las bebidas azucaradas agregan 200 calorías por día a las dietas estadounidenses. Y cuando bebes SSB, absorbes ese azúcar en tu torrente sanguíneo en cuestión de minutos. Es como alimentarte de una droga.

Efectivamente, los estudios muestran que las personas que beben una o dos bebidas azucaradas al día tienen un riesgo 26 % mayor de desarrollar diabetes tipo 2 que aquellas que beben menos de una bebida azucarada al mes. El hábito que adopté yo cuando tenía poco más de 20 años fue: no más refrescos. Prueba a beber agua con limón. Es una de las cosas más simples que puedes hacer para transformar tu salud. Y después de un tiempo, ni siquiera los echas de menos.

Y aunque eliminar los refrescos de tu dieta es una de las maneras más rápidas y sencillas de proteger tu salud, no los reemplaces por zumo. El zumo puede contener tanto o más azúcar y contenido calórico, y lo mismo ocurre con las bebidas deportivas y energéticas. Además de estar repletas de calorías y edulcorantes, muchas contienen sustancias que no han sido evaluadas por la FDA, sin mencionar las altas dosis de cafeína. Se ha demostrado que estas bebidas provocan un aumento peligrosamente rápido de la presión arterial.

Bien, ahora centremos nuestra atención en el siguiente culpable de los alimentos: los alimentos ultraprocesados. Estos contienen ingredientes comunes en la fabricación industrial de alimentos, como aceites hidrogenados, jarabe de maíz con alto contenido de fructosa, agentes saborizantes y emulsionantes.

Los investigadores ahora asocian los alimentos ultraprocesados, a menudo cargados de azúcar, sal, grasas y calorías, con un mayor riesgo de diabetes tipo 2, hipertensión y enfermedades cardiovasculares. ¿Te parecen ahora tan sabrosos?

Un estudio de 2018 en el *British Medical Journal* también encontró que cada aumento del 10 % en el consumo de alimentos ultraprocesados se correlacionaba con un aumento del 12 % en el riesgo de cáncer. Como era de esperar, los alimentos ultraprocesados han sido diseñados para ser lo más irresistibles posible. «Las compañías de alimentos realizan una gran cantidad de investigación para determinar el nivel óptimo de salinidad, el nivel óptimo de dulzura y cuál es la mejor sensación en la boca», observó el científico de nutrición Walter Willett, MD, durante una conferencia en la Escuela de Salud Pública T. H. Chan de Harvard titulada «Why We Overeat: The Toxic Food Environment and Obesity» (Por qué comemos en exceso: el entorno alimentario tóxico la obesidad).

¿Pero sabes qué? Cuando se trata de comida, tu conocimiento puede hacerte libre. Supongamos que vas corriendo a una reunión matutina o para dejar a tu hijo en la escuela, así que te comes una barra de granola para un desayuno rápido y conveniente. Es saludable, ¿no? Después de todo, tiene granola y eso es bueno, ¿verdad? ¡Estás equivocado! Incluso con palabras como «nutri-granos» y «avena» estampadas en el envoltorio, esa barra de granola ultraprocesada está repleta de azúcar, jarabe de maíz y conservantes. Pero una vez que sabes lo que está pasando, es más fácil evitar estas trampas engañosas.

Una solución mejor: un bol de avena con un poco de leche y fruta fresca. Puede que no suene emocionante; requiere un poco más de esfuerzo que una barra de granola; y no puedes engullirlo en el coche. ¡Pero esa es la cuestión! Esos pequeños cambios, como cambiar una barra de desayuno por un tazón de avena integral o comerte una manzana, pueden parecer demasiado triviales para marcar la diferencia. Sin embargo, se suman de maneras asombrosas.

Como pronto descubrirás, cambiar lo que comes en el desayuno es solo uno de varios ajustes simples, que incluyen un breve «desafío sin azúcar», caminatas rápidas y un pequeño aumento en el consumo de fibra, que pueden ayudarte a perder kilos, aumentar tu energía y escapar de la terrible amenaza de la diabetes.

Igualmente importante, también puede actualizar tu propio entorno alimentario para que realmente respalde tus esfuerzos para mejorar la manera en que comes. Para empezar, ¿qué pasaría si eliminaras todos los alimentos (y bebidas) poco saludables de tu hogar que no te sirven? Haz una comida saludable antes de ir a comprar alimentos para no tener hambre cuando estés caminando por los pasillos del supermercado y abastécete de cosas como frutas frescas, verduras y pan integral en lugar de pan blanco. ¡Tener opciones de alimentos razonablemente saludables en tu hogar cuando tienes hambre o anhelas un refrigerio marca una gran diferencia en tu lucha contra la obesidad!

Pero primero debemos hablar un poco más sobre por qué estos cambios sutiles son mucho más importantes de lo que la mayoría de nosotros pensamos.

DIABETES + OBESIDAD = DIABESIDAD

«El riesgo de diabetes tipo 2 aumenta geométricamente con el aumento del índice de masa corporal».

—SCOTT KAHAN, MD, director del Centro Nacional para el Peso y el Bienestar—.

La cantidad de estadounidenses diagnosticados con diabetes tipo 2 se ha disparado en las últimas décadas, casi duplicándose entre 1980 y 2014. Según los CDC, «más de 34 millones de estadounidenses tienen diabetes (alrededor de uno de cada diez), y aproximadamente entre el 90 % y el 95 % de ellos tiene diabetes tipo 2». Se espera que esa cifra aumente a casi 40 millones para 2030... y a más de 60 millones para 2060.

Antes de continuar, quiero asegurarme de que tenemos claras algunas distinciones importantes entre las diferentes formas de diabetes. La diabetes tipo 1, anteriormente conocida como diabetes juvenil, es una enfermedad autoinmune en la que el páncreas no produce suficiente insulina, una hormona que regula muchos procesos metabólicos y permite que las células del cuerpo reciban la energía que necesitan de la glucosa. Esta enfermedad representa del 5 % al 10 % de los casos de diabetes en los Estados Unidos, por lo que es mucho menos común. Según la Fundación para la Investigación de la Diabetes Juvenil, cada año se diagnostican unos 64.000 casos nuevos. Por el contrario, la diabetes tipo 2, anteriormente conocida como diabetes del adulto, representa del 90 % al 95 % de todos los casos de diabetes en los Estados Unidos. Se caracteriza por resistencia a la insulina, niveles altos de azúcar en la sangre y una relativa falta de insulina. También se define por una disminución en el funcionamiento de las células beta, cuya función principal es mantener bajo control los niveles de glucosa en la sangre al producir y liberar insulina.

Supongo que también has oído el término *prediabetes*, e incluso hay muchas posibilidades de que tú o un pariente o amigo cercano ya la tenga. ¿Cómo? Porque aproximadamente 88 millones de adultos en los Estados Unidos, es decir, más de una de cada tres personas, tienen prediabetes. ¿Qué es? Bueno, la prediabetes se caracteriza por niveles de azúcar en la sangre más altos de lo normal debido a la resistencia a la insulina, pero los niveles aún no son lo suficientemente altos para calificarse como diabetes.

Si bien la prediabetes generalmente conduce a la diabetes tipo 2, especialmente en personas que también son obesas o incluso tienen sobrepeso, aproximadamente el 85 % de las personas con prediabetes no saben que la tienen. El hecho de que la prediabetes con frecuencia pasa desapercibida es aún más preocupante porque también es un riesgo de otros problemas de salud graves, como enfermedades cardíacas y accidentes cerebrovasculares. ¿Qué debes hacer? Una simple prueba de azúcar en la sangre puede decirte si tienes prediabetes, por lo que es una precaución inteligente preguntarle a tu médico si debes hacerte la prueba.

TU PRIMER AVANCE: UN PEQUEÑO CAMBIO EN LAS CALORÍAS CON EL TIEMPO TRANSFORMARÁ TU ENERGÍA, VITALIDAD Y SALUD

«Para lograr todo lo que se refiere a la restricción calórica, necesitarías cinco medicamentos».

—WILLIAM E. KRAUS, MD, profesor del Departamento de Medicina y Cardiología de la Universidad Duke—.

Durante la investigación de dos años publicada en *The Lancet*, las personas que redujeron su ingesta calórica diaria en un promedio del 12 % (solo 300 calorías) mostraron mejoras sorprendentes en la salud cardiometabólica entre los sujetos del estudio que tenían un peso promedio, o un poco de sobrepeso, y los sanos. Eso es menos que la cantidad de calorías de un *bagel* o de un bollo de Starbucks o de una barra energética o de un café dulce.

Evitar solo 300 calorías por día permitió a las personas perder peso y grasa corporal; sus niveles de colesterol y triglicéridos mejoraron, su presión arterial disminuyó y tuvieron un mejor control del azúcar en la sangre y menos inflamación. ¡Esta, mi amigo, es una noticia fabulosa! ¿Qué otra intervención menor puede producir cambios tan importantes para mejorar con tan poco esfuerzo?

«No hay un fármaco que haga todo eso», dice William E. Kraus, MD, autor principal del estudio y profesor de Medicina en la División de Cardiología del Instituto de Fisiología Molecular de Duke. «Para lograr todo lo que se refiere a la restricción calórica, necesitarías cinco medicamentos».

Solo 300 calorías al día. Es increíble, ¿verdad? Simplemente saltarse esa rosquilla de media mañana o ese *frappuccino* de la tarde o esa bolsa de patatas fritas frente al televisor mejora todos tus marcadores metabólicos. Y si eso no es suficiente, mira esto, también te hará sentir mejor. Los sujetos del estudio que lograron reducir 300 calorías al día informaron mejoras en varias medidas de calidad de vida, como mayor energía, mejor sueño y mejor estado de ánimo. En otras palabras, ¡este pequeño cambio en el estilo de vida genera enormes ganancias en términos de fuerza vital!

Los sujetos del estudio que lograron reducir 300 calorías al día informaron mejoras en varias medidas de calidad de vida, como mayor energía, mejor sueño y mejor estado de ánimo. En otras palabras, ¡este pequeño cambio en el estilo de vida genera enormes ganancias en términos de fuerza vital!

Me encanta este hallazgo porque no se necesita una gran cantidad de esfuerzo o fuerza de voluntad para reducir 300 calorías al día. ¡Sin embargo, este movimiento trae recompensas desproporcionadas en muchas áreas de tu vida! Esa es una de las lecciones clave que aprendí al entrevistar a inversionistas multimillonarios para mi libro *Money: Master the Game*. Una cosa que los distingue es que siempre buscan apuestas asimétricas donde la desventaja es pequeña y la ventaja es enorme. Esta idea de reducir moderadamente la ingesta diaria de calorías es una apuesta ganadora que puede generar beneficios realmente impresionantes para la salud.

¿Qué pasa con las personas con sobrepeso y en riesgo de desarrollar diabetes tipo 2? Resulta que perder peso, incluso cantidades que pueden parecer relativamente triviales, puede beneficiar enormemente a las personas con sobrepeso que tienen resistencia a la insulina o prediabetes. «Afortunadamente, incluso las pérdidas de peso extremadamente pequeñas mejoran el control glucémico, y la pérdida de peso moderada a menudo previene o mejora la diabetes tipo 2», dice el Dr. Kahan. «La pérdida de peso de tan solo el 3 % al 5 % del peso corporal comienza a mejorar la acción de la insulina y el control glucémico».

De hecho, el estudio histórico de los NIH conocido como el Programa de Prevención de la Diabetes encontró que los adultos con sobrepeso e intolerancia a la glucosa que perdieron solo del 5 % al 7 % de su peso corporal (entre 4 y 6 kilos en una persona de 90 kilos) y registraron 150 minutos semanales de ejercicio moderadamente intenso (como caminar a paso ligero durante unos veinte minutos al día) redujo en un 58 % el riesgo de desarrollar diabetes tipo 2. Nuevamente, esta es una solución simple con un beneficio enorme. Y aunque los cambios en el estilo de vida y el tratamiento con metformina (un popular medicamento para la diabetes) redujeron la incidencia de diabetes en personas con alto riesgo, la intervención en el estilo de vida fue «significativamente más efectiva que la metformina». El programa demostró ser tan efectivo que ahora se ofrecen otros programas estructurados de intervención de estilo de vida basados en este en muchas comunidades para personas con alto riesgo de diabetes tipo 2. Los carbohidratos dietéticos son el principal determinante de los niveles de glucosa posprandiales, y varios estudios clínicos han demostrado que las dietas bajas en carbohidratos mejoran el control glucémico. En este estudio, se probó la hipótesis de que una dieta baja en carbohidratos conduciría a una mayor mejora en el control glucémico durante un período de 24 semanas en pacientes con obesidad y diabetes tipo 2. Para obtener más información, visita su sitio web en cdc.gov/diabetes/prevention/index.html.

....

DETALLES DEL PROGRAMA DE PREVENCIÓN DE LA DIABETES

Diseño y métodos de investigación

Ochenta y cuatro voluntarios de la comunidad con obesidad y diabetes tipo 2 fueron asignados al azar a una dieta cetogenética baja en carbohidratos (< 20 g de carbohidratos al día; LCKD) o una dieta baja en calorías y azúcar (500 kcal/día de déficit de peso; LGID). Ambos grupos hicieron reuniones grupales, recibieron suplementos nutricionales y una recomendación de ejercicio. El resultado principal fue el control glucémico, medido por la hemoglobina A1c.

Resultados

Cuarenta y nueve (58,3 %) participantes completaron el estudio. Ambas intervenciones condujeron a mejoras en la hemoglobina A1c, la glucosa en ayunas, la insulina en ayunas y la pérdida de peso. El grupo LCKD tuvo mayores mejoras en la hemoglobina A1c (–1,5 % frente a –0,5 %, p = 0,03), peso corporal (–11,1 kg frente a –6,9 kg, p = 0,008) y colesterol de lipoproteínas de alta densidad (+5,6 mg/dl frente a 0 mg/dl, p < 0,001) en comparación con el grupo LGID. Los medicamentos para la diabetes se redujeron o eliminaron en el 95,2 % de los pacientes con LCKD frente al 62 % de participantes LGID (p <1).

Conclusión

La modificación de la dieta condujo a mejoras en el control glucémico y a la reducción/eliminación de medicamentos en voluntarios motivados con diabetes tipo 2. La dieta baja en carbohidratos condujo a mayores mejoras en el control glucémico y a una reducción/eliminación de medicación más frecuente que la dieta de bajo índice glucémico. La modificación del estilo de vida mediante intervenciones bajas en carbohidratos es eficaz para mejorar y revertir la diabetes tipo 2.)

PERDER PESO PUEDE REGENERAR LAS CÉLULAS DE LOS ISLOTES

«La diabetes tipo 2 es una afección reversible, y la remisión se puede lograr y mantener».

—ROY TAYLOR, MD—.

Una enfermedad de por vida. Una afección crónica. Una enfermedad progresiva. Esas han sido las opiniones predominantes sobre la diabetes tipo 2 entre médicos y pacientes desde que cualquiera puede recordar. Pero los investigadores del Reino Unido ahora han demostrado que realmente no tiene por qué ser así.

Los últimos hallazgos del Ensayo Clínico de Remisión de la Diabetes (DiRECT), publicados en *The Lancet* y presentados en la sesión científica de la Asociación Estadounidense de Diabetes de 2019, son nada menos que notables. En pocas palabras, perder una cantidad sustancial de peso en un período de tiempo relativamente corto puede revertir la diabetes tipo 2. «Las personas con diabetes tipo 2 ahora tienen una opción en lugar de una cadena perpetua», dice Roy Taylor, MD, autor principal del estudio y profesor de Medicina y Metabolismo en la Universidad de Newcastle en Inglaterra.

Y eso no es todo. Los investigadores no solo demostraron que la reversión es posible, sino que también determinaron que involucra lo que se está convirtiendo rápidamente en el Santo Grial en el tratamiento de la diabetes: la restauración de las células beta, esas células productoras de insulina en el páncreas. De hecho, los hallazgos del ensayo desafían y anulan dos de las creencias más básicas y generalizadas sobre la diabetes tipo 2: que la afección no se puede revertir y que las células beta dañadas durante el proceso de la enfermedad diabética se pierden para siempre.

Durante mucho tiempo, todos habían asumido que una vez que las células beta se dañaban debido a la obesidad, se acababan. Se perdían para siempre. *Kaput*. Bien, ¿sabes qué? El Dr. Taylor y sus colegas han demostrado que las células beta todavía están ahí, simplemente no pueden funcionar debido al exceso de grasa en el hígado y el páncreas. «Estas células beta no están muertas», dice Taylor. «Han entrado en un modo de supervivencia bajo el estrés metabólico de una nutrición excesiva», un término educado para hablar del exceso de comida y grasa.

En pocas palabras, cuando quitas la grasa, las células beta se regeneran. Comienzan a producir insulina. Y la diabetes desaparece. Y se reduce drásticamente el riesgo de una gran cantidad de complicaciones devastadoras, como enfermedades cardiovasculares, insuficiencia renal, Alzheimer, amputaciones, impotencia, depresión y ceguera. No sé cuál es el término científico para una intervención simple que puede sanar tu cuerpo de muchas maneras vitalmente importantes. Pero aquí está el mío: ¡magnífico!

Entonces, ¿cuánto peso necesitaban perder las personas para que su diabetes tipo 2 entre en remisión? El número mágico mínimo era de unos 10 kilos. Pero la mayoría de los que lograron la remisión perdieron aún más, al menos 15 kilos.

El impacto de esa pérdida de peso fue bastante sorprendente. Por ejemplo, dice el Dr. Taylor, el riesgo de enfermedad cardiovascular se desplomó cuando los participantes perdieron alrededor de 15 kilos. Además, agrega, en un seguimiento de dos años con los pacientes del estudio DiRECT, «no hubo nuevos cánceres» entre los 149 pacientes del «grupo de pérdida de peso». Es un resultado excepcional.

¿Línea de fondo? «Si las personas pierden 10 kilos», dice Taylor, «y se mantienen así durante dos años, hay dos tercios de posibilidades de que escapen de la diabetes tipo 2».

Ahora, a decir verdad, el programa de control de peso de DiRECT puede sonar bastante brutal, pero el Dr. Taylor se complació al descubrir que los participantes en su estudio encontraron este régimen alimentario «muy aceptable» y que su hambre desapareció «después de las primeras treinta seis horas». Se trataba de una restricción calórica en forma de una dieta de batidos con un total de unas 825 calorías al día durante unas doce semanas, seguida de una reintroducción gradual de alimentos sólidos durante otras seis semanas.

Tomemos el ejemplo de Allan Tutty, quien ingresó al estudio a la edad de 52 años. Le habían diagnosticado diabetes tipo 2 aproximadamente un año antes cuando visitó a su médico para un examen físico de rutina. Recuerda su sorpresa cuando el médico le dio la noticia. «¿Está seguro?», preguntó Tutty. «¿No es un error?». Después de todo, solo llevaba una vida normal, trabajando y criando a una familia. Claro, había ganado peso con los años, pero nada extremo. «Me sentía bien», recuerda.

En la clínica local de diabetes escuchó el mismo mensaje, recuerda Tutty. «Fue como si el médico dijera: "Tiene diabetes, trátela. La tendrá de por vida. No hay cura. No hay esperanza"».

Tutty, que vive en Sunderland, Inglaterra, todavía se sentía enojado y molesto cuando se enteró del ensayo clínico de DiRECT en las cercanías de Newcastle. Pero su actitud pronto cambió de *¿Por qué yo?* a *¿Por qué no a mí?* El malestar se convirtió en esperanza, junto con una buena dosis de determinación. Cuando le habló a un médico de la clínica de diabetes local sobre el ensayo, el médico comentó: «Bueno, buena suerte con eso. Probablemente fracasará». Pero Tutty estaba decidido a demostrar que el médico estaba equivocado.

Cuando Tutty comenzó el programa de control de peso, pesaba 97 kilos. Con una estatura de 1,60 metros. Eso significaba que tenía un IMC de 31, lo que lo colocaba justo sobre la línea de la obesidad. La dieta fue difícil al principio, pero se adaptó rápidamente. Pasó Navidad y Año Nuevo sin comer (ni beber) fuera del régimen diario. Y al final del programa, pesaba 84 kilos, un total de 13 kilos menos. ¡Fue un triunfo!

El efecto sobre su salud fue espectacular. Su nivel de azúcar en la sangre en ayunas cayó al rango normal. Seis meses después seguía libre de diabetes. Y ese sigue siendo el caso más de siete años después. Si bien Tutty reconoce que no ha perdido todo el peso que debería, se ha mantenido lo suficiente como para permanecer libre de diabetes.

¿Cuál es el secreto de su continuo éxito? Tutty dice que ahora come en horarios regulares y se ha acostumbrado a levantarse temprano. «Me gusta llegar al trabajo alrededor de las siete y media de la mañana, así que me levanto a las cinco, saco a pasear al perro, vuelvo a casa y religiosamente como un plato de avena con leche y algunas nueces o fruta fresca». En el almuerzo sopa de frijoles, y alrededor de las 18:00 una cena temprana con pollo o pescado con verduras.

Para acceder a la dieta utilizada en el ensayo DiRECT, así como a varias versiones para que tú mismo la hagas, visita www.directclinicaltrial.org. uk. Haz clic en «Recursos de remisión» (*Remission Resources*) para obtener una vista previa de los diferentes planes de alimentación. Antes de emprender cualquier intervención de este tipo, siempre debes consultar primero con tu médico. También puedes consultar el libro reciente del Dr. Taylor, *Life Without Diabetes*, en el que ofrece consejos detallados sobre cómo revertir la diabetes tipo 2 con cambios en la dieta.

¿QUÉ ES LO QUE REALMENTE TE HACE SUBIR DE PESO: LOS CARBOHIDRATOS O LAS GRASAS?

«Década tras década desde 1950, las personas han comido cada vez más grasa, azúcar, carne y calorías: un promedio de 67 % más de grasa, 37 % más de azúcar, 25 kilos más de carne y 800 calorías más por persona».

—DEAN ORNISH, MD—.

No podemos avanzar más sin profundizar un poco más en el tema tan importante de lo que no se debe comer. ¿La respuesta? Carbohidratos refinados, que también resultan ser el ingrediente principal en muchos de los llamados *alimentos saludables* bajos en grasas que se han vuelto omnipresentes en las últimas décadas y que han contribuido enormemente a las epidemias de obesidad diabetes.

¿Cuál es el problema con los carbohidratos? Causan picos en el azúcar en la sangre que elevan los niveles de insulina. Y los altos niveles de insulina, también conocida como «la hormona de almacenamiento de grasa», empujan al organismo a almacenar calorías en forma de grasa.

Por ahora, un punto de vital importancia para recordar es que los carbohidratos altamente procesados o refinados, por ejemplo, el pan blanco y la pasta, no son tus amigos, por mucho que te gusten. La verdad es que se comportan casi como azúcar en el organismo.

«Los carbohidratos refinados son el azúcar oculto», advierte Dariush Mozaffarian, MD, decano de la Escuela Friedman de Ciencias y Políticas de Nutrición de la Universidad de Tufts. «El aumento de peso asociado con Skittles es exactamente el mismo aumento de peso asociado a los *corn flakes*, el pan blanco o los *bagels*», agrega.

UN PLAN DE JUEGO PRÁCTICO PARA APLASTAR LA DIABESIDAD

«Los carbohidratos altamente procesados se encuentran entre los componentes de menor calidad del suministro de alimentos y representan la mayoría de las enfermedades relacionadas con la dieta en los Estados Unidos en la actualidad».

—DAVID LUDWIG, MD, PHD—.

Antes de terminar este capítulo, quiero dejarte con dos soluciones simples pero poderosas que pueden ayudarte a triunfar sobre la doble amenaza de la obesidad y la diabetes. Recuerda también volver a revisar el capítulo 12, «El estilo de vida y la dieta de la longevidad», para obtener motivación adicional e información sobre los extraordinarios beneficios de combinar una dieta basada en vegetales con ejercicio regular y ayuno intermitente.

Solución núm. 1: reduce radicalmente el consumo de azúcar

Mi coautor y querido amigo Peter Diamandis no se anda con rodeos. Declara simplemente que «el azúcar es un veneno». ¿No estás convencido? Entonces, consulta las charlas del Dr. Lustig en youtube.com/c/RobertLustigMD. Si quieres ver un video para mejorar tu salud y comprender el impacto devastador del azúcar en nuestros organismos, te recomiendo escuchar la charla TEDx del Dr. Lustig.

Gary Taubes, autor de *The Case Against Sugar*, concluye que «existe suficiente evidencia para que consideremos que el azúcar es muy probable que sea una sustancia tóxica y para tomar una decisión informada sobre la mejor manera de equilibrar los posibles riesgos con los beneficios. Sin embargo, para saber cuáles son esos beneficios, es útil ver cómo se experimenta la vida sin azúcar». Eso es exactamente lo que Peter decidió hacer.

Él y unas dos docenas de miembros de Abundance y de Platinum Partner Group se unieron en 2020 y crearon un grupo de WhatsApp para completar un «desafío sin azúcar» de veintidós días, lo que significaba que podían comer sin azúcar agregada y carbohidratos muy limitados durante ese período de desintoxicación del azúcar. El desafío fue guiado por Guillermo Rodríguez Navarrete, PhD, un líder mundial del pensamiento sobre los efectos de la adicción al azúcar.

¿Cómo resultó? Peter, cuya hermana, sobrina y varios miembros del personal también participaron, explicó: «Ha sido una de las cosas más impactantes que he hecho. Tenía más energía, reduje significativamente mi necesidad de medicamentos para la presión arterial y perdí alrededor de tres kilos».

¿Qué lo hizo fácil y posible? Hacerlo junto con otras personas y controlar cada comida. «Las dos docenas de personas del grupo de WhatsApp se enviaban mensajes de texto con fotos de sus comidas, su pérdida de peso, y nos animábamos mutuamente. El apoyo del grupo lo hizo fácil y divertido», dice Peter.

Si tienes un problema significativo con el peso, ¿por qué no comenzar por eliminar ese único elemento de tu dieta durante veintidós días? Tras haberlo hecho yo mismo, puedo decirte que verás un cambio radical en tu energía y fuerza. ¿Por qué no comprometerte hoy mismo? Si deseas obtener más detalles sobre cómo hacer este desafío de veintidós días, visita lifeforce. com. Pero asegúrate de consultar con tu médico antes de llevar a cabo el desafío, para confirmar que es adecuado para ti.

Solución núm. 2: cambia tu dieta a alimentos de alta calidad

Hemos hablado mucho sobre lo que no debes comer. Pero ¿qué debes comer? Un principio básico de expertos como el Dr. Ludwig es que debemos enfatizar los alimentos de alta calidad. Eso se aplica a los carbohidratos y las grasas. Puede parecer contradictorio, pero las grasas saludables en realidad pueden ayudar a estabilizar el azúcar en la sangre. En su exitoso libro *Always Hungry* (Siempre hambriento), Ludwig declara: «La manera más rápida de reducir los niveles de insulina es sustituir los carbohidratos procesados por grasas». ¿Qué grasas? Considera el aceite de oliva, los aguacates, las nueces, los pescados grasos (como el salmón salvaje, la trucha alpina, la caballa del Atlántico y las sardinas) y tal vez incluso algunos productos lácteos enteros (como el yogur sin azúcar). «Los alimentos ricos en grasas te ayudarán a sentirte saciado, y no provocarán el alto nivel de insulina y el colapso que provocan la mayoría de los carbohidratos procesados», escribe Ludwig. «Sin los altibajos de la insulina, tu nivel de azúcar en la sangre será más estable y tu organismo podrá acceder al combustible que está almacenando en tus células grasas».

En cuanto a los carbohidratos, considera los vegetales sin almidón: todas y cada una de las verduras, incluidas las verduras frescas para ensalada; y las legumbres, las frutas y los cereales integrales. A veces conocidos como «carbohidratos lentos», los cereales integrales pueden ser un componente clave de una dieta saludable, en parte porque tardan más en digerirse que los cereales refinados y provocan un aumento relativamente gradual del azúcar en la sangre.

Piensa en reemplazar los «cereales blancos» de baja calidad por «cereales integrales» de alta calidad, por ejemplo, arroz integral, quinoa, farro y avena cortada en máquina (por lo tanto, avena para el desayuno en lugar de cereales de caja endulzados con azúcar). Si quieres ir un paso más allá, opta por cereales milenarios como el trigo sarraceno, la cebada, el arroz salvaje y la espelta, que son aún más nutritivos.

¡Aquí hay otra idea valiosa que es muy simple y práctica! Los cereales integrales ofrecen un beneficio adicional: la fibra, que algunos nutricionistas llaman un superalimento pasado por alto.

Un metaanálisis del *Journal of Diabetes and Its Complications* encontró que la fibra de cereal (es decir, de granos integrales) protege contra la diabetes tipo 2. Una revisión de cuarenta años de investigación realizada por la OMS encontró beneficios fundamentales para la salud asociados con el consumo de al menos 25 a 29 gramos de fibra al día, como un menor riesgo de diabetes tipo 2, accidente cerebrovascular, enfermedad coronaria y cáncer colorrectal.

DOS TECNOLOGÍAS AVANZADAS PARA LA OBESIDAD

Ahora que comprendes los principios básicos sobre qué comer y qué no comer, estás en una posición sólida para evitar o deshacer los muchos efectos dañinos del sobrepeso o la obesidad. Pero también quiero asegurarme de que conozcas dos ingeniosos avances tecnológicos que, combinados con opciones inteligentes de estilo de vida, pueden ofrecerte nuevas y poderosas armas en la guerra contra la diabetes y la obesidad.

En primer lugar, Gelesis, una compañía de biotecnología con sede en Boston, ha creado una píldora completamente natural llamada Plenity que quita el apetito al llenarte justo antes de comer. ¿Como funciona? Plenity es un hidrogel superabsorbente hecho de celulosa (que se deriva de plantas y vegetales, específicamente del pepino) que se une con ácido cítrico (también derivado de plantas). Plenity se inspira en la naturaleza, básicamente imitando el efecto de comer vegetales crudos como los pepinos. Como resultado, hay mínimos o ninguno de los peligrosos efectos secundarios y toxicidades que esperamos de muchas otras píldoras relacionadas con la dieta.

Veinte o treinta minutos antes del almuerzo y la cena, simplemente te tomas tres cápsulas de Plenity junto con dos vasos de agua. Las diminutas partículas de hidrogel de estas cápsulas se expanden unas cien veces dentro del estómago a medida que absorben el agua que las rodea. ¿El resultado? Te sientes más lleno y menos inclinado a comer en exceso.

Plenity, que ha sido aprobado por la FDA como una herramienta de control de peso, está disponible con receta médica para adultos obesos o con sobrepeso con un IMC de 25 a 40, un total de aproximadamente 150 millones de personas en los Estados Unidos.

¿Plenity es efectivo? En un ensayo clínico que incluyo a 436 adultos con sobrepeso u obesidad, los resultados fueron impresionantes. Los pacientes tomaron tres cápsulas dos veces al día junto con una dieta sensata y ejercicio moderado durante unos treinta minutos al día. Durante seis meses, el 59% del grupo que tomó Plenity perdió un promedio del 10% de su peso corporal, ¡alrededor de 10 kilos! Los pacientes del grupo que tomó un placebo también perdieron peso gracias a los beneficios de la dieta y el ejercicio. Pero los resultados fueron significativamente mejores para el grupo Plenity.

Aunque es natural y seguro, aún necesitarás hablar con un proveedor de atención médica, quien puede recetarte Plenity y enviarlo directamente a tu puerta. Tampoco puedo enfatizar lo suficiente cuán efectivo fue Plenity cuando se utilizó junto con el ejercicio y la dieta; en otras palabras, como parte de un estilo de vida saludable en general, no como un arreglo rápido. Para obtener más información, visita MyPlenity.com.

Wegovy es el segundo avance tecnológico que me emociona que conozcas. Wegovy, un medicamento recientemente aprobado por la FDA, tiene el potencial de cambiar la trayectoria de tu vida o la vida de un ser querido. Eso puede parecer una hipérbole, pero es precisamente lo que le sucedió a Jeffrey Huang.

Para muchas personas que luchan en vano contra su peso, no hay nada más frustrante que entrar al consultorio de un médico y que les digan que necesitan controlar su dieta para reducir su HbA1c, una medida de glucosa que se usa para diagnosticar diabetes. Este fue exactamente el caso de Huang, quien había llegado al punto en que ya no podía soportar visitar a un médico en persona y, en cambio, recurrió a realizar sus citas médicas por teléfono.

¿Por qué? Bueno, pesaba 172 kilos y se sentía avergonzado de su peso. Le aterrorizaba entrar en la sala de espera de un médico y descubrir que no podía sentarse en ninguna de las sillas. Estaba harto de sentarse en el consultorio de un médico y escuchar la misma vieja lección sobre comer alimentos más saludables. No es que no lo intentara.

Huang sintió que estaba en una espiral descendente sin salida. Lo habían despedido del trabajo, su matrimonio se vino abajo y ahora sus dos hijas vivían con su madre. A los 43 años, Huang se encontró solo, desempleado y deprimido.

En enero de 2021, un médico advirtió que el nivel de HbA1c de Huang era del 11,6 %. Un límite de 6,5 % es una indicación de diabetes. Ya estaba tan lejos de este límite que su médico pensó que era inevitable que Huang terminara en el hospital con complicaciones peligrosas y potencialmente mortales debido a la diabetes.

Huang se mostró escéptico cuando sus médicos le dijeron que había una nueva opción de medicamento llamada semaglutida (vendido bajo la marca Ozempic). El médico había visto algunos resultados asombrosos con este nuevo medicamento, incluida una reducción del 50 % en los niveles de HbA1c y una pérdida de peso de hasta 22 kilos. Además, estas mejoras drásticas podían darse rápidamente, a veces en solo un par de meses.

El médico de Huang le envió por correo algunas jeringuillas-bolígrafos Ozempic, que usaría para inyectarse este fármaco innovador una vez a la semana. Comenzó con una dosis baja, que luego fue aumentando lentamente. En el pasado, Huang había experimentado casi todos los efectos secundarios de sus medicamentos. Pero ¿sabes qué? Con Ozempic, no experimentó ningún efecto secundario.

Seis meses después, cuando Huang se enteró de su nuevo nivel de HbA1c, se quedó sin palabras. Preguntó si le habían dado los resultados de laboratorio de un paciente equivocado. ¡Pero eran los suyos! Su nivel de HbA1c había bajado al 7,5 % y su glucosa ahora estaba bien controlada. Increíblemente, ¡había perdido 30 kilos! Una vez que su peso comenzó a bajar, Huang pudo sentir el ritmo en su paso nuevamente. Su motivación y capacidad para hacer ejercicio regresaron. Era una persona nueva.

Al salir del consultorio del médico ese día, Huang juró que recuperaría a su familia y les demostraría que todavía tenían un esposo y un padre por los que valía la pena luchar. Estaba decidido a demostrar que podía cuidar de mismo y cambiar su vida.

Curiosamente, Ozempic originalmente no estaba destinado a ser un medicamento para bajar de peso. De hecho, todavía es más conocido como tratamiento para la diabetes tipo 2. Pero los estudios iniciales mostraron cuán efectivo también podría ser para adultos con sobrepeso u obesos. En un estudio, las personas que tomaron una dosis semanal de Ozempic durante casi dieciocho meses perdieron un promedio del 15 % de su peso corporal. Aún más impresionante, un tercio de todos los participantes perdieron el 20 % de su peso corporal. Eso es comparable a lo que se podría esperar de someterse a una cirugía bariátrica para bajar de peso, una intervención mucho más arriesgada e invasiva.

Los resultados fueron tan sorprendentes que, en junio de 2021, Novo Nordisk, la gigantesca compañía farmacéutica danesa, obtuvo la aprobación de la FDA para la semaglutida como medicamento para bajar de peso. Ahora se comercializa con el nombre de Wegovy como un medicamento recetado para adultos obesos o con sobrepeso y que tienen al menos una dolencia relacionada con el peso (como hipertensión).

¿Cómo funciona Wegovy? Imita a una hormona, la GLP-1, que ayuda a reducir los niveles de azúcar en la sangre después de haber comido. Disminuye la rapidez con la que el estómago vacía la comida. Y al bloquear una hormona que hace que tu hígado libere azúcar, te hace sentir menos hambriento.

Antes de tomar este medicamento, obviamente deberás analizar todos los riesgos y beneficios con tu médico. ¡También vale la pena enfatizar que esta no es una varita mágica que de alguna manera te liberará de la necesidad fundamental de comer bien y hacer ejercicio regularmente! Al igual que Plenity, Wegovy está diseñado para utilizarse como complemento de opciones de estilo de vida inteligentes, como una dieta saludable y ejercicio regular.

¡Espero que ahora te sientas emocionado y empoderado! Como puedes ver, hay muchas cosas que puedes hacer para controlar tu peso y cambiar tu salud, tanto si tienes sobrepeso, como si eres obeso o simplemente te preocupa que puedas estar dejando pasar las cosas. Y lo que es muy importante reconocer es que los pequeños cambios pueden generar grandes recompensas. ¿Recuerdas? Si eliminas constantemente 300 calorías al día, ¡ese panecillo!, el efecto con el tiempo puede ser transformador. ¿Imaginas si hicieras un poco más?

Pero la mejor noticia de todas es que ahora sabemos sin lugar a dudas que la diabetes tipo 2 no es una cadena perpetua. Tenemos la opción, el conocimiento, el poder, para prevenirla e incluso revertirla, para que desaparezca por completo de nuestras vidas y ya no regrese nunca más.

Ahora dirijamos nuestra atención a un desafío muy diferente pero igualmente urgente: la búsqueda para preservar, e incluso mejorar, nuestros poderes cognitivos y energía mental a medida que envejecemos. Exploremos los avances más recientes en la guerra para combatir la enfermedad de Alzheimer y la demencia.

22

ENFERMEDAD DE ALZHEIMER: ERRADICAR A LA BESTIA

«En pocas palabras, nuestra capacidad cerebral debe coincidir con nuestra vida».

—MERYL COMER, autora de *Slow Dancing with a Stranger*, una crónica de la guerra de su esposo contra el Alzheimer—.

De todos los desafíos gigantescos en esta sección de nuestro libro, ninguno es más desalentador que la enfermedad de Alzheimer, la forma dominante de demencia, con cerca de 6 millones de casos solo en los Estados Unidos y al menos 50 millones en todo el mundo. Otras dolencias degenerativas son despiadadas, roban a las personas su independencia, su dignidad, su entusiasmo por la vida. Pero el Alzheimer lleva el hurto mayor a un terrible paso más allá. Roba nuestra capacidad de planificar o seguir una conversación. Destruye el lenguaje, la memoria y el pensamiento lógico. Les roba a las personas su propia identidad, todo lo que son y todo lo que han sido. Si perdemos nuestra capacidad de pensar con claridad, ¿quiénes somos?

La enfermedad de Alzheimer mata a más estadounidenses que el cáncer de mama y de próstata combinados, y ahora se ubica como la sexta causa principal de muerte en los Estados Unidos. La neumonía es una causa común de muerte en personas con Alzheimer porque la pérdida de la capacidad para tragar significa que los alimentos y las bebidas pueden ingresar a los pulmones y causar una infección. Otras causas comunes de muerte entre las personas con Alzheimer incluyen la deshidratación y la desnutrición. Es una forma brutal de morir.

El Alzheimer afecta aproximadamente al 10 % de las personas mayores de 65 años. En el grupo de 85 años o más, es más de una de cada tres. El costo es enorme: para los pacientes, para sus seres queridos y para la sociedad en general.

¡Pero hoy, hay una tremenda razón para el optimismo! Como verás en este capítulo, una nueva generación de médicos pioneros se niega a permitir que el Alzheimer continúe su devastadora marcha a través de la humanidad. Han abandonado el camino trillado y prueban nuevas modalidades clínicas, como la farmacología molecular, la inmunología, la neurocirugía e incluso la terapia genética, que pueden estar ampliamente disponibles en los próximos cinco años o menos. Si uno o dos de estos enfoques encuentran el éxito que esperan, todo cambia. La demencia pronto podría perder su terrible poder.

Además, todos podemos tomar medidas concretas hoy, desde simples cambios en el estilo de vida hasta entrenamiento cognitivo, para mejorar en gran medida nuestras probabilidades de mantenernos en forma a lo largo de los años. Tendremos muchas más posibilidades de esquivar el crepúsculo gris de la enfermedad de Alzheimer, para la cual solo hay un medicamento aprobado recientemente por la FDA, así como el trastorno menos grave pero más común llamado *deterioro cognitivo leve* (DCL). En resumen, existe una esperanza legítima de que la demencia no se incluya en nuestro futuro. Los principales científicos ahora creen que en la nueva normalidad que se avecina, conservaremos, e incluso mejoraremos, nuestra energía mental a medida que envejecemos.

Actualmente hay cinco medicamentos aprobados por la FDA que controlan estos síntomas y solo uno, Aducanumab de Biogen, que se enfoca en la modificación de la enfermedad. Aducanumab se aceleró en 2021, y la eficacia se demostraría para 2030, lo que no provocó escasez de controversia.

Pero hay una luz halógena de haz intenso al final de este túnel largo, retorcido y agonizante.

En este capítulo, presentaremos a pensadores sorprendentes y originales que han recogido el guante contra la demencia. Han descartado viejas suposiciones y buscado factores previos, como la neuroinflamación, que podrían estar alimentando la acumulación de dos proteínas muy específicas que causan placa en el cerebro, amiloide y tau. Lo mejor de todo es que no están satisfechos con retrasar el descenso de las personas al olvido del Alzheimer: están buscando una cura completa.

Compartiremos contigo sus nuevos y emocionantes desarrollos científicos y algunos enfoques que tú mismo puedes utilizar activamente, incluidas algunas opciones no invasivas que no tienen nada que ver con los medicamentos. Porque, por primera vez, se vislumbran soluciones innovadoras legítimas. Estas incluyen:

- Un simple análisis de sangre que puede predecir la enfermedad de Alzheimer, años antes de los síntomas, con hasta un 96 % de precisión, lo que permite a las personas tomar medidas de protección para complementar los niveles de proteínas y mantener bajos los niveles de amiloide, lo que, según algunos expertos, puede prevenir la enfermedad de Alzheimer.
- Nuevas plataformas de descubrimiento de fármacos que han identificado más de cincuenta medicamentos que impiden el arraigo de proteínas peligrosas y una empresa llamada Marvel Biome que aprovecha el poder del microbioma para luchar contra la neurodegeneración.
- Un nuevo sistema destinado a eliminar toxinas del cerebro que ha demostrado mejorar la cognición en ratones mayores cuando recibieron infusiones de plasma de ratones más jóvenes.
- Una vacuna contra el Alzheimer en fase avanzada de ensayos clínicos que ha retardado el avance de la enfermedad con pocos efectos secundarios no deseados. Solo una inyección de la vacuna de Vaxxinity cada tres a seis meses puede entrenar tu sistema inmunológico para combatir el Alzheimer, reducir la cantidad de depósitos de amiloide en el cerebro y mejorar el funcionamiento mental.
- Lo creas o no, una mezcla de hongos psicodélicos que tiene efectos curativos en enfermedades neurodegenerativas como el Alzheimer. Los hongos Lion's Mane han inducido mejoras cognitivas en pacientes con demencia, ¡y saben a langosta!

- Medidas simples pero efectivas que puedes tomar para mejorar la salud del cerebro: todo, desde dormir lo suficiente (que naturalmente purga el amiloide) hasta la interacción social (que reduce el riesgo de Alzheimer al doble) y el ejercicio (explicaré por qué una caminata rápida es incluso mejor que un duro entrenamiento de gimnasio cuando se trata de disminuir el riesgo de demencia).

- Y un tratamiento emergente que es quizá la mayor promesa de todas. La creencia común ha sido que una vez que el cerebro de una persona comienza a deteriorarse, la memoria y la función cognitiva se pierden para siempre. Y, sin embargo, una nueva investigación de la USCF que estudia animales ha demostrado que el cerebro no pierde permanentemente las capacidades cognitivas y los recuerdos esenciales como se pensaba anteriormente. Más bien, estos recursos han quedado atrapados y bloqueados, y al volver a conectar la comunicación entre las partes del cerebro, ¡pueden restaurarse! Vamos a ver trece enfoques de vanguardia para abordar el Alzheimer que potencialmente pueden ponernos en el camino de erradicar a la bestia.

BORRAR EL ALZHEIMER

«No hablo de "curar" el Alzheimer. Hablo de erradicarlo».

—DR. RUDY TANZI—.

Uno de los principales científicos y pioneros en el mundo de la enfermedad de Alzheimer es el Dr. Rudy Tanzi, director de la Unidad de Investigación de Genética y Envejecimiento del Hospital General de Massachusetts y vicepresidente de Neurología y codirector del Centro McCance para la Salud Cerebral. Gran parte de lo que sabemos sobre la escurridiza enfermedad de Alzheimer se basa en su investigación, y él es el presidente del Grupo de Liderazgo en Investigación de la Fundación para la Cura del Alzheimer. Al principio de su carrera, descubrió el gen del Alzheimer, el gen beta-amiloide. Luego desempeñó un papel clave en el descubrimiento de genes posteriores que causan el inicio temprano del Alzheimer familiar. Y la lista continúa. Es un hombre de muchos sombreros, ya que ahora dirige el Proyecto del Genoma de Alzheimer y busca los microbios exactos (bacterianos, virales, fúngicos) que pueblan el cerebro con Alzheimer y desencadenan la amiloidosis, un sello distintivo de la enfermedad. Rudy nació en Cranston, un suburbio de Providence, Rhode Island, de padres de ascendencia italiana. Cuando miró a su alrededor, vio que la mayoría de los niños de su edad no iban a la universidad. Pero Rudy siempre soñó en grande. Si bien estuvo tentado de seguir su pasión por la música, decidió decantarse por su interés por la ciencia. Se especializó en Microbiología en la Universidad de Rochester y entró en el Laboratorio Henry Tabor, donde su carrera despegó.

Cuando otros estudiantes universitarios de su especialidad recibían clases de introducción a la Biología, Rudy devoraba artículos de ciencia y naturaleza sobre los últimos mecanismos de ADN y genética molecular. Le gustaba pensar en sí mismo como en un visionario, que no se dejaba encerrar por las reglas y fórmulas existentes y no temía llevar la ciencia a donde no había estado antes. En el Laboratorio Tabor trabajó en el mapeo genético de bacterias, donde se empapó de conocimientos como una esponja, rodeado de otros pioneros de la biología molecular.

Antes de postularse para la escuela de posgrado, Rudy trabajó como técnico en el laboratorio del Dr. James Gusella. En ese momento, era raro que a un técnico se le diera un proyecto propio. Pero, de nuevo, las reglas no significaban mucho para Rudy. Después de pedirle al Dr. Gusella trabajar en un pequeño proyecto que pudiera desarrollar él mismo, se le asignó la tarea de construir el primer mapa genético completo del cromosoma, implicado en el síndrome de Down. Rudy pronto se dio cuenta de que las personas con síndrome de Down tienen una alta propensión al Alzheimer. Le dijo al Dr. Gusella que iba tras el gen de la enfermedad de Alzheimer, el beta-amiloide. Su mentalidad optimista y empuje lo prepararon para el éxito, como pronto verás.

En la escuela de posgrado en Harvard, Rudy emprendió la búsqueda del gen amiloide. Era un objetivo ambicioso, casi imposible. La gente le decía a él y a su asesor que estaban locos y que iban a perder años persiguiendo un gen que no existía, ya que el amiloide es solo basura en el cerebro. Pero en la mente de Rudy no cabían las dudas. Realizó experimentos que tardaron años, pero clonó con éxito el gen y descubrió el gen precursor de amiloide (el APP).

Rudy continuó con su pasión por la genética molecular y la neurociencia al permanecer en Harvard y convertirse en profesor en la Escuela de Medicina de Harvard y, finalmente, en director de la Unidad de Genética y Envejecimiento en el MGH. Allí, consolidó su reputación como líder en la vanguardia de la investigación del Alzheimer y codescubrió los dos primeros genes del Alzheimer familiar de aparición temprana, los PSEN1 y 2.

Entonces, echemos un vistazo a trece posibles soluciones: herramientas para domar a esta bestia que puedes considerar para ti o para tus seres queridos que podrían enfrentarse a un futuro de demencia o a una forma actual de demencia o de Alzheimer.

HERRAMIENTA NÚM. 1: moduladores de gamma-secretasa

Durante los últimos veinte años, Rudy ha trabajado en medicamentos llamados *moduladores de gamma-secretasa*. Puedes pensar en ellos de esta manera: lo que Lipitor hace por el colesterol alto, la gamma-secretasa lo hace por el cerebro. En la enfermedad de Alzheimer, la neuroinflamación conduce a la pérdida de la salud y la función cerebral. Como células de «limpieza» en el cerebro, la microglía está implicada en la neuroinflamación. Durante miles de años, han sido programadas para eliminar sustancias extrañas y tóxicas. El problema es que aún asumen que tu esperanza de vida es de treinta y cinco años. Las células nerviosas mueren a medida que forman placas y marañas, por lo que la microglía recibe la señal de eliminar esa parte del cerebro para «protegerte».

Pero ¿cómo causa esto la pérdida de memoria, la agudeza mental y la personalidad que todos tememos de la enfermedad de Alzheimer? La degradación masiva del cerebro por el exceso de limpieza de la microglía da como resultado una neuroinflamación que conduce al deterioro cognitivo. Los únicos medicamentos para el Alzheimer existentes en el mercado eliminan las placas amiloides en el cerebro. El problema es que esto no restaura tu cognición. Es como apagar un fuego que ya ha destruido todo el bosque. Pero comprender el papel de estas placas en el Alzheimer ha abierto una era dorada para el desarrollo de fármacos.

HERRAMIENTA NÚM. 2: una nueva forma de probar fármacos 100 veces más rápida y 100 veces más económica

Lo que es igualmente sorprendente es que Rudy también ha inventado una manera de probar estos candidatos a fármacos. Él la llama «Alzheimer en un plato»: una placa de 96 pocillos del tamaño de una tarjeta con un cerebro. Según el *New York Times*, «hará que el descubrimiento de fármacos sea 10 veces más rápido y 10 veces más barato». En la práctica, según Rudy, hace que el descubrimiento de fármacos fuera 100 veces más rápido y 100 veces más barato. En estas placas, han desarrollado neuronas y células gliales en una matriz similar a un gel que actúa como el cerebro. Solo cuatro semanas después de insertar los genes de Alzheimer, se forma una placa clásica. Unas semanas más tarde, el amiloide hace que se formen los clásicos ovillos. Ahora tienen una plataforma para evaluar cada fármaco y valorar cada uno contra la formación de amiloide y de enredos.

Como resultado, ya han identificado cincuenta y un medicamentos que existen en productos seguros y naturales que detienen la producción de amiloide. Rudy ahora ha presentado un candidato líder en ensayos clínicos de moduladores de gamma-secretasa. Son alternativas más seguras para la reducción de la proteína amiloide tóxica en el cerebro. Estos moduladores cortan la gamma-secretasa, que es responsable de formar el péptido beta amiloide (APP) precursor del Alzheimer, y evitan que las proteínas peligrosas se formen en primer lugar. El equipo de Rudy también ha identificado varios genes que son responsables de la eliminación de amiloide. Planean llevar estos moduladores de gamma-secretasa a ensayos clínicos mientras escribo este capítulo.

HERRAMIENTA NÚM. 3: la prueba de amiloides cerebrales como parte de un examen de rutina podría permitirte tomar medidas hoy mismo

¿Recuerdas que Rudy dijo que no piensa en curar el Alzheimer, sino en erradicarlo? Él imagina un futuro en el que a todos se les realicen pruebas de niveles de amiloide en el cerebro como parte de un examen de salud de rutina. Un simple análisis de sangre puede indicarte tus niveles de amiloide y otros biomarcadores que te protegen o que pueden predisponerte a desarrollar la enfermedad de Alzheimer. Conocer tus niveles te permite tomar los suplementos necesarios para aumentar las proteínas protectoras que te faltan o mantener bajos tus niveles de amiloide. En un mundo así, la gran mayoría de la población no necesitará ningún fármaco increíblemente caro para revertir el daño que la acumulación de amiloide ya ha causado en su cerebro. Todo lo que tendrá que hacer es tomar una dosis baja diaria de un medicamento, como Lipitor para el colesterol, para mantener la salud de su cerebro.

HERRAMIENTA NÚM. 4: el poder de los microbiomas

Pero Rudy no se detiene ahí. Ha ayudado a iniciar otra empresa, Marvel Biome, que se encuentra en otra intersección que cambia el juego: el poder de los microbios para atacar enfermedades neurodegenerativas. Hay aproximadamente 8.000 cepas de bacterias en el intestino y cientos de miles de millones de bacterias. Marvel Biome descubrió que la relación entre el cerebro y el intestino es una calle de doble sentido. En pacientes con Alzheimer, el microbioma intestinal se descontrola. Cuando alteraron las dietas de los ratones en un estudio, encontraron una reducción drástica en el amiloide y la neuroinflamación. Específicamente, encontraron seis tipos de bacterias que previenen el estrés oxidativo. La idea es tomar estas bacterias, descubrir qué metabolitos dentro de ellas son útiles y ponerlos a disposición de las personas. Actualmente se encuentran en ensayos clínicos y esperan llevar esta terapia sencilla al mundo muy pronto.

HERRAMIENTA NÚM. 5: domar la microglía con CD33

¿Quieres oír algo increíble? Según estudios de autopsia, alrededor del 30 % de los adultos mayores tienen cerebros cargados con suficiente amiloide o tau, o ambos, para indicar un diagnóstico de Alzheimer, a pesar de no mostrar ni un indicio de la enfermedad antes de su muerte. ¿Recuerdas la escena clásica en un restaurante de Nueva York de *Cuando Harry encontró a Sally* cuando Meg Ryan finge un orgasmo frente a Billy Crystal, lo que provoca que una mujer mayor en otra mesa diga: «Tomaré lo que está tomando ella»? Hay científicos que creen que todos podríamos evitar el Alzheimer, con placa o sin placa, si tan solo pudieran darnos al resto de nosotros lo que sea que proteja los cerebros resistentes de ese 30 %. «Puedes tener abundantes placas y ovillos sin tener la enfermedad de Alzheimer», dice Rudy. «El desafío es descubrir cómo».

En 2019, uno de los colegas de Tanzi denunció el extraño caso de una mujer de Medellín, Colombia. Tenía una mutación genética que se sabía que generaba niveles astronómicos de amiloide y, en todos los demás individuos conocidos por la ciencia, Alzheimer de inicio temprano. Sin embargo, esta mujer resistente se ha mantenido libre de demencia. ¿Cuál es su secreto? Puede haber sido una forma ultrarrara del gen APOE3, que evita que la proteína tau se propague por el cerebro.

De manera similar, Tanzi descubrió que una forma mutante del gen CD33 puede proteger del Alzheimer a las personas. Impide que las células inmunitarias de la guardia de palacio del cerebro, llamadas *microglía*, se vuelvan rebeldes. La microglía normalmente es protectora y elimina las células muertas y otros desechos cerebrales. Pero sin previo aviso pueden convertirse en asesinos, encendiendo un fuego salvaje de neuroinflamación que, según Tanzi, «mata diez veces más neuronas que las placas y los ovillos». La mayoría de los antiinflamatorios no pueden llegar al cerebro o implican demasiados riesgos, desde úlceras hasta accidentes cerebrovasculares, para utilizarse a largo plazo. Pero AZTherapies, una *startup* con sede en Boston cofundada por Tanzi, está concluyendo un ensayo de fase 3 para domar la microglía. Probó a más de 600 pacientes de Alzheimer en etapa temprana con versiones rediseñadas de dos medicamentos comunes y bien tolerados: ibuprofeno y cromoglicato, este último un medicamento para el asma. El cóctel de AZTherapies tiene el potencial de retrasar la progresión de la enfermedad de Alzheimer y, si se administra a personas sanas ante los primeros indicios de patología, en realidad podría prevenir la enfermedad.

HERRAMIENTA NÚM. 6: cambios en el estilo de vida

Mientras tanto, Rudy no puede enfatizar lo suficiente cuánto pueden ayudar tus elecciones de estilo de vida a mejorar la salud de tu cerebro y prevenir la aparición de la enfermedad de Alzheimer. Aquí hay seis que recomienda:

1. **DORMIR:** por un lado, dormir lo suficiente es de vital importancia. Rudy llama al sueño el «hilo dental mental» porque el sueño elimina el amiloide de manera natural.
2. **MANEJAR EL ESTRÉS:** reducir el estrés también es clave porque el estrés provoca la liberación de cortisol en el cuerpo, lo que provoca neuroinflamación y mata las neuronas.
3. **INTERACCIÓN:** la interacción social, especialmente en los ancianos, es fundamental ya que reduce el riesgo de Alzheimer a la mitad.
4. **EJERCICIO:** el ejercicio es una de las maneras más importantes y más estudiadas de mejorar la salud del cerebro. Estudios recientes han demostrado que el ejercicio en realidad induce la neurogénesis, el nacimiento de nuevas neuronas.
5. **APRENDIZAJE:** aprender cosas nuevas, un idioma, un instrumento, estimula el crecimiento de las neuronas. La estimulación intelectual en realidad puede hacer que se formen nuevas sinapsis en el cerebro.
6. **DIETA:** una dieta baja en azúcar es importante para la salud. El azúcar causa inflamación.

HERRAMIENTA NÚM. 7: Arethusta, eliminación de toxinas del cerebro

Al tratar de comprender qué es lo que falla en el Alzheimer, el neurobiólogo Doug Ethell cree que es útil pensar en esta enfermedad mortal como un problema de fontanería. Cuando el cerebro que envejece no puede drenar el lodo de proteínas que se acumula con el tiempo, miles de millones de neuronas mueren. La corteza cerebral, hogar de la conciencia, la memoria, el lenguaje y la conciencia, se desgasta. Piénsalo de esta manera: hay muchas cosas desagradables en las tuberías de tu baño todo el tiempo, al igual que todos los cerebros contienen amiloide y tau. Pero eso solo se convierte en un problema cuando las tuberías se obstruyen.

Según Ethell, que fundó Leucadia Therapeutics en 2017 después de dejar una carrera prometedora en el mundo académico, la solución es un Roto-Rooter neuroquirúrgico, un procedimiento de bajo riesgo para que las cosas vuelvan a funcionar.

En la mayor parte del organismo, los materiales de desecho (células muertas, moléculas inflamatorias, parches de proteínas problemáticas) son barridos por nuestro sistema de eliminación linfática. Pero el cerebro, protegido por la barrera hematoencefálica, depende de un servicio de saneamiento diferente: el líquido cefalorraquídeo. Este limpiador natural se filtra a través de los espacios intersticiales de la corteza y se abre camino hacia el lóbulo temporal medio y el hipocampo, la sede de la memoria, donde se encuentran los signos reveladores de la enfermedad de Alzheimer desde el principio. En un cerebro sano, el líquido barre la placa amiloide y la tau se enreda en una placa porosa, ósea y del tamaño de una moneda de diez centavos entre los ojos. Una vez que pasa a través de esta placa cribosa, los desechos salen inofensivamente a través de nuestra cavidad nasal.

Los estudios de tomografía computarizada de Leucadia muestran que la placa cribosa se engrosa con la edad. En algunos casos, un velo óseo puede cubrir completamente los poros de la placa. Sin un lugar a donde ir, dice Ethell, los restos de proteínas se acumulan en el cerebro como hojas muertas y apelmazadas en un arroyo seco. (Él cree que el proceso puede ser acelerado por lesiones en la cabeza e incluso una nariz rota, lo que ayuda a explicar por qué los exboxeadores y los jugadores de fútbol americano se quedan «sonados»). En un experimento con hurones, el modelo animal ideal para el Alzheimer humano, Leucadia mostró que el bloqueo de la placa cribosa mató el 40 % de las neuronas en las regiones cerebrales cercanas. Cinco meses después, los animales bloqueados eran mucho más lentos para recorrer un laberinto que los hurones de control que no habían sido tocados. «Eso nos dijo que estábamos en el camino correcto», dice Ethel.

Leucadia ha diseñado una tomografía computarizada especializada para determinar si la placa cribosa de una persona está tan obstruida que el cerebro corre el riesgo de sufrir un deterioro cognitivo leve o, si ese barco ya ha zarpado, y convertirse en la enfermedad de Alzheimer. «Al observar la capacidad de eliminación del líquido cefalorraquídeo y combinarla con pruebas de memoria, creemos que podemos predecir quién tendrá Alzheimer y cuándo, años antes de que se presente el deterioro cognitivo», explicó Ethell. Sin embargo, por sí sola, esta prueba predictiva no sería tan útil. El objetivo de Ethell es «hacer algo al respecto: no solo decirle a alguien que es probable que desarrolle la enfermedad de Alzheimer en ocho o diez años, sino ofrecerle una solución».

Arethusta es en realidad una nueva tecnología experimental para restaurar el flujo cerebroespinal y eliminar las toxinas del cerebro. Bautizada en honor a una ninfa de la mitología griega que mató a un lujurioso dios del río al convertirse en una corriente subterránea, Arethusta pretende ser una derivación segura y simple que se puede implantar a través de la nariz en un procedimiento de anestesia de sedación que creará una «corriente oculta que permite a las personas escapar del Alzheimer aunque tengan DCL, deterioro cognitivo leve». Los próximos pasos incluyen ensayos clínicos y el proceso de aprobación de la FDA, escalones en el camino hacia lo que Ethell prevé como una manera de revertir el DCL y detener el Alzheimer en seco.

HERRAMIENTA NÚM. 8: tratamientos de plasma sanguíneo

Mientras tanto, pequeños estudios piloto han indicado que el plasma sanguíneo podría ser una manera efectiva de mitigar los síntomas de la enfermedad de Alzheimer. No es de extrañar si se tiene en cuenta la conexión entre el sistema circulatorio y el cerebro, a través del cual circulan más de 1.000 litros de sangre todos los días. El intercambio de plasma terapéutico cambia el plasma sanguíneo de una persona, el líquido amarillento que transporta proteínas y nutrientes, por productos sanguíneos donados para filtrar las toxinas.

En estudios con animales, cuando se infundió plasma de ratones jóvenes y sanos en ratones criados para tener Alzheimer, los ratones enfermos experimentaron una mejora en la cognición. Y cuando 322 pacientes con Alzheimer recibieron múltiples infusiones de plasma enriquecido, su deterioro cognitivo se desaceleró. ¿Podrían las personas mayores beneficiarse de la sustitución de su plasma? El tiempo lo dirá.

HERRAMIENTA NÚM. 9: ISRIB, ¿es posible restaurar la memoria?

En la Universidad de California, San Francisco, los investigadores descubrieron que un medicamento experimental puede mejorar la memoria y la flexibilidad mental en ratones. Los ratones más viejos recuperaron habilidades cognitivas más típicas de los ratones más jóvenes cuando se trataron con varias dosis de la molécula ISRIB (*integrated stress response inhibitor*, es decir, inhibidor integrado de la respuesta al estrés). Los investigadores sugieren una posibilidad extraordinaria: que «el cerebro envejecido no haya perdido permanentemente las capacidades cognitivas esenciales, como se suponía comúnmente, sino que estos recursos cognitivos todavía estén allí, pero de alguna manera hayan sido bloqueados, atrapados por un círculo vicioso de estrés celular», explica el Dr. Peter Walter, profesor del Departamento de Bioquímica y Biofísica de la Universidad de California en San Francisco (UCSF). Su laboratorio descubrió el ISRIB en 2013.

En un estudio de 2020, los científicos descubrieron que los ratones mayores que recibieron pequeñas dosis de ISRIB durante un entrenamiento de tres días diseñado para enseñarles cómo escapar de un laberinto acuoso se desempeñaron tan bien como los ratones más jóvenes y superaron significativamente a los ratones de su edad que no habían tomado el fármaco. Calico, una empresa del área de la bahía de San Francisco que trabaja para desbloquear la biología del envejecimiento, obtuvo la licencia del ISRIB. Hay motivos para pensar que el fármaco podría ser eficaz contra la demencia y el Alzheimer, así como contra el deterioro cognitivo relacionado con la edad. Por ahora, es esencialmente la versión

608 • LA FUERZA DE LA VIDA

de un roedor de la fuente de la juventud, pero con el tiempo, también podría traducirse a los humanos.

HERRAMIENTA NÚM. 10: Vaxxinity, creación de una vacuna para tratar el Alzheimer

> *«Conocemos el objetivo correcto y sabemos que es mejor intervenir antes en la enfermedad. Por lo tanto, una propuesta de vacuna tiene mucho más sentido ahora que nunca».*
>
> —MEI MEI HU, cofundadora y directora ejecutiva de Vaxxinity—.

Cuando la revista *Time* nombró a Mei Mei Hu en su lista «100 Next» de 2019, le dio el mayor elogio: «no se necesita un doctorado para lograr un gran avance» en la ciencia empresarial. Abogada formada en Harvard, Mei Mei se destacó en un bufete de abogados de élite de Nueva York y como consultora de gestión en McKinsey antes de regresar al negocio familiar: la investigación médica de vanguardia. La madre de Hu, Chang Yi Wang, es una bioquímica e inmunóloga legendaria que estudió y desarrolló una tecnología innovadora con tres Premios Nobel y luego cofundó United Biomedical. Es más conocida por sus terapias basadas en el sistema inmunitario tanto para personas como para ganado, incluida una vacuna para hacer que los cerdos machos estén más sanos (y sean más sabrosos) al suprimir su testosterona. Mei Mei y su esposo, Lou Reese, ahora el presidente ejecutivo de la compañía, crearon una subsidiaria, Vaxxinity, de la cual mi coautor Peter es cofundador y vicepresidente. Estoy tan impresionado con su trabajo que me convertí en uno de los primeros inversores de la empresa. Han aprovechado la tecnología de la plataforma de Chang Yi, nos dijo Mei Mei, para un propósito muy específico: «desarrollar vacunas que aprovechen el poder del propio sistema inmunológico de las personas para tratar y prevenir enfermedades importantes como el Alzheimer y el Parkinson».

Mientras terminaba este libro, la vacuna contra el Alzheimer de Vaxxinity, cuyo nombre en código es UB-311, estaba a punto de entrar en un ensayo de eficacia a gran escala (fase 2/3), después de demostrar que era segura y eficaz para aprovechar el sistema inmunitario del organismo para fabricar anticuerpos que apunten y eliminen esas proteínas amiloides mal formadas. Según Mei Mei, los primeros datos clínicos de Vaxxinity sugieren una desaceleración de la progresión de la enfermedad hasta en un 50 % en comparación con el placebo en las cuatro medidas cognitivas y funcionales probadas. Además, a través de imágenes de resonancia magnética funcional y PET (tomografía por emisión de positrones) de última generación, «se observó que la UB-311 aumenta la conectividad cerebral y reduce los depósitos de amiloide en las ocho regiones del cerebro evaluadas». A eso hay que añadir que el perfil de seguridad parece ser excelente, sin los casos de inflamación cerebral inducida por fármacos que se ha visto en otros tratamientos con anticuerpos monoclonales y que puede provocar efectos secundarios graves como confusión, cambios en el estado mental e incluso coma.

Así como las vacunas contra el sarampión o el COVID-19 estimulan el sistema inmunitario para que produzca anticuerpos contra un virus en particular, la UB-311 recluta anticuerpos contra grupos de amiloide, lo que permite que tu propio cuerpo genere anticuerpos contra un objetivo, de manera similar al Aduhelm de Biogen (aducanumab) que acaba de aprobar la FDA. La diferencia es que la UB-311 parece ser más segura, más efectiva y mucho más conveniente que la aducanumab.

Vaxxinity está buscando un ángulo de ataque radicalmente nuevo. En primer lugar, se centran en prevenir el Alzheimer lo antes posible, en última instancia, mucho antes de que aparezcan los síntomas. En segundo lugar, adoptan un enfoque más selectivo para la hipótesis de la cascada amiloide. El equipo de Vaxxinity argumenta que la ciencia convencional dio un giro equivocado al apuntar a los tipos incorrectos de amiloide: ya sea las placas pegajosas en toda regla observadas por primera vez por Alois Alzheimer, o las moléculas individuales que no se habían agrupado.

El objetivo «perfecto», según algunos expertos, está en el medio: pequeños grupos oligoméricos de amiloide que van de dos a ocho moléculas. «Son las formas de amiloide que matan a las neuronas», explicó Lou Reese. Son aquellas para las que la vacuna entrena al sistema inmunitario para que las destruya.

El tratamiento de Vaxxinity se administra a través de una simple inyección intramuscular, similar a una vacuna contra la gripe. Contiene antígenos especialmente diseñados, imitadores de amiloide que despiertan el sistema inmunológico. Como con cualquier buena vacuna, dice Mei Mei, «esta vacuna adiestra al cuerpo para combatir la enfermedad».

En las pruebas realizadas hasta el momento, las tomografías PET y las resonancias magnéticas muestran que la vacuna contra el Alzheimer de Vaxxinity ha reducido la cantidad de depósitos de amiloide en el cerebro. Lo que es más importante, ha dado como resultado una mejora real en las puntuaciones cognitivas y de funcionamiento mental cotidiano de los pacientes. Y ha pasado las pruebas de seguridad con gran éxito.

De hecho, según Mei Mei, si todo va bien, poco después del momento de esta publicación, el cambio de juego de Vaxxinity pronto podría estar acercándose a los ensayos de fase 3. Su plan es administrarlo trimestralmente a cualquier persona con Alzheimer y una o quizá dos veces al año a cualquier persona cuyo escáner cerebral muestre signos preliminares de acumulación de amiloide. En una marcada desviación de las estructuras de precios típicas de las grandes farmacéuticas y biotecnológicas para medicamentos que cambian la vida, Mei Mei dijo que siente una «obligación moral» de hacer que la vacuna contra el Alzheimer sea más asequible que el precio anual de 56.000 dólares de la aducanumab. «Podemos fabricar millones de dosis al año a unos pocos dólares por dosis», dijo. El objetivo es fijar el precio a una fracción de los anticuerpos monoclonales y hacerlo accesible para todos los que lo necesiten.

También vale la pena señalar que la plataforma de vacunas de Vaxxinity va mucho más allá del tratamiento del Alzheimer. «Nuestro objetivo es utilizar la plataforma Vaxxinity para transformar el tratamiento de muchas enfermedades crónicas», dice Lou Reese, y enumera objetivos como el Parkinson, las migrañas, las alergias, la pérdida ósea (osteopenia), la pérdida muscular (sarcopenia) y, más recientemente, una vacuna contra la COVID-19. «Estamos construyendo Vaxxinity para que se parezca más a una empresa de tecnología como Apple o Tesla que a una empresa farmacéutica», continúa Reese. «Nuestro objetivo es ser pioneros en la próxima revolución biológica y adentrarnos ampliamente en el área de las enfermedades crónicas, para tratar enfermedades con una tecnología mucho más barata y sencilla».

Las vacunas de Vaxxinity contra las migrañas y la hipercolesterolemia ahora están entrando en los primeros ensayos clínicos de fase 1, mientras que su vacuna contra el Parkinson está entrando en los ensayos de fase 2 con un fuerte apoyo de la Fundación Michael J. Fox.

No he hablado de esto públicamente hasta ahora, pero mi padre biológico tenía Alzheimer. Al final él no sabía quién era yo. Fue una experiencia insoportable para mí y para toda nuestra familia. Fue entonces cuando me prometí a mí mismo hacer todo lo posible para encontrar una respuesta a esta enfermedad, para que nunca fuera una carga para los demás y pudiera disfrutar de mi propia familia para siempre. Esa es la razón por la que me convertí en uno de los primeros inversores en Vaxxinity. Quería ayudar a proporcionar capital para impulsar estos avances y ponerlos a disposición de todos aquellos que los necesitan en todo el mundo. Para mí, esta lucha es personal.

HERRAMIENTA NÚM. 11: el poder de los hongos

Cuando se trata de los candidatos más inesperados para la neurogénesis, los hongos pueden llevarse la palma. Quizá los regeneradores más escurridizos y pasados por alto de la naturaleza, los hongos forman su propio reino, con más de 1,5 millones de especies, seis veces más que las plantas, y una red de inteligencia extraordinaria. La red de raíces de los hongos, llamada *micelio*, tiene más redes que nuestro cerebro vías neuronales y envía señales de la misma manera, utilizando electrolitos. Sin embargo, a diferencia de nuestros cerebros, un micelio puede vivir eternamente, siempre que pueda alimentarse. De hecho, el organismo más antiguo y más grande del planeta Tierra es un hongo, que se extiende miles de hectáreas y ha prosperado durante miles de años. Como una potente fuerza regenerativa natural, los hongos han dado lugar a todo, desde la penicilina que salva vidas, hasta nuevos pesticidas e insecticidas, pasando por compuestos que regeneran los nervios en el cerebro. Sin embargo, apenas hemos arañado la superficie del genoma fúngico. Pero ¿qué tiene esto que ver con la salud del cerebro? Permíteme presentarte a Paul Stamets, uno de los expertos y pioneros en Micología más destacados del mundo. Héroe improbable, Paul comenzó a descubrir los secretos medicinales y ecológicos de los hongos en 1974. Trabajando como leñador, estaba íntimamente familiarizado con los bosques, aunque no por estudiar su ecología; más bien, por talarlos. Pero durante una visita improvisada al lugar de trabajo de Paul en Darrington, Washington, su hermano, John, comenzó a señalar grupos de hongos que habitaban en el bosque, un fenómeno en el que Paul nunca se había fijado. Cuarenta y cinco publicaciones, veintiséis patentes y veintinueve solicitudes de patentes más tarde, la fascinación de Paul por los hongos nunca ha cesado. (De hecho, hay un documental fascinante llamado *The Power of Funghi* en Netflix que puede resultarte muy interesante y fascinante de ver).

El último lanzamiento de Paul, MycoMedica Life Sciences, promueve «Stamets Stack», una mezcla de ingredientes que inducen la neurorregeneración, que incluyen el hongo melena de león, la psilocibina y la niacina (ácido nicotínico, la forma efervescente de la vitamina B_3). Stamets Stack puede tener diferentes indicaciones, incluso para el Alzheimer y la demencia, la neuroinflamación, el Parkinson, la lesión cerebral traumática (LCT), la depresión, la ansiedad, el dolor y la adicción.

Comencemos con su primer hongo: la melena de león, que sabe a langosta o camarón cuando se cocina y fue descubierta por el bioquímico japonés Dr. Hirokazu Kawagishi para estimular el crecimiento de los nervios. En 1993, se dio cuenta de que inducía la síntesis de factores de crecimiento nervioso, proteínas que promueven la supervivencia y proliferación de los nervios. Los ensayos clínicos a pequeña escala encontraron que la sopa de melena de león condujo a mejoras físicas y cognitivas en pacientes con demencia. Este hongo ha continuado mostrando promesas para el Alzheimer desde entonces.

¿El segundo ingrediente clave en Stamets Stack? La silocibina. Mientras que los psicodélicos estaban a la vanguardia de la investigación psiquiátrica en las décadas de 1950 y 1960 para ayudar a los pacientes alcohólicos a mantener la sobriedad y para tratar la ansiedad y la depresión al final de la vida en pacientes con cáncer en etapa avanzada, entre otras aplicaciones terapéuticas, la financiación se cortó rápidamente con la declaración de guerra de

Nixon contra las drogas. Hoy, sin embargo, la psilocibina experimenta un poderoso renacimiento. En 2013, fue el ingrediente experimental en un estudio de modelo animal, en el que se descubrió que los ratones tratados con psilocibina superaban las respuestas de estímulo condicionadas por el miedo mediante el desarrollo de nuevas vías neurológicas.

Desde entonces, la psilocibina ha demostrado ser un ingrediente extraordinario a través de los datos de microdosificación generados por Microdose.me de Paul, el conjunto de datos de medicina psicodélica más grande, recopilado de más de 14.000 participantes. Además de reducciones estadísticamente significativas en la ansiedad y la depresión, la microdosificación ahora ha mostrado resultados innovadores para restaurar la capacidad motora en pacientes con Alzheimer, Parkinson y deterioro cognitivo leve.

Stamets Stack ahora está en un camino claro para convertirse en un fármaco legalizado para el tratamiento de la depresión e indicaciones similares, lo que Paul predice que allanará el camino para que las mágicas propiedades curativas de los hongos se extiendan a otras enfermedades neurodegenerativas, incluida el Alzheimer.

●●●

CÓMO UNA MOLÉCULA PSICODÉLICA PODRÍA TRANSFORMAR LA SALUD MENTAL

Una cosa de la que siempre podemos estar seguros es que la humanidad se levantará para superar la adversidad. La pandemia de la COVID-19 ha alimentado una segunda crisis. Una crisis de salud mental. Según *The Lancet*, «aproximadamente un tercio de los supervivientes de la COVID-19 desarrollarán ansiedad o depresión». También ha habido un aumento del abuso de sustancias y de los intentos de suicidio. Todos hemos visto a Big Pharma luchar para desarrollar vacunas contra la COVID-19, pero una empresa emergente en la que soy uno de los primeros inversores se ha esforzado por revolucionar la manera en que se tratan los trastornos de salud mental como estos.

Cybin, una compañía biofarmacéutica enfocada en el progreso de «psicodélicos a terapéuticos», publicó hallazgos preclínicos que demuestran múltiples ventajas para su nueva fórmula de psilocibina deuterada recientemente desarrollada (una molécula modificada) sobre la psilocibina oral para el tratamiento de la salud mental.

Como revelamos anteriormente, la investigación de vanguardia de la Universidad Johns Hopkins ha indicado que la psilocibina oral es muy eficaz en el tratamiento de los trastornos de salud mental, pero con limitaciones significativas, específicamente: inicio de acción lento, duración prolongada del efecto y una variabilidad en la respuesta entre pacientes.

Los avances moleculares patentados de Cybin ofrecen beneficios positivos y abordan los desafíos y limitaciones de la psilocibina oral. En estudios preclínicos multiespecies, el programa CYB003 de la empresa ha demostrado:

- Una reducción del 50 % en la variabilidad en comparación con la psilocibina oral; indica potencial para una dosificación más precisa en pacientes con depresión clínica y en aquellos con mayor riesgo de depresión.
- Una reducción del 50 % en la dosis en comparación con la psilocibina oral; indica potencial para mantener una eficacia equivalente mientras se reducen los efectos secundarios, como las náuseas.
- Un tiempo de inicio 50 % más corto en comparación con la psilocibina oral; indica potencial para una duración más corta del tratamiento, menor variabilidad entre sujetos, mejor control terapéutico y seguridad, lo que lleva a una mejor experiencia del paciente, con menor costo y escalabilidad.
- Casi el doble de penetración cerebral en comparación con la psilocibina oral; indica potencial para una respuesta al tratamiento menos variable, un efecto terapéutico de dosis más baja y efectos secundarios reducidos para el paciente.

El análogo deuterado de psilocibina en CYB003 tiene el potencial de reducir la carga de tiempo y recursos de los pacientes, proveedores y pagadores, y posiblemente mejorar la escalabilidad y accesibilidad a partir de las siguientes conclusiones:

- Un inicio de acción más rápido equivale a menos tiempo de inactividad en la clínica antes de que comiencen los efectos.
- La mitad de la duración del efecto se traduce en días de clínica más cortos o más pacientes por día.
- Los efectos de dosis más predecibles crean una respuesta del paciente más segura y eficaz.
- La exposición periférica reducida disminuye el riesgo de náuseas.
- Una mejor penetración en el cerebro sugiere una dosis general más baja necesaria para lograr la eficacia clínica.

Doug explica: «Si bien todos nos sentimos alentados por los beneficios de la psilocibina, debemos hablar de sus limitaciones de manera transparente y abierta si queremos convertir los psicodélicos en terapias para los pacientes que las necesitan. La mayoría de los estudios clínicos actuales se basan en la psilocibina. Hemos tomado las medidas necesarias para desbloquear potencialmente los poderosos beneficios de los psicodélicos y diseñar una molécula superior como demuestran los datos».

•••

HERRAMIENTA NÚM. 12: preservar la audición

Una de las cosas más poderosas que puedes hacer para evitar la demencia es utilizar un audífono, si lo necesitas. Confía en mí, ¡esto es enorme! Llevo 45 años liderando eventos, desde los 17 años. Cuarenta y cinco años en estadios con música a todo volumen como un concierto de rock, no durante dos o tres horas, sino doce horas al día, cinco o más días a la semana, varias veces al mes. Hace algunos años, desarrollé un caso de tinnitus, un zumbido en los oídos. Apenas podía escuchar a la gente hablar en restaurantes o salas llenas de gente. Se volvió cada vez más frustrante, pero ciertamente no quería utilizar un audífono a los 59 años, eso era para personas mayores, ¿verdad?

Pero entonces estudié más sobre el impacto neurológico de la pérdida auditiva.

Cuando tus oídos no procesan la información al nivel que solían hacerlo, tu cerebro tampoco procesa de la misma manera. Esa puede ser una calle de sentido único para la cognición deteriorada. Las resonancias magnéticas funcionales muestran que el cerebro trabajará en exceso para compensar la pérdida auditiva.

Así que cambié de opinión. Una audióloga, Stacy O'Brien, me hizo una prueba que confirmó el problema. «No es la pérdida auditiva por sí sola lo que impulsa el vínculo con el desarrollo de la demencia», me dijo. «Es si la pérdida auditiva no se trata».

Fue fácil dejar a un lado mi vanidad cuando encontré algunos dispositivos auditivos que son literalmente invisibles y están construidos con tecnología de IA. Cuando alguien habla, traduce el idioma en tiempo real dentro de mis oídos, es bastante salvaje. No solo puedo escuchar mejor a la gente y utilizar mi iPhone sin esos cables blancos, sino que mi tinnitus también se calmó. Así que hazte un favor: si crees que podrías tener un problema, hazlo revisar y obtén la tecnología que necesitas. Hay algunos componentes muy interesantes por ahí: ¡es posible que te encuentres escuchando a escondidas sin siquiera intentarlo!

••

Estas son las docenas de cosas que puedes cambiar o tratar de evitar, que en realidad podrían evitar un 40 % de los casos de demencia, según la Comisión Lancet sobre Prevención, Intervención y Cuidado de la Demencia. En orden de importancia, son:

1. Hipoacusia: 8,2 % de los casos.
2. Bajo nivel educativo (en jóvenes): 7,1 %.
3. Tabaquismo: 5,2 %.
4. Depresión: 3,9 %.

5. Aislamiento social: 3,5 %.

6. Lesión cerebral traumática: 3,4 %.

7. Contaminación del aire (incluido el humo de segunda mano y los sustitutos de la quema de madera): 2,3 %.

8. Hipertensión (presión arterial sistólica superior a 130): 1,9 %.

9. Inactividad física: 1,6 %.

10. Diabetes: 1,1 %.

11. Consumo excesivo de alcohol (más de tres bebidas al día): 0,8 %.

12. Obesidad (un índice de masa corporal superior a 30): 0,7 %.

••

HERRAMIENTA NÚM. 13: aptitud mental y videojuegos para la salud cerebral

Si deseas ser aún más proactivo para mantener tu ingenio durante toda la vida, podemos recomendarte una opción más: entrenamientos consistentes y sistemáticos para tu cerebro. Sin embargo, no todos los ejercicios mentales son igualmente útiles. Los datos sugieren que los crucigramas y los sudokus no hacen mucho para prevenir el deterioro cognitivo leve o el Alzheimer, pero aprender un nuevo idioma o practicar al piano, por otro lado, parecen otorgar beneficios reales. ¿Eres un *gamer*? Bueno, estás de suerte. Algunas de las herramientas contra la demencia más efectivas que existen pueden ser videojuegos especializados ideados por neurocientíficos de élite. Más allá de inhibir el deterioro cognitivo, han demostrado potencial para ayudar a las personas sanas a mantenerse alerta y volverse aún más agudas.

La base del videojuego de «entrenamiento cerebral» es la neuroplasticidad, que ofrece un mundo de esperanza en la guerra contra el Alzheimer. En pocas palabras, significa que el cerebro adulto es un trabajo en progreso. Nunca deja de evolucionar. La «materia gris» en nuestra corteza prefrontal, el sitio donde se toman las decisiones y se resuelven los problemas, puede expandirse con el tiempo. Podemos hacer crecer nuevas neuronas y renovar nuestro circuito mental hasta los 70, los 80 y más allá. «La neuroplasticidad es evidente a lo largo de la edad adulta», dice el neurocientífico Adam Gazzaley de la UCSF, un líder en el campo.

618 • LA FUERZA DE LA VIDA

Uno de los primeros descubrimientos de Gazzaley fue que los circuitos que manejan la atención espacial (detectar objetos en una escena visualmente abarrotada) se superponen con los de la memoria de trabajo a corto plazo. Trabaja en uno y potenciarás el otro. Cuando un grupo de adultos de edades mixtas fue entrenado durante varios días para presionar un botón de iPad cada vez que un objetivo preespecificado parpadeaba en la pantalla, mejoraron su memoria de trabajo en un 20 %. Aún más impresionante, los de 70 años se defendieron contra los de 25 años. El circuito neuronal subyacente de las personas mayores estaba intacto. Solo necesitaba algo de actividad de alta intensidad para volver a estar en forma.

En colaboración con LucasArts, el equipo de la UCSF desarrolló posteriormente un videojuego en 3D para mejorar el «control cognitivo», la capacidad de cambiar de un foco de atención a otro en microsegundos. La capacidad de las personas para realizar múltiples tareas disminuye constantemente después de los 20 años. Pero después de doce sesiones de una hora de NeuroRacer de Gazzaley, en el que los jugadores utilizan un *joystick* para conducir un automóvil virtual mientras observan las señales de tráfico, las personas de 60 a 85 años realizaron múltiples tareas, así como jóvenes de 20 años sin formación. Fue la primera evidencia de que un juego personalizado puede ser una «herramienta poderosa para la mejora cognitiva», nos dijo Gazzaley. Se está estudiando un NeuroRacer actualizado como diagnóstico para la enfermedad de Alzheimer y como terapia para la demencia vascular, la depresión y el autismo. En 2020, la FDA aprobó el juego como tratamiento para niños con trastorno por déficit de atención con hiperactividad. ¡Estos jóvenes ahora pueden «jugar con su medicina» en lugar de tomar medicamentos como Adderall!

Mejoraron su memoria de trabajo en un 20 %. Aún más impresionante, los de 70 años se defendieron contra los de 25 años. El circuito neuronal subyacente de las personas mayores estaba intacto. Solo necesitaba algo de actividad de alta intensidad para volver a estar en forma.

Los mejores programas de entrenamiento cerebral, según un análisis independiente, se enfocan en la atención espacial y en la «velocidad de procesamiento», o en lo rápido que nuestros circuitos pasan señales de una neurona a la siguiente. Un equipo que sobresale por encima del resto, dicen los expertos, es Posit Science, el creador de BrainHQ. Algunos planes Medicare Advantage ofrecen su aplicación de forma gratuita y también mediante suscripción. «El entrenamiento cognitivo funciona», dice el CEO de Posit, Henry Mahncke, «y es hora de ponerlo en práctica».

Pero ¿puede el entrenamiento cerebral reducir el riesgo de Alzheimer? En un estudio de diez años dirigido por Jerri Edwards, neurobiólogo de la Universidad del Sur de Florida, se dividió a adultos mayores sanos (con una edad promedio de 74 años) en un grupo de control y tres ramas de intervención. En un curso de diez sesiones durante seis semanas, más algunas sesiones de refuerzo uno y tres años más tarde, un subgrupo aprendió estrategias de memoria. Otro recibió instrucción sobre estrategias de razonamiento. El tercer subgrupo recibió entrenamiento cerebral computarizado «diseñado para mejorar la velocidad y la precisión de la atención visual, incluidos los ejercicios de atención dividida y selectiva». Al final de los diez años, entre los sujetos que habían completado quince o más sesiones de una hora, había casi tantas personas con demencia en los grupos de memoria y razonamiento como en el grupo de control, los que no habían hecho nada en absoluto. Pero las personas del grupo de entrenamiento cerebral redujeron su riesgo de demencia en un 45 %, con una inversión de menos de veinte horas de su tiempo. ¡Imagínate las posibilidades si las personas entrenaran sus cerebros con la misma frecuencia con la que utilizan una cinta de correr!

....

OXIGENOTERAPIA HIPERBÁRICA

Un poderoso tratamiento epigenético cuyo momento ha llegado

Dr. Paul G. Harch, MD, profesor clínico de Medicina, Departamento de Medicina, Sección de Medicina de

Emergencia y Medicina Hiperbárica, exdirector, Beca de Medicina Hiperbárica de la LSU, exdirector del Departamento de Medicina Hiperbárica, Centro Médico Universitario, Nueva Orleans

La terapia de oxígeno hiperbárico (TOHB), que ha sido malinterpretada y difamada durante 359 años, ahora se considera la terapia epigenética más generalizada conocida por el hombre. Aplicada a más de 130 diagnósticos médicos, la TOHB ha confundido y desconcertado a la profesión médica desde su debut en 1662. Se han documentado efectos curativos drásticos junto con lo que se ha considerado afirmaciones exageradas. Los médicos, empeñados en conocer el mecanismo de acción de una terapia antes de derivar a los pacientes a cualquier tratamiento, no han podido dilucidar los mecanismos de acción de la TOHB... hasta ahora.

Conocida como un tratamiento para la enfermedad del buzo, la inflamación y las condiciones de las heridas, la TOHB cura las heridas mediante el crecimiento de tejido nuevo. Para que crezca tejido nuevo, se debe estimular el núcleo de cada célula para que se divida y multiplique. En 2008, el Dr. Godman tomó las células más reactivas del cuerpo humano, las que recubren todos los vasos sanguíneos más diminutos, las sometió a una sola TOHB y midió la actividad de los 19.000 genes que codifican proteínas en los 46 cromosomas de estas células humanas. Al final de las 24 horas, 8.101 (40%) de nuestros 19.000 genes fueron activados o desactivados por una sola sesión de TOHB. Los grupos más grandes de genes se activaron: los genes de la hormona del crecimiento y reparación y los genes antiinflamatorios. Los grupos más grandes de genes se desactivaron temporalmente: los genes proinflamatorios y los genes que codifican la muerte celular. Durante 359 años, cada vez que un paciente entraba en una cámara hiperbárica, inhibía la inflamación, estimulaba el crecimiento del tejido y detenía la muerte celular, y no cambiaba el código del ADN, sino que afectaba a las proteínas que son las guardianas de los genes. Esencialmente, la

TOHB fue una terapia epigenética y el resultado neto fue la curación.

Además de sus efectos epigenéticos, la TOHB cura heridas a través de efectos de gran alcance en las células madre. Se ha demostrado que la TOHB estimula la proliferación de células madre en nuestra médula ósea, la liberación de células madre de la médula ósea en nuestra circulación, la maduración de las células madre liberadas, la localización, la implantación y la maduración de las células madre en los sitios de lesión, y la proliferación y la maduración de las células madre dentro del cerebro en los sitios de lesión cerebral y su migración hacia estos. Al haberse descubierto la combinación de los efectos moduladores de las células madre y los genes de la TOHB sobre las heridas y la inflamación, ahora la TOHB puede apreciarse como un tratamiento para las heridas en cualquier lugar del cuerpo y de cualquier duración.

Aplicada tradicionalmente a heridas de pie diabético de larga duración, heridas por radiación en pacientes con cáncer y otras heridas en las extremidades, así como heridas agudas como lesiones por aplastamiento y heridas de cirugía plástica donde fallan los injertos de piel, es obvio que no hay diferencia entre una herida en el brazo, la cara o la pierna, y una herida en el hígado, el hueso o el cerebro. En los últimos 50 años, la TOHB ha demostrado ser la terapia más eficaz para la lesión cerebral traumática (LCT).

La TOHB dentro de los primeros días después de una LCT severa ha reducido la muerte por LCT en un 50%, una tasa de rescate rivalizada en la historia de la humanidad solo por la penicilina. En la LCT crónica leve, la TOHB ha demostrado desde 2012 ser la terapia más eficaz para los pacientes que sufren síntomas persistentes de conmoción cerebral.

Darse cuenta de que las heridas en el cuerpo, especialmente en el cerebro, pueden ser causadas por una gran variedad de agresiones como químicos, traumatismos, falta de flujo sanguíneo, falta de oxígeno, aditivos alimentarios, pesticidas, herbicidas (el agente naranja, por ejemplo), burbujas en el torrente sanguíneo, anestesia general, gases tóxicos, estrés de todo tipo (físico, emocional, psicológico, sexual, de combate), complicaciones del parto, infección, etc., hace que ahora sea fácil apreciar la creciente evidencia científica que muestra que la TOHB puede tratar la demencia, el deterioro cognitivo leve y la demencia vascular.

Dado que nuestros genes son uno de los principales objetivos de la actividad de la TOHB, que la TOHB es una terapia epigenética, que el envejecimiento está arraigado en nuestros genes y que la TOHB está mostrando eficacia contra el envejecimiento del cerebro, es plausible que la TOHB pueda tener efectos antienvejecimiento regenerativos y efectos sobre la longevidad.

Para la TOHB este es un mundo completamente nuevo, y así ha sido en mi práctica durante los últimos 35 años. Al intentar inicialmente identificar diagnósticos sensibles a la TOHB en 1989, he llegado a tratar casi 100 afecciones, la mayoría de las cuales son neurológicas. En los últimos 18 años, he descubierto que el éxito de esta terapia depende de la dosis de oxígeno y la presión utilizada, es decir, la dosificación precisa, ya que diferentes grupos de genes son activados por diferentes niveles de oxígeno y presión.

Si bien todos los organismos vivos son sensibles a los cambios en la presión atmosférica y el oxígeno, cada paciente y su enfermedad son idiosincrásicos y responden a una dosis de oxígeno hiperbárico y presión adecuada para ellos. Con dosificación personalizada para la condición del paciente, esta terapia nacida hace 359 años, la terapia de oxígeno hiperbárico, se ha convertido en un tratamiento biológico fundamental del futuro...

Lo que me lleva a la razón por la que Tony me invitó a escribir este breve segmento sobre la oxigenoterapia hiperbárica. En 2017, Tony me contactó para hablarme de un historial de dos años de problemas de memoria, fatiga y pérdida del hilo de pensamiento. Sus ayudantes y asociados más cercanos estaban preocupados hasta el punto de llorar por su salud y sus habilidades cognitivas. Tony había sido diagnosticado con envenenamiento por mercurio debido a una dieta rica en pescado y se había sometido a una desintoxicación, pero los problemas persistían. Durante esos años, había recibido terapia de oxígeno hiperbárico limitada en ocho instalaciones diferentes en los Estados Unidos e internacionalmente sin beneficio notable.

En abril de 2017, evalué a Tony en Nueva Orleans y le administré una dosis personalizada de imágenes cerebrales SPECT antes y después de una sola TOHB. Las imágenes mostraron un aumento significativo en el flujo sanguíneo cerebral con la dosis elegida para TOHB. Dado que Tony no pudo permanecer en Nueva Orleans durante las típicas ocho semanas de tratamiento y dosificación, mi personal voló alrededor del mundo con Tony, tratándolo en sitios de actuación en Los Ángeles, Fiji, Australia, Panamá, Nueva York y los Países Bajos. Para el vigésimo sexto tratamiento, se sentía notablemente mejor y recibió un tratamiento con células madre. Después de 9 TOHB, que más que probablemente estimularon la implantación de las células madre, Tony volvió a estar en la cima del mundo.

Desde 2017, mi personal y yo seguimos tratando a Tony con regularidad. Junto con las muchas otras terapias que recibe, la TOHB ha rejuvenecido a Tony y ayuda a facilitar su actuación sobrehumana sin precedentes. Para obtener más información sobre la TOHB, visita www.TOHB.com.)

MENTE SOBRE MATERIA

«Pienso, luego existo».

—RENÉ DESCARTES, matemático y filósofo del siglo XVII—.

Hemos cubierto mucho terreno en este capítulo. Queríamos mostrarte que para uno de los desafíos más temidos y más grandes de la medicina se están brindando muchas soluciones ahora mismo o están en el horizonte. Ahora existen trece desarrollos de vanguardia para conocer formas de prevenir el Alzheimer y la demencia, así como herramientas que están disponibles si tú o alguien a quien amas está comenzando a experimentar síntomas. Espero que salgas de esto sintiendo un aire de optimismo sobre lo que los próximos años pueden traer para prevenir, controlar y manejar la enfermedad de Alzheimer.

Como repaso rápido, hemos hablado de un análisis de sangre que puede predecir la enfermedad de Alzheimer antes de que surjan los síntomas. Hemos visto cómo la infusión de plasma sanguíneo de personas jóvenes en personas mayores puede frenar su deterioro cognitivo. Hemos visto que un fármaco descubierto en un laboratorio universitario puede aumentar la memoria en ratones y, con suerte, en personas eventualmente. Y hemos visto que una vacuna contra el Alzheimer en ensayos clínicos ha frenado drásticamente la progresión de la enfermedad y mucho más.

No hace falta decir que una nueva era está amaneciendo. Estoy muy agradecido de estar vivo en un momento en que hay motivos legítimos para tener esperanza de que tú y yo mantendremos nuestro juicio sobre nosotros mientras caminemos por esta tierra.

Ahora que nos hemos actualizado sobre distintas maneras de mantener nuestras mentes ágiles, jóvenes y fuertes, pasemos a la última sección del libro, sobre la longevidad y la mentalidad.

A lo largo de este libro, hemos visto innumerables herramientas increíbles disponibles para ayudarnos a vivir nuestras mejores vidas. En estos capítulos finales, veremos la gigante ola tecnológica y lo que significa para el futuro de la salud. Y, sobre todo, por qué es muy importante tomar el control de nuestra mentalidad. La mente y las emociones dan forma no solo a nuestra salud, sino también a la calidad de nuestra vida.

En el próximo capítulo, te dejo con mi coautor Peter Diamandis, quien compartirá contigo todos los avances exponenciales que se avecinan, así como las fuerzas que bien pueden llevarnos a la velocidad de escape de la longevidad. Me uniré contigo en el capítulo final sobre cómo puedes crear la calidad de vida más extraordinaria al aprovechar el poder de tu mente y luego tomar algunas decisiones para transformar las experiencias de tu vida. Así que pasemos la página y descubramos el poder de la longevidad y las tecnologías exponenciales...

LONGEVIDAD, MENTALIDAD Y REALIZACIÓN

En esta sección hablaremos del poder de la longevidad, la mentalidad y la decisión que te ayudarán a tomar el control de tu mente, tu cuerpo y tus emociones, que mejorarán la calidad de tu vida. Descubre:

- El poder de la longevidad y las tecnologías exponenciales de mi coautor Peter H. Diamandis.

- El increíble poder de los placebos y cómo nuestra mente puede sanar a nuestro cuerpo, así como los últimos avances en la lucha contra la depresión, la ansiedad y el TEPT.

- El poder de la decisión: la herramienta más importante para crear y mantener una vida extraordinaria. Una vida de alegría, felicidad, gratitud y verdadera vitalidad.

23

LA LONGEVIDAD Y EL PODER DE LAS TECNOLOGÍAS EXPONENCIALES PETER H. DIAMANDIS, MD

Cómo las tecnologías aceleradas y la abundancia de capital impulsan la búsqueda de una longevidad saludable

«No quiero alcanzar la inmortalidad al ser exaltado en el Salón de la Fama. Quiero alcanzar la inmortalidad al no morir».

—WILLIAM DE MORGAN—.

Es difícil recordar lo extraordinario que es nuestro mundo hoy en día en comparación con siglos pasados y lo lejos que hemos llegado, especialmente después de sobrevivir a varias olas de la pandemia de la COVID-19 y vivir con el bombardeo constante de noticias negativas que emanan de nuestros televisores, radios y periódicos

Quizá para que te sientas un poco mejor acerca de lo que todos soportamos en 2020, la historia ofrece algunas comparaciones valiosas para recordarnos lo lejos que hemos llegado en el manejo de las pandemias. Considera lo siguiente:

- Entre 1347 y 1351, la peste bubónica, la pandemia más mortal registrada en la historia de la humanidad, causó la muerte de 75 a 200

millones de personas en Eurasia y el norte de África, y aniquiló entre
el 30 % y el 50 % de la población de Inglaterra. Nunca encontraron
una cura.

*   La pandemia de gripe de 1918 (también conocida como «gripe
    española») fue la pandemia más grave de la historia reciente. Fue
    causada por un virus H1N1 con genes de origen aviar. Se estima
    que alrededor de 500 millones de personas, un tercio de la pobla-
    ción mundial, se infectaron con este virus. El número de muertes
    se estimó en al menos 50 millones en todo el mundo, con alrede-
    dor de 675.000 en los Estados Unidos. Este virus todavía está con
    nosotros hoy y es la razón de nuestras vacunas anuales contra la
    gripe.

Si estos fueran nuestros titulares actuales, nuestros gobiernos esta-
rían paralizados, nuestros mercados financieros, en ruinas y los problemas que tenemos hoy se verían comparativamente como un día soleado
en California.

Olvidamos cuánto ha progresado el mundo en tan solo el último siglo
y cómo el músculo científico y tecnológico de hoy permitió a la humanidad emerger de las primeras olas pandémicas de la COVID-19 con relativa rapidez, con una fracción de las muertes y el impacto económico.
Tecnologías como las vacunas de ARNm, la conectividad global de datos
de alta velocidad, los superordenadores y las cadenas de suministro globales permitieron a la ciencia diseñar, probar y comenzar la distribución de
vacunas en menos de doce meses. Al mismo tiempo, la convergencia de tecnologías exponenciales hizo posibles empresas como Amazon, Zoom,
Google y Slack, lo que permitió que los negocios globales progresaran
relativamente sin cesar.

Así como estas tecnologías exponenciales han cambiado la manera en
que detectamos, prevenimos y tratamos las pandemias virales, estas mismas
tecnologías ahora nos brindan las herramientas para combatir la pandemia
del envejecimiento.

LA MEJOR MANERA DE PREDECIR EL FUTURO ES CREARLO TÚ MISMO

A lo largo de la mayor parte de este libro nos hemos centrado en los temas de vitalidad, fuerza, energía y curación de enfermedades. Pero ¿qué pasa con aquellos de nosotros que buscamos activamente una longevidad saludable, la capacidad de superar los límites aceptados de la vejez hasta los 100 años mientras preservamos nuestra cognición, movilidad y estética? ¿Es deseable? ¿Es posible? De eso trata este capítulo. Por ejemplo, explicaremos:

- Por qué tenemos el sesgo de creer que solo podemos planificar ochenta años de vida saludable y por qué probablemente podemos esperar más.
- Cómo las tecnologías exponenciales, como la inteligencia artificial, los sensores y la biotecnología, están transformando la revolución actual de la tecnología de la salud.
- Cómo una enorme cantidad de capital de inversión en el campo de la longevidad está acelerando los avances relacionados con la salud y la longevidad.
- Por qué vidas más largas no conducirán a la superpoblación de la Tierra y, francamente, por qué la longevidad es fundamental para el futuro de la humanidad.
- Y finalmente, cerraremos este capítulo con las ideas de dos de los científicos de la longevidad más brillantes sobre el tipo de duración de la salud que debes buscar.

Antes de profundizar en los detalles anteriores, me gustaría brindarte un poco de contexto de mi viaje personal que me ha llevado a este punto de hacer que la investigación, las inversiones y el espíritu empresarial relacionados con la longevidad sean mi enfoque durante la última y la próxima década. Me gustaría compartir contigo por qué estoy tan emocionado y por qué tú también deberías estarlo.

Soy hijo de dos inmigrantes griegos, Harry y Tula, quienes desde mi nacimiento querían que yo fuera médico (mi padre era obstetra-ginecólogo).

Pero, si bien la medicina era interesante, yo era un niño del programa Apolo, nacido en la década de 1960, apasionado por el espacio. El programa Apolo nos mostró lo que la humanidad podía lograr, y aquel «documental científico» titulado *Star Trek* me mostró hacia dónde se dirigía nuestra especie.

Si bien me apasionaba el espacio y lo era todo para mí, les prometí a mis padres que iría a la escuela de Medicina, lo cual hice, en Harvard. Afortunadamente para mí, si bien fue difícil ingresar a Harvard, ¡fue aún más difícil fracasar! Gracias a Dios, porque durante mi cuarto año de la Facultad de Medicina dirigía dos empresas relacionadas con el espacio (una universidad y una empresa de lanzamientos) y apenas asistía a clases.

A fines de la década de 1980, estaba extremadamente decepcionado por la débil visión de la NASA. Agregando la velocidad glacial del programa espacial y el accidente del transbordador espacial Challenger de 1986, todo se detuvo. Recuerdo haber pensado que, para experimentar realmente el futuro espacial que deseaba, tendría que hacer dos cosas: vivir más tiempo y ayudar a acelerar el desarrollo de los vuelos espaciales tripulados.

Uno de mis primeros esfuerzos relacionados con el espacio fue cofundar la Universidad Espacial Internacional (ISU), que comenzó en una modesta sede de 50 metros cuadrados sobre una tienda de *bagels* en la plaza Kendall de Boston. Fue ahí, con mis cofundadores, el difunto Todd Hawley y Bob Richards, donde tuve grandes sueños espaciales. También fue allí donde me encontré por primera vez con la Ley de Murphy, esa proclamación pesimista y derrotista: «Si algo puede salir mal, saldrá mal». Todd había puesto el cartel en broma en la pared porque sabía cuánto me molestaba. Para contrarrestar la ofensa mental, escribí en mi pizarra: «Si algo puede salir mal, ¡arréglalo! (¡Al diablo con Murphy!)». Y encima escribí, en mayúsculas, "Ley de Peter"».

Así comenzó mi acumulación de veintiocho «leyes de Peter», algunas creadas y otras prestadas, que han regido mi vida y que impactan de manera interesante mis puntos de vista y esfuerzos en el campo de la longevidad. Leyes como:

«El día antes de que algo sea realmente un gran avance es una idea loca».

«Si no puedes ganar, cambia las reglas».

«Si crees que es imposible, entonces lo es para ti».

«La mejor manera de predecir el futuro es crearlo uno mismo».

Si bien la ISU creció de ser una oficina de 50 metros cuadrados a ser un campus de 100 millones dólares en Estrasburgo, Francia, fue el XPRIZE lo que realmente aceleró mis sueños de abrir la frontera espacial. Todavía cansado de mis futuras perspectivas de vuelo espacial, en 1993 leí la autobiografía de Charles Lindbergh, *Espíritu de San Luis*, y me enteré de que su famoso vuelo de 1927 de Nueva York a París se inspiró en un «premio de incentivo» de 25.000 dólares ofrecido por el hotelero Raymond Orteig para el primer vuelo sin escalas entre su lugar de nacimiento, Francia, y su nuevo hogar en Nueva York.

Entonces me di cuenta de que tal vez, solo tal vez, un gran premio en efectivo del orden de 10 millones de dólares podría inspirar a ingenieros y empresarios a construir una nave espacial para llevarnos al resto de nosotros al espacio. Sin saber quién sería mi benefactor (es decir, mi Orteig, Pulitzer o Nobel), lo llamé XPRIZE, con la «X» como sustituto del eventual patrocinador. Sin premios en efectivo ni equipos competidores, anuncié la competición por 10 millones de dólares el 18 de mayo de 1996, bajo el Arco de San Luis.

Cinco años más tarde, una empresaria visionaria, Anousheh Ansari, y su familia dieron un paso al frente para financiar la bolsa del premio. Eventualmente, veintiséis equipos de siete naciones se registraron para competir, y el 4 de octubre de 2004, un equipo llamado Mojave Aerospace Ventures, financiado por el cofundador de Microsoft Paul Allen y dirigido por el legendario diseñador aeroespacial Burt Rutan, puso su vehículo, SpaceShipOne, en dos vuelos consecutivos a una altitud de 100 km para reclamar el Ansari XPRIZE de 10 millones de dólares. Y, como se esperaba, se encendió la mecha y comenzó la industria de los vuelos espaciales comerciales. Diecisiete años después, en 2021, ahora vemos los frutos del XPRIZE cuando Sir Richard Branson (quien obtuvo la licencia de los derechos de SpaceShipOne para Virgin Galactic) y Jeff Bezos (con Blue Origin) han duplicado comercialmente esos vuelos XPRIZE para abrir un mercado turístico.

Desde 2004, la Fundación XPRIZE ha diseñado y lanzado más de 250 millones de dólares en premios, con otros 200 millones de dólares en desarrollo, en temas que van desde energía, agua y alimentos hasta atención médica, océanos y medio ambiente. Para financiar estos premios, hemos podido atraer a un grupo extraordinario de visionarios, hacedores y benefactores, un grupo al que llamamos nuestra «Junta de Innovación». Elegimos intencionadamente desafíos que no se pueden arreglar de la noche a la mañana. Problemas que estaban atascados, donde no se prestaba suficiente atención. Nuestro objetivo en XPRI-ZE es simple: brindarles a los innovadores un objetivo al que apuntar, abordar y conquistar. En última instancia, para impulsar a las mentes más brillantes a toda velocidad.

Todos los años llevo a la Junta de Innovación a un «viaje de aventuras» para explorar diferentes temas e intercambiar ideas sobre nuevos conceptos de premios. En años anteriores, nuestros viajes se han centrado en la inteligencia artificial, la impresión 3D, la realidad virtual y la realidad aumentada. Y en 2018, nos enfocamos en los temas gemelos de la longevidad y la medicina regenerativa, aventurándonos a la Ciudad del Vaticano, aprovechando un evento preexistente llamado United to Cure, organizado por Robin Smith, MD, y presentado por el Papa. Es la visita que relata Tony en el capítulo inicial de este libro.

LA MORALIDAD DE LA INMORTALIDAD

La conferencia del Vaticano duró tres días y reunió a los principales científicos y pensadores de todo el mundo, cubriendo muchos de los temas sobre los que has leído en los capítulos anteriores. Pero sin duda, mi sesión favorita del evento, y en la que participé, se titulaba «La Moralidad de la Inmortalidad».

La charla fue moderada por el presentador médico de la CNN, el Dr. Sanjay Gupta, e incluía al rabino Dr. Edward Reichman, al élder Dale Renlund, al reverendo padre Dr. Nicanor Austriaco, al director de los NIH, el Dr. Francis Collins, y a mí mismo.

Al comienzo de nuestro panel, el Dr. Gupta le pidió al rabino Reichman que proporcionara un contexto histórico del Antiguo Testamento sobre el envejecimiento y la longevidad humanos. «Adán vivió hasta los

930 años», comenzó el rabino Reichman. Matusalén vivió hasta los 969 años. Abraham vivió 175 años. Moisés murió a los 120 años, y es después de Moisés cuando la esperanza de vida humana se establece en su máximo de 120 años».

El rabino Reichman continuó contando estudios bíblicos: «En el momento del diluvio de Noé, Dios pronunció que [los humanos] tendrían 120 años. Eso no ocurrió de inmediato. [Se] tardó aproximadamente 750 años para que la longevidad del hombre se redujera gradualmente de aproximadamente 900 años a 120 años».

El rabino Reichman citó el trabajo de Nathan Aviezer, un científico contemporáneo y profesor de Física en Israel que escribe sobre la Torá desde una perspectiva judía ortodoxa. La interpretación de Aviezer es que, durante este período, una intervención divina introdujo genes específicos que redujeron la longevidad, y estos genes tardaron varias generaciones en proliferar y acortar la vida humana.

«Tal vez podría ser que estemos tratando de identificar esos genes que Dios introdujo en esa etapa de la historia y ahora revertirlos para lograr esa longevidad nuevamente», explicó Reichman.

Tanto si aceptamos la interpretación bíblica como si no, el registro científico sobre la evolución humana cuenta una historia muy diferente con respecto a la duración de la vida, que no incluye la longevidad.

En la época de los primeros homínidos, hace 1 millón de años, nuestros ancestros entraban en la pubertad a los 12 o 13 años de edad y, antes del control de la natalidad, las hembras quedaban embarazadas rápidamente. Cuando tenían 28 años, eran abuelos. Debido a que la comida siempre era escasa, el mejor resultado para la perpetuación de la especie era que los abuelos murieran temprano y no consumieran la comida que necesitaban los recién nacidos. Como tal, la edad promedio de los primeros humanos era de solo 28 años. «El envejecimiento no es solo un agotamiento del sistema», dijo el Dr. Collins en el Vaticano. «Es un proceso programado. La evolución probablemente invirtió en que la vida útil de una especie en particular no continuara para siempre. Tienes que sacar a los viejos del camino, para que los jóvenes tengan una oportunidad de obtener los recursos».

Un avance rápido hasta la Edad Media nos dice que el promedio de vida humana había aumentado a los 35 años de edad. A principios del año 1900, el promedio de vida aumentó hasta los 45 años. Hoy, se acerca a los 80.

Entonces, ¿por qué envejecemos y morimos, y cuánto tiempo deberíamos esperar vivir? Si bien hemos abordado esto en algunos capítulos anteriores, este será el enfoque de las páginas siguientes.

CERCA DE LA «VELOCIDAD DE ESCAPE DE LA LONGEVIDAD»

Cuando estaba en la Facultad de Medicina a finales de la década de 1980, tenía poco tiempo para mirar televisión. De vez en cuando veía algún episodio de *Star Trek*, pero era raro para mí sentarme en el sofá y distraerme. Pero recuerdo claramente un domingo por la tarde cuando me intrigó un documental sobre el tema de la longevidad en la vida marina. Resultó que las ballenas de Groenlandia podían vivir más de 200 años, y los tiburones de Groenlandia pueden vivir hasta 400 o 500 años.

Recuerdo haber pensado: si ellos pueden vivir tanto tiempo, ¿por qué nosotros no?

Como ingeniero, pensé que era un problema o de hardware o de software.

Como hemos visto anteriormente en este libro, ahora entramos en una era en la que podemos corregir esos problemas de hardware y software, dadas nuestras herramientas recién creadas para leer, escribir y editar el software de la vida, desarrollar órganos y modificar la biología del hardware de nuestros cuerpos.

Mi querido amigo, Ray Kurzweil, habla sobre un concepto llamado «velocidad de escape de la longevidad». Es una noción intrigante que asegura que en un futuro cercano la ciencia podrá extender su vida en más de un año por cada año que viva. Una vez que eso suceda, podremos comenzar a pensar en la verdadera longevidad. La predicción de Ray es que alcanzaremos la velocidad de escape de la longevidad en los próximos diez o doce años. El profesor George Church de la Escuela de Medicina de Harvard se hace eco de ese mismo período de tiempo. «Las tecnologías exponenciales que han mejorado la velocidad y el costo de lectura, escritura y edición de ADN y terapias genéticas ahora se aplican a la categoría de reversión del envejecimiento», dijo Church en mi viaje Longevity Platinum más reciente. «Hoy la ciencia suma un año de vida por cada cuatro años que estamos vivos. Pero creo que los avances en la reversión de la edad podrían significar que alcanzaremos la velocidad de escape de la longevidad dentro de una o dos décadas, dentro del rango de las próximas una o dos rondas de ensayos clínicos».

¿Qué significa eso? ¿Podemos extender la vida humana saludable más allá del límite bíblico establecido de 120 años? ¿Pueden los humanos vivir indefinidamente? Te imploro que pienses en lo que harías con treinta años adicionales de vida saludable.

Como veremos en este capítulo, esas tecnologías exponenciales de las que habló el Dr. Church, tecnologías como IA, CRISPR, terapia genética, lectura y escritura de ADN, robótica, fabricación digital, sensores y redes, se están acelerando y enfocando en la salud. Si bien muchos científicos son conservadores en sus creencias sobre la extensión de la vida humana sana, sigo creyendo que descubriremos una serie de tecnologías para extender la longevidad (o revertir la edad) más rápido de lo que la mayoría cree. Si esto es cierto, entonces todos debemos mantenernos sanos y libres de accidentes para poder interceptar los avances tecnológicos que se nos presenten. Parafraseando el libro de Ray Kurzweil sobre este tema, *Fantastic Voyage*, significa que debemos esforzarnos por «vivir lo suficiente para vivir para siempre». Esta es la razón para que aproveches las herramientas, plataformas y empresas destacadas en este libro, que pueden ayudarte a mantener un estado de salud óptimo y detectar cualquier enfermedad en su aparición más temprana. Ahora pasemos a esas tecnologías aceleradas que están haciendo que el futuro sea más rápido de lo que jamás habíamos imaginado.

TECNOLOGÍAS EXPONENCIALES QUE IMPULSAN LA LONGEVIDAD

En 2005, mi amigo futurista Ray Kurzweil escribió el libro fundamental sobre el tema de las tecnologías exponenciales o «aceleradoras», titulado *The*

Singularity Is Near: When Humans Transcend Biology. Como señaló Bill Gates, «Ray Kurzweil es la mejor persona que conozco para predecir el futuro de la inteligencia artificial. Su intrigante nuevo libro prevé un futuro en el que las tecnologías de la información han avanzado tanto y tan rápido que permiten a la humanidad trascender sus limitaciones biológicas, transformando nuestras vidas de formas que aún no podemos imaginar».

Cuando digo «tecnología exponencial», me refiero a cualquier tecnología que duplique su potencia mientras baja el precio de forma regular. La Ley de Moore es el ejemplo clásico. En 1965, el fundador de Intel, Gordon Moore, se fijó en que el número de transistores por unidad de superficie en circuitos integrados se duplicaba cada dieciocho meses. Esto significaba que cada año y medio, los ordenadores se volvían el doble de potentes, mientras que su costo se mantenía igual.

Moore pensó que esto era bastante sorprendente y predijo que esa tendencia podría continuar. Bueno, ha sido así durante cincuenta y cinco años. La Ley de Moore es la razón por la cual el teléfono inteligente que llevas en tu bolsillo es mil veces más pequeño, mil veces más barato y un millón de veces más poderoso que un superordenador de la década de 1970.

¡Y la cosa no desacelera!

A pesar de los informes de que nos acercamos a la muerte de la Ley de Moore, en 2020 continuó sin cesar y según lo programado. Para 2023, se proyecta que el ordenador portátil promedio de mil dólares tendrá la misma potencia informática que un cerebro humano (aproximadamente 1.016 ciclos por segundo). Veinticinco años después de eso, ese mismo ordenador portátil de mil dólares tendrá el poder computacional equivalente a todos los cerebros humanos que hay actualmente en la Tierra.

Más importante aún, no son solo los circuitos integrados los que están progresando a ese ritmo. En la década de 1990, Ray Kurzweil descubrió que una vez que una tecnología se vuelve digital, o una vez que se puede programar en los unos y ceros del código de ordenador, salta a la espalda de la Ley de Moore y comienza a acelerarse exponencialmente. Las tecnologías que ahora se aceleran a este ritmo incluyen algunas de las innovaciones más potentes que hemos soñado: ordenadores cuánticos, inteligencia artificial, CRISPR, secuenciación/escritura de genes, robótica, nanotecnología, ciencia de materiales, redes, sensores, impresión 3D, realidad aumentada, realidad virtual, *blockchain* y más.

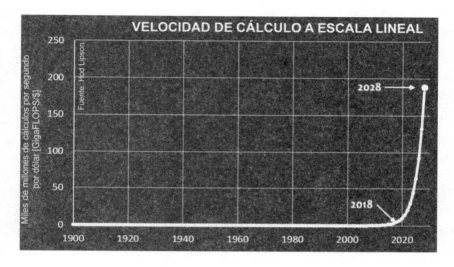

Mientras estas tecnologías se aceleran ante nuestros ojos, es difícil para nosotros asimilar lo que significa la velocidad del cambio o comprenderla. La razón tiene que ver con cómo perciben el cambio nuestros cerebros. Los humanos evolucionaron hace 300.000 años en las sabanas de África en un mundo que era local y lineal. En ese entonces, existías en tu propia burbuja, todo dentro de un día a pie desde tu poblado. Nada cambiaba de siglo en siglo, o de milenio en milenio. Y así se mantuvo a través de generaciones. Como resultado, nuestros cerebros evolucionaron para percibir, intuir e interactuar únicamente con un mundo lineal. Todos somos pensadores lineales.

Da treinta pasos lineales, uno... dos... tres... cuatro... cinco, etc., y terminarás unos treinta metros más allá. Pero si te pido que des treinta pasos exponenciales, donde un exponencial es una simple duplicación... uno, dos, cuatro, ocho, dieciséis, treinta y dos, y así sucesivamente, terminarás a mil millones de metros de distancia, dicho de otra manera, ¡darás la vuelta a la Tierra veintiséis veces!

Predecir el crecimiento exponencial no es intuitivo.

Entonces, ¿por qué estoy discutiendo todos estos números en un capítulo sobre la longevidad? Porque las tecnologías involucradas en extender la salud y la longevidad son exponenciales, y su impacto en nuestras vidas no es intuitivo. Quiero que entiendas que pueden pasar muchas cosas en solo una o dos décadas.

Probablemente valga la pena memorizar lo siguiente:

* Duplica algo diez veces, obtienes un aumento de 1.000 veces.
* Duplica algo veinte veces, obtienes un aumento de un millón de veces.
* Duplica algo treinta veces, obtienes un aumento de mil millones de veces.

Los empresarios que entienden el poder de tal crecimiento exponencial han desarrollado muchas de las empresas más exitosas del planeta en la actualidad: Google, Facebook, Amazon, Apple, Tesla, SpaceX, Tencent, Microsoft, Alibaba y Netflix, solo por poner algunos ejemplos.

Consideremos un experimento divertido... Si tienes un hijo, una sobrina o un sobrino, considera darles la siguiente opción:

Opción #1: ofréceles 1 dólar al día durante los próximos treinta días.

Opción #2: ofréceles un centavo el primer día, dos centavos el segundo día, cuatro centavos el tercer día y así sucesivamente.

Lo más probable es que elijan la primera opción.

Treinta dólares no está mal por cero trabajo.

Pero si aceptasen la segunda oferta, lo que empezaría con un centavo resultaría en 10 millones de dólares el último día.

¡Ahora se pone interesante!

Y este es el mismo poder exponencial que ahora impulsa cambios en la biotecnología en todo el mundo. Echemos un vistazo a solo algunos ejemplos.

Crecimiento exponencial en la secuenciación del genoma

Considera el costo y la velocidad de secuenciar tu genoma. El Proyecto del Genoma Humano, respaldado por los NIH, tardó trece años en realizarse y costó 3 mil millones de dólares para secuenciar el primer genoma: los 3,2 mil millones de letras de tu vida. Hoy cuesta menos de 1.000 dólares por genoma y tarda menos de un día en estar listo. Dentro de dos años, con las máquinas más nuevas de Illumina, podría costar tan solo 100 dólares y completarse en una hora. Increíblemente, el costo de la secuenciación del genoma se ha desmonetizado a un ritmo cinco veces más rápido que la Ley de Moore.

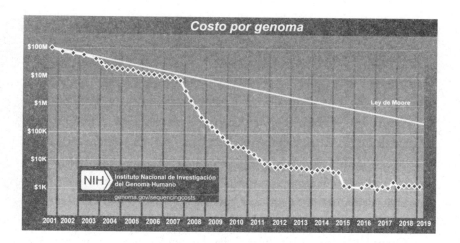

Crecimiento exponencial en almacenamiento

Considera el almacenamiento de datos, que es fundamental para el mundo de la genómica en la actualidad. Los 3.200 millones de pares de bases de tu genoma corresponden a unos 725 megabytes de datos, o 0,75 gigabytes de almacenamiento. En 1981, si tuvieras que almacenar tu genoma sin comprimir, un disco duro de almacenamiento de 1 gigabyte costaba medio millón de dólares. Hoy, es 50 millones de veces más barato, a menos de 1 centavo por gigabyte.

Crecimiento exponencial en computación

¿Qué tal el cálculo? En 1971, Intel lanzó su primer chip de ordenador, el Intel 4004. Tenía 2.300 transistores, a 1 dólar cada uno. Intel ya no te dice cuántos transistores hay en sus chips, pero el reciente Core i9 tenía 7 mil millones de transistores a menos de una millonésima de centavo cada uno.

Esto representa un aumento de 27 mil millones de veces en el rendimiento del precio en cuarenta y cinco años.

Pero no se está desacelerando. En 2021, Cerebras Wafer Scale Engine-2 estableció el récord mundial como el chip de circuito integrado más grande, con 8,5 pulgadas de lado, que alberga la asombrosa cantidad de 2,6 billones de transistores.

Crecimiento exponencial en comunicaciones

Si tienes un teléfono inteligente, tienes acceso a más poder computacional en tu mano que el que tenían la mayoría de los gobiernos del planeta hace solo treinta años. También tienes mejor acceso a una comunicación ubicua, de bajo costo y de alta calidad que los principales directores ejecutivos y jefes de estado de hace treinta años. El desafío es que damos por sentado tal poder computacional y de comunicaciones, maldiciendo a nuestro proveedor de servicios cuando se corta ocasionalmente una llamada.

Digital Communications ha sido uno de los niños del cartel del crecimiento exponenecial, mostrando un crecimiento icónico de cien veces de generación en generación. Por ejemplo, cuando el servicio móvil 4G lanzó su oferta en 2009, ofrecía velocidades de 100 Mbps. Una década después, en 2019, el 5G comenzó a implementarse ofreciendo velocidades de 10 Gpbs (cien veces más rápido). Cuando el 5G comenzó a implementarse por primera vez en 2019, la cantidad de suscriptores era de 13 millones. Para 2025, se espera que la base de usuarios de 5G haya crecido a 2.800 millones. Pero no se detiene allí. En agosto de 2020, un equipo de la Universidad de Osaka y de la Universidad Tecnológica de Nanyang en Singapur anunció el diseño de un nuevo chip para teléfonos móviles que podría ser la base para el 6G, prometiendo velocidades hasta cien veces más rápidas que el 5G, lo suficientemente rápido como para descargar 142 horas de Netflix en un segundo.

Estas redes terrestres prometen conectar a cada persona en la Tierra, los 8 mil millones de personas, en los próximos cinco años. Representan un salvavidas para las ciencias de la salud. Estas conexiones de alto ancho de banda y bajo costo ofrecen a todos la capacidad de cargar datos de salud u obtener apoyo de IA médica dondequiera que vivas.

Y no se trata solo de personas conectadas, sino de todos los dispositivos y sensores del planeta, lo que se conoce como Internet de las cosas (o IoT). Los dispositivos conectados a la IoT ya se han multiplicado a un ritmo sin precedentes, han alcanzado los 35.000 millones de dispositivos conectados este año, y se prevé que superen los 75.000 millones para 2025. Ciento veintisiete nuevos dispositivos se conectan a Internet por segundo. En términos de salud, cada persona tendrá la capacidad de monitorizar en tiempo real su salud y fisiología a partir de sensores en su organismo que lo medirán todo, desde la glucosa en sangre y la presión arterial, hasta los microARN que podrían indicar un ataque cardíaco inminente, o la calidad del sueño. En última instancia, todos estos datos se cargarán en una IA que puede monitorizar y asesorarte sobre tu estado de salud exacto. Hoy tenemos Amazon Alexa, Apple Siri y Google Now. Eventualmente, todos tendremos una IA personal, una versión de JARVIS de *Iron Man*. Estas IA personales recopilarán y controlarán nuestros datos de salud y nos permitirán convertirnos en «los directores ejecutivos de nuestra propia salud».

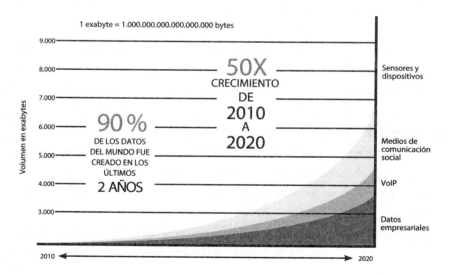

INTELIGENCIA ARTIFICIAL, REDES NEURONALES Y PLEGAMIENTO DE PROTEÍNAS

«Este trabajo computacional representa un avance sorprendente en el problema del plegamiento de proteínas, un gran desafío de la biología desde hace cincuenta años. Ha ocurrido décadas antes de que muchas personas en el campo lo hubieran predicho. Será emocionante ver las muchas formas en que cambiará fundamentalmente la investigación biológica».

—PROFESOR VENKI RAMAKRISHNAN, Premio Nobel y presidente de la Royal Society—.

Quizá la tecnología exponencial más importante que está transformando nuestras vidas en esta década es la inteligencia artificial. En el mundo de la IA, el aprendizaje automático surgió primero, utilizando algoritmos para analizar datos y hacer predicciones sobre el mundo. Así es como Amazon y Netflix hacen sus sugerencias sobre cosas que debes comprar y películas que ver. Luego vinieron las redes neuronales, inspiradas en la biología del cerebro humano. Estos circuitos en capas son capaces de aprender sin supervisión a partir de datos no estructurados. Simplemente libera una red neuronal en Internet y el sistema hará el resto.

El éxito de las redes neuronales en los últimos cinco años es impresionante. En marzo de 2016, AlphaGo de Google derrotó al campeón mundial de *go*, Lee Sedol, cuatro juegos a uno. El *go* tiene una complejidad de árbol de juegos de 10^{360}: es ajedrez para superhéroes. Unos meses después de esa victoria, DeepMind actualizó AlphaGo a una red neuronal llamada AlphaGo Zero al actualizar su estilo de entrenamiento. Entre 2015 y 2016, AlphaGo fue educado al consumir los datos de miles de juegos jugados previamente por humanos, lo que le enseñó el movimiento y contramovimiento adecuados para cada posición posible. AlphaGo Zero, por otro lado, aprendió a dominar el juego del *go* con cero datos. En cambio, se basa en el «aprendizaje de refuerzo»: esencialmente aprendió jugando una y otra y otra vez.

Comenzando con poco más que unas pocas reglas simples, a mediados de 2017, AlphaGo Zero tardó solo tres días en vencer a su padre, Alpha-Go, el mismo sistema que venció a Lee Sedol. Tres semanas después, derrotó a los sesenta mejores jugadores del mundo. En total, AlphaGo Zero tardó cuarenta días en convertirse en el mejor jugador indiscutible de *go* del mundo.

Entonces, ¿cómo se relaciona esto con la salud y la longevidad? Aquí aparece Alphafold.

Desde la década de 1980, cuando estaba terminando mis estudios de Ingeniería y Medicina, he rastreado un problema de supercomputación en particular que, de resolverse, revolucionaría la medicina. Llamado el gran desafío de la biología, el «problema del plegamiento de proteínas» planteó la siguiente pregunta: «Dada una secuencia de aminoácidos, ¿puedes predecir la estructura de proteína tridimensional final que resultaría?».

¿Por qué es importante? Las proteínas son quizá la clase más importante de moléculas del organismo humano, esenciales para la vida, que apoyan prácticamente todas sus funciones. Son macromoléculas formadas por cadenas de aminoácidos, y lo que hace una proteína depende en gran medida de su estructura 3D única. Una vez plegadas, las proteínas llevan a cabo una amplia gama de funciones, que van desde catalizar reacciones metabólicas, replicar el ADN, responder a estímulos, proporcionar estructura a células y organismos y transportar moléculas de un lugar a otro. Las enzimas y los anticuerpos son proteínas, al igual que la insulina, el colágeno, la elastina y la queratina.

Si pudiéramos predecir con precisión las estructuras de proteínas a partir de una secuencia de aminoácidos, se abriría la puerta a toda una nueva vía de desarrollo de fármacos precisos y de bajo costo.

En 1994, para monitorizar el progreso en el problema de superordenador del plegamiento de proteínas, se creó una competición bianual llamada «Evaluación crítica de la predicción de la estructura de proteínas» (CASP, por sus siglas en inglés; es decir, *Critical Assessment of Protein Structure Prediction*). Hasta 2018, el éxito fue bastante lento e incremental. Pero tras el éxito de AlphaGo Zero, el equipo de DeepMind liberó sus redes neuronales en el plegamiento de proteínas. Llamaron a su nueva red neuronal AlphaFold.

En su primera incursión en la competición CASP, AlphaFold acertó veinticinco de los cuarenta y tres posibles problemas de plegamiento de proteínas. ¡El equipo en segundo lugar logró apenas tres! ¿Fue precisa o no lo fue la predicción de AlphaFold? ¡Increíblemente precisa, dentro del ancho de un átomo (o 0,1 nanómetro)!

Arthur D. Levinson, presidente de Apple y director ejecutivo de Calico, la compañía de longevidad de Alphabet, dijo lo siguiente sobre el éxito de DeepMind: «AlphaFold es un avance único en una generación, que predice estructuras de proteínas con una velocidad y precisión increíbles. Este salto adelante demuestra cómo los métodos computacionales están preparados para transformar la investigación en biología y son muy prometedores para acelerar el proceso de descubrimiento de medicamentos».

LA IA Y EL DESCUBRIMIENTO DE MEDICAMENTOS

Más allá de predecir la estructura de una proteína, ¿qué pasaría si la IA pudiera generar nuevos medicamentos para atacar cualquier enfermedad, de la noche a la mañana, listos para ensayos clínicos? ¿Qué pasaría si pudiera diseñar un medicamento que fuera perfecto específicamente para ti? ¿Te imaginas aprovechar el aprendizaje automático para lograr con cincuenta científicos lo que la industria farmacéutica apenas puede hacer con un ejército de 5.000?

Esta es la promesa de utilizar IA para el descubrimiento de medicamentos. Es una oportunidad multimillonaria que puede ayudar a miles de millones de personas en todo el mundo.

Para brindar un contexto sobre lo increíble que es realmente esta oportunidad, examinemos el mercado farmacéutico global, una de las industrias más lentas y monolíticas en cuanto a adaptación, que superó los 1,25 billones de dólares en ingresos en 2019. En 2021, solo las diez principales compañías farmacéuticas han generado más de 355 mil millones de dólares. Al mismo tiempo, actualmente cuesta más de 2,5 mil millones de dólares (a veces hasta 12 mil millones de dólares) y lleva más de diez años llevar un nuevo medicamento al mercado. Y nueve de cada diez medicamentos que entran a los ensayos clínicos de fase 1 nunca llegarán a los pacientes.

Pero ya está surgiendo un mundo de abundancia farmacéutica. A medida que la inteligencia artificial converge con conjuntos de datos masivos en todo, desde la expresión genética hasta los análisis de sangre, el descubrimiento de medicamentos novedosos está a punto de volverse 100 veces más barato, 100 veces más rápido y dirigido de manera más inteligente.

Una de las nuevas empresas más populares que conozco en esta área, en la que Peter y yo hemos invertido, se llama Insilico Medicine, fundada y dirigida por el director ejecutivo, el Dr. Alex Zhavoronkov. En 2014, Zhavoronkov comenzó a preguntarse si podría utilizar estos conjuntos de datos masivos e inteligencia artificial para acelerar significativamente el proceso de descubrimiento de medicamentos. Había oído hablar de una nueva técnica en inteligencia artificial conocida como redes antagónicas generativas (o GAN, por sus siglas en inglés, es decir, *generative adversarial networks*). Al enfrentar dos redes neuronales entre sí (antagonistas), el sistema puede comenzar con instrucciones mínimas y producir resultados novedosos (generativos). Los investigadores habían utilizado las GAN para hacer cosas como diseñar nuevos objetos o crear rostros humanos falsos únicos en su tipo, pero Zhavoronkov quería aplicarlos a la farmacología. Supuso que las GAN permitirían a los investigadores describir verbalmente los atributos del fármaco: «El compuesto debería inhibir la proteína X en la concentración Y con efectos secundarios mínimos en los humanos», y luego la IA podría construir la molécula desde cero.

Para convertir su idea en realidad, Zhavoronkov estableció Insilico Medicine en el campus de la Universidad Johns Hopkins de Baltimore, Maryland, y se arremangó. «Invertimos tres años de arduo trabajo en desarrollar un sistema con el que los investigadores pudieran interactuar de esta manera», explica. «Pero lo logramos, y esto nos ha permitido reinventar el proceso de descubrimiento de medicamentos. Los resultados son una explosión de posibles objetivos farmacológicos y un proceso de prueba mucho más eficiente», dice Zhavoronkov. «La IA nos permite hacer con cincuenta personas lo que una típica compañía farmacéutica hace con cinco mil».

Los resultados han convertido lo que una vez fue una guerra de una década en una escaramuza de un mes. A fines de 2018, por ejemplo, Insilico generaba moléculas novedosas en menos de cuarenta y seis días, y esto incluía no solo el descubrimiento inicial, sino también la síntesis del fármaco y su validación experimental en simulaciones por ordenador.

En este momento, utilizan el sistema para buscar nuevos medicamentos para el cáncer, el envejecimiento, la fibrosis, el Parkinson, el Alzheimer, la ELA, la diabetes y muchos otros. También se encuentran en las primeras etapas del uso de la IA para predecir los resultados de los ensayos clínicos antes del ensayo. Si tienen éxito, esta técnica permitirá a los investigadores ahorrar mucho tiempo y dinero en el proceso de prueba tradicional.

Pero a pesar de lo extraordinarias que son estas capacidades de IA, es posible que no sean comparables con lo que vendrá esta década en el campo de la nanotecnología y los microbots capaces de atravesar nuestros cuerpos para efectuar reparaciones.

MICROBOTS Y VIAJE FANTÁSTICO

La película de ciencia ficción ganadora del Premio de la Academia de 1966 *Viaje fantástico* narra las aventuras de la tripulación de un submarino que es reducido a un tamaño microscópico e introducido en el cuerpo de un científico herido para reparar el daño en su cerebro.

Exactamente seis décadas después, en 2016, Bionaut Labs se fundó en Israel y ha convertido una versión de este concepto en un hecho científico: ha construido microbots controlados a distancia, más pequeños que un grano de arroz, que viajan a través del cuerpo para administrar tratamientos con medicamentos en lugares precisos.

¿Por qué es importante? Muchos de los problemas a los que nos enfrentamos en medicina hoy en día son de naturaleza local. Piensa, por ejemplo, en el cáncer de cerebro, pulmón u ovario. Desafortunadamente, tratamos estos problemas de cáncer local con soluciones como la quimioterapia que afecta a todo el cuerpo y produce efectos secundarios significativos.

Bionaut Labs primero busca revolucionar el tratamiento de los trastornos del sistema nervioso central (SNC) utilizando estos microbots de menos de un milímetro de diámetro, llamados «Bionauts», que son controlados de manera remota por fuerzas magnéticas conducidas para dirigir su carga útil. Una vez dentro del tejido cerebral, y ubicados junto a un tumor, por ejemplo, los Bionauts se activan magnéticamente para liberar su carga útil. Su precisión está a la par con la precisión de los cirujanos, cuya desviación estándar cae en el rango de un solo milímetro.

Hoy en día, los Bionauts pueden administrar productos biológicos y terapias de moléculas pequeñas con una precisión sin precedentes. Las futuras generaciones de dispositivos podrían proporcionar estimulación eléctrica, ablación térmica o placa radiactiva para tratar otras enfermedades. Y más adelante, a medida que estos robots microscópicos residentes se reduzcan en tamaño hacia la nanoescala y aumenten en inteligencia, pueden conducir al futuro descrito por K. Eric Drexler en su libro fundamental *Engines of Creation: The Coming Era of Nanotechnology*, cuando los ensambladores universales, máquinas diminutas que pueden construir objetos átomo por átomo, se utilizarán como robots medicinales que ayudarán a limpiar los capilares, combatir el cáncer y reparar cualquier daño.

A corto plazo, Bionauts Labs se centra en el diagnóstico y tratamiento tempranos de la enfermedad de Alzheimer, la enfermedad de Huntington y los gliomas. Los Bionauts podrían brindar vigilancia continua para evitar la progresión de estas y muchas otras enfermedades, razón por la cual Peter y yo invertimos en esta empresa a través de BOLD Capital.

LA VELOCIDAD ACELERADA DE LAS TECNOLOGÍAS ACELERADORAS

Ahí lo tienes: el poder de la computación, la inteligencia artificial, los sensores, las redes y la robótica para transformar la atención médica y el cuidado de los enfermos. Para la mayoría de los lectores, la idea de lograr la reversión de la edad o de alcanzar la «velocidad de escape de la longevidad» puede sonar a ciencia ficción. Pero me encantaría que consideraras que puede que no sea más loco que algunos de los otros avances extraordinarios que hemos logrado en las últimas décadas... coches voladores, videollamadas globales gratuitas en FaceTime o la capacidad de la IA para predecir el plegamiento de proteínas, ejecutar la navegación de Google Maps, crear *deepfakes* y diagnosticar pacientes. Quizá no sea más loco que Elon Musk y Jeff Bezos nos lleven a Marte y la Luna en la próxima década. Si bien nuestra mente humana lineal es excelente para hacer predicciones a corto plazo, subestimamos enormemente lo que se puede lograr a largo plazo.

Por supuesto, las tecnologías exponenciales explicadas anteriormente no se quedan quietas, no hemos alcanzado el pináculo de la tecnología de la humanidad. Nuestra velocidad de innovación en realidad se está acelerando. Como ya he mencionado anteriormente, la única constante es el cambio.

No es lo mismo una década de progreso entre 1950 y 1960 que una década de progreso, digamos, cincuenta años después, entre 2010 y 2020. Las razones son múltiples. En primer lugar, el crecimiento exponencial del poder de cómputo del que hemos hablado anteriormente, a saber, la Ley de Moore. El segundo es la convergencia de tecnologías aceleradas, como la intersección de la IA y la robótica, o la IA y la terapia genética. El tercero es un conjunto específico de tres fuerzas: tiempo ahorrado, desmonetización y abundancia de capital. Echemos un vistazo rápido a cada uno y por qué son importantes.

La primera fuerza es el tiempo ahorrado. La innovación necesita tiempo y enfoque, la capacidad de un investigador o emprendedor para enfocar su tiempo disponible en superar los desafíos científicos. La manera en que gastamos nuestro tiempo ha cambiado mucho en las últimas décadas. Nuestra capacidad para obtener respuestas instantáneas en Google a casi cualquier pregunta que queramos es quizá la principal entre ellas. Compara esto con los días en que necesitarías conducir a la biblioteca y esperar poder encontrar un libro publicado que tenga los datos que necesitas. Añade a esto el tiempo ahorrado que resulta de las comunicaciones globales instantáneas y la capacidad de encontrar el producto exacto que necesitas y pedirlo en línea, y recibirlo al día siguiente. Y, por supuesto, a partir de la pandemia de 2020, existe la aceptación de conectarse con alguien a través de Zoom, en lugar de pasar un día entero volando de Los Ángeles a Nueva York para una reunión de una hora.

Todo esto tiene un impacto en la tasa de innovación. A medida que esta bonanza de horas extra continúa acumulándose, los inventores, los empresarios, esos proverbiales chicas y chicos en el garaje, tendrán mucho más tiempo para experimentar, fallar, intentarlo otra vez, fallar nuevamente, intentarlo de nuevo y, finalmente, hacerlo bien. La tecnología ha reducido los plazos de desarrollo de la innovación y ha ampliado el tiempo que los innovadores pueden dedicar al desarrollo. Es una fuerza que acelera la tasa de aceleración, pero no es la única.

Nuestra segunda fuerza es la desmonetización de la tecnología y de los servicios. Si bien las nuevas empresas y los investigadores obtienen acceso a más y más efectivo, el impacto de cada dólar también se está acelerando. Lo que significa que ahora puedes hacer mucho más con un dólar de inversión en investigación que hace solo una década.

Quizá no haya mejor ejemplo que el costo de la secuenciación del ADN mencionado anteriormente en el libro. Para recordártelo, el Proyecto del Genoma Humano tardó alrededor de una década en secuenciar un solo genoma humano, completado en abril de 2003 a un costo aproximado de casi 3 mil millones de dólares. Hoy, el secuenciador de última generación de Illumina tiene el potencial de secuenciar tu genoma en una hora y por 100 dólares, o 87.600 veces más rápido y 30 millones de veces más barato. Como resultado, si estás trabajando en genómica, entonces tu subvención de investigación del gobierno o tu última ronda de financiación ahora va mucho más allá que nunca, acelera los conocimientos y cataliza los avances.

Y lo que es cierto para la secuenciación de genes es cierto en docenas de campos: todo, desde el acceso a superordenadores en la nube, al almacenamiento de datos casi infinito y sin costo y a las videoconferencias globales gratuitas en Zoom. Agrega a esto el impacto de la impresión 3D y las herramientas de investigación como sensores, cámaras, acelerómetros, solo por nombrar algunas, que se han reducido mil veces en tamaño y un millón de veces en precio.

Nuestra tercera y última fuerza es la abundancia de capital. Nada acelera la innovación tecnológica como el dinero en efectivo. Mucho dinero en efectivo. Más efectivo se traduce en más personas, equipos, experimentación, errores y, finalmente, creación de avances.

Ahora hay más «abundancia de capital» que en cualquier otro momento. Como señala *The Economist*, las empresas recaudaron más capital en 2020 (en medio de una pandemia) que en cualquier otro momento de la historia de la humanidad. Quizá el mejor ejemplo de esto es la historia de la financiación de capital de riesgo, la fuente tradicional de capital inicial que ha ayudado a crear nombres familiares desde Apple y Google hasta Amazon y Uber. En 2020, las empresas de capital de riesgo de Estados Unidos invirtieron 156,2 mil millones de dólares en nuevas empresas, lo que equivale a alrededor de 428 millones de dólares todos los días del año. Esta suma récord superó los 136,5 mil millones de dólares invertidos en 2019. Y, como era de esperar, la industria biotecnológica experimentó un crecimiento masivo año tras año, de 17,2 mil millones de dólares en inversiones en 2019 a un máximo histórico de 27,4 mil millones de dólares invertidos en 998 acuerdos en 2020, impulsados en gran medida por avances médicos en el desarrollo de vacunas y terapias para la COVID-19.

Se mire por donde se mire, esta era de abundancia de capital sin precedentes está acelerando enormemente la innovación y financiando ideas locas y metafóricos lanzamientos a la luna.

SIGUE EL DINERO

Para reforzar este punto final sobre la abundancia de capital, y para darte una mayor confianza en que aún podemos alcanzar la velocidad de escape de la longevidad en la próxima década o en la siguiente, vale la pena compartir las historias de algunos de los fondos de riesgo y programas gubernamentales pioneros que literalmente están invirtiendo miles de millones de dólares en el campo cada año. Fondos de riesgo como BOLD Capital Partners (mi propio fondo), Prime Mover Labs, Khosla Ventures (en el que Tony y yo somos inversores), Section32, Kitty Hawk Ventures, Google Ventures, Founders Fund, Arch Ventures, Longevity Vision Fund, RA Capital, OrbiMed, LUX Capital y Hevolution Foundation, solo por nombrar algunos, todos los cuales, acumulativamente, están invirtiendo muchos miles de millones de dólares cada año en este campo.

«Tengo la misión de impactar positivamente en mil millones de vidas brindando una versión asequible y accesible de atención médica y longevidad al mundo», dice Sergey Young, socio gerente de Longevity Vision Fund y autor del libro *The Science and Technology of Growing Young*.

Luego hay un fondo de 3 mil millones de dólares con el nombre de Prime Mover Labs (PML), administrado por Dakin Sloss. Tony Robbins es uno de los socios de este fondo. «PML invierte en inventos científicos innovadores que transforman miles de millones de vidas», dice Dakin. «Desplegamos alrededor de 200 millones de dólares cada año en el área de longevidad para extender la cantidad y calidad de vida de nuestra familia humana».

Añade Khosla Ventures, que administra 14 mil millones de dólares bajo administración, y OrbiMed, cuyos 19 mil millones de dólares se dedican únicamente a la atención médica.

Y no todo es dinero privado para hacer avanzar este campo. La administración Biden merece elogios por su propuesta de la Agencia de Proyectos de Investigación Avanzada para la Salud de 6,5 mil millones de dólares, conocida como ARPA-H, inspirada en el brazo de la Agencia de Proyectos de Investigación Avanzada (ARPA) del Departamento de Defensa de Estados Unidos, que en la década de 1960 le dio a América ARPANET, el precursor de la Internet global actual. ARPA-H tendría como objetivo ofrecer tratamientos innovadores para enfermedades como el Alzheimer, el cáncer y la diabetes.

Quizá uno de los jugadores más extraordinarios (y más nuevos) en el campo del envejecimiento es Hevolution Foundation, una organización sin fines de lucro con sede en Riyadh, Arabia Saudita. Hevolution se formó en asociación con líderes tanto del Reino de Arabia Saudita como de los Emiratos Árabes Unidos, y se dotó de un presupuesto inicial que les permite desplegar al menos mil millones de dólares por año para cumplir su visión de «extender la vida sana en beneficio de toda la humanidad».

Para administrar la fundación, el liderazgo eligió a un veterano brillante y visionario en el campo, Mehmood Khan, MD, para que fuera su director ejecutivo. Mehmood es una potencia en el campo de la longevidad, ya que se desempeñó como exvicepresidente y director científico de PepsiCo, presidente de I+D global en Takeda Pharmaceuticals y, más recientemente, director ejecutivo de Life Biosciences (una de las compañías de David Sinclair).

«Todo ser humano tiene derecho a prosperar a lo largo de su vida, independientemente de su edad, geografía o circunstancia económica», dijo Khan. «Vemos el envejecimiento como la mayor oportunidad de la humanidad y queremos catalizar la ciencia para lograr avances significativos en la duración de la salud. Para permitir esto, Hevolution financiará la investigación científica para acelerar los enfoques terapéuticos del envejecimiento y realizará inversiones en empresas dedicadas a trabajos alineados con esa investigación».

Lo mires como lo mires, eso es mucho capital acelerando el ritmo de las tecnologías de reversión de la edad y la duración de la salud. Si bien pocos argumentarían que estar más sano durante más tiempo y no sufrir en los últimos años es algo bueno, algunos están preocupados por las consecuencias de más humanos en la Tierra, el espectro de la superpoblación.

¿LAS VIDAS MÁS LARGAS CAUSARÁN LA SUPERPOBLACIÓN DE LA TIERRA?

«La Tierra se enfrentará a un colapso masivo de la población en los próximos veinte o treinta años. Esta sería la manera de morir de la civilización, con un gemido».

—ELON MUSK, fundador, SpaceX y Tesla—.

En la década de 1980, Paul Ehrlich publicó un libro, *The Population Bomb*, que incitó el temor mundial a la superpoblación. Dijo que demasiadas personas, amontonadas en espacios demasiado reducidos, exprimirían la Tierra. A menos que la humanidad reduzca su número, todos nosotros nos enfrentaríamos a una «hambruna masiva» en «un planeta moribundo». Las estimaciones originales de las Naciones Unidas estimaban que la población mundial alcanzaría un máximo de 10.900 millones de personas para 2.100.

Hasta el día de hoy, cuando hablo públicamente sobre la reversión de la edad y la longevidad, muchos expresan su preocupación por la superpoblación. Pero los datos de las últimas décadas pintan un panorama muy diferente, uno en el que el problema de la sociedad bien puede ser la falta de población a finales de este siglo.

En 2021, *The Lancet*, una de las revistas médicas más prestigiosas del mundo, desafió el pronóstico de los demógrafos de la ONU y proyectó que la población mundial alcanzará un máximo de 9.700 millones para 2064 y disminuirá a 8.800 millones para 2100.

Eso son cuatro décadas antes y 2 mil millones menos de personas.

Resulta que la mejora de los niveles de vida a nivel mundial y la disminución de las tasas reproductivas han hecho justo lo contrario de lo que se había predicho, poniéndonos en peligro potencial debido a la falta de población.

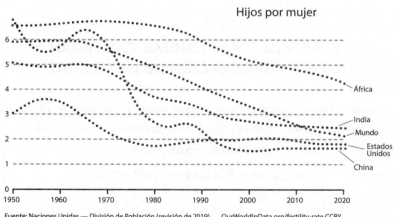

Hijos por mujer

Fuente: Naciones Unidas — División de Población (revisión de 2019)   OurWorldInData.org/fertility-rate CCBY

Nota: los hijos por mujer se miden como la tasa de fecundidad total, que es el número de hijos que tendría una mujer promedio si viviera hasta el final de sus años fértiles y tuviera hijos a la edad actual específica de fecundidad.

Menos personas en general significan menos trabajadores. La población se desplazará hacia los ancianos, creando una carga más pesada para la población trabajadora más joven.

La tasa de fertilidad total es una métrica que los demógrafos utilizan para medir el número de hijos por mes. La tasa de reemplazo de la población, que es el número promedio de hijos por familia para que cada generación se reemplace exactamente a sí misma, es de aproximadamente 2,1.

El gráfico anterior cuenta una historia fascinante y esperanzadora. Hace setenta años, la tasa de fertilidad promedio global era de 5,05. Varios países, como Ruanda, Kenia y Filipinas, tenían una tasa de fecundidad superior a 7 hijos por mujer. China tenía una tasa de fertilidad de poco más de 6, mientras que India estaba justo por debajo de 6. Solo un país en el mundo tenía una tasa de fertilidad de menos de 2, y esa era la pequeña nación europea de Luxemburgo. Estados Unidos, en comparación, tenía una tasa de fertilidad total de 3,03 en 1950.

Pero mucho ha cambiado desde entonces. Hoy, aproximadamente el 80 % de la población mundial vive en países con una tasa de fertilidad inferior a 3. A partir de 2020, la tasa de fertilidad promedio global se ha reducido a un poco más de la mitad, a 2,44. Varios países ahora tienen una tasa de fertilidad que está significativamente por debajo del nivel de reemplazo, con Estados Unidos en 1,77, y las mujeres en países como Irán y Tailandia tienen solo 1,6 hijos de media.

¿A qué se debe este declive sin precedentes? En resumen, hay tres razones principales: el empoderamiento de las mujeres, la disminución de la mortalidad infantil y el aumento del costo de criar a los hijos.

Y la pandemia de la COVID-19 parece haber acelerado esta tendencia hacia la despoblación. Históricamente, ha habido un aumento en los nacimientos nueve meses después de los desastres, y algunas personas se preguntan si habrá un *baby boom* después de la COVID.

Pero es más complicado que eso.

Muchas personas ahora están más inseguras de su seguridad financiera. El cuidado de los niños durante la pandemia ha sido difícil. Los padres están separados de la familia extendida, que habrían sido parte de la crianza de un recién nacido.

Y los números reflejan estas tendencias. Las clínicas informan un aumento en las solicitudes de recetas para el control de la natalidad. La pandemia ha cambiado la manera en que el mundo piensa en los niños, incluso podría acercar el mundo a la subpoblación antes de lo que pensamos.

En abril de 2021, cuando entrevisté a Elon Musk para el lanzamiento del XPRIZE Carbon Removal de 100 millones de dólares, le pregunté su preocupación sobre el tema de la población. Sacudió la cabeza y dijo: «La Tierra se enfrentará a un colapso masivo de la población en los próximos veinte o treinta años. Esta sería la manera de morir de la civilización, con un gemido».

Más que nunca, necesitamos aumentar nuestra esperanza de vida productiva y saludable. Si no prolongamos la vida sana y la duración de la salud productiva, es probable que nos enfrentemos a una importante escasez de mano de obra. Por lo tanto, una vida más larga y sana no solo nos permitirá pasar más tiempo con nuestros seres queridos y cumplir nuestros sueños de la lista de deseos, sino que también tiene el potencial de un enorme valor económico para la sociedad.

En 2021, investigadores de Harvard, Oxford y de la London Business School demostraron cuánto vale en dólares aumentar la vida sana.

Retrasar el envejecimiento en solo un año vale más de 38 billones de dólares para la economía global.

Eso es solo un año. Imagina los beneficios sociales y el valor económico de aumentar la esperanza de vida sana entre diez y veinte años.

SUEÑOS DE INMORTALIDAD

Ahí lo tienes. Un *tour de force* de las tecnologías exponenciales y la abundancia de capital que se aplican a la salud y la longevidad, un conjunto de herramientas que pueden permitir que muchos lectores de este libro, si lo desean, alcancen la meta de la velocidad de escape de la longevidad.

¿Cuánto tiempo podrías vivir? ¿Una edad de 120 años significa silla de ruedas y babas? ¿Qué podría ser posible en esta década o en la próxima?

Para cerrar este capítulo, destacaré el trabajo y las predicciones de dos amigos que conociste anteriormente en este libro, expertos en reversión de edad, ambos de la Escuela de Medicina de Harvard, los Dres. George Church y David Sinclair.

Como mencionamos en el capítulo 4, en diciembre de 2020 el Dr. Sinclair fue el autor principal de un artículo histórico, el artículo de portada de la revista *Nature*. El artículo se tituló «Turning Back Time: Reprogramming Retinal Cells Can Reverse Age-Related Vision Loss» (Hacer retroceder el tiempo: la reprogramación de las células de la retina puede revertir la pérdida de visión relacionada con la edad).

El Dr. Sinclair resumió la importancia del trabajo publicado de la siguiente manera: «El punto principal del artículo es que descubrimos que hay una copia de seguridad de la información juvenil en la célula a la que podemos acceder y que nos da la capacidad de reiniciar las células, incluso en un animal vivo. En el caso del artículo de *Nature*, descubrimos que podíamos reiniciar las células del ojo del ratón y rejuvenecerlas, llevándolas atrás en el tiempo. El sistema de visión del ratón no solo parecía más joven, era literalmente más joven. Y el hecho de que exista esta copia de respaldo de información juvenil me da muchas esperanzas de que podamos hacer esto también en otros órganos y tejidos. El campo ha recorrido un largo camino en los últimos cinco años, donde ahora podemos hablar abiertamente sobre la idea de la reversión del envejecimiento. Ahora es uno de los temas más candentes que estudiar y cientos de laboratorios de todo el mundo están trabajando en este tema. Como en una especie de fiebre del oro, tratamos de ver qué tejidos y órganos podemos reprogramar epigenéticamente para hacerlos más jóvenes».

Cuando se le preguntó cómo podría funcionar la reversión de la edad en humanos, David describe un escenario en el que alguien, quizá de 60 años, opta por un tratamiento que utiliza tres de los cuatro factores de Yamanaka (el Dr. Shinya Yamanaka ganó el Premio Nobel de Medicina 2012 por describir el uso de cuatro factores capaces de producir células madre pluripotentes inducidas) para reprogramar epigenéticamente su organismo. Después del tratamiento, todo, desde su piel hasta su cerebro y su hígado, se rejuvenecería, revirtiendo su edad varias décadas. Y luego, cuando «envejezca» unas décadas más tarde, te someterías a otro tratamiento de rejuvenecimiento y seguirías reiniciando el sistema. «No sabemos cuántas veces podemos restablecer la edad de una persona», continúa Sinclair, «pero me sorprendería si no pudiera hacerse varias veces».

Cuando se le pide un cronograma, el Dr. Sinclair responde: «Espero que tengamos una prueba de concepto realizada en los próximos dos o tres años. Y si eso funciona, avanzaremos tan rápido como lo permita la FDA». ¿En la reprogramación de qué tejidos trabajan el Dr. Sinclair y sus colegas? Rápidamente recita una lista: «Hígado, bazo, músculo, riñón, audición, cerebro. Y uno de mis colegas reprogramó el hipocampo en ratones y esos ratones recuperaron sus recuerdos».

El otro gran pensador en el campo de la reversión de la edad mencionado anteriormente en este capítulo y en el libro es el prolífico científico y empresario Dr. George Church. Su trabajo y sus predicciones, junto con las del Dr. Sinclair, me han dejado asombrado y con gran optimismo sobre las próximas décadas.

«La estrategia de los tratamientos de reversión del envejecimiento», comenzó Church, «es probarlos contra varias enfermedades que no tienen nada en común, salvo que resultan ser enfermedades del envejecimiento en el mismo animal. Si un solo tratamiento puede revertir una multitud de enfermedades relacionadas con la edad, entonces tienes un tratamiento de reversión de la edad. Y eso es exactamente lo que demostró en ratones uno de los estudiantes de postdoctorado, el Dr. Noah Davidson».

Como explicamos en el capítulo 17, el Dr. Davidson, junto con el Dr. Church, ha iniciado una compañía llamada Rejuvenate Bio que busca tratar seis enfermedades diferentes del envejecimiento en perros. «Los primeros resultados son muy positivos y esperamos contar con la aprobación de estos tratamientos de reversión de la edad en perros en los próximos dos años», dijo Church. «Entonces, si todo va bien, comenzaremos los ensayos clínicos en humanos un par de años después de eso».

Cuando se le preguntó cuántos años podrían vivir los humanos dados los avances en la ciencia del rejuvenecimiento, el Dr. Church respondió: «No creo que haya un límite superior, creo que es una cuestión de lo rápido que lleguemos allí. Todo apunta a que el crecimiento exponencial de la tecnología es especialmente efectivo en la biología, que ahora es una ciencia de la información. Es muy posible que algunas de las personas que viven hoy no vean un límite superior. Y es muy posible que algunos de nosotros en esta conversación de hoy tengamos 150 o 200 años de edad, y en ese momento nuestra tecnología será tan avanzada que seguirá funcionando».

Hace veinticinco años, cuando mis sueños de vuelos espaciales parecían avanzar demasiado lentamente, fue el Ansari XPRIZE de 10 millones de dólares para vuelos espaciales lo que ayudó a impulsar la industria de vuelos espaciales privados que estamos experimentando ahora. Por la misma razón, no dejo nada al azar y espero acelerar el reino de la reversión de edad lo más rápido posible, hoy estoy trabajando con los mejores científicos (incluidos David Sinclair, George Church y Sergey Young) para diseñar y financiar un Age Reversal XPRIZE de 100 millones de dólares (en el momento de escribir este capítulo, se han comprometido 55 millones de dólares hasta el momento). Nuestro objetivo es inspirar a tantos equipos como sea posible para demostrar la tecnología necesaria para rejuvenecernos en al menos un 25 % de nuestra vida útil. Para obtener más información, visita xprize.org.

Así que ahí lo tienes. Un futuro en el que las CRISPR, la terapia genética, las células madre, los órganos de reemplazo, la IA y una multitud de tecnologías exponenciales tienen el potencial de extender lo que la sociedad cree que es la duración típica de la salud humana. ¿Seremos capaces de llegar a los 120 años de edad de Moisés? Parece probable. Pero, ¿qué pasa con Adán a los 930 o Matusalén a los 969 años? Muchos de los que leemos este libro, si la ciencia tiene éxito en alcanzar la velocidad de escape de la longevidad, quizá lo descubramos.

Yo, por mi parte, estoy haciendo todo lo que puedo para mantenerme vital y sano para interceptar las próximas décadas de cambio exponencial que se avecinan. Y tú, como mínimo, incluye todas las recomendaciones hechas en capítulos anteriores sobre dieta, ejercicio, sueño, suplementos y una carga de diagnóstico anual. Pero quizá una de las cosas más importantes que puedes hacer es adoptar una mentalidad de longevidad. Una mentalidad caracterizada por una vida más satisfactoria, apasionada y con propósito. Para guiarnos a través del poder de decisión, de la mentalidad y de cómo crear una calidad de vida extraordinaria, no hay nadie mejor que Tony Robbins...

24

CREAR UNA CALIDAD DE VIDA EXTRAORDINARIA: EL PODER DE LA MENTE

«Por muy grande que sea la oscuridad,
debemos proporcionar nuestra propia luz».

—STANLEY KUBRICK, legendario cineasta estadounidense—.

Si te has quedado conmigo hasta aquí, ¡felicidades! A estas alturas ya conoces el panorama. El emocionante amanecer de la medicina regenerativa nos está llevando a vidas radicalmente más sanas y vitales. Los conocimientos y los avances en salud están transformando todas las facetas de la medicina, desde los órganos de reemplazo en 3D hasta los medicamentos vivos que vencen el cáncer con nuestras propias células modificadas. Las CRISPR y la terapia genética nos permiten rediseñar literalmente cómo funcionan nuestros cuerpos. Y cada día estamos más cerca de responder el enigma de por qué envejecemos y cómo pronto podremos hacer retroceder el reloj.

Pero aún quedan algunas preguntas fundamentales por responder: ¿cómo podemos aprovechar al máximo nuestra mayor esperanza de vida? ¿Es una existencia más larga y más vibrante físicamente un fin en sí mismo? Y, sobre todo, ¿cómo encontramos la realización?

Aquí está la respuesta corta: no es la cantidad de años lo que más importa. Volvamos a la conferencia del Vaticano que abrió este libro. En un momento de su charla, Peter Diamandis preguntó a la audiencia: «¿Cuántos querrían vivir hasta los ciento veinte años si pudieran?». Peter se quedó asombrado por la respuesta. A juzgar por la votación a mano alzada, alrededor de dos tercios no querían participar en una vida útil de 120 años, ¡y eran personas en el negocio del rejuvenecimiento!

¿Por qué esa falta de entusiasmo? Creo que es porque a la mayoría de las personas que conozco les encanta la idea de la longevidad, pero a la hora de la verdad, queremos más calidad que cantidad de vida. Buscamos una calidad de vida extraordinaria. La buena salud es la base, sin duda. Pero las personas pueden estar físicamente sanas y aun así perderse la calidad de vida que desean. ¿Por qué? Porque aún no han dominado su propia mente. No han aprendido a aprovechar al máximo su tiempo en la Tierra, por largo que sea. Mientras viajamos juntos por estas últimas páginas en este largo y maravilloso viaje, veamos una última herramienta para la salud, la curación y la vitalidad. Es la herramienta más increíblemente poderosa de todas.

Así es: ¡tu mente!

Si estuvieras a punto de morir ahora mismo, si la parca llamara a tu puerta, negociarías si pudieras, ¿verdad? Digamos que negociaste con éxito una semana más de vida. ¿Cómo pasarías esa semana? ¿Estarías lloriqueando, preocupándote, quejándote, arrepintiéndote? ¿Estarías frustrado y enfadado por alguna antigua desilusión? ¿Sufrirías el camino hasta el final?

¿O elegirías dejar el mundo amando y riendo? ¿Pasarías esas últimas horas con los amigos y la familia que amas, dando, conectando, compartiendo tus emociones más sinceras e íntimas? ¿Intentarías exprimir hasta la última gota de euforia de cada momento que te queda? De cualquier manera, dependería de ti. No podemos predecir el número de días que nos quedan. Pero podemos controlar absolutamente lo que obtenemos de ellos.

Ese es el tema de estos dos últimos capítulos del libro: el poder de la mente y lo que realmente se necesita para alcanzar la plenitud.

PLACEBOS Y EL PODER DE LA MENTE

«La mente es poderosa y tienes más control sobre ella del que crees».

—SCOTT D. LEWIS, practicante de atención plena—.

Aquí hay un ejemplo fascinante de tu manera de pensar en el trabajo: el efecto placebo. ¿Qué son los placebos? Son «medicamentos» o procedimientos inofensivos que se utilizan para probar la eficacia de una terapia. Pero si pensabas que los placebos no tenían un impacto real, estás equivocado.

Muchas personas han oído hablar de pacientes con cáncer en fase 3 o fase 4, y de repente pasan a una remisión espontánea y el cáncer desaparece. ¿Recuerdas a Ginny, la madre de mi exnovia, la mujer a la que le dieron nueve semanas de vida? Más de cuarenta años después, ella sigue viva y bien. Algunas personas creen que estos milagros aparentes son el resultado de la oración, otros piensan que un cambio de dieta marcó la diferencia. Pero aquí hay dos cosas que sabemos con certeza:

- La ciencia médica tradicional no puede explicar lo que sucedió.
- La mente contiene el poder de sanar el cuerpo.

Hay innumerables ejemplos de placebos que duplican, o incluso superan, el impacto de los medicamentos reales. Al movilizar el lóbulo frontal del cerebro, los placebos pueden tener un poder tremendo sobre el dolor, sobre los efectos secundarios de los medicamentos, incluso sobre las enfermedades degenerativas. Hagamos un rápido recorrido por la historia de este asombroso fenómeno para mostrarte lo realmente poderosa que es tu mente:

- El efecto placebo fue descubierto durante la Segunda Guerra Mundial por un anestesiólogo llamado Dr. Henry Beecher, quien se quedó sin morfina en medio de un bombardeo alemán. Desesperada por aliviar el dolor de un soldado, la enfermera de Beecher inyectó una jeringa son solución salina pero le dijo al hombre herido que estaba tomando el poderoso analgésico. Para asombro de Beecher, la solución salina calmó la agonía del soldado y evitó que entrara en estado de *shock*. Después de que Beecher regresara a la Facultad de Medicina de Harvard una vez finalizada la guerra, fue pionero en el uso de estudios clínicos «controlados» para nuevos medicamentos, en los que algunos de los sujetos de prueba obtenían un placebo sin saberlo.

Al restar la mejora en el grupo de control con placebo, los investigadores podían determinar si un fármaco realmente funcionaba o no.

• En un estudio sobre el dolor de la migraña en la Escuela de Medicina de Harvard, se encontró que el placebo era casi tan efectivo como el medicamento real. Lo que hizo que los resultados fueran aún más sorprendentes fue que los científicos lo etiquetaron claramente como «placebo», es decir, ¡los pacientes sabían lo que no estaban recibiendo! Como señaló el investigador principal, «El efecto placebo es más que un pensamiento positivo [...] Se trata de crear una conexión más fuerte entre el cerebro y el organismo y cómo trabajan juntos».

• No todos los placebos son iguales. Cuanto mayor sea la «intervención», más profundo será el resultado. Las «dosis» más altas de placebo (píldoras más grandes) potencian el efecto. El efecto placebo puede ser fortalecido o debilitado por las cualidades externas del placebo: tomar más píldoras de placebo generalmente tiene un mayor efecto, las cápsulas funcionan mejor que las pastillas, y las inyecciones funcionan mejor que las cápsulas. Un ejemplo aún más poderoso es lo que se conoce como placebo de cirugía «simulada». Lo que significa que la persona es anestesiada y abierta, pero no se le hace ninguna reparación. Sin embargo, al paciente se le hace creer que sí.

• En un estudio de Harvard, cien estudiantes de Medicina fueron reclutados para probar dos medicamentos: una pastilla roja «superestimulante» y una azul «supertranquilizante». Sin que los estudiantes lo supieran, se cambiaron los medicamentos a propósito: la roja era en realidad un barbitúrico y la azul, una anfetamina. Aun así, los sujetos a los que se les dio un «tranquilizante» experimentaron estimulación debido a sus expectativas, mientras que los que tomaron la «estimulante», que en realidad era un barbitúrico, se sintieron cansados. ¡Hablamos del poder de la mente! Las expectativas de los sujetos en realidad superaron al medicamento y revirtieron su impacto al contrario de lo que normalmente crean las sustancias químicas.

• Y apuesto a que esto te sorprenderá: un ensayo en el Centro Médico para Asuntos de los Veteranos, de Houston, inscribió a 180 sujetos con dolor significativo por osteoartritis. Dos tercios se sometieron a cirugía artroscópica de rodilla; los otros 60 se sometieron a un procedimiento falso de «cirugía placebo». Ambos grupos tuvieron la misma preparación y fueron atendidos durante la noche por enfermeras que no sabían quién había sido sometido a la operación real. ¿Los resultados? Los pacientes que recibieron placebo informaron tanto alivio del dolor y mejoría funcional como los que se sometieron a la cirugía real. Un año más tarde, el grupo de placebo caminaba y subía escaleras mejor que los pacientes quirúrgicos. Los resultados fueron tan profundos que el Departamento de Asuntos de Veteranos les dijo a sus médicos que dejaran de realizar estas operaciones.

No tienes que tomarte una pastilla de azúcar para obtener este efecto. ¡Simplemente cambiar tu perspectiva puede agregar años a tu vida! Según un estudio realizado en Ohio, los sujetos de mediana edad con actitudes positivas sobre el envejecimiento terminaron viviendo en promedio más de siete años más que aquellos con actitudes negativas. Y una investigación de Yale encontró que las personas mayores con un enfoque positivo sobre el envejecimiento tenían un 44 % más de probabilidades de recuperarse por completo de un problema de salud incapacitante.

En un estudio muy importante sobre la conexión mente-cuerpo, mi amiga Ellen Langer, PhD, profesora de Psicología en Harvard, llevó a un grupo de hombres mayores a un retiro aislado en Nueva Inglaterra, pero con una particularidad. El hotel se había equipado de una manera «retro», con todas las señales visibles (revistas, programas de televisión, películas) de veinte años antes. Se les dijo a los sujetos que actuaran como si realmente hubieran viajado en el tiempo. Cuando hablaban de eventos «actuales» de dos décadas atrás, lo hacían en presente. (Si hicieras esto hoy, estarías bailando con Eminem). Al final del experimento de cinco días «en sentido contrario a las agujas del reloj», los hombres mostraron una mejora medible en la memoria, la audición, la visión, la fuerza de agarre, la flexibilidad de las articulaciones y la postura. Su artritis se alivió. Según las fotos de antes y después, incluso tenían un aspecto más jóvenes.

Resulta que los estereotipos culturales sobre el envejecimiento, bueno o malo, se convierten en autoconceptos y profecías autocumplidas. Las actitudes positivas protegen contra la demencia, incluso en personas con el gen ApoE4 de alto riesgo. ¿Cuál es el hilo conductor de estos estudios? ¡Una mentalidad positiva puede revertir el proceso de envejecimiento! ¿Recuerdas ese dicho, eres tan joven como te sientes? ¡La ciencia nos dice que es verdad!

¿Quieres una prueba más? En un estudio más reciente realizado por el profesor Langer, se le dijo a un grupo de limpiadoras de habitaciones de hotel que su trabajo diario cumplía con los requisitos emitidos por el cirujano general de los Estados Unidos para un estilo de vida activo. A un grupo de control no se le dio esa información. Cuatro semanas después, el primer grupo había reducido su presión arterial sistólica, su índice de masa corporal y su porcentaje de grasa corporal. El grupo de control no mostró ninguna de estas mejoras. Como escribió el profesor Langer, «está claro que la salud se ve significativamente afectada por la mente».

Ahora que sabes que tu mente puede simular cirugía o medicamentos, o hacerte sentir una generación más joven, el siguiente paso es controlarla, algo que muy pocas personas hacen. Y aquí está el problema: una mente sin dirección tiende a dirigirse hacia el miedo. Trágicamente, lo vimos durante la COVID-19. Según los Centros para el Control de Enfermedades, el factor de riesgo de mortalidad número dos para las personas con COVID, justo detrás de la obesidad, fue la «ansiedad y los trastornos relacionados con el miedo». El miedo fue más mortal para los pacientes con COVID que la diabetes grave, la enfermedad renal crónica, la enfermedad pulmonar obstructiva crónica, o las enfermedades del corazón. Suena loco, ¿no? Pero la ciencia de los CDC demuestra que es cierto.

Como hemos señalado, tenemos un cerebro de «lucha o huida» de dos millones de años que evolucionó para protegernos de los tigres dientes de sable. Los tigres se han ido hace mucho tiempo, pero nuestro cerebro aún debe superar cada «crisis». Le preocupa lo que la gente piense de nosotros, o que no tengamos suficiente dinero. Convierte los baches del camino en asuntos de vida o muerte. Pero no tenemos por qué seguirle el juego. Podemos matar al monstruo del miedo antes de que crezca y destruya nuestra vida, nuestra familia y nuestra comunidad.

«Nuestros cuerpos son como los boticarios.
Convertimos nuestras expectativas en realidad química».

—NORMAN COUSINS, autor, periodista y profesor
estadounidense—.

Hemos visto que nuestras mentes pueden mejorar nuestra salud, pero también pueden enfermarnos. Y no solo eso, también pueden crear un efecto contagioso de miedo. Uno de los primeros héroes en la ciencia de la neuroinmunología, el estudio de cómo interactúan el sistema nervioso y el sistema inmunitario, fue el profesor de la UCLA y autor de *bestsellers* Norman Cousins. Le diagnosticaron una rara forma autoinmune de artritis inflamatoria llamada *espondilitis anquilosante*. En sus etapas avanzadas, la afección puede llevar a la fusión total de la columna, y es increíblemente debilitante y dolorosa.

En lugar de sentarse en su casa a sufrir, Cousins decidió curarse con la risa. Decidido a no dejar que el diagnóstico limitara su actitud positiva ante la vida, descubrió que solo diez minutos de risa profunda le darían dos o tres horas de alivio de su agonía. En lugar de pastillas, veía películas divertidas con la frecuencia necesaria para reducir el dolor y dormir bien. Muchos años después, los médicos descubrieron que su artritis se había detenido en seco, sin progresión. Desconcertados por los resultados, decidieron que Cousins debía haber sido mal diagnosticado y la afección se había resuelto por sí sola. Cousins, sin embargo, sabía que había algo más en juego.

Este es uno de los casos más conocidos en la ciencia de la psiconeuroinmunología, o PNI, el estudio de cómo lo que pensamos (*psico*) cambia el cerebro (*neuro*) y, a su vez, afecta nuestro sistema inmunológico. La vida y el trabajo de Cousins fueron tan significativos que la Universidad de California en Los Ángeles ahora alberga el Centro de Psiconeuroinmunología Norman Cousins.

Tuve el privilegio de conocer a Norman Cousins a los 20 años. ¡Vino a uno de mis eventos e incluso caminó sobre el fuego! En una entrevista en una de mis primeras PowerTalks, compartió cómo la mente puede darnos salud o enfermarnos tal como lo descubrió el CDC. Volvió a contar una historia sobre el poder de la mente extraída de su libro *Anatomy of an Illness*. Durante un partido de fútbol en Los Ángeles, algunas personas se enfermaron con síntomas de intoxicación alimentaria. El médico que los atendió comprobó que todos habían bebido Coca-Cola de una de las dos máquinas expendedoras de las gradas. Naturalmente, se preguntó si el jarabe de la soda estaba contaminado o si las tuberías de cobre de las máquinas se habían corroído. Pero antes de que pudieran determinar la causa, no quería que nadie más quedara expuesto. Así que fue por megafonía y describió los síntomas de los enfermos y advirtió a todos que no bebieran más Coca-Cola.

En cuestión de minutos, todo el estadio de fútbol se convirtió en un mar de gente con arcadas, incluidos muchos que no habían sacado ningún refresco de ninguna máquina expendedora. Cinco ambulancias iban y venían para llevar a la gente a un hospital cercano. Más tarde ese mismo día, descubrieron que no había nada venenoso en las máquinas de Coca-Cola. Tan pronto como recibieron la noticia, la gente del hospital dejó de vomitar. No había nada malo en ellos. Cousins lo llamó «una hipnosis inducida en masa», una reacción física aguda causada completamente por la mente de las personas.

No hay duda de que el miedo puede causar dificultad para respirar, subir la temperatura e incluso hacernos vomitar. Entonces, tanto si lidias con la COVID, la gripe o has ingresado en el hospital para algún procedimiento, la mente es fundamental. Dado que vivimos en un mundo donde el miedo es el estándar cultural y se supone que debemos evitar el riesgo a toda costa, la mayoría de las personas permiten que el miedo se apodere de sus vidas. Pero esta es la realidad: la vida implica riesgos. ¡Es tan arriesgada, de hecho, que ninguno de nosotros saldrá vivo de ella! Por eso es fundamental que aprendamos a dirigir y controlar nuestras propias mentes. Una vez que domines tu mente, no solo tendrás una mejor salud sino que también serás más feliz. Transformarás la calidad absoluta de tu vida.

HOGAR EMOCIONAL Y TRES DECISIONES

«No quiero estar a merced de mis emociones.
Quiero sentirlas, disfrutarlas y dominarlas».

—OSCAR WILDE, poeta y dramaturgo irlandés del siglo XIX—.

¿Has notado que las personas en ciertas partes del mundo, incluidos los Estados Unidos, viven en áreas donde hay muchas posibilidades de que un gran huracán o un tornado los elimine cada tres o cuatro años? Lo ves en la televisión y sientes su angustia mientras recogen lo que queda de sus vidas y comienzan a reconstruir, ¡y luego vuelve a suceder! ¡Y otra vez! Y en algún momento mientras ves eso, a pesar de tus sentimientos de compasión, puedes preguntarte: ¿Por qué no se van de allí? ¿Por qué? Porque es su hogar. Es lo que siempre han conocido. No quieren dejar lo que les es familiar, incluso si hay un desastre a punto de ocurrir.

Lo que es menos obvio es que también tenemos un hogar emocional. Para mal o para bien, seguimos volviendo a él. El entorno externo puede ser positivo o negativo, pero lo utilizaremos para llegar al lugar emocional que mejor conocemos. Y eso es lo más importante que debes recordar: la calidad de tu vida es la calidad de tus emociones habituales. En qué estado emocional vives determina cómo es realmente tu vida.

Si tienes tres hermosos hijos y un cónyuge increíble que te adora, pero estás constantemente preocupado y ansioso, tendrás una vida de preocupación y ansiedad. Si tienes mucho éxito en tu trabajo pero te sientes inadecuado e insatisfecho, tendrás una vida insegura. Diablos, si tienes mil millones de dólares, pero tus principales emociones habituales son la frustración y la ira, entonces tu vida no será rica, ¡será pobre! Estarás lleno de frustración e ira. Como alguien que creció entre abusos, sé cómo las emociones negativas pueden convertirse en el patrón de referencia de una persona. Si no somos conscientes de estos hábitos, creamos un entorno que nos guía de regreso a casa, a las emociones que hemos convertido en habituales. Nadie quiere una vida triste, pero para muchas personas es lo que sienten que son. Tu patrón emocional te sigue como una sombra hasta que consciente y deliberadamente trazas una línea en la arena y la cambias.

El poder de nuestros hogares emocionales me quedó claro un día en la Isla Grande de Hawái, en un seminario de diez días que solía titular *Life Mastery*. Vinieron personas de todo el mundo, con traducciones a 6 idiomas. Contratamos a algunos de los creadores de Cirque de Soleil para diseñar la inauguración. Estaba lleno de energía y emoción. Había música de tambores y confeti y una energía increíble, y en la primera noche con todo este pandemonio me lancé sobre la multitud desde un techo de doce metros en la parte trasera de la casa. Lo había ensayado toda la semana, pero cuando aterricé en el escenario, con la gente volviéndose loca, cambié el guion. Mi alma se apoderó de mi cerebro y dijo: «Vivir. ¿Cuándo empiezan realmente a vivir las personas?». Hice una pausa y dije: «Cuando se enfrentan a la muerte».

No tenía planes de decir aquello ni nada por el estilo, pero hice una larga pausa y luego pregunté: «Si supieras que esta es la última semana de tu vida y que no puedes salir de esta isla, ¿cómo vivirías? ¿Qué darías? ¿Qué harías? ¿A quién llamarías? ¿Qué compartirías con ellos desde tu corazón y tu alma? ¿Cómo pasarías estos días? ¿A quién mostrarías tu gratitud? ¿A quién perdonarías? ¿A quién le expresarías tu amor? ¿Y cuánta energía gastarías para exprimir cada pedacito de celebración de cada momento que te quedara?».

Terminamos el seminario alrededor de la medianoche y cuando regresé a mi habitación, eran las 2:30, hora local de Hawái. Media hora después, justo cuando me estaba quedando dormido, sonó el teléfono y alguien dijo: «Enciende la televisión. Un avión acaba de estrellarse contra una de las Torres Gemelas».

Puse la CNN para ver la misma escena que todos los que vivían en el año 2001 recuerdan. Como sabía que más de cuarenta de los participantes de nuestro seminario trabajaban en el World Trade Center y tenían amigos y compañeros de trabajo allí, llamé a mi equipo y le dije que obtuviéramos más detalles por la mañana para ayudar a abordar la crisis con aquel grupo. Traté de volver a dormir, solo para recibir una segunda llamada telefónica. Esta vez me dijeron: «Tiene que ser un ataque terrorista: un segundo avión acaba de chocar contra la otra torre». A partir de ese momento me quedé clavado frente a la pantalla del televisor. Observé con horror cómo se derrumbaba la Torre Sur. Supe que ninguno de los que presenciamos aquellas imágenes las olvidaríamos jamás.

Cuando se derrumbó la Torre Norte, eran alrededor de las 4:30 en Hawái. Podía oír a la gente llorar y gritar, y lo que sonaba como una pelea fuera de mi habitación. Las miles de personas que había allí para nuestro evento, de todos los ámbitos de la vida, de más de tres docenas de países, de todas las religiones imaginables, bueno... es seguro decir que todos reaccionaron a aquella situación extrema de maneras muy diferentes. Mientras me aventuraba por el pasillo para conectarme con la gente, fui testigo de cada emoción de la condición humana. Algunas personas temblaban de miedo y otras estaban tan enojadas que apenas podían hablar. Y lo creas o no, algunas personas lo estaban celebrando. Sabía que tendría que reunir a todos ese día para alinearme por el bien mayor en medio de la locura total. Irónicamente, se suponía que el tema de ese día era el «dominio emocional». ¿Cómo podría utilizar esta oportunidad para honrar a las personas perdidas en esa terrible tragedia y al mismo tiempo crear un equilibrio y una perspectiva sobre lo que podemos hacer para servir a los demás?

Antes de compartir contigo lo que hice, permíteme tomarme un momento para contarte una anécdota de cuando solo tenía 11 años de edad y vivía en California. Fue una experiencia extremadamente dolorosa, pero también me puso en el camino para encontrar las respuestas que finalmente me permitieron ayudar a esta audiencia de almas diversas en Hawái en aquel día crítico del 11 de septiembre...

Era Acción de Gracias, tenía 11 años y estaba en la habitación de mi padre, y a él lo habían despedido del trabajo y estábamos completamente arruinados. Todo lo que teníamos para la cena festiva eran galletas saladas y mantequilla. Mi mamá y mi papá se peleaban, se decían el tipo de cosas de las que nunca puedes recuperarte. Mi hermanito y mi hermana lloraban y yo trataba de protegerlos de la brutal batalla entre nuestros padres.

Entonces vino un golpe en la puerta. En medio de todo aquel caos, la abrí y encontré a un extraño, alto, frente a mí que sostenía dos bolsas gigantes de comestibles. Incluso tenía un pavo congelado y una sartén vacía en el suelo a su lado. El hombre preguntó: «¿Está tu padre en casa?». Dije: «Un momento». Estaba eufórico y corrí para decirle a mi papá: «¡Hay alguien en la puerta que pregunta por ti!». Él dijo: «Ocúpate tú mismo». Y le dije: «Ya lo he hecho, papá, y necesita hablar contigo». Contenía la respiración con mucha emoción al ver lo feliz que sería mi padre. Pero cuando abrió la puerta y vio los comestibles, se puso furioso y gritó: «¡No aceptamos caridad!». y trató de cerrarle la puerta en la cara al hombre. Pero el tipo se había inclinado sosteniendo la bolsa de comestibles y su pie hizo que la puerta se abriera de golpe. Cuando mi papá trató de cerrar la puerta nuevamente, se inclinó aún más y dijo: «Señor, esto no es caridad. Alguien sabe que su familia está pasando por un momento difícil y quiere que tenga un hermoso Día de Acción de Gracias. Solo soy el repartidor». Mi padre parecía como si quisiera darle un puñetazo en la cara. Agarró las compras y las arrojó al suelo y salió corriendo.

Ese fue un punto de inflexión para mí. ¿Por qué? Porque me hizo plantearme la pregunta: ¿Por qué mi padre no estaba feliz? Yo me sentía muy agradecido por aquel regalo inesperado. ¿Por qué no estaba él agradecido? Estaba desconcertado y muy triste. Tardé mucho tiempo en darme cuenta. Años más tarde me di cuenta de que nuestras vidas están controladas por tres decisiones. Estás tomando esas decisiones ahora mismo, incluso mientras lees esta historia. Y cómo tomamos estas decisiones determina la calidad de nuestra vida. La primera decisión que todos tomamos es:

DECISIÓN NÚM. 1: en qué decidimos enfocarnos

Sea lo que sea en lo que te concentres, lo vas a sentir, porque el enfoque es igual a los sentimientos. Si te enfocas en el peor de los escenarios, tendrás miedo y se te hará un nudo en el estómago. Si te enfocas en el mejor de los escenarios, te sentirás confiado. Una vez más, tanto si es un evento predecible o no, no importa. Aquello en lo que nos enfocamos crea nuestros sentimientos. Sé en qué estaba concentrado mi padre aquel día porque no dejaba de murmurar «no queremos caridad», que no era culpa suya que no tuviéramos comida. Estaba enfadado, pero sobre todo estaba triste. Su enfoque real estaba en cómo le había fallado a su familia, eso era obvio. Y a medida que se concentraba en ello, se sentía cada vez más enfadado consigo mismo y con su vida.

Yo me sentí diferente, porque me concentré en algo totalmente diferente: ¡Teníamos comida! ¡Qué bien! ¡Qué asombroso! Recuerda, si te enfocas en el peor de los escenarios, eso es lo que sentirás. Si te enfocas en cómo la gente podría aprovecharse de ti, te sentirás amargado y resentido sin importar lo que realmente esté pasando. Recuerda, a dondequiera que vaya el enfoque, la energía fluye hacia allí. Algunas personas se enfocan constantemente en lo que está mal. Adivina qué, lo que está mal siempre está disponible, ¿no es así? ¡Pero también lo contrario es correcto!

DECISIÓN NÚM. 2: ¿Qué significa esto?

En cuanto nos enfocamos en algo, nuestro cerebro tiene que tomar otra decisión, y es: ¿Qué significa esto? Esta elección controla directamente tu calidad de vida. Porque tan pronto como nuestro cerebro se enfoca en algo, le damos significado. Y si ese significado es positivo o negativo moldea completamente nuestra vida. Por ejemplo, cuando tienes un gran problema en tu vida, solo tú puedes decidir qué significado darle. ¿Dios me está castigando o Dios me está desafiando? ¿O este problema es un regalo de Dios para hacerme crecer?

En una interacción con otra persona, puedes preguntarte: ¿Esta persona me insulta, me enseña o me ama? El significado que elijas cambiará radicalmente cómo te sientes y qué decides hacer. Piénsalo de esta manera, ¿qué pasa si piensas que es el final de una relación *versus* el comienzo? ¿Reaccionarás diferente? ¡Por supuesto! Si crees que es el final, ¡también vas a tratar a tu pareja de manera diferente!

Esto es lo más importante que debes recordar: somos los creadores de nuestro propio significado… si tomamos el control. De lo contrario, dejamos que el mundo exterior nos diga lo que es bueno, malo, terrible o espantoso, y por lo general no es un significado positivo, ¿verdad? Al final, nuestra vida está controlada por aquello en lo que nos enfocamos y el significado que le damos. De hecho, significado equivale a emoción, y tus emociones equivalen a la calidad de tu vida. O déjame decirlo de otra manera: no experimentamos la vida. Tú y yo experimentamos en qué nos enfocamos y el significado que le damos, así que elige bien.

DECISIÓN NÚM. 3: ¿Qué voy a hacer?

En todo momento estamos tomando esas dos primeras decisiones: ¿En qué me voy a centrar y qué significa? De nuevo, el significado crea emociones, y nuestras emociones dan forma a la tercera y más importante decisión: ¿Qué voy a hacer? Esta es la decisión decisiva que define tu vida, la que te lleva a la acción o a aceptar la vida tal como es. Pero recuerda, las acciones no suceden en el vacío. Están formadas por esas dos primeras decisiones, por el enfoque y el significado. Las emociones que surgen del significado afectan poderosamente a las acciones que tomamos. Si una persona se enfurece por un incidente en su trabajo y otra persona se siente inspirada por la misma situación, ¿cómo crees que responderán, de la misma manera o de maneras diferentes? Cuando ocurre una gran decepción, algunas personas se deprimen y otras se sienten impulsadas a cambiarla; y sabes que esas dos personas van a lograr cosas muy diferentes en la vida. Son decisiones que literalmente tomamos momento a momento. El problema es que la mayoría de las personas las tomamos inconscientemente, por lo que nuestra vida se convierte en un hábito de fracaso o de éxito según el tipo de costumbres que tengamos en ese ámbito.

Años más tarde, me di cuenta de que mi padre y yo tuvimos experiencias radicalmente diferentes ese Día de Acción de Gracias en California. Para repasar: mi padre se centró en cómo no había podido cuidar de su familia. El significado que tomó de ese enfoque fue que no valía nada. ¿Cómo sé que eso es lo que pensó? Porque lo decía una y otra vez, en voz baja. Y finalmente, la acción que decidió tomar poco después fue dejar a nuestra familia. En ese momento, fue una de las experiencias más dolorosas de mi vida. Lo amaba como si fuera mi padre natural.

Me concentré en el hecho de que alguien nos había traído comida. Mi padre siempre había dicho que a nadie le importan los demás, y así se veía desde donde vivíamos, en aquel barrio pobre de la ciudad. Pero mi experiencia ese día cambió por completo esa creencia. Porque un extraño, que ni siquiera quería nada a cambio, cuidó de mi familia. La experiencia de ese día cambió mi vida. ¿Por qué? Porque creé un significado muy diferente en ese momento, y es probablemente una de las razones por las que escribo en este momento. Cambió toda mi trayectoria. Vi qué significaba que le importáramos a un extraño, y si él se preocupaba por mí y mi familia, entonces yo necesitaba preocuparme por los extraños. Tomé una decisión en ese mismo momento: que algún día haría lo mismo por otra familia y encontraría la manera de retribuir lo recibido.

Como ves, no fue la experiencia lo que cambió mi vida, fue cómo la procesé. Podría haber aceptado la comida o haber esperado que alguien nos ayudara o haberme mostrado agradecido, pero nada más. En cambio, decidí que quería devolver el favor. Así que, cuando tenía 17 años, llamé a una iglesia local. En ese momento no tenía mucho éxito en términos comerciales o financieros, pero con unos pocos ahorros que acumulé, ciertamente tenía suficiente dinero para poder proporcionar algo de comida a otra familia en el Día de Acción de Gracias. Llamé a la iglesia local y pregunté si había dos familias que realmente necesitaran alimentos, pero que podrían ser demasiado orgullosas para venir a buscar ayuda. Igual que mi padre.

Le pedí prestada la camioneta a un amigo y me puse unos vaqueros viejos y una camiseta. Fui al supermercado con dos canastas y las llené con alimentos para dos familias. ¡Fue el viaje de compras más emocionante de mi vida! Después de cargar las bolsas, escribí dos notas que decían «Esto es un regalo de un amigo. Todo el mundo tiene momentos difíciles. Así que disfruta este Día de Acción de Gracias con tu familia. Y si algún día puedes, ayuda a otra familia de alguna manera y devuelve lo recibido». Y firmé: «Con amor, un amigo». También sabía que el lugar donde vivían las dos familias era principalmente hispano, así que le pedí a un amigo que escribiera la misma nota en español en el reverso.

No te aburriré con todos los detalles de aquel día, pero entregar esa comida me cambió por completo. A una de las familias, el padre acababa de dejarlos la semana anterior sin dinero ni comida. Había cuatro niños, todos menores de diez años, y su alegría y emoción al ver que alguien se preocupaba por ellos fue algo abrumador para mí.

Me enganché. Al año siguiente decidí alimentar a cuatro familias, y al año siguiente fueron ocho, y luego involucré a mi pequeña empresa y a mis empleados. Eventualmente estaba alimentando a un millón de personas por año, luego a cuatro millones. Hoy, en mi asociación con Feeding America, me he comprometido a proporcionar mil millones de comidas en los Estados Unidos, 100 millones por año. A día de hoy, lo hemos hecho durante siete años consecutivos y vamos un año y medio adelantados, con 850 millones de comidas. De hecho, este libro proporciona 20 millones de comidas y los beneficios se donarán a algunos de los mejores investigadores. Con suerte, para cuando estés leyendo esto, ¡estaremos cerca de alcanzar la marca de los mil millones de comidas!

¿Por qué te he contado esta historia? Porque si te haces cargo del control de tu mente tomando mejores decisiones, a veces el peor día de tu vida puede convertirse en tu mejor día. Piénsalo: si nunca lo hubiera sufrido, ¿tendría la misma pasión por alimentar a las personas? Probablemente no. Pero nuestro trabajo en la vida es utilizar lo que la vida nos da, no quejarnos o lloriquear o señalar con el dedo a aquellos que nos han hecho daño. La verdadera pregunta que más importa es esta: cuando la vida te da dolor y sufrimiento, ¿simplemente sufrirás? ¿O buscarás una manera de crecer y servir a los demás? Mi principal creencia es que la vida siempre sucede por nosotros, no para nosotros, y encontrar el beneficio en el desafío es nuestro trabajo.

Si te haces cargo del control de tu mente tomando mejores decisiones, a veces el peor día de tu vida puede convertirse en tu mejor día.

Y recuerda: tu mente puede curar y/o dañar tu cuerpo. Como prueban los estudios de placebo, la mente puede incluso superar el impacto de los medicamentos y hacer que el cuerpo reaccione de manera opuesta, para acelerar después de haber tomado un barbitúrico, por ejemplo. De nuevo, no es tan exagerado comprender que nuestra mente puede cambiar nuestras emociones y, por lo tanto, nuestra calidad de vida.

«Entre el estímulo y la respuesta hay un espacio. En ese espacio está nuestro poder de elegir nuestra respuesta. Y en nuestra respuesta radica nuestro crecimiento y nuestra libertad».

—VIKTOR FRANKL, autor, neurólogo, psiquiatra, filósofo y superviviente del Holocausto—.

Volvamos a Hawái, al microcosmos de la humanidad que encontré en mi hotel el 11 de septiembre. Cuando salió el sol aquella mañana y escuché los gritos de conmoción e incredulidad haciendo eco en los pasillos, vi que las reacciones de las personas eran tan diferentes como las personas mismas. La gente triste se puso muy triste. La gente preocupada se preocupó como nunca antes. Aquellos que tenían vocación de cuidadores trataron de consolar a quienes los rodeaban. Algunas personas decían a otras que el 11 de septiembre era un castigo y el comienzo del fin de los tiempos. Tenía que tomar una decisión. ¿Continuaríamos el seminario esa mañana, cuando todos pensaban que deberíamos cancelarlo? Estados Unidos había cerrado su espacio aéreo y las líneas telefónicas estaban descontroladas. Reuní a las 2.000 personas en el evento en la sala y dije: «Escuchad, no podemos salir de la isla, así que concentrémonos en lo que sí podemos hacer». Nuestro primer paso a la acción fue una campaña de donación de sangre. Pero también sabía que nuestros participantes necesitaban procesar sus sentimientos, porque veía todo tipo de emociones en todos los ámbitos.

Lo primero que hice fue pedirles a todos en el evento que escribieran sus respuestas a estas tres decisiones fundamentales que dan forma a mi vida y a la de todos los demás: ¿En qué se concentraron cuando recibieron la noticia de los aviones que habían chocado contra las Torres Gemelas? ¿Qué significaba para ellos? ¿Y qué habían decidido hacer? Luego le pedí a la gente que se reuniera en grupos de cinco o seis personas con una mezcla de diferentes nacionalidades, tanto hombres como mujeres. Y luego fui de grupo en grupo mientras compartían sus emociones, y aprendí la lección de mi vida. Cuando me acerqué al primer grupo, vi a una mujer con un marcado acento que estaba enloquecida por la ira. Mientras hablaba, era tan intensa que le salía saliva de la boca mientras gritaba sobre lo que había sucedido. Después de unos minutos, la interrumpí y le dije:

—Señora, veo que está enfadada y lo entiendo. Pero ¿puedo hacerle una pregunta?

—¿Cuál? —respondió ella.

—Solo tengo curiosidad, quiero preguntarle con qué frecuencia se enfada.

—¿Qué quiere decir?

—Bueno, ¿se enoja una vez al mes, una vez a la semana o varias veces al día?

Me miró muy seria y dijo:

—¿Qué tipo de pregunta es esa?

—La forma en que responde me dice que se enoja más a menudo de lo que cree.

—Bueno, me enojo mucho. No puedo evitarlo.

Le pregunté qué significaba la ira para ella. Y ella me miró y comenzó a hablar con intensidad, y luego una pequeña sonrisa se deslizó en la comisura de su boca y dijo:

—Bueno, para mí, es como combustible para aviones. Me da energía.

¡Qué interesante respuesta! Pero fue solo una interacción, no lo suficiente para ver un patrón. Así que pasé al siguiente grupo, donde una enfermera de Nueva York sollozaba desconsoladamente. Repetía una y otra vez: «Me siento tan culpable. Debería estar allí para ayudar a la gente, y estoy atrapada en esta isla. ¡Me siento tan culpable!». Después de escuchar durante varios minutos lo culpable que se sentía, la interrumpí y le dije:

—Señora, ¿puedo hacerle una pregunta? ¿Con qué frecuencia tiene estos sentimientos de culpa?

—¿Qué quiere decir? —respondió ella.

—¿Es una vez al año, una vez al mes, una vez a la semana o varias veces al día? —dije una vez más.

La mujer hizo una pausa de varios segundos y luego dijo:

—Supongo que me siento culpable todo el tiempo.

Se sentía culpable por trabajar demasiado y no tener suficiente tiempo para sus hijos. Se sentía culpable por no estar allí lo suficiente para los pacientes. Se sentía culpable por no ser una buena esposa. Tal como la primera mujer se había metido en la sala de la ira, esta enfermera lo había hecho en la sala de la culpa.

Después de una docena de estos encuentros, comencé a formarme una de las intuiciones más importantes de mi vida. Todos en aquella sala habían utilizado el 11 de septiembre para ir a su propio hogar emocional, al lugar al que iban por costumbre. El ataque al World Trade Center fue un desencadenante externo extremo que los devolvió a su patrón emocional primario.

Independientemente de lo que suceda en el mundo exterior, interpretamos los eventos como una manera de volver a lo que conocemos emocionalmente. Es muy importante que nos demos cuenta de que nuestras emociones no se basan en nuestra alma, nuestro corazón o nuestro espíritu. Son simplemente productos de patrones y hábitos emocionales. No son más significativos que un hábito físico como tamborilear los dedos sobre la mesa... pero ciertamente tienen más impacto en nuestras vidas.

Entonces, ¿qué aprendí ese día? Aprendí que, bajo estrés, las personas enojadas se enojan más y las personas tristes se entristecen más. La gente feliz buscaba el bien. En la situación más difícil, las personas solidarias se centraron en ayudar a los demás.

Una vez que nos damos cuenta de que nuestro hogar emocional da forma a nuestras relaciones, nuestras carreras, nuestros estilos de crianza, incluso el nivel de intimidad que aceptamos o rechazamos, podemos comenzar a tener una vida diferente.

Una vez que asumimos el 100 % de la responsabilidad de nuestra experiencia de vida en lugar de culpar a los demás, podemos despertar a una verdad que marca la diferencia: lo que sea que la vida nos ofrezca, podemos decidir en qué enfocarnos, qué significa y qué haremos al respecto. Y si hacemos esto consciente y consistentemente, podemos cambiar la calidad de nuestras vidas para siempre.

En aquella mañana de transformación en Hawái, hablé con otra mujer de Nueva York cuyo novio le había propuesto matrimonio justo antes de que se fuera a nuestro seminario. Ella le dijo que no podía casarse con él porque su novio anterior había sido secuestrado y asesinado años antes, y ella todavía no lo había superado. Él respondió enojado: «Si vas a ese seminario, se acabó nuestra relación».

Cuando la mujer se puso de pie ante la audiencia para contar su historia, le temblaban las manos. Podías ver las lágrimas secas en su rostro, las lágrimas que había soltado durante horas antes de que comenzara el seminario, desde el momento en que supo lo que había sucedido. Me miró y dijo: «Quiero reproducir un audio para ti. Porque anoche, después de que hablaras sobre la muerte, y sobre a quién amas, y qué compartirías con ellos, me di cuenta de que realmente lo amaba. Pero como en casa era muy tarde, decidí dejarle un mensaje que recibiría cuando se fuera al trabajo, para no despertarlo. En el mensaje, solo le dije cuánto lo amaba y que quería casarme con él. Y que me arrepiento de todas las dificultades que he causado».

Y luego respiró hondo y comenzó a llorar una vez más. Continuó: «Le dejé un mensaje en su correo de voz en el trabajo, en su oficina en el World Trade Center. Y me ha llamado esta madrugada, pero yo estaba dormida». Tenía una grabación corta y nos dijo: «Me gustaría que la escucharais».

Entonces todos escuchamos a un hombre decir: «Cariño, no puedo decirte lo que tu mensaje significa para mí: saber que realmente me amas tanto como yo a ti. Pero tengo malas noticias para compartir. Hay un incendio en la torre, y es tan grande que no puedo salir. Estoy atrapado». Su voz se quebró, «Voy a morir, cariño. Pero quiero que sepas que tu mensaje me ha hecho el hombre más feliz del mundo». Hizo otra pausa y luego se pudo oír la angustia en su voz. «Cariño, estoy seguro de que debes de estar preguntándote: ¿Cómo pudo Dios hacerme esto dos veces? ¿Cómo pudo llevarse a dos personas diferentes que amaba? No puedo responder a esa pregunta. Pero todo lo que quiero decirte es que te amo y espero que en el futuro no retengas tu amor, que lo des todo. Te amo eternamente».

Y cuando escuchamos el clic del final del mensaje, la sala estalló en lágrimas, incluido yo mismo. Pero no todos tuvieron la misma reacción. Un joven llamado Assad Rezzvi de Pakistán se puso de pie y dijo: «Soy musulmán. Desearía poder tomar tu mano y decir que lo siento, pero esto es un castigo». Le dijo a la gente esa mañana que lo único que lamentaba era no estar en uno de esos aviones. De hecho, lo habían reclutado en un campamento de Al Qaeda y su padre lo había sacado y lo había enviado a los Estados Unidos para que fuera a la universidad. Con sus palabras, «esto es un castigo», como puedes imaginar, la sala estalló en un estado de *shock* e ira.

La interacción que siguió está en video y está disponible si deseas verla, pero por ahora solo te haré un resumen: un hombre judío cuya familia vivía en los territorios ocupados por Israel en Palestina se puso de pie. Había trabajado en el World Trade Center y más de treinta de sus amigos más queridos habían muerto ese día. Solo puedes imaginar la fuerte tensión que se vivió entre esas dos personas vehementes. Pero tardamos una hora y media en llevar a cabo un proceso para que ambos se movieran más allá del mundo externo y vieran cuánto dolor había para todos. Ambos cambiaron su enfoque de lo que les habían hecho a ellos o a su gente a lo que podían hacer para unirlos. Cambiaron el significado de ser solo ellos mismos a ver cómo podrían ser parte de una solución. Después de casi dos horas, se abrazaron como hermanos. Dos personas de mundos opuestos encontraron una manera de conectarse. Luego, reunieron a todos los cristianos, judíos y musulmanes en la sala y comenzaron a trabajar en un plan para traer más comprensión sobre Oriente Medio. Más tarde, Assad escribió un libro titulado *My Jihad: A Muslim Man's Journey from Hate to Love*. Como puedes ver, si cambiamos en lo que nos enfocamos, podemos cambiar lo que las cosas significan para nosotros y cómo actuamos. Y esa es la única manera en que podemos cambiar nuestras vidas.

> «Sé el cambio que deseas ver en el mundo».
>
> —GANDHI—.

Todos recibimos la lección más importante de nuestras vidas el 11 de septiembre, y cualquiera que haya estado allí nunca lo olvidará.

Sin embargo, las tres decisiones centrales no se limitan a momentos de eventos tan trascendentales. También determinan las pequeñas cosas. Déjame ponerte un ejemplo simple de la vida cotidiana. ¿Alguna vez has tenido una cita para cenar con alguien que te importa (tu esposo, esposa, novio o novia) y se suponía que habíais quedado a las 19:00, pero cuando llegaste puntual, la otra persona no estaba? Cuando eso sucede, ¿en qué te enfocas? ¿Qué sientes? ¿Como reaccionas? Cuando les pregunto eso a las personas durante los seminarios, a menudo me dicen que se enfadan, o que se sienten frustrados, o preocupados. Interesante, ¿no crees? Mismo escenario, reacciones muy diferentes.

Entonces digo, ¿y si son las 19:30 y la persona aún no ha llegado? Y no ha llamado ni enviado mensajes de texto, simplemente no se ha presentado. Y una persona dirá: «Eso me enfadará mucho». O escucharás a otra persona decir que se preocupará de verdad. ¿Por qué dos personas en la misma situación tienen una experiencia muy diferente? Ambas esperan a alguien que ya lleva treinta minutos de retraso y aún no ha llegado. Bueno, la persona que se enfada no solo se enfoca en el hecho de que la otra no está allí, sino que también le está dando el significado de que la otra persona siempre llega tarde o que «no le importa». O tal vez se imagina que su ser querido está con otra persona. Aunque eso no sea cierto, ese pensamiento hará que su enfado se multiplique por mil. ¿Tengo razón? ¿Qué hará cuando llegue la persona? Digamos que no será una cena muy agradable.

Pero ¿qué pasaría si alguien se concentrara en el hecho de que no está aquí y comenzara a preguntarse y a enfocarse en qué le ha sucedido? Y en que el significado era la posibilidad de que la otra persona hubiera tenido un accidente, ¡quizá estaba herida! Tu enfoque se traduce en sentimientos de preocupación y compasión. Y cuando llegue tu pareja, lo tratarás con compasión y preocupación.

Fíjate en que es el mismo evento, circunstancias idénticas, pero experiencias muy diferentes. Todo lo que cambia es el enfoque psicológico y una variación en el significado. ¿Y si no fuera tu pareja? ¿Qué pasa si los patrones preexistentes dentro de ti te hacen enojar, preocuparte, estresarte o deprimirte? Pero recuerda, también hay patrones que te hacen sentir agradecido, juguetón, cariñoso y valiente. Solo necesitas estar abierto a cambiar tus hábitos. Tal vez sea hora de mudarse de un hogar emocional a otro, o tal vez de actualizar tu hogar emocional a algo que sea más hermoso, enriquecedor y satisfactorio.

VENCER LA DEPRESIÓN SIN MEDICAMENTOS

Durante mucho tiempo entendí que nuestras mentes tienen una capacidad increíble para cambiar nuestra bioquímica y curar enfermedades, según nuestras expectativas; de ahí el poder del placebo, desde inyecciones de solución salina hasta cirugías falsas. Y como hemos demostrado, nuestras mentes claramente pueden cambiar nuestros cuerpos para cambiar nuestras emociones. Pero a veces intentamos cambiar algo, pero no logramos el resultado. Después de un tiempo podemos comenzar a sentir que es inmutable. Creemos que hay algo en nosotros que no podemos cambiar. Y una vez que tenemos esa creencia, se vuelve autocumplida: muy poco cambiará.

¿Cuántos conocen a alguien que toma antidepresivos y todavía está deprimido? En mis eventos hago esa pregunta todo el tiempo, y no importa en qué parte del mundo me encuentre, ya sea en una sala con 10.000 personas o en un estadio con 30.000, el 80 % o más levantan la mano. ¿Cómo es eso posible? Porque los antidepresivos pueden ser muy útiles para adormecer las emociones de las personas, pero no abordan el origen del problema. Las causas reales se pueden encontrar en los patrones de enfoque, significado y acción de las personas. Déjame ponerte un ejemplo que puedes probar por ti mismo. Nuestro patrón de enfoque y significado moldea poderosamente la manera en que vivimos nuestras vidas. Considera esta simple prueba que le hago al público en cada ocasión:

1. Todos tenemos muchos patrones de enfoque, pero ¿tiendes a enfocarte más en lo que tienes o en lo que falta en tu vida? Por supuesto, la mayoría de nosotros hacemos ambas cosas. Y puede ser saludable concentrarse en lo que falta cuando se intenta resolver un problema en los negocios o en la vida. Pero no es tan saludable cuando se convierte en un patrón habitual. Si siempre te enfocas en lo que falta, ¿cómo podrás mantener la felicidad? ¡No puedes! Esta es la razón por la que tantas personas con tanta abundancia siguen siendo infelices.

2. ¿Tiendes a concentrarte en lo que puedes o en lo que no puedes controlar? En mis seminarios, más personas se enfocan en lo que pueden controlar, razón por la cual acuden a nosotros en primer lugar. Quieren tomar el control de su mente, su cuerpo, sus emociones, su negocio, su vida, su carrera. Pero las personas que se sienten deprimidas inevitablemente pasan más tiempo enfocadas en lo que

no pueden controlar, y créeme, todos tenemos muchas cosas que no podemos controlar. Si nos enfocamos habitualmente en ellas, podemos sentirnos extremadamente abrumados. Y durante los tiempos recientes de los confinamientos por la COVID, solo puedes imaginar cuántas personas se concentraron en lo que no podían controlar y experimentaron tristeza, ira, soledad o depresión.

3. ¿Tiendes a centrarte más en el pasado, en el presente o en el futuro? Todos hacemos las tres cosas, pero ¿dónde pasas la mayor parte de tu tiempo? Las personas deprimidas a menudo se enfocan en el pasado, lamentan decisiones o eventos que no se pueden cambiar. O pueden enfocarse en los desafíos presentes y proyectarlos hacia el futuro. No importa qué medicamento te receten, mientras te concentres en lo que falta, lo que no puedes controlar y en los arrepentimientos del pasado o la ansiedad por el futuro, estarás enfadado, frustrado y/o deprimido.

Pero, ¿cómo podemos abordar estos problemas? Ahora se les diagnostica depresión a más personas que nunca. Es la «segunda causa más común de discapacidad en todo el mundo después del dolor de espalda». A menudo se tratan con antidepresivos, medicamentos potentes que a menudo tienen efectos secundarios desafortunados que pueden desencadenar ansiedad, agitación, insomnio y agresividad. En adultos jóvenes y adolescentes, se ha demostrado que los antidepresivos aumentan el riesgo de suicidio, la segunda causa principal de muerte en adolescentes. De hecho, las compañías farmacéuticas están obligadas a poner una advertencia en el costado de la caja de que estos medicamentos pueden crear pensamientos suicidas. ¡En algunos casos, el tratamiento puede ser peor que la enfermedad original! Además, para muchas personas, los medicamentos simplemente no funcionan.

Según el Dr. Ariel Ganz, PhD, becario postdoctoral de la Facultad de Medicina de la Universidad de Stanford, los metaestudios (estudios que combinan y analizan todos los resultados detectables) muestran que menos de la mitad de las personas con depresión responden a cualquier medicamento antidepresivo, incluso cuando se combinan con terapia: apenas mejores resultados que los que obtendrías con un placebo. E incluso entonces, como nos dijo, sus síntomas en promedio se reducen solo alrededor del 50 %: «No se trata de personas que pasan de estar deprimidas a superfelices. Pasan de deprimidas a menos deprimidas». Muchas personas continúan estos tratamientos durante años, en algunos casos durante décadas. Obviamente, ese no es un gran resultado.

La actual epidemia de depresión, que se expandió exponencialmente con los confinamientos por la COVID, ha empujado a algunos científicos a buscar otras opciones terapéuticas. En un estudio controlado en la Johns Hopkins, veinticuatro pacientes con depresión severa recibieron dos tratamientos con psilocibina, el ingrediente psicodélico de los hongos «mágicos», con psicoterapia de apoyo durante cuatro semanas. Un mes después, esta terapia experimental produjo un resultado nunca antes visto: el 54 % se declaró en remisión treinta días después, ¡realmente no tenían depresión! Según el Dr. Alan Davis, PhD, profesor asistente adjunto de Psicología en la Universidad Johns Hopkins, «La magnitud del efecto que vimos fue aproximadamente cuatro veces mayor que lo que han demostrado los ensayos clínicos para los antidepresivos tradicionales en el mercado».

Solo hay un desafío. La psilocibina, que es químicamente similar al LSD, está clasificada como una sustancia controlada de la lista 1. No está aprobada para el tratamiento, y muchas personas dudarían en utilizar un alucinógeno para tratar de cambiar. Aun así, tiene un potencial emocionante, y los científicos y legisladores están evaluando cómo avanzar.

A lo largo de las décadas, he ayudado a miles de personas a eliminar sus patrones de depresión de diversas maneras. Hemos realizado un extenso seguimiento del impacto de nuestros eventos. Es posible que hayas visto el galardonado documental en Netflix: *Tony Robbins: I Am Not Your Guru*, en el que un equipo de filmación me siguió durante seis días y noches mientras trabajaba con varias personas suicidas y/o deprimidas. O tal vez hayas visto algunas de las películas de capacitación que se han realizado con mi brillante pareja, la maestra, terapeuta y autora Cloe Madanes, que muestran el impacto de estas intervenciones terapéuticas. *Robbins Madanes Training Core 100* y *Core 200* ahora se utilizan en el estado de California como crédito de educación continua aceptado para las licencias LMFT (*Licensed Marriage and Family Therapist*), LCSW (*Licensed Clinical Social Worker*) y

LPCC (*Licensed Professional Clinical Counselor*). Más de cien películas están ahora en circulación, incluidas las que se utilizan para ayudar a capacitar a psicólogos y psiquiatras. Si bien no soy un terapeuta con licencia, las interacciones y estrategias presentadas en las películas brindan a los profesionales de la salud valiosos «aprendizajes del mundo real».

Con tantos investigadores ahora buscando enfoques no farmacológicos para la depresión, hace dos años un equipo de investigación del Snyder Lab of Genetics de la Facultad de Medicina de la Universidad de Stanford se acercó a nuestra organización. El equipo estaba compuesto por el Dr. Ariel Ganz, PhD, el Dr. Michael Snyder y Benjamin Rolnik, PhD, en asociación con Jacob Wilson, PhD, del Applied Science and Performance Institute, y realizaron un experimento único en mi cita con Destiny Event, un programa de inmersión de seis días que hago una vez al año. Aunque hemos tenido miles de éxitos a lo largo de los años, no se estudiaron en un entorno clínico y podrían llamarse anecdóticos. El Dr. Ganz quería ver si había pruebas científicas para respaldar estos ejemplos. Reflejando la estructura del estudio realizado con la psilocibina, pero sin medicamentos, su equipo evaluó a un grupo de cuarenta y cinco participantes, muchos de los cuales estaban clínicamente deprimidos, antes del seminario, y realizó un seguimiento treinta días después para medir los resultados. Una parte de los sujetos también formó un grupo de control que no asistió al evento pero utilizó una herramienta de psicología conocida como diario de gratitud durante treinta días.

Los resultados fueron alucinantes. El grupo del diario de gratitud mejoró sus niveles de depresión, ansiedad y estrés, durante un tiempo. Sin embargo, un mes después de que comenzara el experimento, los beneficios disminuyeron y los sujetos volvieron a su línea base de depresión. Pero para el grupo que había asistido a Date with Destiny, los beneficios persistieron. Un mes después del evento, el 100 % de los participantes inicialmente deprimidos estaban en remisión (¡ya no estaban deprimidos!). Además, al comienzo del estudio, el 17 % de los participantes experimentaron pensamientos suicidas. Un mes después de Date with Destiny, ¡ninguno de los participantes reportó pensamientos suicidas!

Los resultados del estudio encontraron el doble del porcentaje de personas que ya no estaban deprimidas que el estudio anterior realizado con psilocibina.

La cual, como recordarás, era cuatro veces más impactante que los medicamentos en el mercado, ¡y la investigación demostró que nuestro evento fue más impactante que eso! ¿Cómo es posible? Esas personas cambiaron literalmente el patrón de su enfoque, con los cambios correspondientes en sus creencias, sus valores y, lo que es más importante, lo que decidieron hacer. Sus significados habían cambiado, al igual que sus emociones y acciones. Treinta días después del evento, sin medicamentos ni efectos secundarios, tenían una tasa de remisión del 100 %. Como dijo el Dr. Ganz, la experiencia «cambió su marco subyacente de creencias en la manera en que ven el mundo».

«He investigado durante casi veinte años y he publicado casi trescientos artículos, ¡y nunca había visto nada como esto! Los resultados son absolutamente increíbles».

—JACOB WILSON, PHD—.

Los investigadores quedaron atónitos con los resultados. Como me dijo la Dra. Ganz en una entrevista de pódcast después de que concluyera el estudio, el impacto fue más allá de lo que ella podría haber imaginado: mucho mayor que la eficacia de los medicamentos estándar e incluso mejor que la tasa de éxito de la psilocibina. Los números fueron tan drásticos que decidió enviar sus datos a equipos ciegos de investigadores externos y los resultados se mantuvieron.

De hecho, los resultados fueron tan impresionantes que el equipo de Stanford colaboró en un segundo estudio en mi programa de fin de semana Unleash the Power Within. Querían comprender mejor los eventos fisiológicos, bioquímicos y psicológicos que subyacen a los poderosos cambios emocionales que ocurren en mis seminarios. Este estudio, ahora publicado en el *Journal of Physiology and Behavior*, dividió a los participantes en dos grupos diferentes. Un grupo participó en mi programa de cuatro días Unleash the Power Within, y el segundo grupo se puso en una condición de control en la que aprendieron el mismo contenido en un formato de conferencia tradicional intensiva impartida por una persona con más de quince años de experiencia docente universitaria.

El conocimiento de los participantes sobre principios psicológicos y conductuales avanzados que afectan los estados emocionales se evaluó antes del evento y veinticuatro horas después y treinta días después. El estudio encontró una mejora del 300 % en la capacidad de los participantes para volver a entrenar cognitivamente sus creencias y actitudes, volver a priorizar los estados de necesidad y aumentar la motivación y la satisfacción intrínsecas.

Estos resultados fueron más de tres veces mayores que en el formato de conferencia tradicional y se mantuvieron treinta días después. El estudio también encontró que pude alterar radicalmente la fisiología de los participantes, incluidas más de 2.000 calorías más quemadas y un 206 % más de rendimiento fisiológico que la condición de control. También vimos que los participantes aumentaron las hormonas conocidas por mejorar el aprendizaje en un 159 %. Aún más intrigante es que los participantes aumentaron su proporción de testosterona a cortisol en un 139 % después de mi sesión de preparación al final del evento (sobre la cual compartiré más información más adelante). Para los expertos, esto se conoce como un índice de preparación para el desempeño y refleja un marcador bioquímico distintivo de logro.

Más allá de estudiar un evento en vivo, el Applied Science and Performance Institute, un laboratorio que ha estudiado a los mejores artistas del mundo, incluidos campeones de la Superbowl y la Copa Stanley, atletas olímpicos y miles de sujetos de todos los ámbitos de la vida, también probó mi capacidad de generar el mismo impacto en un evento virtual Unleash the Power Within que realicé durante julio de 2020 en medio de la pandemia de la COVID. Este estudio examinó el impacto de un evento virtual hasta un año después.

Para darte contexto, cuando la COVID confinó a las personas en sus hogares en todo el mundo, construí un estudio de última generación en Palm Beach, Florida, para poder llegar a las personas cuando todo estaba cerrado. Tiene pantallas de 20 pies de alto, con el mayor nivel de resolución posible, 6 metros de ancho y que me rodean 180 grados. Y trabajé en tecnología con Zoom y otras compañías para poder ver e interactuar con todos como un evento en vivo.

En este estudio, midieron mi bioquímica, incluidos mis niveles de cortisol (la hormona del estrés) y testosterona y mi ritmo cardíaco variable. Al mismo tiempo, midieron una muestra de personas de todo el mundo, una porción de las más de 25.000 personas en noventa países diferentes que participaron en el programa durante cuatro días en nuestro estadio Zoom. Estaban literalmente experimentando el programa en sus propios hogares y, sin embargo, cuando tomaron muestras de saliva durante el fin de semana para evaluar el impacto del evento en la memoria y el aprendizaje, el impacto bioquímico en los participantes virtuales que asistieron fue el mismo que cuando asistieron en persona a un evento en vivo.

Hemos hablado de lo solas y desconectadas que se sintieron las personas durante la pandemia. Según este estudio de nuestros eventos realizado por el Applied Science and Performance Institute, los sentimientos de ansiedad en un grupo de control aumentaron en un 28 %. Pero el ASPI descubrió que las personas que asistieron a nuestros eventos sintieron un 38 % menos de ansiedad, ¡no solo treinta días después, sino once meses después!

Como me dijo Jacob Wilson, PhD, del ASPI: «He investigado durante casi veinte años y he publicado casi trescientos artículos, ¡y nunca había visto nada como esto! Los resultados son absolutamente increíbles. Sobre todo por un solo evento que se realizó de manera virtual».

¿Por qué te digo esto? Quiero traerte de vuelta a la verdad básica que impulsa este capítulo final de nuestro libro: que tienes el poder de decidir en qué enfocarte, qué significan las cosas y qué hacer. Y cuando tomes estas decisiones conscientemente, cuando busques un enfoque empoderador, significados empoderadores y acciones empoderadoras, puedo prometerte que tu vida cambiará. Esa no es una garantía de que tu vida será perfecta, esa no es la manera en que funciona la vida. Pero puedo garantizar que se te ofrecerá la oportunidad de apreciar la vida, con todos sus desafíos, y crecer a partir de lo que el mundo te depare. No podemos controlarlo todo, pero controlamos lo más importante de todo: lo que significan las cosas para nosotros, nuestras emociones y nuestras acciones. Sí, podemos controlar en qué nos enfocamos, qué sentimos y qué hacemos. Y al hacer eso, podemos mejorar absolutamente la calidad de nuestra vida.

Así que ahí lo tienes: independientemente de lo que nos suceda, nuestras mentes pueden hacernos estar enfermos o sanos, tristes o felices, temerosos o fieles y agradecidos. En nuestros eventos, no endulzamos las amenazas ni los obstáculos que existen en el mundo. No podemos hacer del mundo un lugar «seguro». Pero podemos cambiar los sistemas de creencias y sentimientos de las personas. Podemos ayudarlas a cambiar su hogar emocional y comenzar a vivir con las emociones que las empoderan, para comenzar a ver lo que pueden controlar y lo que no. Hay dos cosas que debemos dominar para tener una gran vida: el mundo externo y el mundo interno. No podemos controlar el mundo externo, podemos influir en él, pero podemos moldear y controlar nuestros pensamientos, sentimientos, emociones y acciones. Una vez que las personas retoman el control de sus propias mentes y emociones, los dividendos son inmensos. Según Benjamin Rolnik, asociado en Stanford del Dr. Ganz, la experiencia de las personas en Date with Destiny no solo redujo sus niveles de depresión, sino que también los ayudó a «maximizar la gratitud, la felicidad, el bienestar y la satisfacción sexual». (Si deseas obtener más información sobre estos estudios científicos o ver nuestra entrevista con los investigadores, puedes visitarnos en ScienceOfTonyRobbins.com.

No te diré que me sorprendieron esos resultados, porque llevo realizando estos eventos durante cuarenta y cuatro años y he visto su impacto más veces de las que puedo contar. Aun así, estaba encantado de que un enfoque tan riguroso y basado en datos confirmara el poder de la mente. Si deseas experimentarlo de primera mano, únete a uno de nuestros eventos; puedes obtener información en TonyRobbins.com. Puedes empezar viendo *I'm Not Your Guru* en Netflix para hacerte una idea de lo que es posible. Ahora pasemos a nuestro capítulo final y a la herramienta más importante que tienes para cambiar tu vida, y la lección final de nuestro viaje. Hablaremos del... poder de decisión.

25

EL PODER DE LA DECISIÓN: EL DON DE VIVIR EN UN HERMOSO ESTADO

CÓMO REALMENTE CREAR Y EXPERIMENTAR UNA CALIDAD DE VIDA EXTRAORDINARIA

Si observamos cómo han resultado nuestras vidas, tanto lo que amamos como lo que no nos hace felices, hay muchas maneras de ver, evaluar o justificar nuestra experiencia. A menudo nos felicitamos y nos atribuimos a nosotros todas las cosas buenas que nos han sucedido, pero rápidamente culpamos a otros por las injusticias, las cosas «malas» y las cosas que no coinciden con nuestras expectativas. Para hacer eso, tenemos que ignorar la evidencia de que la vida de las personas no se basa en lo que se les hace, y el hecho de que la biografía no es el destino.

Todo lo que tienes que hacer es dedicar un poco de tiempo a leer las autobiografías de algunos de los seres humanos más extraordinarios de la historia, líderes mundiales, genios científicos, sociólogos y empresarios. Lo que descubrirás es que, a menudo, las personas a las que se les dio todo, todo el amor, el apoyo, la educación, el dinero, a menudo se encuentran entrando y saliendo de rehabilitación; y luego aquellos a quienes la vida parece haber golpeado más fuerte, que pasaron por la mayor injusticia, física, mental y emocionalmente, a menudo desarrollan un hambre de romper los límites de su pasado.

No se conforman con vivir una vida como reacción a lo que les han hecho o a lo que no lograron. En cambio, encuentran una manera de utilizar lo que la vida les ha dado para seguir adelante, y no solo crecer personalmente, sino que, a medida que crecen y se desarrollan, utilizan la fuerza interna, la habilidad y los conocimientos para ayudar a otros a lo largo del camino. Personas extraordinarias como Oprah, Nelson Mandela y Viktor Frankl, que contra viento y marea crearon la vida en sus términos. ¿Cuál es la diferencia? Te diría que no son nuestras condiciones, sino nuestras decisiones las que determinan la calidad de nuestras vidas.

Si queremos saber por qué estamos donde estamos en nuestras vidas, recordemos nuestras decisiones. Si te pregunto, ¿puedes pensar en alguna decisión que hayas tomado en los últimos cinco a diez años, que, si miras hacia atrás, si hubieras tomado una decisión diferente, tu vida sería completamente distinta? ¡Por supuesto que puedes! A veces, las decisiones eran difíciles, tenías que superar tu miedo o arriesgarte. Otras veces, pueden haber sido pequeñas decisiones que te llevaron a algo importante. Como a qué universidad ir, o conocer al amor de tu vida. O elegiste cierta profesión que te llevó en una dirección completamente nueva o a vivir en una parte diferente del país o del mundo.

EL REGALO DEL ESTRÉS EXTREMO

«Si vas pasando por una tormenta, sigue caminando».

—WINSTON CHURCHILL—.

La ilusión que muchos de nosotros tenemos es que algunas personas tienen más suerte que otras, que en realidad no han sufrido los grandes desafíos a los que nos hemos enfrentado nosotros. Pero al haber tenido el privilegio de trabajar con decenas de millones de personas de 195 países en mis eventos, y haber entrenado en privado a los líderes con más éxito en los negocios, la política, los deportes y las finanzas, desde mamás y papás hasta las personas con más desafíos de nuestra sociedad, puedo decirte que hay un denominador común en todas nuestras vidas. A pesar de las creencias de la gente, no importa lo inteligente, atractivo, exitoso en términos comerciales o financieros... no importa lo buena persona que seas, todo el mundo experimentará estrés extremo en algún momento de su vida. Probablemente más de una vez. Nadie se escapa. ¿No te alegra haber leído este capítulo positivo? Pero es verdad. La ilusión que tenemos de que algunas personas no pasan por desafíos extremos o somos los únicos que experimentamos la injusticia es simplemente una mentira egocéntrica. De hecho, no importa cuánto no deseemos que suceda, perderemos a un miembro de la familia o una relación que atesoramos. Perderemos un trabajo, o el gobierno hará algo que cerrará tu negocio, como fue el caso con la COVID. Te van a robar, o tu casa podría incendiarse o sufrir un desastre natural. Alguien en tu familia podría ser diagnosticado con una enfermedad terminal, y si es así, tal vez haya respuestas en este libro que puedan cambiar la situación, como lo han hecho otros.

Te hablo por experiencia. Me dijeron que tengo un tumor en el cerebro. Al principio de mi carrera estuve al borde de la bancarrota y de alguna manera me las arreglé para salir adelante. He terminado largas relaciones y he tenido el dolor de enterrar a tres padres y una madre. Se me quemaron casas y perdí cosas que pensé que eran irreemplazables. Por supuesto, nada es irreemplazable excepto tu alma y tu habilidad de utilizar cualquier cosa que la vida te traiga para seguir creando una vida hermosa.

Entonces, la verdadera clave para tener una calidad de vida extraordinaria, una vida en tus términos, no es esperar que tengas suerte y que no te pase nada, sino desarrollar el tipo de fuerza psicológica y emocional que te haga lo suficientemente resistente para utilizar lo que la vida te depare para crear algo aún más grande.

El estrés extremo va a ser un hecho en tu vida. Así que, la verdadera clave para tener una calidad de vida extraordinaria, una vida en tus términos, no es esperar que tengas suerte y que no te pase nada, sino desarrollar el tipo de fuerza psicológica y emocional que te haga lo suficientemente resistente para utilizar lo que la vida te depare para crear algo aún más grande. Si puedes aceptar que experimentarás un estrés extremo, entonces la verdadera clave es, ¿qué vas a decidir hacer cuando llegue ese momento?

Winston Churchill dijo la famosa frase: «Si estás pasando por una tormenta, sigue caminando». Si lo haces, puedo decirte por experiencia, después de haber pasado por estrés extremo muchas veces, que hay tres lecciones valiosísimas que solo el dolor extremo puede enseñarte, y solo si no te das por vencido. Si superas estos momentos de estrés extremo, descubrirás lo siguiente:

1. Eres más fuerte de lo que crees que eres.
2. Quiénes son tus verdaderos amigos y familiares. Porque los falsos desaparecen cuando las cosas se ponen difíciles. Una lección de incalculable valor.
3. Superar el dolor creará en ti una inmunidad psicológica y emocional. Al haber pasado por los momentos más estresantes, todos los desafíos normales de la vida te parecerán nimios en contraste. Habrás crecido para poder vivir la vida más plenamente, independientemente de lo que esté sucediendo en el mundo exterior. En otras palabras, utilizarás el estrés, no dejarás que el estrés te utilice a ti.

Entonces... ¿cuál es el problema?

Sugeriría que nuestro mayor problema es que pensamos que se supone que no debemos tener ninguno. ¿Qué es un problema de todos modos? Todo es relativo...

Digamos que has salido del trabajo y estás en un atasco de tráfico de esos de parachoques contra parachoques y llegas tarde a casa. ¿Cómo responde la mayoría de la gente? Se estresan mucho. No pueden controlar el tráfico y se concentran en lo que no pueden controlar. Están enfocados en lo que falta, en lo que se supone que deben hacer a tiempo. Piensan que eso es un problema, y sus emociones pueden hervir.

Pero ¿qué sucede si de repente el coche se sobrecalienta y no puedes arrancarlo y te quedas atascado en medio de la autopista? Tienes que encontrar una manera de llevar tu coche al arcén o la gente te tocará el claxon. Ahora ese es el problema.

El sufrimiento no está en los hechos sino en la *percepción* de los hechos.

Ahora tienes que sacar tu teléfono celular para pedir ayuda, ¡y no tienes cobertura! Así que tienes que caminar dos kilómetros hasta la siguiente salida de la autopista y encontrar una gasolinera desde donde llamar, y mientras caminas te tropiezas y te rompes el tobillo. ¿Ahora el problema es el tráfico? ¿El problema es el coche sobrecalentado? No.

Llamas a un taxi y te llevan al hospital, donde te hacen una radiografía y te enyesan el pie. Y luego escuchas los mensajes en tu teléfono. Y hay un mensaje del amor de tu vida, que dice: «Te dejo». ¿Ahora el problema es el tráfico? ¿Tu coche sobrecalentado es el problema? ¿Tu tobillo es el problema? No.

Finalmente llegas a casa y encuentras un mensaje de tu médico que dice que necesita hablar contigo sobre tu resonancia magnética. Llamas y descubres que tienes cáncer. ¿Ahora el problema es el tráfico? ¿Es tu coche sobrecalentado o tu tobillo roto o tu relación el problema? ¡No!

Así que aquí está el desafío en la vida. Nuestros «problemas» ascienden a algo diferente de lo que esperamos. Todo es perspectiva, ¿no? Algunos son más grandes que otros, pero los problemas son signos saludables de vida. Son desafíos para que crezcamos mental, emocional y espiritualmente. No podemos deshacernos de ellos, pero podemos volvernos más fuertes, más inteligentes y mejores al tratar con ellos. Debemos aprender a disciplinar nuestra decepción. Algunas personas dejan que la desilusión las destruya, mientras que otras dejan que las impulse: esa es una elección. Cada vez que las personas dicen que están sufriendo, o cuando empiezo a sentirme demasiado estresado o que algo es de vida o muerte, trato de recordarme que el sufrimiento no está en los hechos sino en la percepción de los hechos. Por ejemplo, si estás increíblemente triste o deprimido porque tu madre murió, por supuesto que es una reacción natural. Pero si años después sigues deprimido por eso, no estás triste o deprimido porque tu madre murió, estás triste porque crees que no debería haberlo hecho. Recuerda, no es el hecho de que ella muriese, es tu percepción del hecho lo que crea tu sufrimiento.

Y como hemos visto, somos los creadores del significado. Podemos decidir en qué centrarnos y qué significan las cosas, y qué vamos a hacer como resultado. Pero si no hacemos eso conscientemente, nuestro cerebro de supervivencia tomará el control y nos encontraremos atrapados en un patrón de frustración, ira o miedo en lugar de abrirnos paso y encontrar una manera de crecer. Y todos necesitamos crecer, no solo por nosotros mismos, sino para poder ser un recipiente de amor y fortaleza para aquellos a quienes más queremos.

LAS DOS HABILIDADES MAESTRAS PARA UNA CALIDAD DE VIDA EXTRAORDINARIA

Entonces, ¿cómo creamos una calidad de vida extraordinaria? Hay dos mundos que necesitamos dominar: el mundo externo y el mundo interno. Los llamo la ciencia del logro y el arte de la realización.

La ciencia del logro es cómo convertir tus sueños en realidad. Y aunque no es el tema de este libro, eso es lo que la mayor parte de mi vida he enseñado a la gente a través de mis libros, eventos y *coaching* privado. Pero la segunda habilidad de la que doy fe es aún más importante, y es dominar el arte de la realización. Fíjate bien en que no he dicho «la ciencia de la realización», porque es verdaderamente un arte: lo que satisface a una persona es totalmente diferente a lo que satisface a las demás. Algunas personas pueden contemplar una obra de arte que parece un simple cuadrado de color en una pared y pagar 50 millones de dólares por él, y otra piensa que está loca y encuentra la misma alegría en una puesta de sol o en la sonrisa de su hijo. Obviamente, cuanto más fácil sea, más satisfecho puedes estar. Pero hay un secreto más allá de tu estilo personal, y es comprender una lección que un día aprendí en la India de un hombre brillante.

SUFRIR O NO SUFRIR, ESA ES LA CUESTIÓN

Déjame contarte la historia de lo que ha cambiado en mi propia vida. Siempre busco crecer personalmente, por lo que exploro de manera constante diferentes ideas sobre cómo alcanzar un nivel completamente nuevo. Hace un par de años, estaba en la India visitando a un querido amigo mío, Krishnaji, quien está igualmente fascinado por estas preguntas sobre cómo lograr una calidad de vida extraordinaria. Como sabe mi amigo, he enseñado durante muchos años que, si quieres una vida extraordinaria, necesitas vivir en un estado mental y emocional extraordinario. Hablo de cómo estar en un estado máximo crea un rendimiento máximo. Si te mantienes en un estado de alta energía o «rico en energía», te enfrentarás a los problemas mucho más fácilmente y encontrarás las soluciones con mayor rapidez. También es más agradable estar cerca y encontrar más pasión en la vida y en las relaciones. Por el contrario, la mayoría de nosotros nos acostumbramos a un estado «pobre en energía», un estado mental pésimo. Cuando esto sucede, nuestras mentes se sienten perezosas e incluso los pequeños problemas pueden desencadenar una gran frustración, ira, preocupación o miedo.

Krishnaji compartió conmigo lo valioso que había sido aprender las herramientas para cambiar tu estado rápidamente, lo cual hacemos en todos mis seminarios. No solo hablamos de ello, nos entrenamos. Pero luego me hizo una pregunta: «¿Sabes cómo hablas de estados pico o estados ricos en energía? ¿Y si los llamáramos estados hermosos?». Los estados hermosos incluyen cualquier estado de alta energía como el amor, la alegría, la felicidad, el aprecio, la gratitud, el juego, la diversión, el impulso. Dije que eso funcionaba. Y luego dijo: «¿Qué pasa si tomamos todos esos estados de baja energía y los llamamos sufrimiento?». Hice una pausa por un momento y sonreí. Podía ver a dónde quería llegar. Esos estados de baja energía incluirían frustración, ira, tristeza, soledad, depresión, miedo, preocupación…

Por un momento me detuve. No me gustaba la idea de sufrir. Me enorgullezco, como tú probablemente, de ser un triunfador, y no nos sentamos y «sufrimos». Cuando las cosas no funcionan, las arreglamos, cambiamos las cosas, ¿no? Pero sonreí para mis adentros. Los triunfadores nunca tienen miedo, ¿verdad? ¡No! ¡Simplemente nos «estresamos»! *Estrés* es la palabra triunfadora para «miedo». Finalmente vi a dónde iba. Sí, a veces me siento frustrado y estresado. Entonces, según esa definición, sufrí y no me gustó la idea. Lo cual fue realmente bueno, porque me dio un estándar diferente para pensar en ello. Es fácil decir: bueno, todo el mundo se siente frustrado, enojado, triste, preocupado. Pero tú y yo no somos todos. Queremos una mayor calidad de vida. ¿Qué pasa si disciplinamos nuestras mentes para vivir en un estado hermoso?

Le pregunté: «¿Adónde quieres llegar con todo esto?» Él me respondió: «Es realmente simple. He decidido que mi visión espiritual para mi vida, la manera en que quiero vivir todos los días, es comprometerme a vivir en un estado hermoso, ¡sin importar lo que pase! Incluso si llueve en mi desfile, incluso si hay deslealtad, incluso si las cosas son injustas, incluso si estoy decepcionado». Continuó: «Tony, siempre hablas de disciplinar tu decepción, y de eso es de lo que estoy hablando». Le dije: «Sabes qué, eso es hermoso. Si vives de esa manera todos los días, no quiere decir que nunca tendrás estos sentimientos, simplemente no te quedarás en ellos, te liberarás». Al elegir conscientemente y comprometerse a vivir en un estado hermoso, mi amigo creía que no solo podía disfrutar mucho más de la vida, sino también dar mucho más a su esposa, a su hijo y al mundo en general.

Me volví hacia él y le dije: «Es una visión espiritual brillante, y ahora te la voy a robar. Se rio y respondió: «Está bien, yo también he robado muchas de tus cosas», con una gran sonrisa. Piénsalo, ¿cómo sería tu vida si pudieras comprometerte, sin importar lo que sucediera, incluidas las inevitables injusticias, desafíos, decepciones y frustraciones? ¿Qué pasaría si no te quedaras en esos estados sino que de inmediato te mantuvieras en el estándar de que el mejor don en tu vida es permanecer en un estado hermoso?

Solía convencerme a mí mismo de que cuando me enojo, me frustro o me molesto, mi mente se acelera y resuelvo los problemas con mayor rapidez. Y eso es cierto, pero me acabo de dar cuenta de que cuando estoy en un estado mental hermoso, también puedo resolver los problemas más rápido, pero disfruto más de mi vida y es mucho más agradable estar cerca de las personas a las que amo. Me doy cuenta de que es muy cierto. Nos perdemos muchas cosas de la vida al reaccionar a lo que sucede frente a nosotros. ¡La vida es demasiado corta para sufrir! ¿No estás de acuerdo?

Sin embargo, el desafío es que muchas personas creen que algún día, de alguna manera, alguien o algo los hará felices. Pero descubrí que el camino hacia «algún día» a menudo conduce a un pueblo llamado «ninguna parte». Incluso si sucede algo que te hace feliz, ¿durará? ¡No si te sientes infeliz en el momento en que las cosas no salen como esperabas!

Déjame ponerte un ejemplo. ¿Alguna vez has logrado una meta por la que te has esforzado durante años para lograrla, y finalmente la conseguiste y dijiste: «¿Esto es todo lo que hay?». ¡Eso es casi peor que fracasar! Si fallamos, como triunfadores, la mayoría de nosotros nos levantaremos y seguiremos intentándolo y empujando hasta llegar allí. Pero si tienes éxito y sigues siendo infeliz, ¡eso es lo que yo llamo estar «técnicamente jodido»!

Tal vez hubo un momento en tu vida en el que tuviste éxito, y te sentías realmente muy feliz por ello. ¿Puedes pensar en uno de esos momentos ahora mismo? ¿Cuánto duró ese sentimiento de plenitud? ¿Cinco años? ¿Un año? ¿Seis meses? ¿Seis semanas? ¿Seis días?... ¿Seis horas? Cuando pregunto esto en mis seminarios, el 90 % de las personas está en la categoría de seis horas a seis semanas. ¿Por qué? Porque no estamos destinados a sentarnos en la mesa del éxito durante mucho tiempo. Nos pondríamos gordos y nos volveríamos aburridos. Todo en el universo está sujeto a estas dos verdades fundamentales: todo en el universo crece o muere... y todo en el universo contribuye o es eliminado por la evolución. No son mis leyes, son verdades universales. ¿No estás de acuerdo?

LA DECISIÓN MÁS IMPORTANTE: VIVIR EN UN ESTADO HERMOSO

La decisión más importante que puedes tomar es decidir que la vida es demasiado corta para sufrir y que vas a apreciar y disfrutar este don de la vida, pase lo que pase. Simplemente nos perdemos demasiada belleza porque estamos atrapados en nuestras mentes en lugar de en nuestros corazones, nuestras almas y nuestro espíritu.

Muchas personas se obsesionan con lo que obtienen o no obtienen, y cuando no obtienen lo que quieren, se enfadan. Me di cuenta de que mi felicidad era bastante barata. Con más de cien empresas, miles de empleados en varios continentes, ¿cuáles crees que son las probabilidades de que en este momento, en algún lugar del mundo, alguien esté metiendo la pata? Bueno, si mi definición de que un empleado «meta la pata» es hacer algo diferente de lo que creo que debería estar haciendo, ¡probablemente todo el mundo esté metiendo la pata en alguna parte! (Por cierto, lo que creo que es un comportamiento incorrecto en realidad podría ser una forma revolucionaria de lograr el éxito, pero todos tenemos nuestras expectativas, ¿no es así?).

Entonces, si el único momento en que eres feliz es cuando todos actúan de la manera que tú quieres que actúen, ya sean tus hijos, tu cónyuge, tus compañeros de trabajo o incluso tú mismo, será difícil permanecer en un estado hermoso, feliz y realizado. Si no tienes cuidado, sería fácil convertirte en una de esas personas que pasan todo su tiempo en las redes sociales atacando a las personas que dicen o hacen cosas que no les gustan. Qué ilusión. La vida no se adapta a nosotros, es nuestro trabajo adaptarnos a la vida. Parte de la belleza de la humanidad es la diversidad. Si quieres saber lo que quiere el universo o Dios, o lo que sea en que creas, ve al bosque y lo verás. Cada árbol, hoja, animal, copo de nieve, todo es diferente. Tenemos ciertas cosas en común, pero son las diferencias, la diversidad, lo que enriquece la vida.

Así que el consejo de mi amigo fue brillante. Decide vivir en un estado hermoso sin importar lo que suceda a mi alrededor. Simplemente significa encontrar la belleza, encontrar algo por lo que estar agradecido, algo que apreciar y luego resolver tus problemas. Piénsalo, ¿qué es más raro que un multimillonario? Alguien que realmente vive en un estado hermoso todos los días, incluso cuando las cosas no salen como él quiere, incluso cuando las cosas son injustas.

Cuando entrevisté a más de cincuenta de los titanes multimillonarios de las finanzas más exitosos de la Tierra para mi libro, *Money: Master the Game*, solo hubo un puñado que parecía ser realmente feliz de manera constante. Y no me refiero a fingir felicidad, me refiero a vivir en un estado de gratitud, aprecio y poder encontrar significado en los problemas y desafíos.

Así que tomé una decisión que cambió mi vida. Decidí que no era suficiente lograr o estar satisfecho cuando las cosas funcionaban. Decidí vivir en un estado hermoso todos los días, pase lo que pase. Y es una disciplina mental, es una práctica diaria que está lejos de ser perfecta, pero es un estándar increíble al que atenerse, y sus recompensas son más de lo que puedo describir con palabras. Significa que, independientemente de lo que suceda, tu vida tendrá sentido porque encuentras la belleza y la conviertes en todo lo que quieres que sea.

«La mayoría de las personas son tan felices como deciden serlo».

—ABRAHAM LINCOLN—.

No importa qué problemas nos surjan, si creemos que la vida siempre sucede por nosotros, no para nosotros. Es nuestra responsabilidad encontrar el bien, y generalmente podemos hacerlo. ¿Puedes pensar en algo que haya sucedido en tu vida que haya sido terrible, y que nunca querrías volver a experimentar, o que alguien que te importa haya pasado por algo así, pero cuando lo miras hacia atrás, ves lo mejor? ¿Pasar por eso te hizo más fuerte, más compasivo, te hizo preocuparte más o te hizo encontrar soluciones que ahora te permiten tener éxito en un nivel superior? ¿Te identificas?

Entonces, ¿por qué esperar? ¿Por qué no decidir que todo tiene un propósito superior? ¿Cómo sería tu vida si vivieras en un hermoso estado? Todo comienza con una decisión que puedes tomar hoy, ahora mismo, antes de dejar este libro, que pase lo que pase, encontrarás la manera de permanecer en un estado mental hermoso… no porque las cosas sigan tu camino o todos se comporten de la manera en que crees que deberían hacerlo, sino porque puedes salir de esos estados negativos y encontrar lo bueno en cualquier cosa. Puedes resolver cualquier problema que necesite ser resuelto, seguir creciendo y dando.

CAMBIA TU EXPECTATIVA POR APRECIACIÓN

Entonces, ahora que llegamos al final de nuestro viaje juntos y al comienzo de tu próximo viaje, considera esto: hay pocas decisiones en tu vida que te moldean de manera más poderosa; a quién amas y con quién pasas el tiempo es sin duda una de ellas, pero cómo decides que vas a vivir y ser todos los días, diría yo, es la decisión más importante y afectará a todos los que amas.

La mayoría de las personas sufren todo el tiempo porque no se cumplen sus expectativas. La tecnología nos ha vuelto cada vez más impacientes, y nuestros teléfonos son herramientas para respuestas instantáneas y gratificación inmediata. Le preguntamos a Google, buscamos en línea y rápidamente obtenemos lo que queremos. ¿Alguna vez has visto a alguien sosteniendo su teléfono, tocándolo con los dedos agresivamente porque un mensaje de texto o un sitio web no llega lo suficientemente rápido? A veces hasta le gritarías: «¡Dale un minuto! ¡Va a subir a un satélite, por el amor de Dios!».

Durante los últimos treinta años, hasta la pandemia, solía ir y venir entre Estados Unidos y Australia varias veces al año. Hoy en día tengo el privilegio de tener mi propio avión, que es un poco como tener una oficina de alta velocidad en el cielo. Para bien o para mal, ¡no hay necesidad de desconectarse nunca del trabajo! Pero recuerdo vívidamente el pavor que solía experimentar cuando me sentaba en un vuelo comercial a Australia y me preguntaba cómo podría vivir sin conectarme a correos electrónicos y mensajes de texto durante las siguientes catorce horas. Además, cuando aterrizara, ¡tendría un día entero de trabajo esperando por delante de mí, además de todas las cosas que llegarían durante esas catorce horas!

Entonces, un día mágico, estaba sentado en un vuelo de Qantas Airways a Sydney, cuando el capitán anunció con orgullo que el avión tenía acceso internacional a Internet. ¡A mi alrededor, la gente comenzó a vitorear, aplaudir y chocar los cinco unos con otros! ¡Era como si Dios hubiera descendido de lo alto y hubiera entrado en el avión! No me levanté y bailé una giga, pero debo confesar que en mi mente yo también estaba aplaudiendo. ¡Todo el mundo en el avión sacó sus iPhones, iPads y ordenadores portátiles y comenzaron a responder a sus correos electrónicos, mensajes de texto y redes sociales!

Pero entonces, ¿qué crees que sucedió solo nueve minutos después? Todo el deleite vertiginoso desapareció. ¿Qué sucedió? Lo adivinaste. Perdimos el acceso a Internet. ¿Por cuánto tiempo? Durante todo el resto del vuelo, ¡probablemente todavía no funcione después de todos estos años!

Entonces, ¿cómo crees que reaccionaron los pasajeros? ¡Estábamos aplastados! Un minuto estábamos eufóricos. Al minuto siguiente, la gente maldecía a la aerolínea y su terrible tecnología.

Esto es lo que más me sorprendió: lo rápido que cambió nuestra perspectiva. Nueve minutos antes, era un milagro; ¡ahora ya era una expectativa! Todo lo que podíamos pensar era que la aerolínea había violado nuestro derecho inalienable al acceso a Internet, un derecho que no existía hasta ese mismo día.

En nuestra indignación, instantáneamente perdimos de vista la maravilla de que estábamos volando por el aire como un pájaro, cruzando el mundo en cuestión de horas, ¡y viendo películas o durmiendo mientras volábamos! ¿Por qué? Porque se había convertido en una expectativa.

Las expectativas son las que destruyen la felicidad, ya sea en nuestras relaciones, con nuestros hijos o con nuestro trabajo. Las expectativas son la razón por la que tantas personas son tan infelices hoy, incluso en un mundo con tanta abundancia. También son la razón por la que tenemos tanta intolerancia en el mundo, porque esperamos que todos sean, piensen, actúen y se comporten de la manera que queremos. ¿Cómo superamos esto? Cambia tus expectativas por aprecio y en ese momento toda tu vida cambiará.

Piénsalo de esta manera: si le preguntas a alguien «¿Qué tal te ha ido el día?», hay tres patrones principales de respuesta:

- «Oh, realmente bien». ¿Por qué? Porque el día transcurrió como él o ella querían que transcurriera.
- «Ha sido increíble, uno de los mejores días de mi vida». Las cosas salieron mejor de lo que esperaban.
- «Ha sido un día terrible». Lo has adivinado: las cosas no han resultado como él o ella esperaba o anticipaba.

Las tres respuestas se basan en expectativas. De nuevo, si tu día ha cumplido con tus expectativas, ha sido un buen día. Si ha sido mejor de lo esperado, has llegado a la luna. Si ha sido peor de lo que esperabas, entonces ha sido un día terrible. Si te apegas a estos patrones, tu vida será una montaña rusa emocional, completamente controlada por el mundo exterior. Si nuestra felicidad es tan débil que requiere que el mundo cumpla con nuestras expectativas, entonces la mayoría de las personas no permanecerán felices por mucho tiempo y se perderán esta extraordinaria calidad de vida.

¿Cuál es la alternativa? Encontrar una manera de apreciar lo que la vida te da. No significa que tengas que conformarte con lo que venga. Si no te gusta el *statu quo*, aprecia lo que tienes y encuentra una manera de utilizarlo para crear algo más grande. Esto requiere que creas en algo simple: que pase lo que pase, incluidos los desafíos y problemas más difíciles, tiene un propósito. Y es nuestra responsabilidad encontrar ese propósito superior y utilizarlo.

Te animo a que primero tomes esa decisión por ti mismo ahora mismo. En segundo lugar, tómate un momento y escríbete una nota sobre por qué quieres vivir en un estado hermoso pase lo que pase, y por qué la vida es demasiado corta para sufrir. ¿Por qué esperar a que algún día te sientas bien, cuando el viaje es lo que embellece la vida? Tal vez envíes esa carta a alguien a quien respetas, alguien que pueda hacerte responsable. Y tercero, cuando te encuentres en un estado de sufrimiento, utiliza mi regla de los noventa segundos.

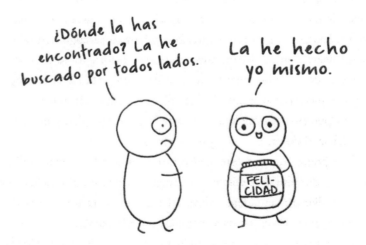

Cuando siento que el estrés me supera, invoco mi regla de los 90 segundos. Hago una respiración lenta y completa, y luego exhalo completamente y con eso dejo ir la emoción. Me permito 90 segundos para sentir cualquier emoción negativa que haya surgido y la dejo ir. Luego sigo con noventa segundos adicionales para concentrarme en lo bueno de esta situación y cómo me hará crecer ese desafío. Y me concentro en lo que es hermoso en mi vida para poner las cosas en equilibrio. Me hace ver una situación de una manera nueva, me lleva a encontrar nuevas respuestas. Y cuando reconozco lo que aún no es perfecto, me pregunto: «¿Qué debo hacer para mejorarlo?». En un estado hermoso, las respuestas fluyen. En estado de sufrimiento, las respuestas son lentas o inexistentes.

Finalmente, me enfoco en lo que puedo apreciar o agradecer en este momento. Porque pase lo que pase, todavía tienes gente que te quiere. Todavía tienes el don de la vida y el aliento en tus pulmones. Y dejo que la niebla de la emoción negativa se desvanezca y la reemplazo con emociones de ingenio y resiliencia. Dejo ir el pasado y decido con qué seguir adelante en este momento. Y la niebla desaparece. Lo he hecho como un juego, y de ninguna manera soy perfecto en eso. Al principio era bueno para las cosas pequeñas, pero algunas grandes deberían haberse llamado el juego de los 90 minutos o las 90 horas. Pero he mejorado a medida que he practicado más. Sin embargo, cuanto más juegas, mejor te vuelves y mejor se vuelve tu vida. Después de todo, la felicidad es un músculo, cuanto más lo usas, más fuerte se vuelve. Encontrar gratitud y aprecio comienza a ser algo natural una vez que lo conviertes en un patrón, y este patrón transformará tu vida. Piénsalo. La mayoría de la gente tiene frente a sí una autopista hacia el estrés y un camino de piedras hacia la felicidad. Si desarrollas este nuevo hábito, lo revertirás: puedes construir una autopista hacia la felicidad y un camino de piedras hacia el dolor.

¿Estás preparado para este juego en tu propia vida? ¿Estarías dispuesto a hacer esto durante diez días y simplemente probarlo? ¿O incluso 21 días para desarrollar un verdadero hábito? ¿Estás listo para tomar esta decisión hoy mismo, antes de cerrar estas páginas, no solo para estar más saludable, sino también para encontrar una manera de aceptar lo que la vida te da y encontrar algo hermoso al respecto? Puedes vivir una vida llena de miedo, frustración, ira y tristeza, o puedes dirigir esas emociones para que te lleven a encontrar mejores respuestas y apreciar todo lo que hay en tu vida a lo largo del camino. No es un enfoque fácil, por lo que la mayoría de la gente no lo hará. Pero es increíblemente efectivo y poderoso para quienes lo hacen.

TRES HERRAMIENTAS PODEROSAS PARA VIVIR EN UN ESTADO HERMOSO

Si queremos vivir en un estado hermoso, tenemos que ser realistas y saber que habrá cosas que nos provoquen. A menudo nos sentiremos provocados por experiencias pasadas, dolor o desafíos, y entraremos en nuestro cerebro de supervivencia y reaccionaremos a las cosas exageradamente, con frustración, miedo, ira, tristeza o alguna combinación de emociones que nos debilitan. En mis eventos enseño muchas herramientas excelentes, pero aquí quería mencionar tres que pueden resultarte útiles e impactantes.

HERRAMIENTA NÚM.1: medicina energética, un antídoto científico contra el estrés

La primera es una herramienta que funciona con personas incluso con trauma extremo. Es posible que hayas oído hablar de la medicina energética, un conjunto de técnicas de liberación emocional, también conocidas como *tapping*. Combina la acupresión china antigua con la psicología moderna. Se trata de tocar ligeramente los extremos de los meridianos de tu cuerpo, como la barbilla, la ceja o la clavícula. Al mismo tiempo, estás recitando meditaciones específicas que reconocen tus emociones y las liberan. A menudo, incluso si crees que has superado algo, la emoción o la energía siguen atrapadas en tu cuerpo.

Si bien esta herramienta ha existido durante décadas, solo recientemente hemos obtenido una ciencia sólida para confirmar su capacidad para reducir los niveles de estrés, calmar la mente para dormir, mejorar el enfoque y la productividad, y fortalecer nuestro sistema inmunológico. En un estudio publicado por la Asociación Estadounidense de Psicología, los sujetos que hicieron *tapping* durante una hora mostraron una disminución del 43 %

en el cortisol salival, la hormona del estrés. De hecho, más de 125 estudios han encontrado que el *tapping* puede tratar eficazmente afecciones que van desde la ansiedad y la depresión al estrés traumático y al dolor muscular crónico. ¡Las técnicas de liberación emocional pueden incluso dominar los antojos de carbohidratos y comida rápida de las personas!

Tengo un querido amigo llamado Nick Ortner, a quien le enseñé esta técnica hace más de veinte años, y desde entonces se ha convertido en uno de los principales expertos en ello, y nos hemos asociado en el pasado para ayudar a los supervivientes de ataques extremos, traumas, incluidas las familias del tiroteo de Sandy Hook y del tiroteo de Batman en Aurora, Colorado.

Incluso hemos creado una aplicación juntos. Para experimentar esta técnica transformadora por ti mismo, puedes descargar la aplicación de manera gratuita (u obtener un descuento especial en la versión *premium*) si visitas thetappingsolution.com/tony. Mi parte de las ganancias de la compañía se dona a Feeding America, de modo que además de sentirte mejor, en realidad ayudas a alguien que lo necesita.

HERRAMIENTA NÚM. 2: conectarse a un estado álgido

La segunda herramienta es algo que hago todos los días para comenzar la mañana, y se llama «cebado». No intentaré explicarlo aquí, pero es un proceso de diez minutos para potenciar tu mente y tus emociones antes de comenzar el día. Se hace en 10 minutos, así que no hay razón para no hacerlo. ¡Si no tienes 10 minutos, no tienes vida! ¿No estás de acuerdo? Si deseas ver cómo funciona esta herramienta, puede visitar TonyRobbins.com/Priming. También tengo una versión en nuestra aplicación de *tapping* que he mencionado anteriormente.

HERRAMIENTA NÚM. 3: soluciones increíbles para quienes sufren de ansiedad extrema o TEPT

Durante años después de su baja de la Fuerza Aérea de los Estados Unidos, Evan Moon estaba en modo de lucha o huida desde la mañana hasta la noche. Su ritmo cardíaco estaba constantemente acelerado. Estaba nervioso y se asustaba con facilidad, como si algo terrible pudiera suceder en cualquier momento. Cuando su confianza en sí mismo se derrumbó, evitó ver a sus amigos. Eric no podía dejar de pensar en sus experiencias en Afganistán. Incluso en sus sueños se veían las obsesiones derivadas del trauma de ver cómo sus compañeros aviadores habían perecido en la batalla.

Para aliviar su dolor, Eric se volvió dependiente del alcohol. Como me escribió, «perdí interés en la mayoría de las cosas. Todo parecía insípido. La mejor forma en que puedo describir cómo me sentía era que todos los días parecía que me despertaba dentro de un frasco de melaza. A pesar de que pude haber tenido momentos en los que escapar del frasco, nunca me libré del todo de aquella sensación pegajosa».

¿Sabías que veintidós veteranos militares estadounidenses se suicidan cada día? Muchos son veteranos de combate que sirvieron en Irak, Afganistán o Vietnam y regresaron a casa con trastorno de estrés postraumático. El TEPT es una afección crónica, debilitante y devastadora, y una de las más difíciles de superar. Los enfoques estándar incluyen antidepresivos, terapia cognitiva conductual (para cambiar el proceso de pensamiento del paciente) y terapia de «exposición», donde las personas reviven el evento traumático que desencadenó su trauma en primer lugar. Ninguno es ideal. Sus resultados no son fiables, requieren años de tratamiento o desencadenan efectos secundarios graves, o todo lo anterior.

He trabajado con gente así antes. Un hombre que había perdido a treinta y dos de sus compañeros veteranos en múltiples misiones en Irak y Afganistán llegó a uno de mis eventos con gafas oscuras. El TEPT era tan malo que la luz podía estimularlo. No podía dormir y sufría sudores nocturnos desde hacía años. Tardé dos horas y media en ayudarle. De hecho, apareció en la CNN y fue entrevistado, y mostraron el antes y el después durante un período de seis meses. Fue extraordinario. Si bien sabía que podía ayudarle, el desafío es que con veintidós veteranos que se suicidan todos los días, me comprometí a encontrar una solución escalable.

La buena noticia es que existe una terapia nueva y prometedora para el TEPT: inyecciones simples, seguras y de acción rápida que se han utilizado con eficacia durante años para aliviar el dolor nervioso o los problemas circulatorios. En un estudio controlado reciente en tres hospitales militares de Estados Unidos, cien miembros del personal en servicio activo recibieron un par de inyecciones con dos semanas de diferencia en el ganglio estrellado, el tejido nervioso a cada lado de la laringe que se conecta con la amígdala, el centro de lucha o huida del cerebro. Es un procedimiento ambulatorio prácticamente sin efectos secundarios aparte de cierta ronquera temporal.

Ocho semanas después, las tropas que recibieron el bloqueo real mostraron el doble de impacto que las que recibieron un tratamiento falso con placebo. Tuvieron alivio de la depresión, la angustia, la ansiedad y el dolor, y mostraron un marcado progreso en su funcionamiento físico y mental. El método tuvo una tasa de éxito del 85 %, que supera a muchos medicamentos estándar. Me comprometí a patrocinar a 150 veteranos a través de este programa, y uno de ellos fue... fue Evan Moon. Esto es lo que me escribió sobre lo que él llama el tratamiento «milagroso»:

«Le escribo, Sr. Robbins, para informarle que después del tratamiento todo ha cambiado. Los colores son más brillantes, mis pesadillas se han ido y la vida parece muy esperanzadora. Me siento como si durante todo el día me bañara en un océano tibio de paz y alegría. Entrar en situaciones sociales es como una brisa, y me encanta estar rodeado de gente nueva y aprender más sobre ellos. Lo más importante, río como un niño y sonrío durante todo el día. Me siento presente y en el momento. Inmediatamente después de la inyección pude regresar y pasar tiempo con mis hijos y mi esposa. Siento que es como un mundo diferente. Esto es solo el comienzo, y me emociona ver qué sucederá después».

Volvió a escribirme un año después y ahora se dedica a ayudar a otros veteranos a obtener la ayuda que necesitan a través de este tratamiento.

Los científicos están de acuerdo en que se necesitan más estudios a largo plazo sobre esta terapia. Pero hasta ahora se puede afirmar que el bloqueo del ganglio estrellado le da a cualquier persona dañada por un trauma una nueva esperanza para un futuro convincente y para una vida rica y hermosa. Si conoces a alguien que lo necesite, esto es algo sobre lo que vale la pena informarse. Para obtener más detalles, visita ThesSellateInstitute.com.

EL ÚLTIMO CAMINO HACIA LA LIBERTAD

«Mientras me dirigía hacia la puerta que me conduciría a mi libertad, supe que, si no dejaba atrás mi amargura y mi odio, todavía estaría en prisión».

—NELSON MANDELA, luchador por la libertad de Sudáfrica—.

Sé que permanecer en un estado hermoso puede sonar como una tarea imposible, especialmente cuando pasamos por momentos difíciles. Para terminar, déjame ponerte tres ejemplos de personas que han experimentado un nivel de injusticia y dolor que hubiera justificado fácilmente que permanecieran enojados, tristes o incluso enfurecidos. Pero estos tres individuos, en cambio, eligieron vivir en un estado hermoso, encontrar lo bueno en cualquier cosa y buscar una manera de utilizar lo que la vida les dio para crecer y servir. El victimismo no era para ellos, así que, como resultado, se transformaron y llegaron a personas de todo el mundo.

Tuve el privilegio de conocer a Nelson Mandela a principios de la década de 1990, poco después de que fuera finalmente liberado tras veintisiete años en las cárceles de Sudáfrica y luego se convirtiera en presidente de su país. Frente a esta leyenda, quise entender cómo sobrevivió a tiempos tan difíciles. Entonces le pregunté cómo se las arregló todo ese tiempo en condiciones tan miserables, en una celda pequeña y húmeda con solo una estera de paja como cama. Vaya, no era la pregunta adecuada. El presidente Mandela literalmente se levantó de la silla, me miró y dijo: «No sobreviví. Me preparé».

Eso llevó a una conversación que nunca olvidaré. Me dijo que, cuando estuvo en la cárcel, entendió que su vida podía ir en una de dos direcciones, y que cualquiera de los dos caminos estaba lleno de propósito si lo elegía. Podría morir en prisión, lo que desencadenaría una revolución que pensó que cambiaría su país para mejor. O podría vivir, lo que significaba que tendría que dejar de lado su dolor y prepararse para llevar adelante a Sudáfrica, no solo a los negros, sino a todo el país. Entonces Mandela aprendió afrikaans, el idioma hablado por sus carceleros blancos. Quería poder hablarle a la gente de Sudáfrica en su propio idioma, para que sintieran la verdad en su voz. En medio de todo el dolor que había soportado, encontró un estado hermoso en el perdón radical. «Pensé que también podría disfrutar de los guardias», me dijo. «También podría disfrutar el día». ¡Qué asombrosa capacidad de apreciación! ¡Qué estado tan hermoso para vivir! Mandela superó su propia situación y se centró en cambio en cómo podía servir a los demás y a algo más grande que él mismo. Y los cambios que trajo al país bajo su liderazgo fueron transformadores.

No tienes que ser un icono de fama mundial para decidir disfrutar de tu vida, pase lo que pase.

Sam Berns tenía solo 17 años de edad cuando le dijo a una audiencia de TED: «Tengo una vida muy feliz… No gasto energía sintiéndome mal conmigo mismo. Me rodeo de gente con la que quiero estar, y sigo adelante».

Lo que hacía notable la perspectiva de Sam fue que nació con progeria, una rara enfermedad genética que acelera el envejecimiento por un factor de ocho. La progeria detiene el crecimiento de los niños y los hace biológicamente viejos antes de tiempo, razón por la cual a menudo se la llama «enfermedad de Benjamin Button». Comenzando en los primeros años de vida, conduce rápidamente a una serie de enfermedades asociadas a la vejez: rigidez en las articulaciones, pérdida de visión y audición, insuficiencia renal, aterosclerosis. En promedio, estos niños mueren de ataques cardíacos o accidentes cerebrovasculares no más allá de los 13 años de edad.

Contra estas aterradoras probabilidades, Sam Berns se enfrentaba al día siguiente sin miedo. No malgastaba su energía preocupándose. La guardaba para vivir. Era un estudiante sobresaliente en su escuela secundaria de Massachusetts, un aspirante a biólogo celular y un destacado percusionista de la banda de música. Después de conocer y hacerse amigo de Francis Collins, director de los Institutos Nacionales de Salud, el espíritu inextinguible de Sam inspiró una investigación que condujo a un descubrimiento revolucionario: la progeria se desencadena por un único y devastador error tipográfico en el código del ADN. Esa única mutación inunda el cuerpo con progerina, una proteína tóxica que debilita los núcleos celulares. En 2012, un ensayo clínico realizado por el equipo de Lesley encontró un medicamento contra el cáncer que desaceleraba el ataque de la progeria y prolongó la vida de Sam.

Su investigación continua, que agrega un segundo fármaco, una forma de rapamicina, le ha dado al mundo nuevos conocimientos sobre las enfermedades cardiovasculares y el proceso de envejecimiento.

Sam ofreció un último consejo en su charla TED: «Nunca te pierdas una fiesta si puedes evitarlo». Estaba encantado de compartir su filosofía personal en una plataforma internacional. Pero lo que realmente esperaba con ansias era el baile de bienvenida de su escuela la noche siguiente. Siempre que la diversión estaba en la agenda, Sam era el primero de la fila.

Sam murió un mes después, demasiado pronto, pero no antes de mostrarnos el camino hacia una vida magnífica, extraordinaria y significativa. Pesaba solo 22 kilos, pero dejó un legado, una vida en un estado hermoso, del tamaño de una montaña. Su charla TED tiene más de 33 millones de visitas en YouTube. Sam se negó a permitir que nada estropeara el glorioso regalo de nuestro día a día en la Tierra. Estaba inquebrantablemente comprometido a vivir cada hora al máximo. Siguió adelante, sin importar qué.

No hace mucho, también tuve la suerte de conocer al alma gemela de Sam, una mujer llamada Alice Herz-Sommer. Entrevisté a Alice cuando tenía 107 años, casi 70 años después de que los nazis asesinaran a su madre y los llevaran a ella y a su hijo a un campo de concentración. Alice era una concertista de piano famosa en Europa y se vio obligada a tocar en la orquesta de los reclusos. Le dijeron que, si no aparentaba estar feliz, asesinarían a su hijo frente a ella. Los nazis en realidad rodaron películas de ella mientras tocaba para tratar de convencer al mundo de que trataban bien a los judíos. Pero en la vida real, las condiciones eran más que brutales. Alice dormía en un suelo de tierra congelada y canalizaba toda su energía en tratar de mantener feliz a su hijo, a pesar de que tenían poco para comer.

Sin embargo, Alice se negó a dejar que el dolor se convirtiera en su historia. Dio más de cien conciertos, y mientras se vio obligada a entretener a los nazis, sucedió algo hermoso. La música resonaba en el patio, en los barracones, donde los prisioneros que estaban enfermos y hambrientos se alimentaban de sus notas. Cuando Alice tocaba, muchos de ellos decían que era como si Dios estuviera presente. La música era una extensión de la belleza de la vida en medio de la situación más dolorosa. Alice me dijo que los prisioneros anhelaban escucharla y sentir que sus espíritus se elevaban desde el sufrimiento. Era como si alguien los hubiera transportado fuera del infierno del campo al cielo de los momentos más hermosos de la vida. Al servir a los demás, Alice hizo más que sobrevivir a los nazis. Encontró una manera de apreciar y disfrutar su existencia.

Años más tarde escribió un libro, y el título lo dice todo: *A Garden of Eden in Hell: The Life of Alice Herz-Sommer*. Es un libro que recomiendo mucho. Pero durante nuestra entrevista, me llamó la atención cómo todo era tan hermoso para Alice. Vivía sola a sus 107 años de edad, todavía nadaba y tocaba el piano. La gente de su edificio escuchaba su obra, tal como habían hecho los reclusos de los campos de exterminio siete décadas antes.

Alice estaba agradecida por todo. Hablaba sobre lo hermosa que es la vida y lo agradecida que estaba de que su hijo hubiera superado ese momento. ¡Qué hermoso fue que sobreviviera al cáncer a los 80 años y ahora tenga 107! Incluso comentó lo hermoso que era el micrófono, ¡y lo bella que era mi esposa! La vida es bonita si buscamos la belleza independientemente del entorno externo.

UNA LECCIÓN FINAL

Espero que esto te recuerde que debes deshacerte de la ilusión que atesoran muchas personas: que si la vida fuera de cierta manera, entonces serían felices. Déjame ponerte un último ejemplo poderoso…

Cuando viajo por el mundo y le pregunto a la gente qué es lo mejor que les puede pasar en la vida, la respuesta más común es ¡ganar la lotería! Y si le preguntas a la gente qué es lo peor que podría pasarles, muchos podrían decir que sería quedarse parapléjico. Pero en un famoso estudio que incluyó a docenas de ganadores de cuantiosos premios de la lotería y a personas paralizadas tras haber sufrido accidentes, ¿qué grupo crees que era más feliz, los ganadores de la lotería o los parapléjicos? Apuesto a que estás pensando que deben ser los parapléjicos, pero estarías equivocado. Así que ahora me dirás que los afortunados ganadores de la lotería eran los más felices, y seguirás estando equivocado.

De hecho, los ganadores de la lotería no estaban más felices en general que un grupo de control que no había ganado ni un centavo. Claro, tenían más dinero, pero también tenían gente constantemente exigiéndole y esperando cosas de ellos. ¿Y los parapléjicos? Calificaron su felicidad por encima del punto medio en una escala de 0 a 5. Después de sufrir un terrible accidente, tu forma de pensar cambia. Si vuelves a aprender a mover los dedos, lo experimentas como un milagro. ¡Un motivo de alegría! No das nada por sentado. Cuando encontramos un significado más amplio en nuestras vidas, sanamos mental, emocional y espiritualmente. Y ese es el regalo definitivo.

EL ÚLTIMO REGALO

«Vive la vida plenamente mientras estés aquí. Experiméntalo todo. Cuida de ti y de tus amigos. Diviértete, sé loco, sé raro. ¡Sal ahí y mete la pata! Lo harás de todos modos, así que mejor disfruta del proceso».

—TONY ROBBINS—.

Bueno, hemos cubierto mucho terreno, y muchas herramientas, en estas más de 700 páginas. Espero que este libro pueda servirte como un manual de campo, un recurso definitivo para mejorar tu salud; un libro al que puedes volver en cualquier momento en que te enfrentes a desafíos reales. Pero antes de pasar la última página, espero que realmente te tomes un momento para comprometerte a vivir en un estado hermoso, pase lo que pase. Un estado hermoso no es perfecto. Es mejor que perfecto. Es desordenado, juguetón, lleno de diversión. Es ser generoso contigo mismo y con los demás, y no tomarte demasiado en serio. Trabajas para seguir mejorando, para fomentar una vida llena de alegría, felicidad y significado. Es encontrar algo o alguien a quien quieras servir más que a ti mismo. Porque ese es el verdadero significado de la gracia: una vida bien vivida, una vida de servicio y una vida llena de amor.

Finalmente, ¿recordarás el poder creativo de tu mente y tus emociones? ¿Y que estás a un paso de cambiar algo en tu vida? Si no te gusta tu cuerpo, cámbialo. Si no te gusta tu negocio o carrera, cámbialo. Si no te gusta tu relación, cámbiate primero a ti mismo o cámbiala. Todas las acciones son engendradas o generadas por decisión. Este capítulo está a punto de terminar, pero un poco más adelante tienes la oportunidad de tomar algunas decisiones sobre lo que has aprendido. Lo he dividido en un plan de acciones potenciales en 7 pasos que incluyen decidir qué quieres para tu cuerpo, tus emociones y tu vida, y tener claro dónde estás.

El segundo paso es educarte y seguir aprendiendo sobre las herramientas de vanguardia que pueden aumentar tu energía, fuerza y vitalidad y, con suerte, prolongar la duración y la calidad de tu vida. Este libro está lleno de herramientas, pero ¿cuáles utilizarás?

En tercer lugar, debes analizar tu estilo de vida. Después de pasar por esos siete pasos, tendrás un plan de acción. Al final, la información no es lo que cambia tu vida, es la acción. No necesitas hacer todo lo que se incluye en este libro, solo elige algunas cosas y comprométete a hacerlas de inmediato.

Siempre he enseñado que la clave es el impulso y nunca dejar una decisión sin hacer algo en ese momento que te comprometa a seguir adelante. Haz una llamada telefónica, envía un mensaje de texto o un correo electrónico, programa una reunión, pero haz que la pelota avance.

Y finalmente, recuerda estas tres decisiones que tomas cada día y elige bien:

1. Decide en qué te vas a enfocar. Determinará lo que experimentes en la vida.
2. Decide qué significan las cosas. Determinará lo que sientes.
3. Y decide lo que vas a hacer. Determinará tus resultados.

Recuerda, en esos momentos de decisión se forma tu destino. Así que, por favor, elige bien. Elige ahora.

Cuando comencé a escribir este libro, te imaginé leyendo estas palabras finales, porque sabía que significaría que habías leído las muchas otras páginas que contenían respuestas que podrías necesitar para ti o para otros en el futuro. Quiero agradecerte que hayas realizado este viaje conmigo, que hayas tenido tanta perseverancia y que me hayas brindado el regalo de tu tiempo y tu atención. Son de las cosas más valiosas que puedes compartir con todos, y no lo tomo a la ligera.

Es mi deseo más sincero que este libro haya llegado no solo a tu cabeza, sino también a tu corazón. Y que, como resultado, cuidarás aún mejor de ti mismo y de tus seres queridos. Tal vez te sometas a esas pruebas con anticipación, o hagas una lista de las cosas de este libro que valen la pena para crear nuevos hábitos; para que cuando llegue un momento desafiante, ya estés preparado.

Si este libro te ha ayudado a tener menos miedo y más alegría para sanar y seguir adelante, entonces nuestro tiempo juntos ha sido bien aprovechado. ¡Así que ahora comienza el verdadero viaje! También espero tener el privilegio de conocerte algún día, y que puedas contarme las ideas que has extraído de este libro que te han ayudado a ti y a tus seres queridos. Así que, hasta que volvamos a encontrarnos, o hasta que nuestros caminos se crucen, te deseo una vida larga, saludable y llena de pasión, con muchas bendiciones para ti y tu familia.

Con amor y respeto,
TONY ROBBINS.

TU PLAN DE ACCIÓN DE 7 PASOS PARA RESULTADOS DURADEROS

Ahora que has emprendido este extraordinario viaje y has estado expuesto a estas increíbles herramientas para la fuerza, la curación, la vitalidad y la longevidad, no querrás dejar que tu aprendizaje conduzca solo al conocimiento. Como solía decir mi maestro original, Jim Rohn: «Deja que tu aprendizaje te lleve a la acción y crearás una vida extraordinaria».

Para simplificar estas 700 páginas, veamos 7 pasos que puedes seguir para crear un plan de acción simple y rápido para las cosas que deseas seguir y transformar en tu vida. Recuerda, consulta siempre a tu médico para que pueda ayudarte a determinar qué acciones son las mejores para ti.

PASO UNO: DECIDE Y OBTÉN LA INFORMACIÓN QUE NECESITAS

1. Decide lo que realmente quieres para tu vida físicamente. ¿Cuál es el resultado que realmente buscas? ¿Quieres más energía? ¿Más vitalidad? ¿Más fuerza? ¿Más flexibilidad? ¿Quieres empezar a rejuvenecer tu cuerpo? ¿Revitalizarlo? ¿Conseguir más juventud?
2. Obtén la información que necesitas. Hazte las pruebas, para que puedas maximizar tu energía al:
   - Saber si hay metales tóxicos en tu sistema que interfieren con tu bienestar.

- Saber si tus hormonas están en equilibrio, lo que puede marcar una gran diferencia en cómo te sientes en el día a día.

- Y luego, idealmente, haz las cosas que te darán tranquilidad a ti y a tu familia. Hazte la prueba GRAIL más una resonancia magnética de cuerpo completo para que puedas saber que no hay nada de qué preocuparse con el cáncer. El test GRAIL incluso se puede hacer en casa, con un simple análisis de sangre.

- Si es apropiado, considera programar una prueba ACTC para que sepas exactamente cómo está tu salud cardiovascular y qué debes hacer para mantenerte fuerte y sano en los años venideros.

- Considera hacerte la prueba de Alzheimer para saber si tienes una predisposición genética y también elaborar un plan de estilo de vida que reduzca el riesgo. Si lo haces con suficiente anticipación, hay una variedad de herramientas en este libro que pueden marcar la diferencia.

- Quién de tu familia y de amistades te gustaría que se hiciera también las pruebas para velar por su bienestar y ayudarlo a maximizar la calidad de su vida.

- Por último, si quieres divertirte un poco, puedes descubrir cuál es tu verdadera edad. Como mencioné anteriormente, me emocionó descubrir que mi edad cronológica de 62 años es solo 51 años biológicamente. Creo que te sorprenderás. Si no estás donde quieres estar, hay muchas cosas en estas páginas que puedes hacer para cambiarlo.

PASO DOS: REVISA TU EDUCACIÓN

Si has leído este libro, ¡felicidades! Has obtenido una educación tremenda. Pero el conocimiento no es poder: es poder potencial. Decide a qué herramientas quieres acceder hoy. ¿Y de qué quieres hacer un seguimiento en el futuro?

1. ¿Son las células madre algo a lo que deseas dedicarte en algún aspecto de tu vida o para alguien de tu familia?

2. ¿Quieres implementar los cuatro ingredientes de vitalidad del Dr. Sinclair que ayudan a revertir el envejecimiento biológico? ¿O aprovechar la fuerza energética del NMN?

3. O, ¿hay algunas tecnologías de las que querrás hacer un seguimiento para tenerlas cuando las necesites? ¿Quizás la vía WNT para la osteoartritis?

4. ¿Hay alguien en tu familia o personas que conoces con quienes quieras compartir información sobre lo que has aprendido aquí de las 6 grandes: enfermedad cardíaca, diabetes/obesidad, accidente cerebrovascular, cáncer, enfermedad autoinmune y Alzheimer?

5. ¿Realizarás un seguimiento de la terapia genética y de las CRISPR y algunas de las transformaciones que están generando?

6. ¿Conoces a alguien que tenga Parkinson o una adicción severa que pueda sentir alivio con los ultrasonidos focalizados sin cirugía cerebral?

Haz una lista de las cosas sobre las que quieres actuar y de las que quieres hacer un seguimiento, de modo que si tú o alguien a quien conoces necesita ayuda, tengas respuestas que compartir con ellos y que puedan considerar con su médico. Simplemente crea una pequeña lista de verificación para ti. El libro está aquí. Es el último recurso al que puedes volver tantas veces como lo necesites.

PASO TRES: MAXIMIZA TU ENERGÍA Y REGENERACIÓN

Considera qué aspectos de Vitality Pharmacy (capítulo 10) podrían ayudarte a acelerar tu energía, tu fuerza, tu vitalidad. O ayudarte a recuperarte de los desafíos a los que te enfrentas.

1. ¿Ampliarás tu capacidad mediante la optimización de tus hormonas a través de la HOT (terapia de optimización hormonal)?

2. ¿Podrías considerar los péptidos? ¿Hay algún péptido que te gustaría investigar que podría marcar una diferencia en cualquier ámbito, desde tu sistema inmunológico hasta el deseo y el impulso sexual?

3. ¿Cuáles son algunos de los suplementos de grado farmacéutico que querrías tomar, sin sufrir efectos secundarios, para comenzar el día con energía o para dormir por la noche?

4. ¿O te gustaría aprovechar el NAD3 u otros productos similares al NMN para maximizar tu energía y vitalidad?

PASO CUATRO: CREA UN PLAN PARA DORMIR Y VIVIR SIN DOLOR

Recuerda, el tercer pilar de la salud además de la dieta y del ejercicio es el sueño. Y afecta profundamente la forma en que se procesa tu dieta o incluso si tienes ganas de hacer ejercicio. Así que, ¿cuál es tu plan? ¿Puedes programar siete horas y realizar un seguimiento de tu sueño con un dispositivo de IA? ¿Harás algunos de los cambios que te facilitarán obtener un sueño profundo y reparador para sentirse vital?

Y si sientes dolor en tu cuerpo, o en el de una persona a quien amas, ¿cuál de las herramientas quieres utilizar para liberarte o liberarla? ¿La PEMF? ¿Las técnicas de Pete Egoscue? ¿El contraesfuerzo? ¿El tratamiento de alivio para liberar el tejido y los nervios? ¿Harás cosas para apoyar tu espalda, como utilizar un Back Arch?

PASO CINCO: DISEÑA TU ESTILO DE VIDA DE MÁXIMA LONGEVIDAD

Piensa de tres a cinco cosas que deseas comprometerte a hacer. No las vas a hacer todas. ¿Cuáles son las cosas que crees que podrían marcar la mayor diferencia?

1. ¿Es comer más alimentos vivos? ¿Reducir el azúcar? Tal vez hacer una dieta de limpieza de 10 días para romper el patrón y reiniciar tu sistema?

2. ¿Reducirías 300 calorías de tu ingesta diaria de alimentos (un bollo al día) para ver un cambio significativo? ¿Te gustaría implementar una

de las nuevas herramientas de la FDA como Plenity para controlar tu apetito? ¿O Wegovy para apagar la hormona que crea el hambre?

3. Si tienes prediabetes o diabetes o conoces a alguien que la tenga, ¿qué quieres utilizar de ese capítulo para hacer los cambios para que ya no tengas que estar bajo ese yugo?

4. Incluso podrías decidir reducir la cafeína y aumentar el consumo de agua diario para aumentar tu hidratación. ¿Practicarás patrones de respiración que te ayuden a relajarte y mover la linfa, como el patrón de respiración 1–4–2?

5. ¿Cambiarás tu entorno alimentario para consumir alimentos frescos, en lugar de tantos alimentos envasados y procesados?

6. ¿Aprovecharás el poder del calor y del frío para darle a tu cuerpo una herramienta saludable que te ayude a protegerte de las enfermedades y prolongar tu vida útil?

Se trata de diseñar su estilo de vida de la manera que sea más satisfactoria para ti.

PASO SEIS: EL MOVIMIENTO ES VIDA: ¿CUÁL ES TU PLAN DE ENTRENAMIENTO?

Dado que el ejercicio puede reducir el riesgo de cáncer en un 40 %, reducir el riesgo de accidente cerebrovascular en un 45 % y reducir el riesgo de diabetes en un 50 %…

1. ¿Harás ejercicio diez minutos a la semana con algo como OsteoStrong?

2. ¿Crearás un plan de Billy Beck III cuyo diseño inicial obtendrás de manera gratuita?

3. ¿Quieres hacer que el ejercicio sea divertido a través de la VR, jugando con la Black Box? Ni siquiera te das cuenta de que estás haciendo ejercicio, porque estás participando en un juego.

PASO SIETE: HAZTE CARGO DEL CONTROL
DE TU MENTE

¿Crearás una práctica diaria de solo 10 minutos al día a través de la técnica de cebado? ¿Recuerdas que puedes visitar TonyRobbins.com/Priming para potenciar tu mente y tus emociones y prepararte para el día a día?

¿Quieres utilizar el poder de las Técnicas de Liberación Emocional y del *ttapping*? Visita TheTappingMethod.com/Tony para descargar la aplicación de manera gratuita y recibir un descuento en la membresía.

¿Conoces a alguien que tenga ansiedad severa o TEPT a quien puedas pasar información sobre la inyección utilizada con gran éxito por los veterinarios?

Y lo más importante, ¿te volverás más consciente y no dejarás que el miedo te domine, sabiendo que la mente puede enfermarte o hacerte sentir feliz, frustrado o alegre?

¿Te comprometerás con la decisión de vivir en un estado hermoso pase lo que pase? ¿Incluso cuando las cosas no salen como quieres? ¿Invocarás la regla de los 90 segundos para que realmente puedas tener la libertad que te mereces?

CONCLUSIÓN

Independientemente de lo que decidas hacer, estos 7 pasos son solo una forma sencilla de intentar fragmentar gran parte de la información que has aprendido aquí. Nuevamente, no es necesario que hagas todo lo que se incluye en este libro, pero mi esperanza es que lo utilices como una guía a la que puedas regresar en busca de respuestas durante el resto de tu vida para ti y para tu familia. Seguiremos actualizando el contenido en nuestro sitio web, LifeForce.com, y seguiremos incluyendo nueva información a medida que llegue.

Elige algunas cosas en cada una de estas áreas y decide sobre qué vas a tomar medidas o a quién vas a ayudar. Luego, sigue ampliando tu educación en estas áreas a medida que continúan desarrollándose. Tu conocimiento no solo podría *cambiar* una vida, en algunos casos podría *salvar* una vida.

PERMISOS

TR body Stats: © Applied Science & Performance Institute.

Ilustración p. 45: © Leo Collum.

Ilustración p. 74: © Will Dawbarn.

Ilustración p. 79: © Larry Lambert.

Código QR p. 85: cortesía del autor.

Imagen p. 92: © RenovaCare.

Ilustración p. 122: © Andrew Toos.

Ilustración p. 135: © Leo Collum.

Imagen p. 180: © Wake Forest Institute for Regenerative Medicine.

Radiografía p. 314: © Counterstrain.

Imágenes p. 322: © Genesis One Laser.

Ilustración p. 339: © Ken Benner.

Ilustración p. 342: © Steve Smeltzer.

Ilustración p. 377: © Kaamran Hafeez.

Ilustración p. 391: © KES.

Ilustración p. 395: © Norman Jung.

Ciclo del cabello; p. 416: Cortesía del autor.

Imágenes p. 422: © Con permiso de Ricki Lake & Harklinikken.

Ilustración p. 436: © Marty Bucella.

Ilustración p. 449: © Roy Delgado.

Diagrama p. 562: Cortesía del autor.

Gráfica p. 637: © Singularity University.

Gráfica p. 639: © Instituto Nacional de Salud.

Gráfica p. 641: Fuente: InfoSys.

Gráfica p. 653: © División de Población de las Naciones Unidas 2019.

Ilustración p. 702: utilizada con permiso del autor.

AGRADECIMIENTOS

TONY ROBBINS

¿Cómo limito mis agradecimientos cuando todo lo que hay aquí se apoya en los hombros de tantos seres humanos increíbles que me han precedido, incluidos todos los extraordinarios médicos e investigadores científicos que hemos tenido el privilegio de presentarte en este libro?

Si ya lo has leído, estoy seguro de que te habrás dado cuenta de que la mayoría de los personajes de estas historias son personas que están cumpliendo con sus compromisos de toda la vida después de un desencadenante, de algún tipo de desastre o crisis personal: la pérdida de una esposa, un hijo, pacientes, padres. Algo dentro de su corazón los llevó más allá del estándar de atención y los obligó a asumir todos los desafíos a los que seguramente se enfrentaron y a perseverar, en la mayoría de los casos durante décadas, antes de crear un avance que podría ayudar a muchas otras personas. Este libro debe reconocer ante todo a esos héroes. Este libro es realmente su historia.

A mis coautores, Peter y Bob, simplemente no puedo agradecérselo lo suficiente, no solo por el contenido sino también por su visión y el trabajo de su vida. Mucho antes de escribir este libro, ya estaban comprometidos a ayudar, sanar y servir a las personas. Estoy muy agradecido de que estuvieran dispuestos a dedicar el tiempo y el esfuerzo necesarios para poder compartir toda esta información. Un agradecimiento especial para el Dr. Bill Kapp y también para el Dr. Matt y el Dr. G. Os doy las gracias a todos, hermanos míos, por vuestros increíbles cuidados y compromisos para ayudar a las personas a sanar.

A continuación, debo dar las gracias al equipo editorial que trabajó con nosotros en este proyecto incansablemente. ¡Considera la densidad de esta enciclopedia en tus manos! No es de extrañar que fuera un proyecto de tres años. Para hacer esto en medio de la COVID y tener acceso a entrevistar a los mejores del mundo en el campo, tuvimos un ejército de personas que trabajaba las 24 horas, y todos han tenido un papel muy importante en estas páginas.

Debo dar las gracias a Diane Sette Arruza, quien ha sido la jefa de mi departamento creativo durante seis años. Ella encabezó el equipo y esta enorme empresa mientras toda nuestra compañía y la forma en que hacemos negocios se sometían a una revisión total para llegar a nuestras audiencias digitalmente durante la era COVID. Es capaz de manejar una complejidad increíble y ha sido la responsable de guiar el proyecto hasta la línea de meta y mantener todas las piezas juntas. Como si su extraordinario nivel de inteligencia, creatividad y habilidad no fuera suficiente, su capacidad para vivir y lo que ha enseñado en el último capítulo de este libro, la vida en un estado hermoso, día tras día, trayendo positividad, energía y la orientación a la solución, es lo que hizo que este proyecto fuera tan agradable en medio de todo. Diane, no puedo agradecértelo lo suficiente, este libro no estaría terminado si no fuera por ti.

Mary Buckheit, que es mi mano derecha y la luz brillante que me ayuda a encontrarlo y lograrlo todo en el día a día, desde un libro hasta una prenda de vestir. Que la fuerza de la vida te acompañe, Mary B.; algún día escribirás el libro de nuestra vida. Quiero agradecer su ingenio ágil, gran profundidad y, como Diane, su compromiso para buscar respuestas mientras se encuentra en el estado más lúdico y de apoyo que cualquiera pueda imaginar o soñar. Me siento verdaderamente bendecido por tener a estas dos mujeres en mi vida.

Billy Beck III: gracias, eres un regalo. Estás ahí conmigo temprano por la mañana y hasta tarde por la noche, en la oscuridad de las zonas horarias de todo el mundo. Completas esta familia, y no sé qué haría cualquiera de nosotros sin ti en nuestro rincón, asistiéndome y haciéndome reír todo el tiempo. Te quiero, hermano.

Ya he reconocido a mi esposa, Sage, en la dedicatoria, porque estoy realmente dedicado y entregado a ella. Lleva conmigo 22 años (y yo soy un loco). Cariño, gracias por tu amor puro, tu apoyo, tu perversa inteligencia y tu increíble sentido del humor. Eres más que hermosa y brillante, porque tú también conoces la importancia de esta misión y la vives conmigo todo el día, todos los días. Desde el principio, dijimos que este libro no trataría solo de cambiar la vida de las personas, es un libro que literalmente puede salvar la vida de las personas y quizá la vida de las personas a las que se ama. No podría haber llegado hasta aquí sin ti a mi lado. Soy el hombre más feliz del mundo, gracias a ti.

Al equipo de redacción del libro, mi más profundo agradecimiento por llevar a cabo vuestro cometido: Jeff Coplon, Bonnie Rochman, William Green, Dra. Felicia Hsu, Hilary Macht y Mark Healy.

A Ray Kurzweil, gracias por escribir la introducción de este libro para nosotros pero, lo que es más importante, por tus 50 años de prolífica contribución, previsión y los avances científicos que has creado. ¡Calculaste las probabilidades de secuenciar el genoma humano cuando todos los demás decían que no sucedería hasta dentro de 200 años! Tu comprensión es inigualable, al igual que tu amistad a lo largo de los años. Gracias.

Siento un profundo aprecio por mi agente durante más de 30 años, Jan Miller, y por Shannon Marven. Jan, has estado conmigo desde el principio. Gracias a ambos por todo, cada vez.

A mi publicista y querida amiga, Jennifer Connelly, quien tal vez nunca sepa la estima y el aprecio que tengo por sus instintos, su mente aguda y su corazón bondadoso (pero se los seguiré recordando). Muchas gracias a ti y a Clinton Riley por su diligencia, constancia y voluntad de acompañarnos donde quiera que vayamos.

Tengo el privilegio de tener más de 100 empresas, unas catorce de las cuales administro activamente, pero lo que me permite hacer esto es que todos y cada uno de los negocios en los que participo tienen líderes extraordinarios al mando. Los equipos ejecutivos llenarían una lista demasiado larga, pero estoy muy agradecido por la mentalidad que todos tenéis de encontrar la manera de hacer más por los demás que cualquier otra persona en cada una de las industrias que representáis, que son tan diversas como empresas de biotecnología, comerciales y de formación, equipos deportivos, o nuestro centro vacacional en Fiji. Me alegra poder trabajar con todos vosotros para encontrar formas de innovar creativamente y apoyar a nuestros clientes en cada una de estas industrias en todo el mundo. Un agradecimiento especial a los equipos ejecutivos de Fountain Life y lifeforce.com. Me siento honrado de tener el privilegio de trabajar con cada uno y aprender de vosotros. Gracias.

A mi empresa principal, Robbins Research International, a todo mi equipo allí, a mis queridos amigos, muchos de los cuales han estado conmigo entre 10 y 30 años o más. No puedo agradeceros lo suficiente todo lo que hacéis para que este barco funcione y especialmente por vuestro ingenio durante estos tiempos increíbles recientes, todo mientras tuve que desviar parte de mi enfoque para terminar este proyecto de libro. Os quiero, chicos.

Quiero darle las gracias a nuestro director financiero, Yogesh Babla, cuya dedicación y atención ha ayudado a nuestra empresa a seguir llegando a vidas en todo el mundo. Esta empresa es propiedad de los empleados, y su servicio para ayudarnos a todos ha sido realmente extraordinario. Gracias.

Y a nuestro director ejecutivo, Dean Graziosi, por su brillantez, porque las ideas, por muy buenas que sean, tienen que encontrar la manera de llegar a las personas. Incluso cuando el trabajo que hacemos se interrumpió en estos tiempos únicos, encontraste una manera de cumplir cuando la gente más nos necesitaba. Tu increíble ética del trabajo, genio loco y el amor que compartimos por servir a las personas realmente nos hace hermanos en el camino, y te estoy muy agradecido. ¡Y además eres una persona mañanera!

A todo nuestro equipo de liderazgo en RRI, especialmente a mi hermano, Scott Humphrey— Te quiero, hermano, y a toda la familia de Lions y de Platinum Partner. Sois el alma de esta comunidad.

A la CCO Kate Austin, cuya esencia, corazón e intelecto nos impacta a todos, y la CMO Darami Coulter, quien intervino justo cuando la necesitábamos: gracias por vuestra brillantez y dedicación incansable para hacerlo bien. A los miembros de RRI Sam Georges, Heather Diem, Shari Wilson, Bruce Levine y Linda Price por todos los años y todas las horas. Un agradecimiento especial a Joseph McClendon III, Scott Harris, Tad Schinke y Vicki St. George.

Al equipo técnico de mis eventos, especialmente a John Eberts y Matt Murphy, todos de negro entre bambalinas y al *sensei* de las redes sociales

Dani Johnson: es un regalo teneros de socios en todo. Os estaré eternamente agradecido.

Y por supuesto, a nuestro extraordinario equipo de administración, que hace que este mundo gire ocho días a la semana. Al único e inigualable Bradley Gordon, nuestro jefe de gabinete, que teje la red de nuestra vida con tanta perspicacia, gracia, consideración y carcajadas espontáneas. Y a la increíble Rhiannon Siegel, que coordina con atención cada detalle de nuestra vida salvaje y en constante cambio. Gracias. A Kacie South, guerrera nocturna, malabarista de muchos mapas mentales, este libro tiene tus huellas dactilares por todas partes. A Matt Vaughn, cuyo buen gusto descubre todos nuestros tesoros. Y a todos los demás en casa: a Maria y Tony Rodriguez por todo lo que hacen, a Anna Ahlbom por todo lo que administran, a Todd Erickson y Darren Walsh por todo lo que crean. Juntos son todos los que hacen de esa casa un hogar y un hermoso lugar donde vivir. Todos sois piezas de un rompecabezas que forman un todo mayor. Os quiero.

A Ajay Gupta y Joshy, sois amigos y socios increíbles para mí con quienes siempre puedo intercambiar ideas. Os quiero, chicos. Gracias.

A mi increíble equipo de sanación, mantenéis este cuerpo enorme en marcha. Jie Chen, James Bowman, Master Stephen Co, Donny Epstein, Brian Tuckey, Tim Hodges, Dr. Daniel Yadegar, Dan Holtz, Dr. Ross Carter, Stephanie Hunter, Mary Ann y Peter Lucarini, John Amaral, Hope y Jen, Bob Cooley, Iris Hernandez: ¡gracias por el amor y el cuidado!

A mis continuos modelos a seguir de verdadera excelencia. Los hombres en mi vida a quienes más respeto no solo por sus increíbles logros sino también por su compromiso de hacer del mundo un lugar mejor. Hombres que no solo hablan con conocimiento, sino que realmente predican con el ejemplo: mi querido amigo Peter Guber, Marc Benioff, Paul Tudor Jones, Steve Wynn, Pitbull y Ray Dalio.

Mi agradecimiento a Feeding America por su continua asociación en el desafío Feed A Billion. Cuando se me ocurrió la idea por primera vez, ¡algunos miembros del equipo se mostraron un poco escépticos! Pero aquí estamos, ocho años después, antes de lo previsto y acercándonos a mil millones de comidas. Nuestra relación continuará, y este libro también será otra forma de apoyo para el gran trabajo que está haciendo.

Y finalmente, a la amable gente de Simon & Schuster, incluidos Dana Canedy, Stuart Roberts y Jonathan Karp, les agradezco que se hayan quedado conmigo a medida que este libro se hizo más y más grande. Identificasteis mi visión y me disteis el apoyo que necesitaba.

Doy gracias a Dios, nuestro creador, y a todos aquellos nombrados aquí y no nombrados en mi vida que continúan apoyándome a mí y a esta misión en mi búsqueda interminable de ser una bendición en la vida de todos aquellos que tengo el privilegio de conocer, amar y servir.

PETER H. DIAMANDIS

Es un placer reconocer a mi increíble equipo en PHD Ventures que me apoyó en este viaje de *La fuerza de la vida*.

En primer lugar, a Felicia Hsu, MD, miembro de mi Strikeforce personal, cuyos conocimientos médicos e increíbles habilidades de escritura nos apoyaron a Tony y a mí en tantas entrevistas y borradores. Luego, a Esther Count, mi jefa de gabinete, quien hizo malabarismos con mi horario loco y mantuvo todos los trenes funcionando a tiempo. A continuación, a Claire Adair, directora ejecutiva de los viajes Abundance Platinum Longevity, cuyas habilidades de escritura y organización generaron contenido extraordinario y entrevistas que aparecen a lo largo del libro. Gracias a Derek Dolin y a. J. Scaramucci, mis antiguos miembros de Strikeforce que ayudaron en los primeros días de *La fuerza de la vida*. Finalmente, es un placer para mí agradecer y reconocer a mi increíble equipo audiovisual y de marketing, Tyler Donahue, Cheo Rose-Washington y Greg O'Brien, cuyas habilidades de ninja nos ayudaron a transmitir nuestro mensaje de un «futuro de salud esperanzadora, emocionante y abundante» al mundo.

BIBLIOGRAFÍA

Capítulo 1. La fuerza de la vida: nuestro mayor don

John J. McCusker: «How Much is That in Real Money? A Historical Price Index for Use as a Deflator of Money Values in the Economy of the United States: Addenda et Corrigenda», *Proceedings of the American Antiquarian Society* 106, núm. 2, 1 de enero de 1996, 327–34, https://www.americanantiquarian.org/proceedings/44525121.pdf.

Jon Gertner: «Unlocking the Covid Code», *New York Times Magazine*, 25 de marzo de 2021, https://www.nytimes.com/interactive/2021/03/25/magazine/genome-sequencing-covid-variants.html.

Suzana Herculano-Houzel: «The Human Brain in Numbers: A Linearly Scaled-Up Primate Brain», *Frontiers in Human Neuroscience* 3, núm. 31, noviembre de 2009, https://doi.org/10.3389/neuro.09.031.2009.

Glenn Rein, Mike Atkinson, y Rollin McCraty: «The Physiological and Psychological Effects of Compassion and Anger», *Journal of Advancement in Medicine* 8, núm. 2, verano de 1995, 87–105, https://www.issuelab.org/resources/3130/3130.pdf.

Monica Van Such, Robert Lohr, Thomas Beckman, y James M. Naessens: «Extent of Diagnostic Agreement Among Medical Referrals», *Journal of Evaluation in Clinical Practice* 23, núm. 4, 870–74, https://doi.org/10.1111/jep.12747.

Elizabeth Zimmermann: «Mayo Clinic Researchers Demonstrate Value of Second Opinions», *Mayo Clinic News Network*, 4 de abril de 2017, https://newsnetwork.mayoclinic.org/discussion/mayo-clinic-researchers-demonstrate-value-of-second-opinions/.

Patrick Radden Keefe: «The Sackler Family's Plan to Keep Its Billions», *New Yorker*, 4 de octubre de 2020, https://www.newyorker.com/news/news-desk/the-sackler-familys-plan-to-keep-its-billions.

Josh Katz y Margot Sanger-Katz: «"It's Huge, It's Historic, It's Unheard-Of":
Drug Overdose Deaths Spike», *New York Times*, 4 de julio de 2021,
https://www.nytimes.com/interactive/2021/07/14/upshot/drug-overdose-
deaths.html.

Jan Hoffman: «Purdue Pharma Is Dissolved and Sacklers Pay $ 4.5 Billion to
Settle Opioid Claims», *New York Times*, 17 de septiembre de 2021, https://
www.nytimes.com/2021/09/01/health/purdue-sacklers-opioids-settlement.
html.

Rachel Sandler: «The Sacklers Made More Than $ 12 Billion in Profit from
OxyContin Maker Purdue Pharma, New Report Says», *Forbes*, 4 de
octubre de 2019, https://www.forbes.com/sites/rachelsandler/2019/10/04/
the-sacklers-made-12-to-13-billion-in-proFIt-from-oxycontin-maker-
purdue-pharma-new-report-says/.

Jan Hoffman: «Drug Distributors and J&J Reach $ 26 Billion Deal to End
Opioid Lawsuits», *New York Times*, 21 de julio de 2021, https://www.
nytimes.com/2021/07/21/health/opioids-distributors-settlement.html.

Rita Rubin: «Pfizer Fined $ 2.3 Billion for Illegal Marketing», *USA Today*,
3 de septiembre de 2009, https://www.pressreader.com/usa/usa-today-
us-edition/20090903/283038345573224.

Beth Snyder Bulik: «The Top 10 Ad Spenders in Big Pharma for 2019»,
Fierce Pharma, 19 de febrero de 2020, https://www.ercepharma.com/
special-report/top-10-advertisers-big-pharma-for-2019.

Ruggero Cadossi, Leo Massari, Jennifer Racine-Avila, y Roy K. Aaron:
«Pulsed Electromagnetic Field Stimulation of Bone Healing and Joint
Preservation: Cellular Mechanisms of Skeletal Response», *Journal of the
AAOS Global Research and Reviews* 4, núm. 5, mayo de 2020, https://
dx.doi.org/10.5435%2FJAAOSGlobal-D-19-00155.

Food and Drug Administration: «FDA Executive Summary: Prepared for the
s 8–9, 2020, Meeting of the Orthopaedic and Rehabilitation Devices
Panel: Reclassification of Non-Invasive Bone Growth Stimulatorr», 2020,
https://www.fda.gov/media/141850/download.

Daniel Yetman: «What You Need to Know about the Stem Cell Regenerating
Gun for Burns», *Healthline*, 17 de abril de 2020, https://www.healthline.
com/health/skin-cell-gun.

Food and Drug Administration: «What Are the Different Types of Clinical
Research?», 4 de enero de 2018, https://www.fda.gov/patients/clinical-
trials-what-patients-need-know/what-are-different-types-clinical-research.

Capítulo 2. El poder de las células madre

Devon O'Neil: «No More Knife: The Stem-Cell Shortcut to Injury Recovery», *Outside*, 10 de marzo de 2014, https://www.outsideonline.com/health/training-performance/no-more-knife-stem-cell-shortcut-injury-recovery/.

Jef Akst: «Donor-Derived iPS Cells Show Promise for Treating Eye Disease», *Scientist*, 30 de abril de 2019, https://www.the-scientist.com/news-opinion/donor-derived-ips-cells-show-promise-for-treating-eye-disease-65817.

Kevin McCormack: «Stem Cell Treatment For Spinal Cord Injury Offers Improved Chance of Independent Life for Patients», *Stem Cellar: The Official Blog of CIRM*, 18 de julio de 2018, https://blog.cirm.ca.gov/2018/07/18/stem-cell-treatment-for-spinal-cord-injury-offers-improved-chance-of-independent-life-for-patients/.

Charlotte Lozier Institute: «Fact Sheet: Adult Stem Cell Research and Transplants», 21 de noviembre de 2017, https://lozierinstitute.org/fact-sheet-adult-stem-cell-research-transplants/.

Technische Universität Dresden: «Blood Stem Cells Boost Immunity by Keeping a Record of Previous Infections», *ScienceDaily*, 13 de marzo de 2020, https://www.sciencedaily.com/releases/2020/03/200313112148.htm.

Solveig Ericson (director de estudio) para *Celularity Incorporated*: «A Multi-Center Study to Evaluate the Safety and Efficacy of Intravenous Infusion of Human Placenta-Derived Cells (PDA001) for the Treatment of Adults with Moderate-to-Severe Crohn's Disease», U.S. National Library of Medicine: ClinicalTrials.gov, 22 de julio de 2020, https://clinicaltrials.gov/ct2/show/NCT01155362.

Daniel Yetman: «What You Need to Know About the Stem Cell Regenerating Gun for Burns», *Healthline*, 17 de abril de 2020, https://www.healthline.com/health/skin-cell-gun.

Food and Drug Administration: «FDA Warns About Stem Cell Therapies», FDA Consumer Updates, 3 de septiembre de 2019, https://www.fda.gov/consumers/consumer-updates/fda-warns-about-stem-cell-therapies.

Trang H. Nguyen, David C. Randolph, James Talmage, Paul Succop, y Russell Travis: «Long-Term Outcomes of Lumbar Fusion Among Workers' Compensation Subjects: A Historical Cohort Study», *Spine* 36, núm. 4, 15 de febrero de 2011), 320–31, https://doi.org/10.1097/brs.0b013e3181ccc220.

Jiang He, Paul K. Whelton, Brian Vu, *et al.*: «Aspirin and Risk of Hemorrhagic Stroke: A Meta-Analysis of Randomized Controlled Trials», *Journal of the American Medical Association* 280(22), 1998, 1930–35, doi:10.1001/jama.280.22.1930.

Capítulo 3. El poder del diagnóstico: avances que pueden salvarte la vida

Hyuk-Jae Chang *et al.*: «Selective Referral Using CCTA Versus Direct Referral for Individuals Referred to Invasive Coronary Angiography for Suspected CAD», *JACC: Cardiovascular Imaging* 12, núm. 7, julio de 2019, 1303–12, doi:10.1016/j.jcmg.2018.09.018.

Farhad Islami, Elizabeth M. Ward, Hyuna Sing, *et al.*: «Annual Report to the Nation on the Status of Cancer», *JNCI: Journal of the National Cancer Institute*, djab131, 8 de julio de 2021, https://doi.org/10.1093/jnci/djab131.

N. Howlader, A. M. Noone, M. Krapcho,: «SEER Cancer Statistics Review, 1975–2018», National Cancer Institute, basado en los datos SEER de noviembre de 2020, publicados en abril de 2021, https://seer.cancer.gov/csr/1975_2018/.

Ron Brookmeyer, Nada Abdalla, Claudia H. Kawas, y María M. Corrada: «Forecasting the Prevalence of Preclinical and Clinical Alzheimer's Disease in the United States», *Alzheimer's and Dementia* 14, núm. 2, febrero de 2018, 121–29, https://doi.org/10.1016/j.jalz.2017.10.009.

Capítulo 4. Retroceder en el tiempo: ¿Será curable pronto el envejecimiento?

William F. Marshall III: «Can Vitamin D Protect Against the Coronavirus Disease 2019 (COVID-19)?», Mayo Clinic Expert Answers, https://www.mayoclinic.org/diseases-conditions/coronavirus/expert-answers/coronavirus-and-vitamin-d/faq-20493088.

Jared M. Campbell, Matthew D. Stephenson, Barbora de Courten, Ian Chapman, Susan M. Bellman, y Edoardo Aromataris: «Metformin Use Associated with Reduced Risk of Dementia in Patients with Diabetes: A Systematic Review and Meta-Analysis», *Journal of Alzheimer's Disease* 65, núm. 4, 1225–36, https://dx.doi.org/10.3233%2FJAD-180263.

George Citroner: «Diabetes Drug Metformin mayo Help Reverse Serious Heart Condition», *Healthline*, 21 de abril de 2019, https://www.healthline. com/health-news/how-diabetes-drug-metformin-can-reduce-heart-disease-risk.

Pouya Saraei, Ilia Asadi, Muhammad Azam Kakar, y Nasroallah Moradi-Kor: «The Beneficial Effects of Metformin on Cancer Prevention and Therapy: A Comprehensive Review of Recent Advances», *Cancer Management and Research* 11, 17 de abril de 2019, 3295–313, https://dx.doi. org/10.2147%2FCMAR.S200059.

Richard D. Semba, Anne R. Cappola, Kai Sun, *et al.*: «Plasma Klotho and Mortality Risk in Older Community-Dwelling Adults», *Journals of Gerontology, Series A, Biological Sciences and Medical Sciences* 66, núm. 7, julio de 2011, 794–800, https://doi.org/10.1093/gerona/glr058.

Laura Kurtzman: «Brain Region Vulnerable to Aging Is Larger in Those with Longevity Gene Variant», *UCSF News*, 27 de enero de 2015, https://www. ucsf.edu/news/2015/01/122761/brain-region-vulnerable-aging-larger-those-longevity-gene-variant.

Nuo Sun, Richard J. Youle, y Toren Finkel: «The Mitochondrial Basis of Aging», *Molecular Cell* 61, núm. 5, 3 de marzo de 2016, 654–66, https:// dx.doi.org/10.1016%2Fj.molcel.2016.01.028.

Matthew Conlen, Danielle Ivory, Karen Yourish, *et al.*: «Nearly One-Third of U.S. Coronavirus Deaths Are Linked to Nursing Homes», *New York Times*, 1 de junio de 2021, https://www.nytimes.com/interactive/2020/us/ coronavirus-nursing-homes.html.

Andrea Peterson: «Final FY21 Appropriations: National Institutes of Health», *FYI: Science Policy News from AIP*, 9 de febrero de 2021, https://www.aip. org/fyi/2021/final-fy21-appropriations-national-institutes-health.

Ananya Mandal: «Heart Rate Reserve», *News Medical Life Sciences*, 4 de junio de 2019, https://www.news-medical.net/health/Heart-Rate-Reserve.aspx.

Ekaterina Pesheva: «Rewinding the Clock», *Harvard Medical School News and Research*, 22 de marzo de 2018, https://hms.harvard.edu/news/rewinding-clock.

Alejandro Ocampo, Pradeep Reddy, Paloma Martinez-Redondo, *et al.*: «In Vivo Amelioration of Age-Associated Hallmarks by Partial Reprogramming», *Cell* 167, núm. 7, 15 de diciembre de 2016), 1719–1733, https://doi.org/10.1016/j.cell.2016.11.052.

A. R. Mendelsohn y J. W. Larrick: «Epigenetic Age Reversal by Cell-Extrinsic and Cell-Intrinsic Means», *Rejuvenation Research* 2019, núm. 22, 2019, 439–46, https://dx.doi.org/10.1089/rej.2019.2271.

Adam Bluestein: «What if Aging Could be Slowed and Healthspans Extended? A Q+A with Nir Barzilai, M.D.», *Medium Life Biosciences*, 19 de febrero de 2019. https://medium.com/@lifebiosciences/what-if-aging-could-be-slowed-and-health-spans-extended-bc313443a98.

Diana C. Lade: «Reaching 100: Survivors of the Century», *South Florida Sun-Sentinel*, 30 de julio de 2001, https://www.sun-sentinel.com/news/fl-xpm-2001-07-30-0107300116-story.html.

The Science of Success Podcast: «How to Stop and Reverse Aging with Dr. David Sinclair», 30 de julio de 2020, https://www.successpodcast.com/show-notes/2020/7/30/how-to-stop-amp-reverse-aging-with-dr-david-sinclair.

Capítulo 5. El milagro de la regeneración de órganos

«Wake Forest Physician Reports First Human Recipients of Laboratory-Grown Organs», *Atrium Health Wake Forest Baptist*, 3 de abril de 2006, https://newsroom.wakehealth.edu/News-Releases/2006/04/Wake-Forest-Physician-Reports-First-Human-Recipients-of-LaboratoryGrown-Organs.

Kevin Daum: «Celebrate These LGBTQ Business Leaders Who Are Changing the World», Inc., 14 de junio de 2019, https://www.inc.com/kevin-daum/celebrate-these-lgbtq-business-leaders-who-are-changing-world.html.

Neely Tucker: «Martine Rothblatt: She Founded SiriusXM, a Religion, and a Biotech. For Starts», *Washington Post*, 12 de diciembre de 2014, https://www.washingtonpost.com/lifestyle/magazine/martine-rothblatt-she-founded-siriusxm-a-religion-and-a-biotech-for-starters/2014/12/11/.

Lisa Miller: «The Trans-Everything CEO», Nueva York, 7 de septiembre de 2014, https://nymag.com/news/features/martine-rothblatt-transgender-ceo/.

Martine Rothblatt: «My Daughter, My Wife, Our Robot, and the Quest for Immortality», TED Talks, marzo de 2015, https://www.ted.com/talks/martine_rothblatt_my_daughter_my_wife_our_robot_and_the_quest_for_immortality.

RF Wireless World: «Satellite Orbit Types: Molnya, Tundra, Low Earth Satellite Orbit», RF Wireless World Tutorials, https://www.rfwireless-world.com/Tutorials/satellite-orbits.html.

SiriusXM: «SiriusXM Reports First Quarter 2020 Results», recopilación de prensa de SiriusXM Press, 28 de abril de 2020, https://investor.siriusxm.com/investor-overview/press-releases/press-release-details/2020/SiriusXM-Reports-First-Quarter-2020-Results/default.aspx.

United Network for Organ Sharing: «More Deceased-Donor Organ Transplants Than Ever», 14 de octubre de 2021, https://unos.org/data/transplant-trends/.

Sarah Zhang: «Genetically Engineering Pigs to Grow Organs for People», *Atlantic*, 10 de agosto de 2017, https://www.theatlantic.com/science/archive/2017/08/pig-organs-for-humans/536307/.

Alice Park: «Why Pig Organs Could Be the Future of Transplants», *Time*, 15 de febrero de 2018, https://time.com/5159889/why-pig-organs-could-be-the-future-of-transplants/.

Nikola Davis: «Baboon Survives for Six Months After Receiving Pig Heart Transplant», *The Guardian*, 5 de diciembre de 2018, https://www.theguardian.com/science/2018/dec/05/baboon-survives-pig-heart-organ-transplant-human-trials.

Karen Weintraub: «Using Animal Organs in Humans: "It's Just a Question of When"», *The Guardian*, 3 de abril de 2019, https://www.theguardian.com/science/2019/apr/03/animal-global-organ-shortage-gene-editing-technology-transplant.

Karen Weintraub: «A CRISPR Startup is Testing Pig Organs in Monkeys to See If They're Safe for Us», *MIT Technology Review*, 12 de junio de 2019, https://www.technologyreview.com/2019/06/12/239014/crispr-pig-organs-are-being-implanted-in-monkeys-to-see-if-theyre-safe-for-humans/.

Peter Diamandis: «Fireside with Dr. Martine Rothblatt», *Abundance 360 Summit*, 19 de mayo de 2020.

Roni Caryn Rabin: «In a First, Surgeons Attached a Pig Kidney to a Human, and It Worked», *New York Times*, 19 de octubre de 2021, https://www.nytimes.com/2021/10/19/health/kidney-transplant-pig-human.html.

Karen Weintraub: «A CRISPR Startup is Testing Pig Organs in Monkeys».

Brian Lord: «Bladder Grown from 3D Bioprinted Tissue Continues to Function After 14 Years», *3D Printing Industry*, 12 de septiembre de 2018, https://3dprintingindustry.com/news/bladder-grown-from-3d-bioprinted-tissue-continues-to-function-after-14-years-139631/.

Vanesa Listek: «Dr. Anthony Atala Explains the Frontiers of Bioprinting for Regenerative Medicine at Wake Forest», blog *World Stem Cell Summit*, 30 de abril de 2019, https://www.worldstemcellsummit.com/2019/04/30/dr-anthony-atala-explains-the-frontiers-of-bioprinting-for-regenerative-medicine-at-wake-forest/.

Antonio Regalado: «Inside the Effort to Print Lungs and Breathe Life into Them with Stem Cells», *MIT Technology Review*, 28 de junio de 2018, https://www.technologyreview.com/2018/06/28/240446/inside-the-effort-to-print-lungs-and-breathe-life-into-them-with-stem-cells.

Michael S. Gerber: «One Breath at a Time», *Bethesda Magazine*, 22 de marzo de 2020, https://bethesdamagazine.com/bethesda-magazine/march-april-2020/one-breath-at-a-time/.

Longevity Technology: «Exclusive Pro le: LyGenesis and Growing Ectopic Organs», 25 de septiembre de 2019, https://www.longevity.technology/exclusive-prole-lygenesis-and-growing-ectopic-organs/.

Capítulo 6. La poderosa célula CART: una cura revolucionaria para la leucemia

American Cancer Society: «Chemotherapy Side Effects», *Cancer.Org Treatment and Support*, 1 de mayo de 2020, https://www.cancer.org/treatment/treatments-and-side-effects/treatment-types/chemotherapy/chemotherapy-side-effects.html.

Healio Immuno-Oncology Resource Center, «"We Have to Cure" Cancer, says CAR-T Pioneer Carl H. June, MD», *HemOnc Today*, 18 de abril de 2019, https://www.healio.com/news/hematology-oncology/20190418/we-have-to-cure-cancer-says-car-t-pioneer-carl-h-june-md.

Rick Weiss y Deborah Nelson: «Teen Dies Underdoing Experimental Gene Therapy», *Washington Post*, 29 de septiembre de 1999, https://www.washingtonpost.com/wp-srv/WPcap/1999-09/29/060r-092999-idx.html.

Rand Alattar, Tawheeda B. H. Ibrahim, Shahd H. Shaar, *et al.*: «Tocilizumab for the Treatment of Severe Coronavirus Disease 2019», *Journal of Medical Virology* 92, núm. 10, octubre de 2020, 2042–49, https://doi.org/10.1002/jmv.25964.

Healio Immuno-Oncology Resource Center: «We Have to Cure' Cancer, says CAR-T Pioneer Carl H. June, MD», *HemOnc Today*, 18 de abril de 2019, https://www.healio.com/news/hematology-oncology/20190418/we-have-to-cure-cancer-says-car-t-pioneer-carl-h-june-md.

Amanda Barrell: «Everything to Know About CAR T-Cell Therapy», *Medical News Today*, 23 de marzo de 2021, https://www.medicalnewstoday.com/articles/car-t-cell-therapy.

Capítulo 7. Cirugía cerebral sin incisión: el impacto los ultrasonidos focalizados

Focused Ultrasound Foundation: «Two Years and Countless Miles Later: Parkinson's Patient Update», 14 de noviembre de 2017, https://www.fusfoundation.org/news/two-years-and-countless-miles-later-parkinson-s-patient-update.

Cleveland Clinic Health Library: «High-Intensity Focused Ultrasound for Prostate Cancer», 10 de julio de 2020, https://my.clevelandclinic.org/health/treatments/16541-high-intensity-focused-ultrasound-hifu-for-prostate-cancer.

Maria Syl D. De La Cruz y Edward M. Buchanan: «Uterine Fibroids: Diagnosis and Treatment», *American Family Physician* 95, núm. 2, 15 de enero de 2017), 100–7, https://pubmed.ncbi.nlm.nih.gov/28084714/.

«WVU Addresses Addiction Crisis with Novel Ultrasound Treatment», *WVU Today*, 17 de marzo de 2021, https://wvutoday.wvu.edu/stories/2021/03/17/wvu-addresses-addiction-crisis-with-novel-ultrasound-treatment.

Lenny Bernstein y Joel Achenbach: «Drug Overdoses Soared to a Record 93,000 Last Year», *Washington Post*, 14 de julio de 2021, https://www.washingtonpost.com/health/2021/07/14/drug-overdoses-pandemic-2020/.

Focused Ultrasound Foundation: «Kimberly Finds Tremor Relief for her Parkinson's Disease», YouTube channel, 26 de abril de 2016, https://www.youtube.com/watch?v=272TzaUXg_U.

Michael J. Fox Foundation: «First U.S. Patients Treated in Dyskinesia Study Using Ultrasound Technology», 24 de septiembre de 2015, https://www.michaeljfox.org/news/first-us-patients-treated-dyskinesia-study-using-ultrasound-technology.

Pam Harrison: «First Trial of Focused Ultrasound in Depression Under Way», *Medscape Medical News*, 30 de septiembre de 2015, https://www. medscape.com/viewarticle/851906.

Focused Ultrasound Foundation: «Two Years and Countless Miles Later».

Karl E. Wiedemann: «Back on the Blocks: "Focused Ultrasound Gave Me Back My Life"», *INSIGHTEC*, 9 de enero de 2018, https://usa.essential-tremor.com/back-blocks-focused-ultrasound-gave-back-life/.

INSIGHTECH: «Karl Wiedemann is Living Life to the Fullest», página de INSIGHTECH en Facebook, 28 de mayo de 2019, https://www.facebook.com/watch/?v=670271436719081.

INSIGHTECH: «Toronto Patient Story», página de INSIGHTECH en Vimeo, https://vimeo.com/recsf/review/386871134/c82b4a2cac.

Meredith Cohn: «University of Maryland Study Uses Tiny Bubbles in Hopes of Getting Cancer-Fighting Drugs Inside the Brain», *Baltimore Sun*, 2 de octubre de 2019, https://www.baltimoresun.com/health/bs-hs-brain-disease-treatment-20191002-asp2ctwabbdqpil2qrm7l6wwei-story.html.

Ali Rezai: «Exablate for LIFU Neuromodulation in Patients With Opioid Use Disorder», *U.S. National Library of Medicine*: ClinicalTrials.gov, 24 de Agosto de 2021, https://clinicaltrials.gov/ct2/show/NCT04197921?term=N CT04197921&draw=2&rank=1

Capítulo 8. Terapia genética y CRISPR: la cura para la enfermedad

National Organization for Rare Disorders: «Rare Disease Facts», https://rarediseases.org/wp-content/uploads/2019/02/nord-rareinsights-rd-facts-2019.pdf.

Roland W. Herzog, Edmund Y. Yang, Linda B. Couto, *et al.*: «Long-Term Correction of Canine Hemophilia B by Gene Transfer of Blood Coagulation Factor IX Mediated by Adeno-Associated Viral Vector», *Nature Medicine* 5, núm. 1, enero de 1999, 56–63, https://doi.org/10.1038/4743.

Tracy Hampton: «DNA Prime Editing: A New CRISPR-Based Method to Correct Most Disease-Causing Mutations», *Journal of the American Medical Association*, núm. 5, febrero de 2020, 405–06, https://doi.org/10.1001/jama.2019.21827.

Buck Institute: «Exploiting a Gene that Protects Against Alzheimer's», blog del Buck Institute, 8 de enero de 2019, https://www.buckinstitute.org/news/exploiting-a-gene-that-protects-against-alzheimers/.

Capítulo 9. El maravilloso camino del WNT: ¿La fuente definitiva de la juventud?

Recopilación de prensa de Samumed: «Biosplice Therapeutics Closes $ 120 Million in Equity Financing to Advance Its Alternative Splicing Platform175, Yahoo! Finance, 15 de abril de 2021, https://finance.yahoo.com/news/biosplice-therapeutics-closes-120-million-145500773.html.

Recopilación de prensa de Samumed: «Samumed Closes on $ 438 Million in Equity Financing», *GlobeNewswire*, 6 de agosto de 2018, https://www.globenewswire.com/news-release/2018/08/06/1547385/0/en/Samumed-Closes-on-438-Million-in-Equity-Financing.html.

Brittany Meiling: «What's Bigger Than a Unicorn? Samumed Stuns Yet Again as AntiAging Pipeline Draws $ 438M at $ 12B Valuation», *Endpoints News*, 6 de agosto de 2018, https://endpts.com/whats-bigger-than-a-unicorn-samumed-stuns-yet-again-as-anti-aging-pipeline-draws-438m-at-12b-valuation/.

Matthew Herper: «Cure Baldness? Health Arthritis? Erase Wrinkles? An Unknown Billionaire's Quest to Reverse Aging», *Forbes*, 9 de mayo de 2016, https://www.forbes.com/sites/matthewherper/2016/04/13/the-god-pill/.

Breakthrough. The Caltech Campaign: «Winding Back the Clock», https://breakthrough.caltech.edu/story/winding-back-clock/.

Y. Yazici, T. E. McAlindon, R. Fleischmann, *et al.*: «A Novel Wnt Pathway Inhibitor, SM04690, for the Treatment of Moderate to Severe Osteoarthritis of the Knee», *Osteoarthritis and Cartilage* 25, núm. 10, 1598–1606, 1 de octubre de 2017, https://doi.org/10.1016/j.joca.2017.07.006.

Timothy E. McAlindon y Raveendhara R. Bannuru: «Latest Advances in the Management of Knee OA», *Nature Reviews Rheumatology* 14, 11 de enero de 2018, 73–74, https://doi.org/10.1038/nrrheum.2017.219.

Yusuf Yazici para Biosplice Therapeutics: «A Study of the Safety, Tolerability, and Pharmacokinetics of SM04690 Injectable Suspension Following Single Intradiscal Injection in Subjects with Degenerative Disc Disease», *U.S.*

National Library of Medicine: ClinicalTrials.gov, 23 de abril de 2019, https://clinicaltrials.gov/ct2/show/NCT03246399.

Darrin Beaupre para Biosplice Therapeutics: «A Study Evaluating the Safety and Pharmacokinetics of Orally Administered SM08502 in Subjects with Advanced Solid Tumors», *U.S. National Library of Medicine*: ClinicalTrials. gov, 15 de octubre de 2021, https://clinicaltrials.gov/ct2/show/ NCT03355066.

Canadian Cancer Society: «Chemotherapy for Brain and Spinal Cord Tumors», *Cancer Information*, https://cancer.ca/en/cancer-information/ cancer-types/brain-and-spinal-cord/treatment/chemotherapy.

Alice Melão: «Samumed's SM07883 Can Prevent Tau-Mediated Neuroinflammation, Neurodegeneration in Mice, Study Shows», *Alzheimer's News Today*, 24 de julio de 2019, https://alzheimersnewstoday. com/2019/07/24/sm07883-can-prevent-tau-mediated-brain-damage-mice-suggesting-new-alzheimers-strategy/.

Biosplice Therapeutics: «Biosplice Licenses Rights to Lorecivivint, a Novel Phase 3 Osteoarthritis Drug Candidate, to Samil for the Republic of Korea», *Globe Newswire*, 22 de abril de 2021, https://www.globenewswire. com/en/news-release/2021/04/22/2215363/0/en/Biosplice-Licenses-Rights-to-Lorecivivint-a-Novel-Phase-3-Osteoarthritis-Drug-Candidate-to-Samil-for-the-Republic-of-Korea.html.

Capítulo 10. Tu farmacia para una mejor vitalidad

Nelson Bulmash: «The Unknown Russian Revolution—Has the Fountain of Youth Already Been Discovered?» Conscious Life Journal, 1 de julio de 2018, https://myconsciouslifejournal.com/articles/fountain-of-youth-discovered/.

Peptides Store: «An Interview with Professor Khavinson», 2011, https:// es.peptidesstore.com/blogs/articles/15207153-an-interview-with-prof-khavinson

Markus Muttenthaler, Glenn F. King, David J. Adams, y Paul F. Alewood: «Trends in Peptide Drug Discovery», *Nature Reviews Drug Discovery* 20, febrero de 2021, 309–25, https://doi.org/10.1038/s41573-020-00135-8.

Andy Chi-Lung Lee, Janelle Louise Harris, Kum Kum Khanna, y Ji-Hong Jong: «A Comprehensive Review on Current Advances in Peptide Drug Development and Design», *International Journal of Molecular Sciences* 20, núm. 10, 2383, https://dx.doi.org/10.3390%2Fijms20102383.

Technical University of Munich: «Breakthrough for Peptide Medication», *Science Daily*, 21 de febrero de 2018, https://www.sciencedaily.com/releases/2018/02/180221122406.htm.

Michael Powell: «At the Heart of a Vast Doping Network, an Alias», *New York Times*, 26 de marzo de 2018, https://www.nytimes.com/2018/03/26/sports/doping-thomas-mann-peptides.html.

Food and Drug Administration: «Impact Story: Developing the Tools to Evaluate Complex Drug Products: Peptides», *US FDA Regulatory Science Impact Story*, 5 de febrero de 2019, https://www.fda.gov/drugs/regulatory-science-action/impact-story-developing-tools-evaluate-complex-drug-products-peptides.

Yong Qin, Fu-Ding Chen, Liang Zhou, *et al.*: «Proliferative and Anti-Proliferative Effects of Thymosin Alpha1 on Cells Are Associated with Manipulation of Cellular ROS Levels», *Chemico-Biological Interactions*, 15 de agosto de 2009, https://doi.org/10.1016/j.cbi.2009.05.006.

S. John Weroha y Paul Haluska: «IGF System in Cancer», *Endocrinology and Metabolism Clinics of North America* 41, núm. 2, 2012, 335–50, https://www.ncbi.nlm.nih.gov/pmc/articles/PMC3614012/.

Ben Greenfield: «Peptides Unveiled: The Best Peptide Stacks for Anti-Aging, Growth Hormone, Deep Sleep, Hair Loss, Enhanced Cognition, and Much More!», transcripción del podcast de Fitness de Ben Greenfield, https://bengreenfieldlife.com/podcast/supplements-podcasts/what-are-peptides/

Sam Apple: «Forget the Blood of Teens. This Pill Promises to Extend Life for a Nickel a Pop», Wired, 1 de julio de 2017, https://www.wired.com/story/this-pill-promises-to-extend-life-for-a-nickel-a-pop/.

David A. Sinclair: «This Cheap Pill Might Help You Live a Longer, Healthier Life», *Lifespan*, 15 de agosto de 2019, https://lifespanbook.com/metformin-pill/.

C. A. Bannister, S. E. Holden, S. Jenkins-Jones, *et al.*: «Can People with Type 2 Diabetes Live Longer Than Those Without?» *Diabetes, Obesity and Metabolism* 16, núm. 11, noviembre de 2014, 1165–1173, https://doi.org/10.1111/dom.12354.

Gregory J. Salber, Yu-Bo Wang, John T. Lynch, *et al.*: «Metformin Use in Practice: Compliance with Guidelines for Patients with Diabetes and Preserved Renal Function», *Clinical Diabetes* 35, núm. 3, julio de 2017, 154–61, https://doi.org/10.2337/cd15-0045.

R. Grace Walton, Cory M. Dungan, Douglas E. Long, *et al.*: «Metformin Blunts Muscle Hypertrophy in Response to Progressive Resistance Exercise Training in Older Adults», *Aging Cell* 18, núm. 6, diciembre de 2019, https://doi.org/10.1111/acel.13039.

Dana P. Goldman, David Cutler, John W. Rowe, *et al.*: «Substantial Health and Economic Returns from Delayed Aging mayo Warrant a New Focus for Medical Research», Health Affairs 32, núm. 10, octubre de 2013, 1698–1705, https://doi.org/10.1377/hlthaff.2013.0052.

Johns Hopkins Medicine: «Hormones and the Endocrine System», https://www.hopkinsmedicine.org/health/conditions-and-diseases/hormones-and-the-endocrine-system.

Melinda Ratini: «DHEA Supplements», *WebMD Medical Reference*, 5 de febrero de 2021, https://www.webmd.com/diet/dhea-supplements#1.

Max Langridge: «The Truth About Using Peptides and How They Impact Your Health», *DMARGE Health*, 30 de junio de 2021, https://www.dmarge.com/using-peptides.

Andy McLarnon: «Tesamoreline Can Improve Cognitive Function», *Nature Reviews Endocrinology* 8, 568, 2012, https://doi.org/10.1038/nrendo.2012.151.

Shin-Ichiro Imai y Leonard Guarente: «NAD+ and Sirtuins in Aging and Disease» *Trends in Cell Biology* 24, núm. 8, 28 de agosto de 2014, 464–71, https://dx.doi.org/10.1016%2Fj.tcb.2014.04.002.

Steve Hill: «NAD+ and the Circadian Rhythm», Lifespan.io, 25 de mayo de 2020, https://www.lifespan.io/news/nad-and-the-circadian-rhythm/.

Hongbo Zhang, Dongryeol Ryu, Yibo Wu, *et al.*: «NAD+ Repletion Improves Mitochondrial and Stem Cell Function and Enhances Life Span in Mice», *Science* 352, núm. 6292, 17 de junio de 2016, 1436–43, https://doi.org/10.1126/science.aaf2693.

University of Queensland: «Scientists Reverse Reproductive Clock in Mice», *Science Daily*, 12 de febrero de 2020, https://www.sciencedaily.com/releases/2020/02/200212103035.htm.

Timothy Nacarelli, Lena Lau, Takeshi Fukumoto, *et al.*: «NAD+ Metabolism Governs the Proin ammatory Senescence-Associated Secretome», *Nature Cell Biology* 21, 2019, 397–407, https://www.nature.com/articles/s41556-019-0287-4.

Li Chen, Yanbin Dong, Jigar Bhagatwala, *et al.*: «Effects of Vitamin D3 Supplementation on Epigenetic Aging in Overweight and Obese African

Americans with Suboptimal Vitamin D Status», *Journals of Gerontology, Series A, Biological Sciences and Medical Sciences* 74, núm. 1, enero de 2019, 91–98, https://doi.org/10.1093/gerona/gly223.

H. Zhu, D. Guo, K. Li, *et al.*: «Increased Telomerase Activity and Vitamin D Supplementation in Overweight African Americans», *International Journal of Obesity* 36, núm. 6, junio de 2012, https://doi.org/10.1038/ijo.2011.197.

E. Patterson, R. Wall, G. F. Fitzgerald, *et al.*: «Health Implications of High Dietary Omega-6 Polyunsaturated Fatty Acids», *Journal of Nutrition and Metabolism 2012*, 2012, https://doi.org/10.1155/2012/539426.

Eric B. Rimm, Lawrence J. Appel, Stephanie E. Chiuve, *et al.*: «Seafood Long-Chain n-3 Polyunsaturated Fatty Acids and Cardiovascular Disease», *Circulation* 138, núm. 1, 3 de julio de 2018, e35-e47, https://doi.org/10.1161/cir.0000000000000574.

Ake T. Lu, Austin Quach, James G. Wilson, *et al.*: «DNA Methylation GrimAge Strongly Predicts Lifespan and Healthspan», *Aging* 11, núm. 2, 21 de enero 2019), 303–27, https://doi.org/10.18632/aging.101684.

Keith Pearson: «Vitamin K vs K2: What's the Difference?», *Healthline*, septiembre de 2017, https://www.healthline.com/nutrition/vitamin-k1-vs-k2.

Ryan Raman: «Acetylcholine Supplements», *Healthline*, 21 de marzo de 2020, https://www.healthline.com/nutrition/acetylcholine-supplement.

Richard B. Kreider, Douglas S. Kalman, José Antonio, *et al.*: «International Society of Sports Nutrition Position Stand: Safety and Efficacy of Creatine Supplementation in Exercise, Sport, and Medicine», *Journal of the International Society of Sports Nutrition* 14, 13 de junio de 2017), 18, https://doi.org/10.1186/s12970-017-0173-z.

José Antonio, Darren G. Candow, Scott C. Forbes, *et al.*: «Common Questions and Misconceptions about Creatine Supplementation: What Does the Scientific Evidence Really Show?», *Journal of the International Society of Sports Nutrition* 18, núm. 1, 8 de febrero de 2021, https://doi.org/10.1186/s12970-021-00412-w.

Francis Collins: «Less TOR Protein Extends Mouse Lifespan», blog del director del NIH, 10 de septiembre de 2013, https://directorsblog.nih.gov/2013/09/10/less-tor-protein-extends-mouse-lifespan/.

Bennett G. Childs, Matej Durik, Darren J. Baker, y Jan M. van Deursen: «Cellular Senescence in Aging and Age-Related Disease: From

Mechanisms to Therapy», *Nature Medicine* 21, núm. 12, diciembre de 2015, 1424–35, https://dx.doi.org/10.1038%2Fnm.4000.

University of Texas Health Science Center at San Antonio: «First-in-Human Trial of Senolytic Drugs Encouraging», *Science Daily*, 7 de enero de 2019, https://www.sciencedaily.com/releases/2019/01/190107112944.htm.

Matthew J. Yousefzadeh, Yi Zhu, Sara J. McGowan, *et al*.: «Fisetin Is a Senotherapeutic That Extends Health and Lifespan», *EBioMedicine* 36, 1 de octubre de 2018, 18–28, https://doi.org/10.1016/j.ebiom.2018.09.015.

Richard A. Miller, David E. Harrison, C. M. Astle, *et al*.: «Rapamycin, But Not Resveratrol or Simvastatin, Extends Life Span of Genetically Heterogeneous Mice», *Journals of Gerontology, Series A, Biological Sciences and Medical Sciences* 66A, núm. 2, febrero de 2011, 191–201, https://dx.doi.org/10.1093%2Fgerona%2Fglq178.

Alessandro Bitto, Takashi K. Ito, Victor V. Pineda, *et al*.: «Transient Rapamycin Treatment Can Increase Lifespan and Healthspan in Middle-Aged Mice», *eLife 2016*, núm. 5, 23 de agosto de 2016, https://doi.org/10.7554/eLife.16351.001.

Matt Kaeberlein y Veronica Galvin: «Rapamycin and Alzheimer's Disease: Time for a Clinical Trial?» *Science Translational Medicine* 11, núm. 476, 23 de enero de 2019, https://dx.doi.org/10.1126%2Fscitranslmed.aar4289.

Alex Zhavoronkov: «Women in Longevity—Dr. Joan Mannick on Clinical Development for Aging», *Forbes*, 14 de junio de 2021, https://www.forbes.com/sites/alexzhavoronkov/2021/06/14/women-in-longevity-dr-joan-mannick-on-clinical-development-for-aging/.

Capítulo 11. Vivir sin dolor

Eric Yoon, Arooj Babar, Moaz Choudhary, *et al*.: «Acetaminophen-Induced Hepatotoxicity: A Comprehensive Update», *Journal of Clinical and Translational Hepatology* 4, núm. 2, 28 de junio de 2016, 131–42, https://dx.doi.org/10.14218%2FJCTH.2015.00052.

Anne M. Larson, Julie Polson, Robert J. Fontana, *et al*.: «Acetaminophen-Induced Acute Liver Failure: Results of a United States Multicenter Prospective Study», *Hepatology* 42, núm. 6, diciembre de 2005, 1364–72, https://doi.org/10.1002/hep.20948.

Nicole J. Kubat, John Moffett, y Linley M. Fray: «Effect of Pulsed Electromagnetic Field Treatment on Programmed Resolution of Inflammation Pathway Markets in Human Cells in Culture», *Journal of Inflammation Research* 8, 2015, 59–59, https://dx.doi.org/10.2147%2FJIR.S78631.

Carlos F. Martino, Dmitry Belchenko, Virginia Ferguson, *et al*.: «The Effects of Pulsed Electromagnetic Fields on the Cellular Activity of SaOS-2 Cells», *Bioelectromagnetics* 29, núm. 2, febrero de 2008, 125–32, https://doi.org/10.1002/bem.20372.

Julieta Dascal, Mark Reid, Waguih William IsHak, *et al*.: «Virtual Reality and Medical Inpatients: A Systematic Review of Randomized Controlled Trials», *Innovative Clinical Neuroscience* 14, núm. 1–2, febrero de 2017, 14–21, https://pubmed.ncbi.nlm.nih.gov/28386517/.

Brandon Birckhead, Carine Khalil, Xiaoyu Liu, *et al*.: «Recommendations for Methodology of Virtual Reality Clinical Trials in Health Care by an International Working Group», *JMIR Mental Health* 6, núm. 1, 2019, https://doi.org/10.2196/11973.

Allison Aubrey: «Got Pain? A Virtual Swim With Dolphins mayo Help Melt It Away», *Shots: Health News From NPR*, 19 de agosto de 2019, https://www.npr.org/sections/health-shots/2019/08/19/751495463/got-pain-a-virtual-swim-with-dolphins-may-help-melt-it-away.

«Deep Tissue Laser Therapy: *Genesis Performance Chiro*, https://www.genesisperformancechiro.com/laser.

Jeanne Adiwinata Pawitan: «Various Stem Cells in Acupuncture Meridians and Points and Their Putative Roles», *Journal of Traditional and Complementary Medicine* 8(4), octubre de 2018, 437–42, https://doi.org/10.1016/j.jtcme.2017.08.004.

Tsung-Jung Ho, Tzu-Min Chan, Li-Ing Ho, Ching-Yuan Lai, Chia-Hsien Lin, Iona Macdonald, *et al*.: «The Possible Role of Stem Cells in Acupuncture Treatment for Neurodegenerative Diseases: A Literature Review of Basic Studies», *Cell Transplant* 23(4–5), 2014, 559–66, https://doi.org/10.3727/096368914X678463.

Ying Ding, Qing Yan, Jing-Wen Ruan, Yan-Qing Zhang, *et al*.: «Electro-Acupuncture Promotes the Differentiation of Transplanted Bone Marrow Mesenchymal Stem Cells Overexpressing TrkC into Neuron-Like Cells in Transected Spinal Cord of Rats», *Cell Transplant* 22(1), 2013, https://doi.org/10.3727/096368912X655037.

Ying Ding, Qing Yan, Jing-Wen Ruan, Yan-Qing Zhang, *et al.*: «Electro-Acupuncture Promotes Survival, Differentiation of the Bone Marrow Mesenchymal Stem Cells As Well As Functional Recovery in the Spinal Cord-Transected Rats», *BMC Neuroscience* 10(35), 20 de abril de 2009, doi:10.1186/1471-2202-10-35.

Haibo Yu, Pengidan Chen, Zhouxin Yang, Wenshu Luo, Min Pi, Yonggang Wu, Ling Wang: «Electro-Acupuncture at Conception and Governor Vessels and Transplantation of Umbilical Cord Blood-Derived Mesenchymal Stem Cells for Treating Cerebral Ischemia/Reperfusion Injury», *Natural Regeneration Research* 9(1), 1 de enero de 2014, 84–91, doi:10.4103/1673-5374.125334.

Yu Ri Kim, Sung Min Ahn, Malk Eun Pak, *et al.*: «Potential Benefits of Mesenchymal Stem Cells and Electroacupuncture on the Trophic Factors Associated with Neurogenesis in Mice with Ischemic Stroke», *Scientific Reports* 8(1), 1 de febrero de 2010, doi:10.1038/s41598-018-20481-3.

Genia Dubrovsky, Don Ha, Anne-Laure Thomas, *et al.*: «Electroacupuncture to Increase Neuronal Stem Cell Growth», *Medical Acupuncture* 32(1), 1 de febrero de 2020, 16–23, doi:10.1089/acu.2019.1381.

Ya-Yun Chen, Wei Zhang, Yu-Lin Chen, Shui-Jun Chen, Hongxin Dong, Yuan-Shan Zeng: «Electro-Acupuncture Improves Survival and Migration of Transplanted Neural Stem Cells in Injured Spinal Cord in Rats», *Acupuncture & Electro-Therapeutics Research* 33(1–2), 2008, 19–31, doi:10.3727/036012908803861212.

Qing Yan, Jing-Wen Ruan, Ying Ding, Wen-Jie Li, Yan Li, Yuan-Shan Zeng: «ElectroAcupuncture Promotes Differentiation of Mesenchymal Stem Cells, Regeneration of Nerve Fibers and Partial Functional Recovery After Spinal Cord Injury», *Experimental and Toxicologic Pathology* 63 (1–2), enero de 2011, 151–56, https://doi.org/10.1016/j.etp.2009.11.002.

Yi Zhu, Yaochi Wu, Rong Zhang: «Electro-Acupuncture Promotes the Proliferation of Neural Stem Cells and the Survival of Neurons by Downregulating Mir-449a in Rat with Spinal Cord Injury», *EXCLI Journal* 16, 23 de marzo de 2017, 363–74, doi:10.17179/excli2017-123.

Bin Chen, Jing Tao, Yukun Lin, Ruhui Lin, Weilin Liu, Lidian Chen: «Electro-Acupuncture Exerts Beneficial Effects Against Cerebral Ischemia and Promotes the Proliferation of Neural Progenitor Cells in the Cortical Peri-Infarct Area Through the Wnt/b-Catenin Signaling Pathway»,

International Journal of Molecular Medicine 36(5), noviembre de 2015, 1215–22, doi:10.3892/ijmm.2015.2334.

Vyacheslav Ogay y Kwang-Sup Soh: «Identification and Characterization of Small Stem-Like Cells in the Primo Vascular System of Adult Animals», en *The Primo Vascular System: Its Role in Cancer and Regeneration*, Soh K. S., Kang K. A., Harrison D. K., eds., *Springer*, Nueva York, 2012, 149–55.

Capítulo 12. El estilo de vida y la dieta de la longevidad

Dean Ornish, J. Lin, J. Daubenmier, *et al.*: «Increased Telomerase Activity and Comprehensive Lifestyle Changes», *Lancet Oncology* 9, 2008, 1048–57, https://doi.org/10.1016/S1470-2045(13)70366-8.

Dean Ornish, J. Lin, J. M. Chan, *et al.*: «Effect of Comprehensive Lifestyle Changes on Telomerase Activity and Telomere Length in Men with Biopsy-Proven Low-Risk Prostate Cancer», *Lancet Oncology* 14, núm. 11, octubre de 2013, 1112–20, http://doi.org/10.1016/S1470-2045(13)70366-8.

Larry A. Tucker: «Physical Activity and Telomere Length in U.S. Men and Women: An NHANES Investigation», *Preventive Medicine* 100, julio de 2017, 145–51, http://doi.org/10.1016/j.ypmed.2017.04.027.

Yanping Li, An Pan, Dong D. Wang, Xiaoran Liu, *et al.*: «Impact of Healthy Lifestyle Factors on Life Expectancies in the US Population», *Circulation*, 30 de abril de 2018, https://doi.org/10.1161/CIRCULATIONAHA.117.032047.

X. Zhang, X. O. Shu, Y.B. Xiang, *et al.*: «Cruciferous Vegetable Consumption Is Associated with a Reduced Risk of Total and Cardiovascular Disease Mortality, *American Journal of Clinical Nutrition* 94, núm. 1, julio de 2011, http://doi.org/10.3945/ajcn.110.009340.

H. Arem, S. C. Moore, A. Patel, *et al.*: «Leisure Time Physical Activity and Mortality: A Detailed Pooled Analysis of the Dose-Response Relationship», *JAMA Internal Medicine* 175, núm. 6, 2015), 959–67, https://doi.org/10.1001/jamainternmed.2015.0533.

I. M. Lee, K. M. Rexrode, N. R. Cook, *et al.*: «Physical Activity and Coronary Heart Disease in Women: Is "No Pain, No Gain" Passé?», *Journal of the American Medical Association* 285, núm. 11, 21 de marzo de 2001, 1447–54, https://doi.org/10.1001/jama.285.11.1447.

M. Yang, S. A. Kenfield, E. L. Van Blarigan, *et al.*: «Dietary Patterns After Prostate Cancer Diagnosis in Relation to Disease-Specific and Total Mortality», *Cancer Prevention Research*, junio de 2015, https://doi.org/10.1158/1940-6207.CAPR-14-0442.

M. E. Levine, J. A. Suarez, S. Brandhorst, *et al.*: «Low Protein Intake Is Associated with a Major Reduction in IGF-1, Cancer, and Overall Mortality in the 65 and Younger but Not Older Population», *Cell Metabolism* 19, núm. 3. 4 de marzo de 2014, 407–17, https://doi.org/10.1016/j.cmet.2014.02.006.

M. Wei, S. Brandhorst, M. Shelehchi, *et al.*: «Fasting-mimicking Diet and Markers/ Risk Factors for Aging, Diabetes, Cancer, and Cardiovascular Disease», *Science Translational Medicine* 9, núm. 377, 15 de febrero de 2017), https://doi.org/10.1126/scitranslmed.aai8700.

E. Jéquier y F. Constant: «Water as an Essential Nutrient: The Physiological Basis of Hydration», *European Journal of Clinical Nutrition* 64, 2010, 115–23, https://doi.org/10.1038/ejcn.2009.111.

E. T. Perrier, L. E. Armstrong, J. H. Bottin, *et al.*: «Hydration for Health Hypothesis: A Narrative Review of Supporting Evidence», European Journal of Nutrition 60, 2021, 1167–80, https://doi.org/10.1007/s00394-020-02296-z.

Adam Hadhazy: «Fear Factor: Dopamine mayo Fuel Dread, Too», *Scientific American*, 14 de julio de 2008, https://www.scientificamerican.com/article/fear-factor-dopamine/.

Noma Nazish: «How to De-Stress in 5 Minutes or Less, According to a Navy SEAL», *Forbes*, 30 de mayo de 2019, https://www.forbes.com/sites/nomanazish/2019/05/30/how-to-de-stress-in-5-minutes-or-less-according-to-a-navy-seal/.

Maria Vranceanu, Craig Pickering, Lorena Filip, *et al.*: «A Comparison of a Ketogenic Diet with a Low GI/Nutrigenic Diet Over 6 Months for Weight Loss and 18 Month Follow-Up», *BMC Nutrition* 6, 2020, 53, https://doi.org/10.1186/s40795-020-00370-7.

Tanjaniina Laukkanen, Hassan Khan, Francesco Zaccardi, y Jari A. Laukkanen: «Association Between Sauna Bathing and Fatal Cardiovascular and All-Cause Mortality Events», *JAMA Internal Medicine*, 175, núm. 4, abril de 2015, 542, doi:10.1001/jamainternmed.2014.8187.

Setor K. Kunutsor, Hassan Khan, Francesco Zaccardi, Tanjaniina Laukkanen, Peter Willeit, y Jari A. Laukkanen: «Sauna Bathing Reduces The Risk Of

Stroke In Finnish Men And Women», *Neurology* 10, *2018*, doi:10.1212/ WNL.0000000000005606.

Masaki Iguchi, Andrew E. Littmann, Shuo-Hsiu Chang, *et al.*: «Heat Stress and Cardiovascular, Hormonal, and Heat Shock Proteins in Humans»0, *Journal of Athletic Training* 47, núm. 2, 2012, 184–90.

Rhonda P. Patrick: «Sauna Use as a Lifestyle Practice to Extend Healthspan», *Experimental Gerontology* 154, octubre de 2021, 111509, https://doi. org/10.1016/j.exger.2021.111509.

Capítulo 13. El poder del sueño: el tercer pilar de la salud

Yu Fang, Daniel B. Forger, Elena Frank, *et al.*: «Day-to-Day Variability in Sleep Parameters and Depression Risk», *npj Digital Medicine* 4, 2021, https://doi.org/10.1038/s41746-021-00400-z.

«Harvard Research Update», Dental Excellence Integrative Center, https:// dentalexcellenceva.com/custom/pdfs/nucalmresearch.pdf.

Mike Kruppa: «Wearables Company Whoop Valued at $ 3.6bn after SoftBank Investment», *Financial Times*, 30 de agosto de 2021, https:// www.ft.com/content/f3dde553-0aa1-4137-bc50-093b1003fa71.

Lee M. Ritterband, Frances P. Thorndike, Karen S. Ingersoll, *et al.*: «Effect of a WebBased Cognitive Behavior Therapy for Insomnia Intervention with 1-Year Follow-Up: A Randomized Clinical Trial», *JAMA Psychiatry* 74, núm. 1, 1 de enero de 2017, 68–75, https://doi.org/10.1001/ jamapsychiatry.2016.3249.

Capítulo 14. Fuerza, estado físico y rendimiento: una guía rápida para obtener los máximos resultados

Chi Pang Wen, Jackson Pui Man Wai, Min Kuang Tsai, *et al.*: «Minimum Amount of Physical Activity for Reduced Mortality and Extended Life Expectancy», *Lancet* 378, núm. 9798, octubre de 2011, 1244–1253, http:// doi.org/10.1016/S0140-6736(11)60749-6.

Press Association: «Brisk Daily Walks Can Increase Lifespan, Research Says», *The Guardian*, 30 de agosto de 2015, https://www.theguardian.com/ society/2015/aug/30/brisk-daily-walks-reduce-ageing-increase-life-span-research.

Ross McCammon: «The Grateful Dead's Bob Weir is 72 and Still Working Out Like a Beast», *Men's Health*, 24 de octubre de 2019, https://www.menshealth.com/fitness/a29491632/the-grateful-dead-bob-weir-workout/.

Susan A. Carlson, E. Kathleen Adams, Zhou Yang, Janet E. Fulton: «Percentage of Deaths Associated with Inadequate Physical Activity in the United States», *CDC Preventing Chronic Disease* 15, 2018,17035, http://dx.doi.org/10.5888/pcd18.170354.

«What Women Need to Know», Bone Health and Osteoporosis Foundation: General Facts, https://www.nof.org/preventing-fractures/general-facts/what-women-need-to-know/.

Bazil Hunte, John Jaquish, y Corey Huck, Corey: «Axial Bone Osteogenic Loading-Type Resistance Therapy Showing BMD and Functional Bone Performance Musculoskeletal Adaptation Over 24 Weeks with Postmenopausal Female Subjects», *Journal of Osteoporosis and Physical Activity* 3, núm. 146, 2015, doi:10.4172/2329-9509.1000146.

Capítulo 15. Belleza: mejoras visibles de salud y vitalidad

Tomas Chamorro-Premuzic: «Attractive People Get Unfair Advantages at Work. AI Can Help», *Harvard Business Review*, 31 de octubre de 2019, https://hbr.org/2019/10/attractive-people-get-unfair-advantages-at-work-ai-can-help.

Jean Eaglesham: «Mob-Busting Informant Resurfaces in SEC Probe», *Wall Street Journal*, 17 de agosto de 2015, https://www.wsj.com/articles/mob-busting-informant-resurfaces-in-sec-probe-1439766192.

Venkataram Mysore: «Finasteride and Sexual Side Effects», *Indian Dermatology Online Journal* 3, núm. 1, enero-abril de 2012, 62–65, https://dx.doi.org/10.4103/2229-5178.93496.

Laura J. Burns, Dina Hagigeorges, Kelly E. Flanagan, *et al.*: «A Pilot Evaluation of Scalp Skin Wounding to Promote Hair Growth in Female Pattern Hair Loss», International *Journal of Women's Dermatology* 7, núm. 3 (June 2021), 344–45, https://doi.org/10.1016/j.ijwd.2020.11.006.

Glynis Ablon: «Phototherapy with Light Emitting Diodes: Treating a Broad Range of Medical and Aesthetic Conditions in Dermatology», *Journal of Clinical and Aesthetic Dermatology* 11, núm. 2, febrero de 2018, 21–27, https://pubmed.ncbi.nlm.nih.gov/29552272/.

K. E. Karmisholt, C. A. Banzhaf, M. Glud, *et al.*: «Laser Treatments in Early Wound Healing Improve Scar Appearance», *British Journal of Dermatology* 179, núm. 6, diciembre de 2018, 1307–14, https://doi.org/10.1111/bjd.17076.

Capítulo 16. La salud de la mujer: el ciclo de la vida

Anne Tergesen: «Is 100 the New Life Expectancy for People Born in the 21st Century?», *Wall Street Journal*, 16 de abril de 2020, https://www.wsj.com/articles/is-100-the-new-life-expectancy-for-people-born-in-the-21st-century-11587041951.

W. Hamish B. Wallace y Thomas W. Kelsey: «Human Ovarian Reserve from Conception to the Menopause», *PLOS One* 5, núm. 1, 2010, https://doi.org/10.1371/journal.pone.0008772.

F. J. Broekmans, M. R. Soules, y B. C. Fauser: «Ovarian Aging: Mechanisms and Clinical Consequences», *Endocrine Reviews* 30, núm. 5, agosto de 2009, 465–93, https://doi.org/10.1210/er.2009-0006.

T. J. Mathews y Brady E. Hamilton: «First Births to Older Women Continue to Rise», National Center for Health Statistics Data Brief 152, mayo de 2014, https://www.cdc.gov/nchs/products/databriefs/db152.htm.

Vicki Contie: «Egg-Producing Stem Cells Found in Women», *NIH Research Matters*, 5 de marzo de 2012, https://www.nih.gov/news-events/nih-research-matters/egg-producing-stem-cells-found-women.

Richard J. Fehring, Mary Schneider, and Kathleen Raviele: «Variability in the Phases of the Menstrual Cycle», *Clinical Research* 35, núm. 3, 376–84, https://doi.org/10.1111/j.1552-6909.2006.00051.x.

Samuel Ellis, Daniel W. Franks, Stuart Nattrass, *et al.*: «Analyses of Ovarian Activity Reveal Repeated Evolution of Post-Reproductive Lifespans in Toothed Whales», *Scientific Reports* 8, núm. 1, 27 de agosto de 2018, 12833, https://doi.org/10.1038/s41598-018-31047-8.

Margaret L. Walker y James G. Herndon: «Menopause in Nonhuman Primates», *Biology of Reproduction* 79, núm. 3, septiembre de 2008, 398–406, https://dx.doi.org/10.1095%2Fbiolreprod.108.068536.

Tabitha M. Powledge: «The Origin of Menopause: Why do Women Outlive Fertility?», *Scientific American*, 3 de abril de 2008, https://www.scientificamerican.com/article/the-origin-of-menopause/.

Regan L. Bailey, Peishan Zou, Taylor C. Wallace, *et al.*: «Calcium Supplement Use Is Associated with Less Bone Mineral Density Loss, But Does Not Lessen the Risk of Bone Fracture Across the Menopause Transition», *JBMR Plus* 4, núm. 1, enero de 2020, https://doi.org/10.1002/jbm4.10246.

Cheryl Karcher and Neil Sadick: «Vaginal Rejuvenation Using Energy-Based Devices», *International Journal of Women's Dermatology* 2, núm. 3, septiembre de 2016, 85–88, https://dx.doi.org/10.1016%2Fj.ijwd.2016.05.003.

D. Huber, S. Seitz, K. Kast, G. Emons, O. Ortmann: «Use of Oral Contraceptives in BRCA Mutation Carriers and Risk for Ovarian and Breast Cancer: A Systematic Review», *Archives of Genecology and Obstetrics* 301, 2020, 875–84, https://doi.org/10.1007/s00404-020-05458-w.

Carlo La Vecchia: «Ovarian Cancer: Epidemiology and Risk Factors», *European Journal of Cancer Prevention* 26(1), enero de 2017, 55–62, doi:10.1097/CEJ.0000000000000217.

F. M., Helmerhorst, J. P. Vandenbroucke, C. J. M. Doggen, y F. R. Rosendaal: «The Venous Thrombotic Risk of Oral Contraceptives, Effects of Oestrogen Dose and Progestogen Type: Results of the MEGA Case-Control Study», *BMJ* 339, agosto de 2009, doi: https://doi.org/10.1136/bmj.b2921.

Mahyar Etminan, Joseph A.C. Delaney, Brian Bressler, James M. Brophy: «Oral Contraceptives and the Risk of Gallbladder Disease: A Comparative Safety Study», *Canadian Medical Association Journal* 183(8), 17 de mayo de 2011, 899–904, doi: https://doi.org/10.1503/cmaj.110161.

Capítulo 17. Cómo reparar un corazón roto

«Left Ventricular Assist Device», *Stanford Health Care*, https://stanfordhealthcare.org/medical-treatments/l/lvad.html.

Loffredo F. S., Wagers A. J., Lee R. T. *Cell*, 2013.

«FDA Clears CorMatrix ECM for Vascular Repair, *Diagnostic and Interventional Cardiology*, 25 de julio de 2014, https://www.dicardiology.com/product/fda-clears-cormatrix-ecm-vascular-repair.

Jay H. Traverse, Timothy D. Henry, Nabil Dib, *et al.*: «First-in-Man Study of a Cardiac Extracellular Matrix Hydrogel in Early and Late Myocardial

Infarction Patients», *JACC: Basic to Translational Science* 4, núm. 6, octubre de 2019, 659–69, https://doi.org/10.1016/j.jacbts.2019.07.012.

Barry R. Davis: «Combination of Mesenchymal and C-kit+ Cardiac Stem Cells as Regenerative Therapy for Heart Failure», U.S. National Library of Medicine: ClinicalTrials.gov, 26 de abril de 2021, https://clinicaltrials.gov/ ct2/show/results/NCT02501811.6.

Doris A. Taylor, B. Zane Akins, Pinata Hungspreugs, *et al.*: «Regenerating Functional Myocardium: Improved Performance After Skeletal Myoblast Transplantation», *Nature Medicine* 4, 1 de agosto de de 1998, 929–933, https://doi.org/10.1038/nm0898-929.

Harald C. Ott, Thomas S. Matthiesen, Saik-Kia Goh, *et al.*: «Perfusion-Decellularized Matrix: Using Nature's Platform to Engineer a Bioartificial Heart», *Nature Medicine* 14, 13 de enero de 2008, 213–221, https://doi. org/10.1038/nm1684.

Capítulo 18. Tu cerebro: tratamiento de accidentes cerebrovasculares

Centers for Disease Control and Prevention: «Stroke Facts», https://www.cdc. gov/stroke/facts.htm.

«Good Vibrations: Passive Haptic Learning Could be a Key to Rehabilitation», Georgia Tech School of Interactive Computing, 20 de septiembre de 2018, https://www.ic.gatech.edu/news/611757/good-vibrations-passive-haptic-learning-could-be-key-rehabilitation.

«Passive Haptic Learning: Learn to Type or Play Piano Without Attention Using Wearables», Georgia Tech Research Projects, https://gvu.gatech. edu/research/projects/passive-haptic-learning-learn-type-or-play-piano-without-attention-using-wearables.

Georgia Institute of Technology: «Wearable Computing Gloves Can Teach Braille, Even if You're Not Paying Attention», *ScienceDaily*, 23 de junio de 2014, https://www.sciencedaily.com/releases/2014/06/140623131329.htm.

Loffredo F. S. Wagers A. J., Lee R. T.: *Cell*, 2013.

David Chiu, C. David McCane, Jason Lee, *et al.*: «Multifocal Transcranial Stimulation in Chronic Ischemic Stroke: A Phase 1/2a Randomized Trial», *Journal of Stroke and Cerebrovascular Diseases* 29, núm. 6, junio de 2020, https://doi.org/10.1016/j.jstrokecerebrovasdis.2020.104816.

Capítulo 19. Cómo ganar la guerra contra el cáncer

National Cancer Institute: «Cancer Statistics», https://www.cancer.gov/about-cancer/understanding/statistics.

Peter Moore: «The High Cost of Cancer Treatment», *AARP The Magazine*, 1 de junio de 2018, https://www.aarp.org/money/credit-loans-debt/info-2018/the-high-cost-of-cancer-treatment.html.

Pankita H. Pandya, Mary E. Murray, Karen E. Pollok, y Jamie L. Renbarger: «The Immune System in Cancer Pathogenesis: Potential Therapeutic Approaches», *Journal of Immunology Research*, 26 de diciembre de 2016, https://doi.org/10.1155/2016/4273943.

Philipp Eissmann: «Natural Killer Cells», *British Society for Immunology: Bitesized Immunology*, https://www.immunology.org/public-information/bitesized-immunology/cells/natural-killer-cells.

Sara M. Gregory, Beth Parker, y Paul D. Thompson: «Physical Activity, Cognitive Function, and Brain Health: What is the Role of Exercise Training in the Prevention of Dementia?», *Brain Sciences* 2, núm. 4, diciembre de 2012, 684–708, https://dx.doi.org/10.3390%2Fbrainsci2040684.

Howlader *et al.*: «SEER Cancer Statistics Review, 1975–2018».

M. C. Liu, G. R. Oxnard, E. A. Klein, *et al.*: «Sensitive and Specific Multi-Cancer Detection and Localization using Methylation Signatures in Cell-Free DNA», *Annals of Oncology* 31, núm. 6, 1 de junio de 2020, 745–59, https://doi.org/10.1016/j.annonc.2020.02.011.

Guy Faulconbridge: «Britain Begins World's Largest Trial of Blood Test for 50 Types of Cancer», Reuters, 12 de septiembre de 2021, https://www.reuters.com/business/healthcare-pharmaceuticals/britain-begins-worlds-largest-trial-blood-test-50-types-cancer-2021-09-12/.

«Cancer», World Health Organization, 12 de septiembre de 2018, https://www.who.int/news-room/fact-sheets/detail/cancer

Mokhtari *et al.*: «The Role of Sulforaphane in Cancer Chemoprevention and Health Benefits: A Mini-Review».

Fahey *et al.*: «Broccoli Sprouts: An Exceptionally Rich Source of Inducers of Enzymes that Protect Against Chemical Carcinogens».

S. Kummel, C. Jackisch, V. Muller, *et al.*: «Can Contemporary Trials of Chemotherapy for HER2-negative Metastatic Breast Cancer Detect

Overall Survival Benefit?», *Cancer Management Research* 10, 2018, 5423–31, https://doi.org/10.2147/CMAR.S177240.

V. Prasad: «Do Cancer Drugs Improve Survival or Quality of Life?», *BMJ* 359, 2017, 4528, 4 de octubre de 2017, https://doi.org/10.1136/bmj.j4528.

Eric Benson: «The Iconoclast», *Texas Monthly*, noviembre de 2016, https://www.texasmonthly.com/articles/jim-allison-and-the-search-for-the-cure-for-cancer/.

Breakthrough, 2019, película, dirigida por Bill Haney.

T. N. Yamamoto, R. J. Kishton, y N. P. Restifo: «Developing Neoantigen-targeted T Cell-Based Treatments for Solid Tumors», *Nature Medicine* 25, 2019, 1488–99, https://doi.org/10.1038/s41591-019-0596-y.

Mark Awadalla (Director del estudio) para Celularity: «Natural Killer Cell (CYNK-001) IV Infusion or IT Administration in Adults with Recurrent GBM (CYNK001GBM01)», U.S. National Library of Medicine: ClinicalTrials.gov, 14 julio de 2021, https://clinicaltrials.gov/ct2/show/NCT04489420.

S. L. Goff, M. E. Dudley, D. E. Citrin, *et al.*: «Randomized, Prospective Evaluation Comparing Intensity of Lymphodepletion Before Adoptive Transfer of TumorIn ltrating Lymphocytes for Patients with Metastatic Melanoma», *Journal of Clinical Oncology* 34, núm. 20, 10 de julio de 2016, 2389–97, https://doi.org/10.1200/JCO.2016.66.7220.

«Prognosis», Hirshberg Foundation for Pancreatic Cancer Research, http://pancreatic.org/pancreatic-cancer/about-the-pancreas/prognosis/.

«Exomes in Cancer Therapy», *Grantome*, National Institutes of Health, http://grantome.com/grant/NIH/R01-CA213233–01.

C. Bradley: «iExosomes Target the "Undruggable"», *Nature Reviews Cancer* 17, núm. 453, 2017, https://doi.org/10.1038/nrc.2017.54.

American Cancer Society: «About Prostate Cancer», https://www.cancer.org/content/dam/CRC/PDF/Public/8793.00.pdf.

Michael Blanding: «The Prostate Cancer Predicament», *Harvard Public Health Magazine*, invierno de 2013, https://www.hsph.harvard.edu/news/magazine/the-prostate-cancer-predicament/.

Anna Bill-Axelson, Lars Holmberg, Hans Garmo, *et al.*: «Radical Prostatectomy or Watchful Waiting in Prostate Cancer-29-Year Follow-Up», *New England Journal of Medicine* 379, 31 de diciembre de 2018, 2319–29, https://doi.org/10.1056/NEJMoa1807801.

Capítulo 20. Vencer la inflamación y las enfermedades autoinmunes: llevar la paz al cuerpo

Lisa Esposito y Michael O. Schroeder: «How Autoimmune Diseases Affect Life Expectancy», *U.S. News and World Report*, 30 de agosto de 2021, https://health.usnews.com/health-care/patient-advice/slideshows/autoimmune-diseases-that-can-be-fatal.

Moises Velasquez-Manoff: «An Immune Disorder at the Root of Autism», *New York Times*, 25 de agosto de 2012, https://www.nytimes.com/2012/08/26/opinion/sunday/immune-disorders-and-autism.html.

American Autoimmune Related Diseases Association: Autoimmune Facts brochure, diciembre de 2019, https://autoimmune.org/wp-content/uploads/2019/12/1-in-5-Brochure.pdf.

Centers for Disease Control and Prevention: «Heart Disease Facts», *CDC Heart Disease Home*, https://www.cdc.gov/heartdisease/facts.htm.

American Cancer Society: «Cancer Prevalence: How Many People Have Cancer?», *Cancer Basics*, https://www.cancer.org/cancer/cancer-basics/cancer-prevalence.html.

Fariha Angum, Tahir Khan, Jasndeep Kaler, *et al.*: «The Prevalence of Autoimmune Disorders in Women: A Narrative Review», *Cureus* 12, núm. 5, mayo de 2020, https://dx.doi.org/10.7759%2Fcureus.8094.

Anarchy and Autoimmunity: «Flourishing in the Face of Autoimmunity», 29 de marzo de 2019, https://anarchyautoimmunity.com/2019/03/29/flourishing-in-the-face-of-autoimmunity/.

Donna Jackson Nakazawa: *The Autoimmune Epidemic*, Touchstone, Nueva York, 2009.

«Autoimmune Diseases», Boston Children's Hospital, https://www.childrenshospital.org/conditions/autoimmune-diseases

Donna Jackson Nakazawa, *The Autoimmune Epidemic*, Atria, 2009.

National Cancer Institute: «Chronic Inflammation», *Cancer Causes and Prevention*, 29 de abril de 2015, https://www.cancer.gov/about-cancer/causes-prevention/risk/chronic-inflammation.

Ben Hirschler: «GSK and Google Parent Forge $ 715 Million Bioelectronic Medicines Firm», Reuters, 1 de agosto de 2016, https://www.reuters.com/article/us-gsk-alphabet/gsk-and-google-parent-forge-715-million-bioelectronic-medicinesrm-idUSK CN10C1K8.

Michael Behar: Can the Nervous System Be Hacked?», *New York Times Magazine*, 23 de mayo de 2014, https://www.nytimes.com/2014/05/25/magazine/can-the-nervous-system-be-hacked.html.

«Biologic Refractory Rheumatoid Arthritis», página web de Mesoblast.

Mesoblast Limited: «Children Treated with Remestemcel-L Continue to Have Strong Survival Outcomes at Six Months in Mesoblast's Phase 3 Trial for Acute Graft vs Host Disease», *GlobeNewswire*, 20 de septiembre de 2018, https://www.globenewswire.com/news-release/2018/09/20/1573555/0/en/Children-Treated-With-Remestemcel-L-Continue-to-Have-Strong-Survival-Outcomes-at-Six-Months-in-Mesoblast-s-Phase-3-Trial-for-Acute-Graft-Versus-Host-Disease.html.

«Mesoblast Cell Treatment Shows Promise in Rheumatoid Arthritis: Study», Reuters, 8 de agosto de de 2016, https://www.reuters.com/article/us-mesoblast-arthritis/mesoblast-cell-treatment-shows-promise-in-rheumatoid-arthritis-study-idUSKCN10J2I5.

Mesoblast Limited: «FDA Provides Guidance on Clinical Pathway to Marketing Application for Revascor in End-Stage Heart Failure Patients with an LVAD», *GlobeNewswire*, 27 de agosto de 2019, https://www.globenewswire.com/news-release/2019/08/27/1906931/0/en/FDA-Provides-Guidance-on-Clinical-Pathway-to-Marketing-Application-for-Revascor-in-End-Stage-Heart-Failure-Patients-With-an-LVAD.html.

Jay Greene: «Health Insurers Look for Ways to Cut Costs for Back Surgery», *Modern Healthcare*, 27 de agosto de de 2018, https://www.modernhealthcare.com/article/20180827/NEWS/180829918/health-insurers-look-for-ways-to-cut-costs-for-back-surgery.

Pat Anson: «Promising Results for Stem Cell Treatment of Degenerative Disc Disease», *Pain News Network*, 12 de febrero de 2021, https://www.painnewsnetwork.org/stories/2021/2/12/promising-results-for-stem-cell-treatment-of-degenerative-disc-disease.

Mesoblast Limited: «Durable Three-Year Outcomes in Degenerative Disc Disease After a Single Injection of Mesoblast's Cell Therapy», *GlobeNewswire*, 15 de marzo de 2017, https://www.globenewswire.com/news-release/2017/03/15/937833/0/en/Durable-Three-Year-Outcomes-In-Degenerative-Disc-Disease-After-a-Single-Injection-of-Mesoblast-s-Cell-Therapy.html.

Jessica Lau: «Epidemic of Autoimmune Diseases Calls for Action», *The Harvard Gazette*, 31 de enero de 2019, https://news.harvard.edu/gazette/

story/2019/01/epidemic-of-autoimmune-diseases-pushes-researchers-in-new-direction/.

Michael Tenspolde, Katharina Zimmermann, Leonie C. Weber, *et al.*: «Regulatory T Cells Engineered with a Novel Insulin-Specific Chimeric Antigen Receptor as a Candidate Immunotherapy for Type 1 Diabetes», *Journal of Autoimmunity* 103, septiembre de 2019, https://doi.org/10.1016/j.jaut.2019.05.017.

Jane E. Brody: «Virtual Reality as Therapy for Pain», *New York Times*, 29 de abril de 2019, https://www.nytimes.com/2019/04/29/well/live/virtual-reality-as-therapy-for-pain.html.

Harrison Wein: «Senescent Cells Tied to Health and Longevity in Mice», *NIH Research Matters*, 23 de febrero de 2016, https://www.nih.gov/news-events/nih-research-matters/senescent-cells-tied-health-longevity-mice.

Irina M. Conboy, Michael J. Conboy, Amy J. Wagers, *et al.*: «Rejuvenation of Aged Progenitor Cells by Exposure to a Young Systemic Environment», *Nature* 433, núm. 7027 17 de febrero de 2005, 760–764, https://doi.org/10.1038/nature03260.

«Plasmapheresis», National Multiple Sclerosis Society: Treating MS, https://www.nationalmssociety.org/Treating-MS/Managing-Relapses/Plasmapheresis.

David A. Loeffler: «AMBAR, An Encouraging Alzheimer's Trial that Raises Questions», *Frontiers in Neurology* 11, mayo de 2020, 459, https://dx.doi.org/10.3389/fneur.2020.00459.

Yu Zuo, Srilakshmi Yalavarthi, Hui Shi, *et al.*: «Neutrophil Extracellular Traps in COVID-19», *JCI Insight* 11, núm. 5, 24 de abril de 2020, https://doi.org/10.1172/jci.insight.138999.

«Neotrolis Announces Development of Enzyme for Severe COVID-19», Medical Laboratory Observer Online (LABline), 7 de agosto de 2020, https://www.mlo-online.com/disease/infectious-disease/article/21149323/neutrolis-announces-development-of-enzyme-for-severe-covid19.

Capítulo 21. Diabetes y obesidad: vencer a una doble amenaza

Lyudmyla Kompaniyets, Alyson B. Goodman, Brook Belay, *et al.*: «Body Mass Index and Risk for COVID-19-related Hospitalization, Intensive

Care Unit Admission, Invasive Mechanical Ventilation, and Death», *CDC Weekly* 70, núm. 10, 12 de marzo de 2021, 355–361, http://dx.doi. org/10.15585/mmwr.mm7010e4.

National Institute of Diabetes and Digestive and Kidney Diseases: «Overweight and Obesity Statistics», *NIH Health Information*, agosto de 2017, https://www.niddk.nih.gov/health-information/health-statistics/ overweight-obesity.

Nicola Davis: «Type 2 Diabetes and Obesity: The Link», *Diabetes Self-Management*, 9 de abril de 2018, https://www.diabetesselfmanagement. com/about-diabetes/types-of-diabetes/type-2-diabetes-and-obesity-the-link/.

Centers for Disease Control and Prevention: «Adult Obesity Causes and Consequences», 22 de marzo de 2021, https://www.cdc.gov/obesity/adult/ causes.html.

Harvard T. H. Chan School of Public Health: «Health Risks», *Obesity Prevention Source*, https://www.hsph.harvard.edu/obesity-prevention-source/obesity-consequences/health-effects/.

Greta M. Massetti, William H. Dietz, y Lisa C. Richardson: «Excessive Weight Gain, Obesity, and Cancer: Opportunities for Clinical Intervention», *Journal of the American Medical Association* 318, núm. 20, 1975–1976, https://doi.org/10.1001/jama.2017.15519.

Nicholas Jones, Julianna Blagih, Fabio Zani, *et al.*: «Fructose Reprograms Glutamine-Dependent Oxidative Metabolism to Support LPS-Induced Inflammation», *Nature Communications* 12, febrero de 2021, https://doi. org/10.1038/s41467-021-21461-4.

National Restaurant Association: «Restaurant Sales Surpassed Grocery Store Sales for the First Time», *Cision PR Newswire*, 13 de mayo de 2015, https://www.prnewswire.com/news-releases/restaurant-sales-surpassed-grocery-store-sales-for-therst-time-300082821.html.

«Sugary Drinks», Harvard T. H. Chan School of Public Health: The Nutrition Source, https://www.hsph.harvard.edu/nutritionsource/healthy-drinks/sugary-drinks/.

Bishoy Wassef, Michelle Kohansieh, y Amgad N. Makaryus: «Effects of Energy Drinks on the Cardiovascular System», *World Journal of Cardiology* 11, núm. 9, 26 de noviembre de 2017), 796–806, https://dx.doi. org/10.4330%2Fwjc.v9.i11.796.

The Diabetes Prevention Program Research Group: «The Diabetes Prevention Program: Description of Lifestyle Intervention», *Diabetes Care* 12, núm. 25, diciembre de 2002, 2165–2171, https://doi.org/10.2337/diacare.25.12.2165.

Frank L. Greenway, Louis J. Aronne, Anne Raben, *et al.*: «A Randomized, DoubleBlind, Placebo-Controlled Study of Gelesis100: A Novel Nonsystemic Oral Hydrogel for Weight Loss», *Obesity* 2, núm. 27, febrero de 2019, 205–216, https://doi.org/10.1002/oby.22347.

John P.H. Wilding, Rachel L. Batterham, Salvatore Calanna, *et al.*: «Once-Weekly Semaglutide in Adults with Overweight or Obesity», *New England Journal of Medicine* 384, 18 de marzo de 2021, 989–1002, https://doi.org/10.1056/NEJMoa2032183.

Capítulo 22. Enfermedad de Alzheimer: erradicar a la bestia

«Dementia Fact Sheet», World Health Organization, 2 de septiembre de 2021, https://www.who.int/news-room/fact-sheets/detail/dementia.

«As Humanity Ages, the Numbers of People with Dementia Will Surge», *Economist*, 29 de agosto de 2020, https://www.economist.com/special-report/2020/08/27/as-humanity-ages-the-numbers-of-people-with-dementia-will-surge.

«Alzheimer's Disease Medications», National Institute on Aging, https://order.nia.nih.gov/sites/default/files/2021-09/alzheimers-disease-medications.pdf

«The Search for a Cure for Dementia is Not Going Well», *Economist*, 29 de agosto de 2020, https://www.economist.com/special-report/2020/08/27/the-search-for-a-cure-for-dementia-is-not-going-well.

Bruno P. Imbimbo, Stefania Ippati, Ferdinando Ceravolo, y Mark Watling: «Perspective: Is Therapeutic Plasma Exchange a Viable Option for Treating Alzheimer's Disease?», *Alzheimer's and Dementia: Translational Research and Clinical Interventions* 6, núm. 1, 2020, https://dx.doi.org/10.1002%2Ftrc2.12004.

Nicholas Weiler: «Drug Reverses Age-Related Mental Decline Within Days» University of California San Francisco Research, 1 de diciembre de 2020, https://www.ucsf.edu/news/2020/12/419201/drug-reverses-age-related-mental-decline-within-days.

«*TIME* 100 Next 2019», *Time*, https://time.com/collection/time-100-next-2019/.

Vaxxinity, Inc. Form S-1 Registration Statement Under the Securities Act of 1933, EDGAR, Securities and Exchange Commission, 8 de octubre de 2021, https://www.sec.gov/Archives/edgar/data/1851657/000119312521295612/d142511ds1.htm.

Maxime Taquet, John R Geddes, Masud Husain, Sierra Luciano, y Paul J Harrison: «6-Month Neurological and Psychiatric Outcomes in 236.379 Survivors of COVID-19: A Retrospective Cohort Study Using Electronic Health Records», *Lancet*, 6 de abril de 2021, doi: https://doi.org/10.1016/S2215-0366(21)00084-5.

Alan K. Davis, Frederick S. Barrett, Darrick G. May, *et al.*: «Effects of PsilocybinAssisted Therapy on Major Depressive Disorder A Randomized Clinical Trial», *JAMA Psychiatry* 78, núm. 5, 2021, 481–89, doi:10.1001/jamapsychiatry.2020.3285.

Julia Campbell y Anu Sharma: «Compensatory Changes in Cortical Resource Allocation in Adults with Hearing Loss», *Frontiers in System Neuroscience* 7, 25 de octubre 2013, https://doi.org/10.3389/fnsys.2013.00071.

Sue Hughes: «Twelve Risk Factors Linked to 40 % of World's Dementia Cases», *Medscape*, 3 de agosto de 2020, https://www.medscape.com/viewarticle/935013

Betsy Mills: «Does Music Benefit the Brain?», *Cognitive Vitality*, 5 de marzo de 2019, https://www.alzdiscovery.org/cognitive-vitality/blog/does-music-benet-the-brain.

Laura Kurtzman: «FDA Approves Video Game Based on UCSF Brain Research as ADHD Therapy for Kids», University of California San Francisco Patient Care, 15 de junio de 2020, https://www.ucsf.edu/news/2020/06/417841/fda-approves-video-game-based-ucsf-brain-research-adhd-therapy-kids.

Tina Meketa: «Intervention Becomes First to Successfully Reduce Risk of Dementia», University of South Florida Health, 13 de noviembre de 2017, https://hscweb3.hsc.usf.edu/blog/2017/11/13/intervention-becomesrst-to-successfully-reduce-risk-of-dementia/.

Vance H. Trimble: *The Uncertain Miracle: Hyperbaric Oxygenation*, Doubleday and Company, Garden City, Nueva York, 1974.

Genevieve Gabb, Eugene D. Robin: «Hyperbaric Oxygen: A Therapy in Search of Diseases», *Chest Journal* 92, núm. 6, 1987, 1074–82, doi: https://doi.org/10.1378/chest.92.6.1074.

Cassandra A. Godman, Kousanee P. Chheda, Lawrence E. Hightower, *et al.*: «Hyperbaric Oxygen Induces a Cytoprotective and Angiogenic Response in Human Microvascular Endothelial Cells», *Cell Stress and Chaperones* 15, núm. 4, 2010, 2010431–42, doi:10.1007/s12192-009-0159-0.

«Hyperbaric Oxygen Therapy Indications», en *The Hyperbaric Oxygen Therapy Committee Report*, 13th ed., L.K. Weaver, ed., Undersea and Hyperbaric Medical Society, Durham, Carolina del Norte, 2014.

Holbach KH, Wassmann H, Kolberg T.: «Verbesserte Reversibilität des Traumatischen Mittelhirnsyndromes bei Anwendung der Hyperbaren Oxygenierung», *Acta Neurochirurgica* 30, 1974, 247–56, https://doi.org/10.1007/BF01405583.

Perng Cheng-Hwang, Chang Yue-Cune, Tzang Ruu-Fen: «The Treatment of Cognitive Dysfunction In Dementia: A Multiple Treatments Meta-Analysis», *Psychopharmacology* 235, núm. 5, 2018, 1571–80.

Eleanor A. Jacobs, Peter M. Winter, Harry J. Alvis, y Mouchly Small: «Hyperoxygenation effect on cognitive functioning in the aged», *New England Journal of Medicine* 281, núm. 14, 1969, 753–7.

Amir Hadanny, Malka Daniel-Kotovsky, Gil Suzin, *et al.*: «Cognitive Enhancement of Healthy Older Adults Using Hyperbaric Oxygen: A Randomized Controlled Trial», *Aging* 12, núm. 13, 2020, 13740–61.

Chapter 24: Creating an Extraordinary Quality of Life: The Power of Mindset

Steve Silberman: «Placebos Are Getting More Effective. Drugmakers Are Desperate to Know Why», *Wired*, 24 de agosto de 2009, https://www.wired.com/2009/08/ff-placebo-effect/.

Slavenka Kam-Hansen, Moshe Jakubowski, John M. Kelley, *et al.*: «Altered Placebo and Drug Labeling Changes the Outcome of Episodic Migraine Attacks», *Science Translational Medicine* 6, núm. 218, 8 de enero de 2014, https://doi.org/10.1126/scitranslmed.3006175.

«The Power of the Placebo Effect», *Harvard Health Publishing*, 9 agosto de 2019, https:// www.health.harvard.edu/mental-health/the-power-of-the-placebo-effect.

Karrin Meissner y Klaus Linde: «Are Blue Pills Better Than Green? How Treatment Features Modulate Placebo Effects», *International Review of Neurobiology* 139, 2018, 357–78, doi:10.1016/bs.irn.2018.07.014.

Rajesh Srivastava y Aarti T. More: «Some Aesthetic Considerations for Over-theCounter Pharmaceutical Products», *International Journal of Biotechnology* 11, núm. 3/4, noviembre de 2010, 267–283, https://www.inderscienceonline.com/doi/abs/10.1504/IJBT.2010.0366

Karolina Wartolowska, Andrew Judge, Sally Hopewell, *et al.*: «Use of Placebo Controls in the Evaluation of Surgery: Systematic Review», *BMJ* 2014, núm. 348, 21 de mayo de 2014, https://doi.org/10.1136/bmj.g3253.

Adam Martin: «The Power of the Placebo Effect», *Pharmacy Times*, 5 de febrero de 2018, https://www.pharmacytimes.com/view/the-power-of-the-placebo-effect.

J. Bruce Moseley, Kimberley O'Malley, Nancy J. Petersen, *et al.*: «A Controlled Trial of Arthroscopic Surgery for Osteoarthritis of the Knee», *New England Journal of Medicine* 347, núm. 2, 11 de julio de 2002, 81–88, https://doi.org/10.1056/nejmoa013259.

Gina Kolata: «VA Suggests Halt to Knee Operation/Arthroscopy's Effectiveness Questioned», *SF Gate*, 24 de agosto de 2002, https://www.sfgate.com/health/article/VA-suggests-halt-to-knee-operation-2805822.php.

Francesco Pagnini, Cesare Cavalera, Eleonora Volpato, *et al.*: «Ageing as a Mindset: A Study Protocol to Rejuvenate Older Adults with a Counterclockwise Psychological Intervention», *BMJ Open* 9, núm. 7, 9 de julio de 2019, https://doi.org/10.1136/bmjopen-2019-030411.

Becca R. Levy, Martin D. Slade, Terrence E. Murphy, *et al.*: «Association between Positive Age Stereotypes and Recovery from Disability in Older Persons», *Journal of the American Medical Association* 308, núm. 19, 21 de noviembre de 2012, 1972–1973, https://doi.org/10.1001/jama.2012.14541

«Can We Reverse Aging by Changing How We Think?» *Newsweek*, 13 de abril de 2009, https://www.newsweek.com/can-we-reverse-aging-changing-how-we-think-77669.

Francesco Pagnini, Cesare Cavalera, Eleonora Volpato, *et al.*: «Ageing as a Mindset: A Study Protocol to Rejuvenate Older Adults with a Counterclockwise Psychological Intervention», *BMJ Open* 9, núm. 7, 9 de julio de 2019, https://doi.org/10.1136/bmjopen-2019-030411.

Becca R. Levy, Martin D. Slade, Robert H. Pietrzak, y Luigi Ferrucci: «Positive Age Beliefs Protect Against Dementia Even Among Elders with High-Risk Gene», *PLOS One* 13, núm. 2, 2018, https://doi.org/10.1371/journal.pone.0191004.

Alia J. Crum y Ellen J. Langer: «Mind-Set Matters: Exercise and the Placebo Effect», *Psychological Science* 18, núm. 2, febrero de 2007, 165–71, https://doi.org/10.1111/j.1467-9280.2007.01867.x.

Catherine West: «Mind-Set Matters», *Association for Psychological Science Observer*, 1 de marzo de 2007, https://www.psychologicalscience.org/observer/mind-set-matters.

Lyudmyla Kompaniyets, Audrey F. Pennington, Alyson B. Goodman, *et al.*: «Underlying Medical Conditions and Severe Illness Among 540,667 Adults Hospitalized with COVID-19», *Preventing Chronic Disease* 18, 1 de julio de 2021, http://dx.doi.org/10.5888/pcd18.210123.

Helen Briggs: «Depression: "Second Biggest Cause of Disability" in World», BBC News, 6 de noviembre de 2013, https://www.bbc.com/news/health-24818048.

«Suicidality in Children and Adolescents Being Treated with Antidepressant Medications», U.S. Food and Drug Administration, Postmarket Drug Safety Information for Patients and Providers, 5 febrero de 2018, https://www.fda.gov/drugs/postmarket-drug-safety-information-patients-and-providers/suicidality-children-and-adolescents-being-treated-antidepressant-medications.

Alan K. Davis, Frederick S. Barrett, Darrick G. May, *et al.*: «Effects of Psilocybin-Assisted Therapy on Major Depressive Disorder», *JAMA Psychiatry* 78, núm. 5, 4 de noviembre de 2020, 481–489, https://doi.org/10.1001/jamapsychiatry.2020.3285.

Vanessa McMains: «Psychedelic Treatment with Psilocybin Shown to Relieve Major Depression», *Dome*, noviembre/diciembre de 2020, https://www.hopkinsmedicine.org/news/articles/psychedelic-treatment-with-psilocybin-shown-to-relieve-major-depression.

Jacob M. Wilson, Raad H. Gheith, Ryan P. Lowery, *et al.*: «Non-Traditional Immersive Seminar Enhances Learning by Promoting Greater Physiological and Psychological Engagement Compared to a Traditional Lecture Format», *Physiology and Behavior* 238, 1 de septiembre de 2021, https://doi.org/10.1016/j.physbeh.2021.113461.

Capítulo 25. El poder de decisión: el don de vivir en un estado hermoso

P. Stapleton, G. Crighton, D. Sabot, *et al.*: «Reexamining the Effect of Emotional Freedom Techniques on Stress Biochemistry: A Randomized Controlled Trial», *Psychological Trauma: Theory, Research, Practice, and Policy* 12, núm. 8, 2020, 869–77, https://doi.org/10.1037/tra0000563.

Dawson Church, Peta Stapleton, y Debbie Sabot: «App-Based Delivery of Clinical Emotional Freedom Techniques: Cross-Sectional Study of App User Self-Ratings», *JMIR mHealth and uHealth* 8, núm. 10, octubre de 2020, https://doi.org/10.2196/18545.

Peta Stapleton, Evangeline Lilley-Hale, Glenn Mackintosh, y Emma Sparenburg: «Online Delivery of Emotional Freedom Techniques for Food Cravings and Weight Management: 2-Year Follow-Up», *Journal of Alternative and Complementary Medicine* 26, núm. 2, febrero de 2020, 98–106, https://doi.org/10.1089/acm.2019.0309.

Janet Kemp y Robert Bossarte: «Suicide Data Report, 2012», Department of Veteran Affairs Mental Health Services Suicide Prevention Program, 2012, https://www.va.gov/opa/docs/suicide-data-report-2012nal.pdf.

«Stellate Ganglion Block», Cleveland Clinic Health Library, https://my.clevelandclinic.org/health/treatments/17507-stellate-ganglion-block.

«Stellate Ganglion Block for PTSD», blog de la Cornell Pain Clinic, 1 de diciembre de 2019, https://cornellpainclinic.com/stellate-ganglion-block-emerging-treatment-for-ptsd/.

Kristine L. Rae Olmsted, Michael Bartoszek, Sean Mulvaney, *et al.*: «Effect of Stellate Ganglion Block Treatment on Posttraumatic Stress Disorder Symptoms», *JAMA Psychiatry* 77, núm. 2, 6 de noviembre de 2019), https://doi.org/10.1001/jamapsychiatry.2019.3474.

The Stellate Institute web page, https://thestellateinstitute.com/.

Philip Brickman, Dan Coates, y Ronnie Janoff-Bulman: «Lottery Winners and Accident Victims: Is Happiness Relative?», *Journal of Personality and Social Psychology* 36, núm. 8, septiembre de 1978, 917–27, http://dx.doi.org/10.1037/0022-3514.36.8.917.